Hippokrates

1. Nutzungsvereinbarung
Der Kursleiterin wird gestattet, in der .... –Praxis .... (Adresse) folgende Räume zu benutzen: (genaue Bezeichnung der Lage der Räume).
Der Kursleiterin wird die Benutzung der Räume zeitlich wie folgt gestattet:

(Anmerkung: genaue Bezeichnung der Zeiten, in denen die Hebamme die Räume nutzen kann, z.B. unbeschränkt oder an bestimmten Wochentagen oder zu bestimmten Uhrzeiten).

Hierfür bezahlt die Kursleiterin eine Nutzungspauschale von .... Euro pro Monat.

(Anmerkung: Hier kann die Bankverbindung angegeben werden.)

2. Vertragsdauer
Der Vertrag beginnt mit Wirkung vom ....
Er wird auf unbestimmte Zeit abgeschlossen.
Er kann von jedem Partner mit einer Frist von drei Monaten zum Monatsende schriftlich gekündigt werden.

3. Schweigepflicht
Jeder Vertragspartner hat dafür Sorge zu tragen, dass seine Patientenkartei gegenüber dem anderen Vertragspartner unter Verschluss gehalten wird.
Es ist nicht gestattet, dem anderen Vertragspartner Einsicht in die eigene Patientenkartei zu gewähren.

4. Haftung
Jeder Vertragspartner ist für sein Handeln selbst verantwortlich.
Jeder haftet selbst für Schäden, die aufgrund seiner fehlerhaften Berufsausübung entstehen.

.... (Datum)   .... (Unterschriften)

auch online unter:
www.hebammen-mustervorlagen.de

Hinweis

Bitte beachten Sie bei allen Mustervorlagen in diesem Buch, dass rechtliche Rahmenbedingungen und steuerliche Regelungen einem steten Wandel unterworfen sind. Es ist deshalb erforderlich, sich durch eigene Recherche oder professionelle Beratung über die Aktualität der im Buch beschriebenen Regelungen zu informieren.

Deutscher Hebammenverband

Praxisbuch für Hebammen: Erfolgreich freiberuflich arbeiten

Unter Mitarbeit von

Lisa Fehrenbach
Simone Kirchner
Regine Knobloch
Monika Selow
Henriette Thomas
Anke Wiemer

17 Abbildungen
15 Tabellen

Hippokrates Verlag · Stuttgart

**Bibliografische Information
der Deutschen Nationalbibliothek**

Die Deutsche Nationalbibliothek verzeichnet diese Publikation in der Deutschen Nationalbibliografie; detaillierte bibliografische Daten sind im Internet über http://dnb.d-nb.de abrufbar.

Anschrift des Herausgebers:

Deutscher Hebammenverband e. V.
Gartenstraße 26
76133 Karlsruhe

© 2011 Hippokrates Verlag in
MVS Medizinverlage Stuttgart GmbH & Co. KG
Oswald-Hesse-Str. 50, 70469 Stuttgart

Unsere Homepage: www.hippokrates.de

Printed in Germany

Lektorat: Dr. Renate Reutter
Umschlaggestaltung: Thieme Verlagsgruppe
Umschlagfotos: ONOKY/F1 online
Satz: medionet Publishing Services Ltd, 10777 Berlin
gesetzt in: Adobe InDesign CS5
Druck: Grafisches Centrum Cuno, Calbe

ISBN 978-3-8304-5422-9   1 2 3 4 5 6

Wichtiger Hinweis: Wie jede Wissenschaft ist die Medizin ständigen Entwicklungen unterworfen. Forschung und klinische Erfahrung erweitern unsere Erkenntnisse, insbesondere was Behandlung und medikamentöse Therapie anbelangt. Soweit in diesem Werk eine Dosierung oder eine Applikation erwähnt wird, darf der Leser zwar darauf vertrauen, dass Autoren, Herausgeber und Verlag große Sorgfalt darauf verwandt haben, dass diese Angabe dem Wissensstand bei Fertigstellung des Werkes entspricht.

Für Angaben über Dosierungsanweisungen und Applikationsformen kann vom Verlag jedoch keine Gewähr übernommen werden. Jeder Benutzer ist angehalten, durch sorgfältige Prüfung der Beipackzettel der verwendeten Präparate und gegebenenfalls nach Konsultation eines Spezialisten festzustellen, ob die dort gegebene Empfehlung für Dosierungen oder die Beachtung von Kontraindikationen gegenüber der Angabe in diesem Buch abweicht. Eine solche Prüfung ist besonders wichtig bei selten verwendeten Präparaten oder solchen, die neu auf den Markt gebracht worden sind. Jede Dosierung oder Applikation erfolgt auf eigene Gefahr des Benutzers. Autoren und Verlag appellieren an jeden Benutzer, ihm etwa auffallende Ungenauigkeiten dem Verlag mitzuteilen.

Geschützte Warennamen (Warenzeichen) werden nicht besonders kenntlich gemacht. Aus dem Fehlen eines solchen Hinweises kann also nicht geschlossen werden, dass es sich um einen freien Warennamen handelt.

Das Werk, einschließlich aller seiner Teile, ist urheberrechtlich geschützt. Jede Verwertung außerhalb der engen Grenzen des Urheberrechtsgesetzes ist ohne Zustimmung des Verlags unzulässig und strafbar. Das gilt insbesondere für Vervielfältigungen, Übersetzungen, Mikroverfilmungen und die Einspeicherung und Verarbeitung in elektronischen Systemen.

Vorwort

Liebe Kolleginnen,

das Buch, welches Sie nun in den Händen halten, bietet Ihnen eine Fülle an Unterstützung und Hilfsangeboten, wenn Sie den Weg in die freiberufliche Hebammentätigkeit professionell und erfolgreich gehen wollen. Idealerweise bilden Sie mit Ihrer Tätigkeit das ganze Spektrum unseres Berufes ab, indem Sie die werdende Mutter bereits in der Schwangerschaft beraten, sie bei der Geburt unterstützen und die Familienbildungsphase im Wochenbett bis zum Ende der Stillzeit begleiten.

Ob Sie das als Einzelunternehmerin oder in Gemeinschaft mit anderen Kolleginnen in unterschiedlichen Organisationsformen tun, liegt nicht nur in Ihrem Ermessen, sondern hängt auch davon ab, welche Arbeitsform Ihnen gemäß ist. Denn die gute Organisation Ihrer freiberuflichen Arbeit gehört zu den Grundlagen Ihres beruflichen Erfolges.

In diesem Buch finden Sie deshalb unter vielen anderen hilfreichen Unterlagen eine Checkliste, die Sie bei Ihrer Entscheidung, ob eine freiberufliche Tätigkeit für Sie in Frage kommt, unterstützt. Zudem helfen Ihnen verschiedene Vertragsformulierungen, Ihre Tätigkeitsform, ob als Beleghebamme oder in einer Praxisgemeinschaft, rechtlich gut zu verankern.

Es gibt Musterkalkulationen, mit denen Sie, angepasst an Ihr eigenes Tätigkeitsfeld, solide planen können, Hinweise zur sicheren Finanzierung des Starts in die Freiberuflichkeit und wichtige Tipps zum Versicherungsschutz. Darüber hinaus finden Sie Muster zur Dokumentation, welche gerade in unserem Beruf eine große haftungsrechtliche Relevanz besitzt. Ein weiteres Kapitel hilft, die Hürde Qualitätsmanagement zu nehmen.

Damit auch in Ihrer freiberuflichen Tätigkeit die Work-Life-Balance stimmt, ist ein gutes Zeitmanagement zur Burnoutprophylaxe unerlässlich. Auch dazu gibt es hilfreiche Anregungen.

Das Buch ist somit zu einem Grundlagenwerk für den Einstieg in die freiberufliche Hebammenarbeit geworden und bietet in seinem Umfang nicht nur Berufseinsteigerinnen eine wertvolle Hilfe, sondern wird auch so manche „alte Häsin" darin unterstützen, die freiberufliche Existenz in wirtschaftlich schwierigen Zeiten zu verbessern.

Um als freiberufliche Hebamme gut arbeiten zu können, brauchen Sie ein umfassendes Wissen in der Hebammenkunst, praktische Begabung sowie unternehmerisches Denken und Geschick. Mit der Bearbeitung der unternehmerischen Seite der Hebammentätigkeit haben Sie erfolgversprechende Schritte unternommen, damit Ihr Beruf, der für viele von uns ja auch Berufung ist, Ihnen das ermöglicht, was ein Beruf gemeinhin sicherstellen soll: eine solide Existenzgrundlage und ein sicheres Einkommen.

Martina Klenk
Präsidentin des Deutschen HebammenVerbandes e.V.

Anschrift der Autorinnen

Lisa Fehrenbach
Ahrenshooper Zeile 19 a
14193 Berlin

Simone Kirchner
Kaiser-Friedrich-Str. 7
10585 Berlin

Regine Knobloch
Ina-Seidel-Str. 6
76149 Karlsruhe

Monika Selow
Geschwister-Scholl-Str. 1
14471 Potsdam

Henriette Thomas
Eisenlohrstr. 18
76135 Karlsruhe

Anke Wiemer
Geschäftsstelle QUAG e.V.
K.-Fischer-Str. 17 d
15859 Storkow

Danke!

Wir danken Herrn Prof. Horschitz, dem Justiziar des Deutschen HebammenVerbandes, für seine Hilfe bei der Beantwortung von rechtlichen und steuerlichen Fragestellungen.

Die Autorinnen

Inhaltsverzeichnis

1	**Welche Formen der freiberuflichen Hebammenarbeit gibt es?**	1
1.1	Die Besonderheiten der freiberuflichen Hebammenarbeit	1
1.2	Schwangerenvorsorge	2
1.3	Das Vorgespräch	5
1.4	Geburtshilfe	5
1.5	Wochenbettbetreuung	8
1.6	Kursangebote	8
1.7	Arbeit als Familienhebamme	10
1.8	Zusammenarbeit mit Kolleginnen oder anderen Berufsgruppen	11
1.9	Die Hebamme als Einzelunternehmerin	11
1.10	Zusammenarbeit mit anderen Hebammen	12
1.11	Arbeit als Beleghebamme in einem Krankenhaus	20
1.12	Arbeit in einer hebammengeleiteten Einrichtung (Geburtshaus)	27
1.13	Kooperation mit einem Arzt/Ärztin in einer Praxis	30
2	**Welches Modell ist für mich das richtige?**	37
2.1	Checklisten für die Entscheidung pro und kontra Freiberuflichkeit	37
2.2	Einzelunternehmerin oder Kooperation: Welche Rechtsform soll ich wählen?	42
2.3	Zehn Gründungsschritte	42
3	**Welche Räume brauche ich?**	46
3.1	Freiberufliche Arbeit ohne eigene oder angemietete Räume	46
3.2	Freiberufliche Arbeit in gemieteten Räumen	46
3.3	Variante: Freiberufliche Arbeit in Räumen, die Eigentum der Hebamme sind	50
4	**Ausstattung und Hilfsmittel**	52
4.1	Einsparmöglichkeiten	52
5	**Welche Versicherungen sind sinnvoll?**	61
5.1	Rentenversicherung	61
5.2	Gesetzliche Unfallversicherung	63
5.3	Krankenversicherung	64
5.4	Pflegeversicherung	68
5.5	Berufshaftpflichtversicherung	68
5.6	Rechtsschutzversicherung	71
5.7	Freiwillige Arbeitslosenversicherung	72
5.8	Berufsunfähigkeitsversicherung	72
5.9	Betriebsversicherung	73
5.10	Zusätzliche Altersvorsorge	73
5.11	Weitere Versicherungen	74
6	**Praxistipps zur Abrechnung**	76
6.1	Vertrag mit den gesetzlichen Krankenkassen	76
6.2	Zusatzleistungen	90
6.3	Zusatzverträge mit einzelnen Krankenkassen	92
6.4	Privat Versicherte und Selbstzahler	93
6.5	Einnahmen durch Kliniken	96
6.6	Sonstige Einnahmen	96
6.7	Typische Rechtsfragen zur Abrechnung	96

7	Was muss ich bei der Steuererklärung beachten?	97
7.1	Status der Hebamme	97
7.2	Einkommensteuervorauszahlung	97
7.3	Buchführung	98
7.4	Einnahmenüberschussrechnung (EÜR)	101
7.5	Steuererklärung und Anlagen, was kommt wohin?	113
7.6	Sonderausgaben	114
7.7	Kosten für Kinderbetreuung	114
7.8	Einheitliche Feststellung bei einer Hebammengemeinschaft	115
7.9	Umsatzsteuer	115
8	Wie viel Geld benötige ich?	116
8.1	Lebensunterhalt	116
8.2	Laufende Kosten der beruflichen Tätigkeit	119
8.3	Umsatz	122
8.4	Rentabilität als Kennzahl des wirtschaftlichen Erfolges	124
8.5	Liquidität	127
8.6	Finanzierung durch Darlehen	130
8.7	Businessplan	132
8.8	Fördermöglichkeiten	135
9	Wie kann ich meine betriebswirtschaftliche Situation optimieren?	140
9.1	Analyse der eigenen beruflichen Situation	142
9.2	Problem: Zu wenig Umsatz	144
9.3	Problem: Zu wenig Gewinn	149
9.4	Aspekte aus dem persönlichen Bereich	150
9.5	Wo kann ich mich beraten lassen?	152
10	Welche Behördengänge und Formalitäten sind vor dem Start notwendig?	154
10.1	Versicherungen abschließen	154
10.2	Anmeldung beim Gesundheitsamt	155
10.3	Information des Finanzamts	156
10.4	Voraussetzungen für die Abrechnung mit den Krankenkassen	157
10.5	Rechnungserstellung	158
10.6	Anmeldungen bei einer Praxiseröffnung	158
10.7	Verkauf von Waren	159
10.8	Mietvertrag abschließen	159
10.9	GEMA	161
10.10	GEZ	161
10.11	Telefon/Telefax	161
10.12	Zuschüsse beantragen	162
10.13	Zusammenarbeit mit dem Standesamt	164
10.14	Kontaktaufnahmen für eine erfolgreiche Zusammenarbeit	164
10.15	Qualität aufbauen	165
10.16	Werbung machen	166
11	Kooperation und Netzwerkbildung	168
11.1	Gesundheits- und Jugendamt, Amtsarzt/in	170
11.2	Gemeindevertretung, Stadthaus, Sozialstation, Kirche	170

11.3	Frauenarzt/-ärztin	171
11.4	Kinderarzt/ärztin	176
11.5	Geburtsklinik	176
11.6	Die Kontaktpflege	177
12	**Keine Angst vor guter Werbung!**	**180**
12.1	Die Bedeutung einer guten Werbung	180
12.2	Berufsunwürdige Werbung	180
12.3	Die eigene Webseite	183
12.4	Hebammensuchmaschinen	184
12.5	Typische Rechtsfragen zum Thema Werbung	185
13	**Qualitätsmanagement: kein Buch mit sieben Siegeln**	**186**
13.1	Was ist Qualität?	186
13.2	Geschichte der Qualitätsentwicklung	187
13.3	Rechtliche Grundlagen	187
13.4	Qualitätsverbesserung	188
13.5	Risiko-, Fehler- und Beschwerdemanagement	190
13.6	Das QM-Handbuch	194
13.7	Qualitätsmanagementsysteme	201
13.8	Qualitätszirkel	202
14	**Fortbildungspflicht und fachliche Voraussetzungen**	**204**
14.1	Welche Fortbildung soll ich wählen?	205
14.2	Wiedereinstieg in die Hebammenarbeit	206
14.3	Wie finde ich gute und kostengünstige Angebote?	207
14.4	Fortbildung dokumentieren: das Hebammen-Kompetenzprofil	207
14.5	Ergänzende Schlüsselqualifikationen	207
14.6	Das Qualitätssiegel	208
14.7	Beispiele für Weiterbildungen	209
14.8	Studiengänge für Hebammen	210
14.9	Finanzielle Unterstützung	211
15	**Praxistipps zur Dokumentations- und Aufklärungspflicht**	**214**
15.1	Wie muss dokumentiert werden?	217
15.2	Aufbewahrung und Archivierung	219
15.3	Anamneseerhebung	219
15.4	Aufklärungspflicht	222
15.5	Aufklärung vor einer außerklinischen Geburt	223
15.6	Aufklärung vor einer Wehenbetreuung zuhause	227
15.7	Sicherungsaufklärung	227
15.8	Aufklärung über die entstehenden Kosten	228
15.9	Kursangebote	228
15.10	Beratung	228
15.11	Hilfe bei Beschwerden	229
15.12	Besonderheiten bei der Schwangerenvorsorge	230
15.13	Besonderheiten bei der Dokumentation einer Geburt	230
15.14	Verlegung einer außerklinischen Geburt	232
15.15	Besonderheiten bei der Wochenbettbetreuung	232

15.16	Dokumentation vereinfachen	233
15.17	Hilfsmittel zur Einschätzung (Assessment-Instrumente)	233
15.18	Typische Fehler und Mängel bei der Dokumentation	234
16	**Typische Rechtsfragen in der freiberuflichen Hebammenarbeit**	**237**
16.1	Ausstellen von Bescheinigungen	237
16.2	Fragen zur Abrechnung von Leistungen	240
16.3	Fragen zu komplementärmedizinischen Methoden	249
16.4	Fragen zur Werbung für die freiberufliche Hebammenarbeit	250
16.5	Fragen zum Behandlungsvertrag	253
17	**Gesetzliche Regelungen**	**256**
17.1	EU-Recht	256
17.2	Hebammengesetz	257
17.3	Reichsversicherungsordnung	257
17.4	Versorgung mit Hebammenhilfe	259
17.5	Arzneimittelgesetz	264
17.6	Schweigepflicht	264
17.7	Datenschutzgesetz	268
18	**Zeitmanagement in der freiberuflichen Hebammenarbeit**	**269**
18.1	Zeit ist Leben	269
18.2	Die Sucht, gebraucht zu werden	269
18.3	Das Zeitparadox	270
18.4	Der gute und der böse Stress	271
18.5	Sich Zeit nehmen	272
18.6	Analyse der eigenen Zeiteinteilung	272
18.7	Zielorientierung	274
18.8	Zeiträuber und andere Diebe von A bis Z	276
18.9	Werkzeuge des Zeitmanagements	278
18.10	Zeitmanagement im Team	281
18.11	Zeitmanagement für Hausbesuche	282
18.12	Zeitressourcen in der Betreuung effektiv nutzen	284
18.13	Technische Unterstützung in der Zeitplanung	286
18.14	Planung von größeren Projekten	287
18.15	Burnoutprophylaxe	287
19	**Was kann ich zur Burnoutprophylaxe tun?**	**290**
19.1	Burnout als wissenschaftlicher Begriff	290
19.2	Merkmale und Symptome	290
19.3	Phasen des Burnoutverlaufs bei freiberuflichen Hebammen	294
19.4	Faktoren, die bei Hebammen ein Burnout begünstigen	297
19.5	Die fünf Säulen der Gesundheit	301
Anhang		**307**
Abbildungsnachweis		308
Sachverzeichnis		309
Die Autorinnen		313

1 Welche Formen der freiberuflichen Hebammenarbeit gibt es?

Henriette Thomas

1.1 Die Besonderheiten der freiberuflichen Hebammenarbeit

Als selbständige Hebamme üben Sie eine freiberufliche Tätigkeit aus, die nicht gewerblich ist. Der Beruf der Hebamme gehört steuerlich zu den **freien Berufen** im Sinne des § 18 EstG. Eine Hebamme benötigt daher zur Ausübung ihres Berufes weder eine Gewerbeerlaubnis noch ist sie gewerbesteuerpflichtig.

Als freiberuflich tätige Hebamme haben Sie eine besondere berufliche Qualifikation und erbringen persönlich eine **Dienstleistung**. Dafür erhalten Sie ein Entgelt, entweder nach der Hebammenhilfe-Vergütungsvereinbarung, nach der Privatgebührenverordnung oder nach einer privatrechtlichen Vereinbarung für Leistungen, die nicht über die Vergütungsvereinbarung abgegolten sind.

Diese freiberufliche Tätigkeit können Sie als Einzelunternehmerin von zu Hause aus oder in einer Praxis durchführen. Sie können aber auch zusammen mit Kolleginnen freiberuflich arbeiten. Hier kommt es darauf an, wie intensiv Sie die Zusammenarbeit gestalten wollen. Auch ist es möglich, in Kooperation mit anderen Berufsgruppen, z. B. Ärztinnen/Ärzte, Ihre Dienstleistungen anzubieten.

Die **Anforderungen und Ansprüche**, die an Sie als Unternehmerin gestellt werden, sind hoch: Sie müssen Ihre Arbeit selbst organisieren, Kurse konzipieren, sich mit Buchhaltung, Finanzplanung und eventuell der Gestaltung von Flyern, Annoncen und der eigenen Webseite auseinander setzen, verbringen viele Arbeitsstunden am Schreibtisch, müssen Medikamente und Arbeitsmaterialien besorgen und haben bisweilen den Job einer Telefonseelsorgerin.

Aus diesem Grund ist es wichtig, für sich selbst schon im Vorfeld die folgenden Fragen zu klären:

> **? Schlüsselfragen**
> - Welche Dienstleistungen möchten Sie anbieten?
> - Wie viel Zeit möchten Sie für Ihre freiberufliche Arbeit zur Verfügung stellen?
> - Wie groß ist der Bedarf für Ihre Dienstleistungen in Ihrer Stadt/Ihrem Einzugsgebiet?

Um die Nachfrage nach Hebammenbetreuung in Ihrem Tätigkeitsort einschätzen zu können, ist es ratsam, die Dichte der Hebammen in Bezug auf den Anteil der Frauen im gebärfähigen Alter zu prüfen. Zwei Beispiele zur Veranschaulichung:

> **Beispiel 1: Hebamme in Berlin**
> Hier kommt eine freiberuflich tätige Hebamme auf 800 bis 1 000 Frauen im gebärfähigen Alter.
>
> **Beispiel 2: Kreis Göttingen**
> Im Kreis Göttingen kommt eine freiberufliche Hebamme auf weniger als 600 Frauen.
> Quelle: www.hebrech.de
> Berücksichtigt wurden die Postleitzahlen von 14 500 Hebammen sowie die Anzahl aller weiblichen Einwohner im Alter von 15 bis 39 Jahren (Statistisches Bundesamt, 2007).

Die **Tätigkeitsbereiche einer Hebamme** sind sehr breit gefächert. Sie reichen von der Familienplanung bis zum Ende der Abstillphase, bei nichtgestillten Kindern bis zum Ende des 9. Lebensmonats oder im Falle der Familienhebammen bis zum Ende des 1. Lebensjahres.

Die möglichen Formen der freiberuflichen Hebammenarbeit:
- Freiberufliche Arbeit ohne Geburtshilfe, auch als freiberufliche Nebentätigkeit
- Freiberufliche Arbeit mit außerklinischer Geburtshilfe als Hausgeburtshebamme und/oder in einem Geburtshaus

- Freiberufliche Arbeit als Beleghebamme
- Freiberufliche Arbeit mit außerklinischer und klinischer Geburtshilfe als Beleghebamme

Hebamme ist ein Beruf, in dem Sie **als Unternehmerin** locker mehr als 8 Stunden pro Tag freiberuflich arbeiten können. Das charakteristische Merkmal einer Unternehmerin ist, dass sie alleine die Verantwortung sowohl für ihre fachliche Tätigkeit als auch für die Wirtschaftlichkeit ihres Unternehmens/Betriebes trägt und alle Entscheidungen selbst trifft. Dabei gibt es oft keine klaren Grenzen mehr zwischen Arbeitszeiten und Privatleben.

Aus diesem Grund ist es sehr wichtig, bereits im Vorfeld zu überlegen, wie viele Stunden Sie für Ihre freiberufliche Tätigkeit investieren und bei welcher Uhrzeit Sie die Grenze ziehen wollen, indem Sie z. B. ab 21.00 Uhr den Anrufbeantworter einschalten. Wenn Sie Geburtshilfe anbieten, muss es für die Schwangere natürlich eine Möglichkeit geben, Sie zu erreichen, evtl. über Ihr Handy.

> **P Praxistipp**
> Geben Sie Ihre Handy-Nummer erst dann an die Frau weiter, wenn die Rufbereitschaft beginnt.

1.2 Schwangerenvorsorge

Für die Schwangerenvorsorge sind nicht in jedem Fall Praxisräume notwendig. Diese Leistung können Sie **auch als Hausbesuch** anbieten und alles, was Sie dafür benötigen, in der Hebammentasche transportieren. Der Nachteil dabei ist jedoch, dass Sie vor Arbeitsbeginn genau überlegen müssen, was Sie heute auf Ihrer Route mitnehmen müssen.

Praxisräume bieten den Vorteil, dass alle notwendige Materialien und Hilfsmittel immer vor Ort sind und Sie ökonomischer arbeiten können, weil die Fahrtzeiten wegfallen.

In den **Berufsordnungen der Länder**, die die Kompetenzen einer Hebamme regeln, wird die Tätigkeit der Hebamme in der Schwangerschaft wie folgt beschrieben:

> „Hebammen und Entbindungspfleger führen insbesondere folgende Tätigkeiten und Aufgaben in eigener Verantwortung aus: (...)
> 2. Feststellung der Schwangerschaft und Beobachtung der regelrecht verlaufenden Schwangerschaft, Durchführung der zur Beobachtung des Verlaufs einer regelrecht verlaufenden Schwangerschaft notwendigen Untersuchungen
> 3. Durchführung von Untersuchungen, die für eine möglichst frühzeitige Feststellung einer Risikoschwangerschaft notwendig sind, und Aufklärung über diese Untersuchungen"

Mit der Leistungsziffer für die Vorsorgeuntersuchung der Schwangeren anerkennt die Hebammenhilfe-Vergütungsvereinbarung, wie schon die frühere Hebammenhilfe-Gebührenverordnung (HebGV), dass die Durchführung von Vorsorgeuntersuchungen nicht nur eine rein ärztliche Leistung sein kann, sondern **auch eine Hebammenleistung**. Dies war eine Zeit lang aus dem Blickwinkel von Krankenkassen, Verwaltungsstellen und Ärzteverbänden geraten. Anders ist es nicht zu erklären, dass die ärztlichen Mutterschaftsrichtlinien ohne Beteiligung der Berufsvertretung der Hebammen (und so im Wesentlichen auch ohne die Erwähnung der Möglichkeit, Vorsorgeuntersuchungen durch Hebammen durchführen zu lassen) erstellt werden konnten. Dieses „Versehen" wurde 1986 korrigiert.

Die **Inhalte der Vorsorgeuntersuchungen** richten sich nach den Mutterschaftsrichtlinien in der jeweils geltenden Fassung, die dem aktuellen wissenschaftlichen Stand entsprechen sollen. Sie sind die Grundlage für eine gewissenhafte Vorsorge. Die Mutterschaftsrichtlinien werden vom gemeinsamen Bundesausschuss für die ärztliche Betreuung während der Schwangerschaft und nach der Entbindung herausgegeben.

> **!** Die Hebamme ist befugt, alle Leistungen, die in den Mutterschaftsrichtlinien benannt sind, entweder selbst durchzuführen oder zu veranlassen.

Für jede vorgesehene Untersuchung ist jedoch die **Aufklärung und Einwilligung** der schwangeren Frau zur Wahrung ihrer Patientenrechte notwendig [4], unabhängig davon, ob die Hebamme die Untersuchung selbst durchführen kann oder ob

1.2 Schwangerenvorsorge

sie dafür an einen Arzt verweist. Die Schwangere entscheidet darüber, welche Untersuchungen sie in Anspruch nehmen möchte oder nicht.

Erbringt die Hebamme eine Leistung nicht selbst, muss sie die Frau darüber aufklären, dass diese Leistung nach den Mutterschaftsrichtlinien vorgesehen ist. Die Frau muss dann entscheiden, ob sie diese Leistung in Anspruch nehmen möchte. Die Entscheidung muss von der Hebamme dokumentiert werden.

Schwangerenvorsorge als originäre Hebammentätigkeit wird erst in den letzten 2 Jahrzehnten von den Hebammen wieder neu entdeckt. Vielerorts stoßen die Hebammen dabei jedoch auf unterschiedlich heftigen Gegenwind, insbesondere bei Ärzten. Von ärztlicher Seite wird oft behauptet, dass die Schwangerenvorsorge eine rein ärztliche Leistung sei, da die Schwangerenvorsorge definitionsgemäß das Ziel habe, Risikoschwangerschaften und Risikogeburten frühzeitig zu erkennen. Und das setze eine ärztliche Betreuung voraus.

Weiterhin wird von ärztlicher Seite oft behauptet, dass die Ärzte es ablehnen könnten, ausschließlich die 3., in den Mutterschaftsrichtlinien empfohlenen **Ultraschall-Untersuchungen** zu übernehmen, wenn die Schwangere sich ansonsten von der Hebamme betreuen lässt. Als Erklärung wird dabei angegeben, dass eine ausschließliche Ultraschall-Untersuchung den Grundsätzen der ärztlichen Schwangerenbetreuung widerspräche und kein Arzt die Verantwortung für diese Art der Vorsorge übernehmen könne. Diese Behauptungen von Ärzten sind nicht richtig. Sie entbehren jeder gesetzlichen Grundlage.

> ❗ **Ein Arzt darf die in den Mutterschaftsrichtlinien empfohlenen Ultraschalluntersuchungen nicht ablehnen, nur weil die Schwangerenvorsorge ansonsten von einer Hebamme durchgeführt wird.**

Das **Bundesgesundheitsministerium** hat in die amtliche Begründung der Hebammengebührenverordnung schon 1986 den Satz aufgenommen: „Der hier beschriebene Inhalt der Vorsorgeuntersuchung geht auf eine traditionelle ureigene Aufgabe der Hebammen zurück, die auch in früheren Gebührenverordnungen kontinuierlich enthalten war." Auch Hebammen sind in der Lage, Laboruntersuchungen in Auftrag zu geben, um Risikoschwangerschaften und Risikogeburten frühzeitig zu erkennen.

Ein **Arzt** hat gemäß §13 Abs. 7 des Bundesmanteltarifvertrages für die vertragsärztliche Versorgung die Behandlung einer Versicherten der gesetzlichen Krankenkasse durchzuführen. Er darf sie nur in begründeten Fällen ablehnen.

> ❗ **Ein Arzt darf die Behandlung einer Schwangeren nicht ablehnen, nur weil die Schwangerenvorsorge ansonsten von einer Hebamme durchgeführt wird.**

Dies hat die **Kassenärztliche Bundesvereinigung** in einem Schreiben an den Deutschen Hebammenverband vom 22.5.2003 ausdrücklich versichert. Zudem hat die Schwangere den Anspruch auf Schwangerenvorsorgeuntersuchungen, die sie durch eine Hebamme oder einen Arzt durchführen lassen kann. Es liegt allein in ihrer Entscheidung, von wem sie die Untersuchungen vornehmen lassen möchte.

> 🅿 **Büchertipp**
> Ein konkretes und umfassendes Konzept für die Schwangerenvorsorge liefert das vom Deutschen Hebammenverband herausgegebene Buch „Schwangerenvorsorge durch Hebammen", Hippokrates Verlag, 2. Aufl. 2010

Beratung in der Schwangerschaft

Beratung kann persönlich bei der Frau oder in der Praxis erfolgen oder über ein Kommunikationsmedium wie Telefon, SMS oder E-Mail.

> ❗ **Die Beratungsgebühr ist immer gleich, egal wie lange eine Beratung dauert.**

Suchen Sie die Frau für eine persönliche Beratung zu Hause auf, können zusätzlich noch **Wegegebühren** abgerechnet werden.

Inhalte einer Beratung sind vielfältig, **Beratungsthemen** können z. B. sein:
- Informationen über Schwangerschaft, Geburt und Säuglingspflege
- Besprechen von Befunden, welche durch Hebamme, Arzt oder im Rahmen der Pränataldiagnostik erhoben wurden
- Besprechen der späteren Familienplanung

1 – Welche Formen der freiberuflichen Hebammenarbeit gibt es?

- Stillvorbereitung
- Vorbereiten auf das Wochenbett
- Besprechen der Neugeborenen-Prophylaxen
- Lebenspraktische Beratung
- Ausstattung, wie Kleidung der Schwangeren, Säuglingsausstattung
- Wohnsituation, Wohnungsgröße, Einrichtungsgegenstände für das Kind
- Rechtliche Situation: Mutterschutz, Vaterschaftsangelegenheiten, Vermittlung an die entsprechenden Institutionen
- Bescheinigung der Notwendigkeit einer Haushaltshilfe oder Familienpflege
- Besprechen der Rahmenbedingungen für Geburt und Wochenbett (benötigte Materialien, Organisation des Haushalts, Betreuung der Geschwisterkinder usw.)
- Reisen und Sport
- Sexualität
- Ernährung und Infektionsprophylaxe
- Verhalten am Arbeitsplatz und Fragen zum Mutterschutz

> **!** Nicht als Beratung gelten Informationen über die angebotenen Kurse, eine Terminvereinbarung oder die Auskunft über die Tätigkeitsbereiche der Hebamme.

Jedoch kann sich auch bei einer Auskunftserteilung im Laufe des Gesprächs eine Beratung ergeben. Die Krankenkasse stellt ihrer Versicherten über die Hebammenhilfe-Vergütungsvereinbarung ein Kontingent von **12 Beratungsmöglichkeiten** zur Verfügung. Sollte die Schwangere einen größeren Beratungsbedarf haben, so müssen Sie die Frau vor der Inanspruchnahme der 13. Beratung darauf hinweisen, dass sie diese Leistung nach der Privatgebührenverordnung selbst bezahlen muss.

Hilfeleistung bei Schwangerschaftsbeschwerden und Wehen

Eine Hilfeleistung erfolgt immer persönlich, entweder in der Hebammenpraxis, bei einem Hausbesuch oder bei Beleghebammen manchmal auch in der Klinik. Ob Sie diese Leistung als Beleghebamme abrechnen können, hängt davon ab, was Sie im Beleg-Vertrag mit der Klinik vereinbart haben.

Ziel der Hebammenhilfe bei Beschwerden ist die angemessene Stabilisierung von Körper und Psyche der Schwangeren, was sich nicht immer leicht von einer Beratung abgrenzen lässt. Als Unterschied kann man definieren: Die **Beratung** erschöpft sich im Erteilen von erbetenen Ratschlägen, während bei der **Hilfeleistung** die Schwangere aktiv von der Hebamme unterstützt wird. Häufig geht der Hilfeleistung eine Beratung voraus. Es ist Aufgabe der Hebamme zu beurteilen, ob eine Raterteilung ausreichend ist oder ob darüber hinaus eine Hilfeleistung notwendig ist. Anlass der Betreuung ist der subjektiv empfundene Bedarf der Frau.

Je nach Art, Intensität und Zeitpunkt der Beschwerden in der Schwangerschaft sind unterschiedliche **Behandlungsmaßnahmen** notwendig. Im Gegensatz zur Beratung hat die Frau während der gesamten Schwangerschaft Anspruch auf Hilfeleistung bei Schwangerschaftsbeschwerden oder Wehen.

> **P Büchertipp**
> Horschitz H., Selow M.: Hebammengebührenrecht, Vertragstext und Kommentar zur Hebammen-Vergütungsvereinbarung, Mabuse Verlag, 2007

Viele Hebammen haben für die Behandlung von Schwangerschaftsbeschwerden zusätzliche Qualifikationen erworben, die sie als Hilfsmittel einsetzen (z. B. im Bereich der Homöopathie, Aromatherapie, kranio-sakralen Therapie, Moxa-Therapie oder der Traditionellen Chinesischen Medizin). Dabei ist die Hebamme in der **Wahl der Mittel**, die sie als Maßnahme **einsetzt, eingeschränkt** frei. Eingeschränkt deshalb, weil die gesetzlichen Krankenkassen den Einsatz von Akupunktur nicht bezahlen und die Frau diese Leistung selbst übernehmen muss.

> **P Praxistipp**
> Aus wirtschaftlichen Gründen gehen viele Hebammen dazu über, sich Zusatzangebote als IGEL-Leistungen von den Frauen privat bezahlen zu lassen.

1.3 Das Vorgespräch

Das Vorgespräch wurde mit dem Inkrafttreten der **Selbstverwaltung der Hebammengebühren** mit den gesetzlichen Krankenkassen im August 2007 als Leistung aufgenommen und ist noch nicht in allen Bundesländern Bestandteil der Privatgebührenverordnung gegenüber Selbstzahlerinnen.

Das 1. Vorgespräch trägt dem Wunsch der Frauen Rechnung, vor der Geburt mit der Hebamme Kontakt aufzunehmen. Allerdings ist derzeit zu beobachten, dass viele Frauen diese Leistung als **Hebammen-Casting** nutzen.

> ❗ Das 1. Vorgespräch kann von jeder gesetzlich versicherten Schwangeren in Anspruch genommen werden.

Es hat je nach der gewünschten Form der Hebammenbetreuung **unterschiedliche Schwerpunkte**. Sie orientieren sich am Bedarf der Frau. Das Vorgespräch dient der Aufklärung und Information der Schwangeren sowie der Aufnahme der Anamnese und der Abklärung des weiteren Betreuungsbedarfs.

Um die Qualität des Vorgesprächs zu garantieren, ist eine **Mindestdauer von 30 min** vorgesehen. Das 1. Vorgespräch kann bis zu einer maximalen Dauer von 90 min abgerechnet werden. Da das Vorgespräch pro Schwangere nur einmal berechnungsfähig ist, empfiehlt es sich, die schwangere Frau bereits bei der Terminvereinbarung darüber aufzuklären. Möchte die Frau mehrere Hebammen casten, muss sie dies selbst bezahlen.

Wenn eine **außerklinische Geburt** geplant ist, ist ein weiteres Vorgespräch möglich, so dass die zu besprechenden Themen auf 2 Termine verteilt werden können. Die Möglichkeit eines 2. Vorgesprächs soll sicherstellen, dass eine individuelle Aufklärung zur Wahl des Geburtsortes stattfindet, im Interesse der Eltern, aus haftungsrechtlicher Sicht aber auch im Interesse der Hebamme [12].

1.4 Geburtshilfe

Die Geburt zählt zu den vorbehaltenen Tätigkeiten einer Hebamme. Der Anteil der Geburten in der **außerklinischen Betreuung** beträgt konstant unter 2 %. Das heißt, ca. 10 000 Frauen entscheiden sich pro Jahr für eine Hausgeburt oder eine Geburt in einer hebammengeleiteten Einrichtung. Seit 1999 dokumentiert und evaluiert die Gesellschaft für Qualitätssicherung in der außerklinischen Geburtshilfe (**QUAG** e. V.) außerklinische Geburten in Deutschland.

> ❗ Die Analysen der seit 1999 erfassten ca. 85 000 außerklinischen Geburten beweisen hohe Qualitätsstandards und die Sicherheit einer geplanten Hausgeburt.

Der **Qualitätsbericht** belegt, dass die Rate der medizinischen Interventionen deutlich niedriger ist als bei geplanten Geburten im Krankenhaus [19], [22]. Etwas über 80 % der außerklinischen Geburten werden derzeit von der QUAG erfasst. Das Ziel ist eine 100-prozentige Erfassung.

> **P Praxistipp**
> Die Perinatalerhebungsbogen erhalten Sie über die Landeskoordinatorin für außerklinische Geburtshilfe Ihres Landesverbandes oder direkt über QUAG.
> www.quag.de

Ein großes Problem für freiberufliche Hebammen, die Geburtshilfe anbieten möchten, sind die inzwischen immens **hohen Versicherungsbeiträge**. Eine Studie des Gesamtverbandes der Deutschen Versicherungswirtschaft über die Abwicklung von Personenschäden aus dem Gesundheitsbereich von 2010 zeigt, dass insbesondere die **Pflegekosten** für die steigenden Prämien verantwortlich sind. Die Gründe: Im Bereich der Geburtshilfe ist das im Versicherungsjargon so genannte **Vorversterblichkeitsrisiko bei Geburtsschäden** aufgrund des medizinischen Fortschritts seit 1990 erheblich gesunken. Die Lebenserwartung der geschädigten Kinder hat zugenommen und dadurch sind die Pflegekosten enorm gestiegen. Nicht eine gestiegene Anzahl der Schadensfälle hat zu der

Kostenexplosion geführt, sondern das **Ausweiten der Schadenssummen**, die dem Kind in einem Schadensfall vom Gericht zugesprochen werden.

Zudem versuchen die **Krankenkassen** (durch eigene **Regressabteilungen**) bei teuren Behandlungsfällen die entstandenen Kosten zurückzufordern. Die Mitarbeiter der Regressabteilungen suchen gezielt nach möglichen Verursachern, also nach Fehlern durch Hebammen oder Geburtshelfer.

Für viele freiberufliche Hebammen, die Geburtshilfe anbieten, stellt sich die Frage, ob sie diesen Preis zahlen können. Die Steigerung der Haftpflichtprämie hat in der Tat ein existenzbedrohendes Ausmaß angenommen.

Hausgeburt

Vorteile

Die Vorteile einer Hausgeburt bestehen darin, dass die Schwangere in ihrer vertrauten Umgebung bleiben und die ungeteilte Aufmerksamkeit der vertrauten Hebamme genießen kann. Die Hebamme muss für dieses Angebot keine Räumlichkeiten vorhalten und kann so Kosten für die Raummiete sparen.

Ein weiterer Vorteil der Hausgeburtshilfe ist für die Hebamme, dass sie hier völlig eigenständig und eigenverantwortlich arbeiten und eine Kontinuität in der Begleitung durch Schwangerschaft, Geburt bis hin zur Mutterschaft und Familienbildung gewährleisten kann. Dazu benötigt die Hebamme Vertrauen in die eigene Kompetenz, die Reflektion der eigenen Arbeit, Vertrauen in die Kompetenz von Mutter und Kind und die Gewissheit, auch in Extremsituationen zu „funktionieren".

Nachteile

Ein Nachteil dieses Angebots ist für die Hebamme die **Dauerrufbereitschaft**, die sie in der Ausübung ihrer Tätigkeit und in ihrer Freizeitgestaltung spürbar einschränkt. Um eine finanzielle Entschädigung dafür zu erhalten, gibt es eine **Rufbereitschaftspauschale**, welche die Frau in der Regel selbst bezahlen muss. Inzwischen gibt es 2 gesetzliche Krankenkassen (Securvita BKK, HVB BKK), die diese Leistung anerkennt und sie über eine Zusatzvereinbarung mit der Hebamme der schwangeren Frau teilweise zurückerstattet. Die Höhe der Rufbereitschaftspauschale liegt bei 250–500 Euro.

Der große Nachteil besteht darin, dass die Hausgeburtshilfe nach wie vor **keine starke gesundheitspolitische Unterstützung** erfährt, wie beispielsweise in den Niederlanden, wo ein hoher Anteil an Frauen selbstverständlich ihre Kinder zu Hause gebären. Obwohl die Perinatalerhebung in Deutschland und zahlreiche internationale Studien die Sicherheit einer geplanten Hausgeburt beweisen, muss sich eine Frau oftmals gegen den massiven Widerstand und die missbilligende Kritik der betreuende Ärzte zur Wehr setzen, um ihr Recht auf eine freie Wahl des Geburtsortes durchzusetzen.

Geburt im Geburtshaus/ im Entbindungsheim/in einer hebammengeleiteten Einrichtung

„Geburtshäuser und Entbindungsheime sind selbständige außerklinische Einrichtungen der Primärversorgung, in denen eine frauengerechte und individuelle Betreuung für Schwangere, Gebärende, Wöchnerinnen und deren Familien angeboten und Hebammenhilfe geleistet wird" [3].

Das erste **Geburtshaus** wurde 1987 in Berlin gegründet. Derzeit gibt es in Deutschland ca. 100 Geburtshäuser. Seit 2007 sind die Geburtshäuser im V. Sozialgesetzbuch verankert. Mit dem Inkrafttreten des Vertrages am 27.6.2008 erfolgte eine Umbenennung in **hebammengeleitete Einrichtungen**.

Der Unterschied zwischen einem Geburtshaus und einem **Entbindungsheim** liegt in der stationären Aufnahmemöglichkeit der Frau. Während die Frau bei der Geburt in einem Geburtshaus in der Regel nach 4 Stunden wieder nach Hause geht, bleibt die Frau nach der Geburt in einem Entbindungsheim noch weitere Tage zur stationären Wochenbettbetreuung. Hierfür muss das Entbindungsheim eine Konzession nach §30 Gewerbeordnung beantragen und Einzelverträge mit den Krankenkassen abschließen.

Die Betreuungsangebote der Geburtshäuser, Entbindungsheime, Hebammenpraxen und der Hausgeburtshilfe ähneln sich. Die **gemeinsamen Merkmale** sind [1]:
- hebammengeleitete Geburtshilfe
- partnerschaftliche Zusammenarbeit der Hebammen

- selbstständige wirtschaftliche Organisation
- Eins-zu-Eins- oder Eins-zu-Zwei-Betreuung während der Geburt
- der Fokus liegt auf der Selbstbestimmung der betreuten Frauen
- familien- und frauengerechte Betreuung in allen Phasen des reproduktiven Lebensabschnitts der Frau

Beleggeburt

Im Belegsystem werden die Geburten in der Klinik von einer freiberuflichen Hebamme betreut. Der Tätigkeitsbereich wird in einem **Belegvertrag mit der Klinik** geregelt.

❗ **Die Beleghebamme arbeitet selbständig an der Klinik, rechnet ihre Leistungen direkt mit den Krankenkassen bzw. den Selbstzahlerinnen ab und haftet auch selbst für ihr Tätigwerden.**

Die **Klinik** erhält für die Geburten, welche von einer Beleghebamme betreut werden, eine andere (niedrigere) Fallpauschale. Derzeit kostet eine vaginale Geburt mit angestellten Hebammen die gesetzliche Krankenkasse 1594–2146 Euro, mit Beleghebammen 1272–1790 Euro.

Aufgrund der Einsparung von hohen **Personalkosten** kann das Beleghebammenmodell jedoch recht lukrativ für eine Klinik sein. Vor einigen Jahren konnte man beobachten, dass zahlreiche Kliniken bis zu einer Geburtenanzahl von ca. 600 Geburten/Jahr die geburtshilflichen Abteilungen auf das Belegsystem umstellten. Inzwischen gibt es sogar Level 1- und Level 2-Kliniken, die ausschließlich mit Beleghebammen arbeiten. Auch ein Mischsystem mit angestellten Hebammen und freiberuflich tätigen Beleghebammen ist möglich.

Für das Belegsystem gibt es verschiedene **Organisationsstrukturen und Modelle**. Die Hebamme kann als Einzelunternehmerin als Beleghebamme arbeiten oder mit anderen Kolleginnen im Rahmen einer Praxisgemeinschaft oder Gemeinschaftspraxis. Das heißt, die Beleghebamme betreut entweder nur „ihre" Frauen oder sie arbeitet nach einer bestimmten Organisationsstruktur bzw. einem Einsatzplan im Wechsel mit anderen Beleghebammen.

In der Regel gibt die Klinik nur den **organisatorischen Rahmen** vor, z.B. dass zu jeder Geburt ein Arzt hinzugezogen werden soll oder dass die Hebamme eine Anwesenheitsbereitschaft leisten muss (was die Hebamme weder nach dem Hebammengesetz noch nach der Hebammenberufsordnung gewährleisten muss) oder dass die Beleghebamme nur die Geburten durchführen darf. Bei einer solchen Regelung wären alle sonstigen Leistungen wie Wochenbettbetreuung oder Schwangerenvorsorge nicht abrechnungsfähig.

Üblicherweise schließt die Hebamme mit der Klinik einen schriftlichen Vertrag, den **Belegvertrag**, ab, in dem die Rahmenbedingungen geregelt werden. Hierbei gilt grundsätzlich zunächst **Vertragsfreiheit**. Das heißt, dass Sie das vereinbaren können, was Sie und Ihr Vertragspartner wollen. Sie können nicht gezwungen werden, einzelne Vertragspunkte zu unterschreiben. Und Ihr Vertragspartner, das Krankenhaus, kann natürlich auch nicht gezwungen werden, einen Vertrag mit Ihnen abzuschließen, in dem Sie wesentliche Punkte gestrichen haben. Am Ende wird sich der Vertragspartner durchsetzen, der das größere Verhandlungsgeschick besitzt und die eigenen Interessen wirtschaftlich durchsetzen kann.

Ein guter Vertrag, der die Grundlage für ein langfristiges, befriedigendes Vertragsverhältnis bildet, ist durch ein **ausgewogenes Verhältnis der Verpflichtungen** (zeitlich oder finanziell) zwischen den Vertragsparteien gekennzeichnet [20].

> **ℹ Praxistipp**
> Über den Deutschen Hebammenverband können Sie einen Muster-Belegvertrag anfordern, in dem die Rechte und Pflichten ausgewogen geregelt sind.
> www.hebammenverband.de/-Mitgliederbereich

Sie erhalten dort auch **weitere Informationen**, z.B. eine Informationsschrift zur Abgrenzung von Tätigkeiten und Bezahlung zwischen Beleghebamme, Krankenhausträger und ärztlichem Dienst oder Muster für Vereinbarungen über zusätzliche Tätigkeiten als Beleghebamme.

Sind bestimmte Sachverhalte im Belegvertrag **nicht geregelt**, geht man von den Leistungen aus, die von einer Beleghebamme üblicherweise erbracht werden.

1 – Welche Formen der freiberuflichen Hebammenarbeit gibt es?

1.5 Wochenbettbetreuung

Die Wochenbettbetreuung ist laut Hebammengesetz eine den Hebammen und Ärzten vorbehaltene Tätigkeit. **Ziele** der Hebammenbetreuung im Wochenbett sind die Beobachtung der körperlichen Umstellungs- und Involutionsprozesse sowie die Förderung der Erholung, Bindung und Neuorientierung von Mutter und Kind und deren Familie.

Während die körperlichen Involutionsprozesse bei der Mutter und die Anpassung und Entwicklung des Neugeborenen dank verbesserter Lebensverhältnisse, Hygiene und medizinischer Behandlungsmöglichkeiten an Brisanz verloren haben, rücken die **psychosozialen Anpassungen und Veränderungen**, die die Mutter, der Vater und die gesamte Familie zu leisten haben, heute immer stärker in den Vordergrund. Für die Übernahme der Mutterrolle, den Aufbau der Mutter-Kind-Interaktion, die Verarbeitung und Integration des Geburtserlebnisses sowie die Neustrukturierung der Paar- oder Familienbeziehung gibt es für junge Familien heute einerseits kaum direkte Vorbilder zur Orientierung. Gleichzeitig existiert eine große Erwartungshaltung der Eltern, die neue Situation schnell in den Griff zu bekommen und lückenlos „zu funktionieren" [2], [9] ,[13]. Die fehlenden Vorbilder führen zu Verunsicherung, dies begründet die häufige Beschreibung des Wochenbettes als „psychosoziale Krise" [17].

Dabei haben die Hebammen den Vorteil, das Wochenbett mit seinen Herausforderungen im Kontext von Schwangerschaft und Geburt - entlang des Betreuungsbogens - begleiten zu können. Sie sind darüber hinaus Ansprechpartnerinnen in Fragen der Sexualität und Verhütung nach der Geburt [13].

Findet der **Wochenbettbesuch in der Klinik** statt, ist er abrechnungsfähig, wenn die Hebamme einen Belegvertrag hat. Ansonsten findet die Wochenbettbetreuung bei der Frau zuhause oder in einer hebammengeleiteten Einrichtung statt.

Im Angebot der Wochenbettbetreuung ist auch die **Beratung** per Kommunikationsmedium (Telefon, E-Mail, SMS) enthalten. Nach Ablauf von 8 Wochen sind noch weitere persönliche Beratungen, auch per Kommunikationsmedium, möglich, bei Stillschwierigkeiten oder Ernährungsproblemen sogar bis zum Ende der Abstillphase bzw. bei nicht gestillten Kindern bis zum Ende des 9. Lebensmonats.

> **P Praxistipp**
> Für die Wochenbettbetreuung empfiehlt es sich, ein Netzwerk aufzubauen, um bei Bedarf Kontakte zu Beratungsstellen, Selbsthilfegruppen, Psychologen, Ärzten oder Physiotherapeuten vermitteln zu können.

1.6 Kursangebote

Neben den klassischen Kursangeboten wie Geburtsvorbereitung, Rückbildungsgymnastik und Säuglingspflege bieten Hebammen zunehmend weitere Kurse an, z. B. Yoga in der Schwangerschaft, Tanzen oder Bauchtanz für Schwangere, Geburtsvorbereitung im Wasser, Großeltern-Geschwister-Kurse, Elternkurse, Beckenbodentraining, PEKiP-Kurse, Babymassage und Stillgruppen. Zu diesen Themen gibt es ein vielfältiges Fortbildungsangebot, das die Hebamme als Voraussetzung absolvieren muss.

Der **Vorteil von Kursen** ist ihre gute Planbarkeit. Alle Kurse, außer der Geburtvorbereitung und Rückbildungsgymnastik, müssen die Frauen bzw. Paare in der Regel selbst bezahlen.

Die gesetzliche Krankenversicherung (GKV) hat in einem Rundschreiben vom 1. Juli 2009 an ihre Mitgliedskassen mitgeteilt, dass Hebammen im Rahmen der Primärprävention nach §20 SGB V als Anbieterinnen von **Beckenbodentraining** im Handlungsfeld Bewegungsgewohnheiten ausschließlich für die Zielgruppe der Frauen im zeitlichen Umfeld der Menopause in Betracht kommen. Das heißt, verfügt eine Hebamme über eine entsprechende Qualifikation und erfüllt sie die Kriterien des **GKV-Leitfadens Prävention**, so kann die Teilnehmerin des Kurses als Mitglied einer gesetzlichen Krankenkasse eine Bezuschussung zum Kurs erhalten.

> ✉ **Adressen**
> Der Präventionsleitfaden findet sich im Internet:
> www.gkv-spitzenverband.de/Praevention.gkvnet.

Beckenbodentraining ist darin dem Bereich „Bewegung" zugeordnet. Die Hebammen sind im Präventionsfaden leider nicht ausdrücklich als Anbieterinnen erwähnt, nach Auskunft der GKV sind sie jedoch ebenfalls hierfür zugelassen, wenn eine entsprechende Zusatzqualifikation vorliegt.

Haben Sie eine entsprechende Qualifikation, so nehmen Sie mit Ihrer örtlichen Krankenkasse Kontakt auf. Am Ende des Präventionsleitfadens finden Sie ein entsprechendes Musterformular, mit dem die Versicherte einen Zuschuss beantragen kann: www.gkv-spitzenverband.de/upload/Leitfaden_Praevention_2010_web_14422.pdf.

Versicherte der BKK Securvita erhalten über die Zusatzvereinbarung mit den Hebammenverbänden auch eine Bezuschussung für einen Yoga-Kurs, wenn die Hebamme eine entsprechende Zusatzqualifikation dazu hat.

Die in der Zusatzvereinbarung mit der BKK Securvita aufgeführten Leistungen sind **Leistungen der Primärprävention**. Zwar sind im Präventionsleitfaden der GKV die Hebammen nicht gesondert als Anbieter von Präventionskursen genannt, die Securvita erkennt sie aufgrund ihrer Qualifikation im Bereich Schwangerschaft, Geburt und Wochenbett diesbezüglich aber an. Eine Zusatzqualifikation (z. B. Yoga) für die Abrechnung der Kurse ist erforderlich.

 Bei der Kalkulation der Kursgebühr sollten die bereits bestehenden Kursangebote in Ihrer Umgebung und die Raummiete, die Sie bezahlen müssen, berücksichtigt werden.

> **Beispiel 1: Beckenbodentraining**
> Nach dem Erlangen des Zertifikats und der Anerkennung der Krankenkassen wollen Sie nun einen entsprechenden Kurs anbieten. Sie planen z. B. einen Kurs mit 8 Terminen à 60 min, an denen 8 Frauen teilnehmen.
> Die Raummiete beläuft sich auf 25 Euro für 60 min Kursstunde. Sie planen 5 Kurse pro Jahr (52 Kalenderwochen abzüglich Urlaub und Eventualitäten). Die Kosten für den Kursraum betragen 25 Euro mal 52 Kalenderwochen, also insgesamt 1 300 Euro.
> ▼

SECURVITA-Zusatzleistungsverzeichnis ergänzend zur Hebammen-Vergütungsvereinbarung — Stand: 21.09.09

Nr.	Leistung	Vergütung
700	Kinderwunschberatung* zu natürlichen Methoden, eine Empfängnis wahrscheinlicher zu machen (Dauer mindestens 60 Minuten) Diese Leistung ist abweichend von § 1 einmal pro Jahr außerhalb einer Schwangerschaft abrechenbar.	€ 50,-
720	Kurs Raucherentwöhnung in Schwangerschaft und Stillzeit (mindestens 8 Kurseinheiten)	80 % der Kurskosten, höchstens € 150,-
730	Kurs Yoga, Tai Chi, Qi Gong, Wassergymnastik, Autogenes Training oder Progressive Muskelrelaxation nach Jacobson (mindestens 8 Kurseinheiten)	80 % der Kurskosten, höchstens € 75,-
731	Individuelle* Yoga-Anleitung, Reiki, Watsu, Aquabalancing (4 Einheiten von mindestens 30 Minuten)	80 % der Kosten, höchstens € 75,-
732	PEKiP - Prager-Eltern-Kind-Programm (mindestens 8 Einheiten von 90 Minuten) **	80 % der Kosten, höchstens € 75,-
750	Geburtsvorbereitung für Lebenspartner*** bei Unterweisung in der Gruppe, bis zu 16 Teilnehmer je Gruppe und höchstens 14 Stunden (pro Person je Unterrichtsstunde von 60 Minuten)	Analog Vertrag nach 134a, derzeit € 5,71

* persönliche 1:1 – Beratung
** Kind und teilnehmendes Elternteil müssen bei der SECURVITA BKK versichert sein
*** Lebenspartner und Schwangere müssen bei der SECURVITA BKK versichert sein

▶ **Tab. 1.1** Zusatzvereinbarung mit BKK Securvita.

Als Stundenlohn wollen Sie 20 Euro berechnen. Die Arbeitszeit, ohne das Erstellen des Kurskonzeptes, also nur die Kurszeit, beträgt 8 Termine mal 5 Kurse mal 75 min (60 min plus 15 min für Vorbereitung und Aufräumen), geteilt durch 60 min = 50 Stunden Arbeitszeit. Ihr Entgelt für die Arbeitszeit in 5 Kursen beträgt: 20 Euro mal 50 Stunden, also 1 000 Euro.
Weitere Kosten sind vielleicht 50 Euro pro Monat für Werbung und Verwaltung, also 600 Euro im Jahr.

Daraus ergibt sich folgende Kalkulation:

Raummiete	1 300 €
Arbeitszeit	1 000 €
Werbung Verwaltung	600 €
Insgesamt:	2 900 €

Diese Kosten wollen Sie nun in 5 Kursen mit je 8 Teilnehmerinnen wieder hereinbringen, also 2 900 Euro : 40 = 72,50 Euro.
In diesem Rechenbeispiel sollte ein Beckenbodentrainings-Kurs bei 8 Terminen à 60 min mit 8 Teilnehmerinnen **mindestens** 72,50 Euro pro Teilnehmerin kosten. Sie könnten also z. B. pro Teilnehmerin 10 Euro pro Kursstunde verlangen.

Beispiel 2: Babymassagekurs
Ihr Kurskonzept beläuft sich z. B. auf 4 Termine à 90 min bei gleicher Raummiete und gleichem Stundenlohn für Ihre Tätigkeit. Sie planen 10 Kurse.
Die Arbeitszeit beträgt 4 Termine mal 10 Kurse mal 105 min (90 min plus 15 min für Vorbereitung und Aufräumen), geteilt durch 60 min, also insgesamt 70 Stunden Arbeitszeit. Ihr Entgelt für die Arbeitszeit für 10 Kurse beträgt: 20 Euro mal 70 Stunden, also 1 400 Euro. Aufgrund der höheren Arbeitszeit haben Sie nun insgesamt 3 300 Euro Gesamtkosten.
Diese Kosten wollen Sie in 10 Kursen mit je 6 Teilnehmerinnen wieder hereinbringen, also 3 300 Euro geteilt durch 60 = 55 Euro.
Der Babymassagekurs sollte deshalb bei 4 Terminen à 90 min mit 6 Teilnehmerinnen **mindestens** 55 Euro pro Teilnehmerin kosten.

1.7
Arbeit als Familienhebamme

Ein weiteres Betätigungsfeld und ein Versorgungsansatz mit gesundheitsfördernder und präventiver Zielrichtung ist die Arbeit als Familienhebamme. Hebammen mit der Zusatzqualifikation Familienhebamme werden überall da eingesetzt, wo Mütter eine verstärkte Hilfestellung im alltäglichen Umgang mit ihren Kindern brauchen. Der **Betreuungszeitraum** vom Beginn der Schwangerschaft bis zur Vollendung des 1. Lebensjahres des Kindes ist für Familienhebammen deutlich länger als die Hebammenhilfe-Vergütungsvereinbarung für die freiberuflich tätige Hebamme vorsieht.

Die Betreuung findet in der Regel im vertrauten häuslichen Bereich (Hausbesuch) statt. Dabei erstreckt sich die Tätigkeit der Familienhebamme neben den allgemeinen Leistungen einer Hebamme wie Schwangerenvorsorge, Geburtsbegleitung, Wochenbettbetreuung, Still- und Ernährungsberatung und Anleitung zur Pflege vor allem auf die **Hilfe zur Selbsthilfe**. Dazu gehört auch die Vermittlung und der Kontakt zu Jugendamt, Erziehungsberatungsstellen, Sozialamt, Schwangerschaftsberatungsstellen, Ärzten und Psychologen. Die Familienhebamme arbeitet eng mit Institutionen und medizinischen Diensten sowie karitativen Einrichtungen zusammen.

Die Familienhebamme bietet im Rahmen ihrer gesundheitlichen Betreuung langfristige Hausbesuche als intensive, nachgehende Einzelfallhilfe an sowie Kursangebote und offene Gruppen. Ihre Leistungen sind **niedrigschwellig** und können dadurch gerade solche Familien, die von sich aus keine Hilfe in Anspruch nehmen, erreichen. Sie ist Lotsin durch diese Lebensphase und arbeitet in einem interdisziplinären Netz der verschiedenen Hilfsangebote [6].

Für ihre Tätigkeit benötigt die Familienhebamme eine **Zusatz-Qualifikation**. Zurzeit zeichnen sich 3 Modelle ab.
1. Familienhebammen sind **Teil des öffentlichen Gesundheitsdienstes**. Dies ist das ursprüngliche und bisher auch häufigste Modell: Die Familienhebammen sind hier in der Regel beim Gesundheitsamt angestellt. In einigen Teams arbeiten Hebammen und Kinderkrankenschwestern zusammen. Einige Kommunen

erhalten über die abrechenbaren Leistungen eine teilweise Refinanzierung. Schwerpunkt der Tätigkeit ist die Einzelfallhilfe und die Gemeinwesenarbeit.
2. Familienhebammen sind im Setting der Gemeinwesenarbeit **Angestellte eines Trägers der freien Wohlfahrtspflege.** Sie arbeiten in der Regel im Team mit Sozialpädagogen. Schwerpunkte sind die Einzelfallhilfe und die integrative Arbeit im Stadtteil. Auch hier refinanziert sich ein Teil der Lohnkosten über die Leistungen, die nach der Hebammenhilfe-Vergütungsvereinbarung abgerechnet werden können. In Hamburg wird z.T. nach diesem Modell gearbeitet. Hier finanziert das Land im Wesentlichen die restlichen Kosten.
3. **Freiberufliche Hebammen** übernehmen teilweise Aufgaben von Familienhebammen, sowohl was den Zeitraum als auch die Art der Leistung betrifft - und zwar über den Rahmen der Hebammenhilfe-Vergütungsvereinbarung hinaus. Der Landkreis, die Kommune oder das Land tragen die entstehenden Kosten. Freiberufliche Hebammen arbeiten hier gewissermaßen als Beauftragte des öffentlichen Gesundheitsdienstes oder des Jugendamts in Honorartätigkeit [5].

1.8
Zusammenarbeit mit Kolleginnen oder anderen Berufsgruppen

> **? Wichtige Fragen**
> - Nachdem Sie überlegt haben, welche Dienstleistungen Sie erbringen können, sollten Sie klären, ob Sie die Tätigkeit alleine anbieten wollen, in Zusammenarbeit mit Kolleginnen und/oder in Kooperation mit anderen Berufsgruppen. Bei dieser Überlegung spielt natürlich auch die Hebammendichte in Ihrer Umgebung eine Rolle.
> - Wenn Sie mit anderen Hebammen zusammenarbeiten möchten, stellt sich die Frage, **wie intensiv** die Zusammenarbeit sein soll.

Grundsätzlich gibt es dafür **3 verschiedene Rechtsformen**: das Einzelunternehmen, die Personengesellschaft (Gesellschaft bürgerlichen Rechts, Partnerschaft) und die Kapitalgesellschaft (GmbH).

1.9
Die Hebamme als Einzelunternehmerin

Als Einzelunternehmerin haben Sie mehrere entscheidende **Vor- und Nachteile**. Sie arbeiten sehr selbstständig und eigenverantwortlich, tragen aber auch alle Konsequenzen alleine, auch die finanziellen und die haftungsrechtlichen. Nur für Krankheitsfälle oder Urlaub benötigen Sie eine Vertretung.

Der große Vorteil dieser Arbeitsform ist sicher, dass Sie alles alleine entscheiden können, Sie müssen mit niemandem Absprachen treffen, keiner redet Ihnen rein. Mitunter kann dies aber auch eine einsame Angelegenheit sein. Der Wunsch nach Austausch, z.B. bei einer schwierigen Betreuung, kann nicht erfüllt werden. Auch sind Ihre Freizeitaktivitäten eingeschränkt, da Sie die alleinige Ansprechpartnerin für die Frau sind. Auf der anderen Seite ist bei dieser Art der Betreuung die Beziehung zwischen Hebamme und Frau in der Regel intensiver. Das bedeutet z.B. im Alltag: Sie planen mit Ihrer Familie einen Ausflug, machen sich auf den Weg, das Handy klingelt, eine Frau meldet sich mit Problemen - und Ihre Familie fährt ohne Sie oder gar nicht!!

Wenn Sie als Einzelunternehmerin auch **Handel** (z.B. An- und Verkauf von Babysachen) **betreiben** wollen, gilt dies als Handelsgewerbe im Sinne des §1 Absatz 2 HGB. Diese Tätigkeit bedarf einer **Anmeldung als Gewerbebetrieb**. Ein eventueller Gewinn führt zu Einkünften aus Gewerbebetrieb und bei Überschreiten der Freibeträge auch zur Gewerbesteuerpflicht.

> **! Sie müssen darauf achten, dass beide Einkommensbereiche (die Einkünfte aus Ihrer freiberuflichen Tätigkeit als Hebamme und die Einkünfte aus Ihrem Gewerbebetrieb) in der Buchführung sauber getrennt sind.**

1 – Welche Formen der freiberuflichen Hebammenarbeit gibt es?

Es muss exakt nachvollziehbar sein, welche Gewinne aus der freiberuflichen Tätigkeit und welche Gewinne aus der gewerblichen Tätigkeit entstanden sind.

1.10 Zusammenarbeit mit anderen Hebammen

> **❓ Wichtige Fragen**
> - Möchten Sie weiterhin eigenverantwortlich arbeiten (wie eine Einzelunternehmerin) und wollen Sie nur in besonderen Situationen vertreten werden, z. B. im Urlaub oder am Wochenende? – Wenn ja, dann ist eine **Praxisgemeinschaft** das richtige Modell für Sie.
> - Möchten Sie bei der Zusammenarbeit mit anderen Kolleginnen einen gemeinschaftlichen Gewinn erzielen und die Zusammenarbeit so gestalten, dass (egal welche der Hebammen die Leistungen erbringt) einheitlich abgerechnet wird und mehrere Hebammen eine Frau betreuen können? – In diesem Fall bietet sich eine **Gemeinschaftspraxis** mit den Rechtsformen Gesellschaft bürgerlichen Rechts (GbR) oder Partnerschaftsgesellschaft an.

Praxisgemeinschaft mit anderen Hebammen

Bei einer Praxisgemeinschaft ist weiterhin jede Hebamme **eigenverantwortlich für sich tätig**, sie geht auch jeweils mit ihren Frauen einen Behandlungsvertrag ein und teilt sich in der Zusammenarbeit ausschließlich die Räumlichkeiten.

Die Kolleginnen vertreten sich gegenseitig. Dabei ist zu beachten, dass die betreuten Frauen über diese Vertretung aufgeklärt werden und damit einverstanden sind. Aus Gründen der Schweigepflicht ist es ratsam, vor der Vertretungszeit eine **schriftliche Schweigepflichtentbindung** bei der Frau einzuholen, damit die Vertretungshebamme beispielsweise die Akte einsehen kann.

Bei einer Praxisgemeinschaft gibt es also kein Bestreben nach einem gemeinschaftlichen Gewinn und keine gemeinsame Betreuung einer Frau. Jede Hebamme ist für sich tätig, haftet auch ausschließlich für ihre Tätigkeit, hat einen Behandlungsvertrag mit ihrer zu betreuenden Frau und rechnet ihre Leistungen auch selbst ab. Die Hebammen teilen sich unter Umständen nur die finanziellen Kosten der Räumlichkeiten und des Inventars.

Nach außen hin wirkt alles wie verschiedene Praxen verschiedener Hebammen. Das heißt auch, dass die Verwaltung, z. B. die Kursanmeldungen, getrennt läuft. Es besteht jedoch die Möglichkeit, eine Bürokraft gemeinschaftlich anzustellen.

> **❗ Zweck der Praxisgemeinschaft ist nicht die gemeinschaftliche Hebammentätigkeit, sondern eine möglichst wirtschaftliche Praxisführung, in dem die an der Praxisgemeinschaft beteiligten Hebammen ein und dieselben Räume nutzen, ohne die jeweils selbständige Praxisführung aufzugeben.**

Steuerlich bleibt jede Hebamme einzeln verpflichtet, ihre eigenen Betriebseinnahmen und (anteiligen) Betriebsausgaben zu verzeichnen.

> **❗ Wollen Sie eine Praxisgemeinschaft mit Kolleginnen führen, müssen Sie unbedingt darauf achten, dass alle Merkmale einer Außengesellschaft (das ist eine nach außen hin wirkende Gesellschaft bürgerlichen Rechts, also eine gemeinschaftlich auftretende Gesellschaft) vermieden werden.**

Sollte nämlich die Praxisgemeinschaft nach außen hin in irgendeiner Form als Gemeinschaftspraxis wirken, so hätte dies die Konsequenz, dass diese sogenannte Außengesellschaft automatisch als Gesellschaft bürgerlichen Rechts angesehen wird, mit steuerrechtlichen und haftungsrechtlichen Konsequenzen. Das heißt, wenn z. B. ein gemeinsames Praxisschild und/oder gemeinsames Briefpapier und/oder gemeinsamer Behandlungsvertrag und/oder gemeinsame Leistungsabrechnung benutzt werden, wäre dies jeweils ein **Indiz für eine Außengesellschaft**. Achten Sie deshalb unbedingt darauf, dass Sie in einer Praxisgemeinschaft auch nach außen hin als eine solche wirken.

Für eine Praxisgemeinschaft bedarf es keiner großen Verträge. Haben die Hebammen zusammen Räumlichkeiten angemietet, so ist empfehlenswert, einen sogenannten **Gesellschaftsvertrag** zu schließen, in dem die Kostentragung der Miete, des Inventars, des Praxiszubehörs und der Ausstieg einer Hebamme aus den Räumlichkeiten geklärt wird. Weitergehende Regelungen über die gegenseitige Vertretung im Urlaubs- oder Krankheitsfall können in diesem Vertrag ebenfalls geregelt werden. Sämtliche Regelungen in diesem Vertrag sind formlos gültig.

Der Vertragsabschluss führt nicht dazu, dass alle **Fragen der Haftung** usw., wie für die Gemeinschaftspraxis beschrieben, auch für die Praxisgemeinschaft gelten. Wenn in dem Vertrag, den die Hebammen einer Praxisgemeinschaft untereinander schließen, klar zum Ausdruck kommt, dass jede Hebamme ihren eigenen Patientenstamm, ihre eigene Patientenkartei und damit ihre eigenständige Hebammentätigkeit erhält und ihre Tätigkeit auch selbständig abrechnet, dann treffen die weitergehenden Folgerungen der Haftung usw., die für eine Außengesellschaft gelten, nicht ein.

Für den Vertretungsfall ist es natürlich empfehlenswert, dass die Hebammen einer Praxisgemeinschaft den gleichen Standard und ein ähnliches **Leitbild** in der Ausübung ihrer Arbeit haben.

Gemeinschaftspraxis mit anderen Hebammen

> **Bei der Gemeinschaftspraxis kommt der Behandlungsvertrag grundsätzlich zwischen der Gemeinschaftspraxis und der Frau zustande. Die Hebammen sind als Leistungserbringerinnen austauschbar.**

Aus diesem Grunde haften bei der Gesellschaft bürgerlichen Rechts (GbR) alle Gesellschafterinnen der Frau gegenüber im Schadensfall als **Gesamtschuldnerinnen**. Umgekehrt entstehen die Gebührenansprüche direkt bei der GbR, die Hebammen rechnen also unter einem einheitlichen Institutionskennzeichen ihre Leistungen als Gesamtgläubigerinnen einheitlich ab.

Der Nachteil der gemeinschaftlichen Haftung kann dadurch eingeschränkt werden, dass eine Gemeinschaftspraxis nach dem **Partnerschaftsgesellschaftsgesetz** gegründet wird. Die Partnerschaftsgesellschaft eröffnet eine Möglichkeit der Haftungsbeschränkung. Zwar haften auch hier grundsätzlich alle Partnerinnen gemeinsam mit ihrem Privatvermögen, jedoch wird gemäß §8 „Haftung für Verbindlichkeiten der Partnerschaft" Abs. 2 des Partnerschaftsgesellschaftsgesetzes die Haftung nur auf die Hebamme beschränkt, die die Behandlung durchgeführt hat. Dies gilt zumindest dann, wenn alle Leistungen gegenüber einer Frau von einer Partnerin erbracht worden sind.

> **Diese Gesellschaftsform wurde auf Berufe mit hohem Haftungsrisiko zugeschnitten und ist besonders interessant für Hebammengemeinschaften, bei denen auch Geburten durchgeführt werden.**

Ein weiterer Unterschied zwischen einer Gesellschaft bürgerlichen Rechts und einer Partnerschaft besteht darin, dass zur Gründung ein **schriftlicher Vertrag** zwingend nötig ist und die Partnerschaftsgesellschaft im **Partnerschaftsregister** beim zuständigen Amtsgericht, in dessen Bezirk sie ihren Sitz hat, eingetragen werden muss, was bei einem Mindestgeschäftswert von 25 000 Euro ca. 125 Euro kostet. Zum Amtsgericht müssen alle Partner mitkommen, sich legitimieren und den Vertrag mitbringen.

Zur Gründung einer Partnerschaft ist also ein **schriftlicher Vertrag** erforderlich. Mitglieder des Deutschen Hebammenverbandes haben die Möglichkeit, ihren Vertrag vor Abschluss an den Justiziar des Berufsverbandes zur Prüfung zu senden.

> **Da sowohl im Falle einer Gesellschaft bürgerlichen Rechts als auch bei einer Partnerschaft nach dem Partnerschaftsgesellschaftsgesetz eine echte Gesellschaft gegründet wird, ist der Abschluss eines Gesellschaftsvertrages dringend zu empfehlen.**

Der **Gesellschaftsvertrag** regelt die Gewinnermittlung, Stimmrechtsvereinbarungen, Aufnahme weiterer Hebammen in die Gesellschaft, Haftungsfragen im Innenverhältnis, Vertretungsfragen bei Urlaub und Krankheit und Kündigungsfragen.

Gesellschaftsvertrag

Frau Hebamme A, Frau Hebamme B und Frau Hebamme C schließen sich zu einer Gesellschaft bürgerlichen Rechts zusammen und schließen dazu folgenden Gesellschaftsvertrag:

§ 1
Name und Sitz

Der Name der Gesellschaft lautet: Hebammenpraxis A, B, C

(Anmerkung: Hier sind auch Fantasienamen zulässig, jedoch muss der Zusatz GbR im Namen enthalten sein).

Die Gesellschaft hat ihren Sitz in …

§ 2
Gesellschaftszweck

Zweck der Gesellschaft ist die gemeinsame Ausübung des Hebammenberufs in Form einer Hebammengemeinschaftspraxis.

§ 3
Gesellschafterinnen

Gesellschafterinnen sind
a) Hebamme A mit einem Anteil von 1/3,
b) Hebamme B mit einem Anteil von 1/3,
c) Hebamme C mit einem Anteil von 1/3.

Diese Gesellschaftsanteile sind unveränderlich. Gewinne und Verluste, Entnahmen und Einlagen verändern das Beteiligungsverhältnis nicht.

(Anmerkung: Sollen bei der Gründung der GbR Einlagen geleistet werden, dann sollte an dieser Stelle die Höhe der Einlagen genannt werden).

§ 4
Geschäftsführung, Vertretung

Die Führung der Geschäfte und die Vertretung der Gemeinschaftspraxis stehen jeder Gesellschafterin alleine zu. Für Handlungen, die über den gewöhnlichen Betrieb der Gemeinschaftspraxis hinausgehen, insbesondere für Anmietung und Kündigung von Geschäftsräumen, Kauf, Verkauf, Miete von Geräten hat jede Gesellschafterin zuvor einen Gesellschafterbeschluss herbeizuführen.

§ 5
Gesellschafterbeschlüsse

Gesellschafterbeschlüsse werden mit einfacher Mehrheit gefasst.

(Alternative: Gesellschafterbeschlüsse sind nur mit Zustimmung aller Gesellschafterinnen möglich).

Die Zustimmung aller Gesellschafterinnen ist erforderlich
a) bei einer Änderung des Gesellschaftsvertrages,
b) bei der Aufnahme weiterer Gesellschafterinnen,
c) bei der Ausschließung einer Gesellschafterin, wobei die auszuschließende Gesellschafterin kein Stimmrecht hat,

▼

▶ **Mustervertrag 1.1** Gesellschaftsvertrag einer Gesellschaft bürgerlichen Rechts für eine Gemeinschaftspraxis mit anderen Hebammen (Quelle: DHV).

d) der Beschluss über die Übernahme der Gemeinschaftspraxis nach Kündigung, wobei die kündigende Gesellschafterin kein Stimmrecht hat,
e) die Auflösung der Gesellschaft.

§ 6
Nebentätigkeiten

Die Hebammen der Gemeinschaftspraxis sind verpflichtet, der Praxis ihre volle Arbeitskraft zur Verfügung zu stellen. Jede entgeltliche oder unentgeltliche Nebenbeschäftigung sowie die Übernahme von Ämtern aller Art sind nur mit Zustimmung aller Gesellschafterinnen statthaft.

(Anmerkung: Auch hier sind Alternativen denkbar, etwa dass nur die Leistungen, die in einem Krankenhaus, Geburtshaus, einer Praxis erbracht werden, zu den Leistungen der GbR gehören und alles, was außerhalb des Krankenhauses usw. erbracht wird, nicht. Die Nebentätigkeiten können auch genehmigungsfrei gestellt werden.)

§ 7
Beginn und Dauer der Gesellschaft, Geschäftsjahr

Die Gesellschaft beginnt am … Sie ist auf unbestimmte Zeit eingegangen. Das Geschäftsjahr ist das Kalenderjahr.

§ 8
Einnahmen und Ausgaben, Jahresabschluss

Die Gesellschaft erstellt eine Einnahme-Überschuss-Rechnung nach Abschluss jeden Geschäftsjahres. Dabei sind auch die Verteilung der Gewinne und Verluste zu bezeichnen.

Als Einnahmen der Gemeinschaftspraxis gelten alle Einkünfte einer jeden Gesellschafterin aus ihrer Tätigkeit als Hebamme. Ausgenommen sind folgende Einkünfte: ....

Zu den Ausgaben der Gemeinschaftspraxis gehören insbesondere die Miete und die sonstigen Aufwendungen für die Praxis, die Instandhaltung und Erneuerung des Inventars, die allgemeinen Praxiskosten, Versicherungsprämien, Fachliteratur, Beiträge an den Berufsverband, Personalkosten. Nicht zu den Ausgaben der Gemeinschaftspraxis gehören die Aufwendungen für Reisen und Veranstaltungen für die berufliche Fortbildung und für die Pkws. Diese gehen vielmehr zu Lasten der jeweiligen Gesellschafterin, auch wenn es sich steuerlich um Sonderbetriebsausgaben der jeweiligen Gesellschafterin handelt.

Die Gesellschafterinnen werden für die Gemeinschaftspraxis ein Bankkonto einrichten, für das sie gemeinschaftlich zeichnungsberechtigt sind.

Wird der Abschluss durch einen Steuerberater erstellt, dann ist dieser Abschluss für die Gesellschafterinnen verbindlich.

§ 9
Gewinnverteilung

Der Gewinn wird folgendermaßen verteilt:

1. Vorweg werden folgende Vergütungen geleistet für die Durchführung von Verwaltungsarbeiten/für die Überlassung von Geräten/für die Überlassung von Räumen/für .... (Sonstiges) erhält Frau Hebamme .... einen Betrag in Höhe von monatlich .... Euro.

▼

▶ **Mustervertrag 1.1** Fortsetzung.

2. Der Rest wird wie folgt verteilt:

(Anmerkung: Hier ist eine freie Vereinbarung möglich; üblich ist bei später neu eintretenden Gesellschafterinnen, die keine Einlage leisten, eine in den ersten Jahren gestaffelte niedrigere Beteiligung am Gewinn. Möglich ist auch eine Verteilung gegen Stundennachweis).

Die Beteiligung der Gesellschafterinnen an einem eventuellen Verlust richtet sich nach dem oben dargestellten Gewinnverteilungsschlüssel. Inwieweit die Gewinne entnommen werden oder zur Anschaffung oder Durchführung von Reparaturen oder für sonstige Zwecke in eine Rücklage eingestellt werden, wird in jedem Jahr nach Feststellung des Rechnungsabschlusses gemeinschaftlich beschlossen.

§ 10
Inventar

Frau Hebamme ... hat folgende Wirtschaftsgüter in die Gemeinschaftspraxis eingebracht. Diese Wirtschaftsgüter und alle in Zukunft erfolgenden Ersatz- oder Neuanschaffungen werden gemeinschaftliches Vermögen der Gesellschafterinnen. Dazu gehören nicht Gegenstände, die eine Gesellschafterin auf eigene Kosten anschafft und in die Praxis verbringt. Diese Gegenstände werden in einer eigenen Liste erfasst. Pkws sind und bleiben Eigentum der einzelnen Gesellschafterinnen. Sie werden auf eigene Kosten der Gesellschafterinnen angeschafft und betrieben. Veräußerungserlöse fließen der einzelnen Gesellschafterin zu.

§ 11
Haftpflichtversicherung

Die Hebammen der Gemeinschaftspraxis schließen über den Deutschen Hebammenverband eine Berufshaftpflichtversicherung je einzeln ab.

§ 12
Urlaub

Jede Gesellschafterin hat Anspruch auf einen Urlaub von jährlich 6 Wochen. Die Teilnahme an beruflichen Fortbildungsveranstaltungen zählt nicht zum Urlaub. Die Gesellschafterinnen werden sich von Fall zu Fall über die Urlaubszeit und über die Teilnahme an beruflichen Fortbildungsveranstaltungen verständigen.

§ 13
Krankheit

Für den Fall der Krankheit ist jede Gesellschafterin verpflichtet, eine Krankenversicherung abzuschließen, die auch eine Zahlung eines Tagegeldes in Höhe von ... Euro umfasst. Bei Erkrankung einer Gesellschafterin bleibt ihre Gewinnbeteiligung auf die Dauer von 3 Monaten bestehen, sie muss sich jedoch das von der Versicherung ausbezahlte Tagegeld auf ihren Gewinnanteil anrechnen lassen. Nach Ablauf von 3 Monaten erlischt die bisherige Gewinnbeteiligung der kranken Gesellschafterin. Wird für die erkrankte Gesellschafterin eine Vertreterin eingestellt, solange diese noch am Gewinn beteiligt ist, so geht dies zu Lasten des Gewinnanteils der Erkrankten. Erlischt die bisherige Gewinnbeteiligung der erkrankten Gesellschafterin, erhält sie auf die Dauer von weiteren 6 Monaten einen Gewinnanteil in Höhe von einem Fünftel ihres bisherigen Anteils. Danach erlischt ihre Gewinnbeteiligung ganz.

(Anmerkung: Hier ist aber auch jede andere Regelung denkbar).

▼

▶ **Mustervertrag 1.1** Fortsetzung.

§ 14
Ausscheiden einer Gesellschafterin

Der Vertrag kann von jeder Gesellschafterin mit einer Frist von 6 Monaten zum Ende eines Kalenderjahres gekündigt werden. Die Möglichkeit zur außerordentlichen Kündigung nach § 723 BGB aus wichtigem Grund oder zum Ausschluss nach § 737 BGB aus wichtigem Grund bleibt bestehen.

Durch Kündigung oder Tod einer Gesellschafterin wird die Gesellschaft nicht aufgelöst, sondern durch die verbleibenden Gesellschafterinnen fortgeführt. Verbleibt infolge des Ausscheidens einer oder mehrerer Gesellschafterinnen nur eine Gesellschafterin, tritt an die Stelle der Fortsetzung der Gemeinschaftspraxis der Übergang des Vermögens der Gemeinschaftspraxis auf die allein verbliebene Gesellschafterin.

Eine Gesellschafterin scheidet aus der Gesellschaft aus, wenn
a) sie die Gesellschaft kündigt,
b) einer ihrer Gläubiger die Gesellschaft kündigt,
c) sie stirbt,
d) über ihr Vermögen das Insolvenzverfahren eröffnet oder die Eröffnung mangels Masse abgelehnt wird,
e) in ihrer Person ein wichtiger Grund eintritt, der den anderen Gesellschaftern die Fortsetzung der Gesellschaft mit ihr unzumutbar macht.

§ 14
Entgelt bei Ausscheiden

Nach dem Ausscheiden ist die Gesellschafterin am Gewinn der Gemeinschaftspraxis noch für die Dauer von 3 Monaten beteiligt. Damit sind alle Ansprüche auf die Beteiligung an schwebenden Geschäften oder auf die Befreiung von den Verbindlichkeiten abgegolten. Stehen der Hebamme noch Anteile an Inventarstücken zu, die noch nicht voll abgeschrieben sind, so erhält sie eine Abfindung in Höhe des anteiligen Buchwertes. Die Vergütung eines anteiligen Praxiswertes findet nicht statt.

§ 15
Änderungen und Ergänzungen

Änderungen und Ergänzungen dieses Vertrages sind nur verbindlich, wenn sie schriftlich vereinbart werden.

§ 16
Salvatorische Klausel

Sollten sich einzelne Bestimmungen dieses Vertrages als ungültig erweisen, so wird dadurch die Gültigkeit des Vertrages im Übrigen nicht berührt.

(Anmerkung: Die obigen Vorschläge sind keinesfalls verbindlich, sie sollen nur als Checkliste dienen. Nahezu alle Punkte können auch anders lautend vereinbart werden.)

▶ **Mustervertrag 1.1** Fortsetzung.

Zwischen Frau Hebamme A, ...
.... (vollständige Adresse)
und
Frau Hebamme B, ...
.... (vollständige Adresse)

wird folgender

Partnerschaftsvertrag

abgeschlossen:

§ 1
Zweck und Gegenstand der Partnerschaft

Die Partner verbinden sich zum Zwecke der gemeinschaftlichen Ausübung ihres Berufes als freiberufliche Hebammen in einer Partnerschaftsgesellschaft.

§ 2
Name und Sitz

Die Gesellschaft ist eine Partnerschaft im Sinne des Partnerschaftsgesellschaftsgesetzes. Sie führt den Namen „..."

(Anmerkung: Der Name der Partnerschaft muss nach § 2 Partnerschaftsgesellschaftsgesetz den Namen mindestens einer Partnerin, den Zusatz „und Partner" oder „Partnerschaft" sowie die Berufsbezeichnungen aller in der Partnerschaft vertretenen Berufe enthalten. Die Beifügung von Vornamen ist nicht erforderlich. Die Namen anderer Personen als der Partner dürfen nicht in den Namen der Partnerschaft aufgenommen werden.)

§ 3
Sitz der Partnerschaft

Die Partnerschaft hat ihren Sitz in ...

(Anmerkung: Falls es eine gemeinschaftliche Praxis gibt, wird hier die Adresse der Praxis eingefügt, ansonsten der Wohnort der Partnerinnen oder einer der Partnerinnen).

§ 4
Anmeldung und Anzeige der Partnerschaft

Die Partnerschaft ist bei dem Partnerschaftsregister des Gerichtes, in dessen Bezirk sie ihren Sitz hat, zur Eintragung anzumelden. Die Anmeldung erfolgt durch die Partnerinnen gemeinsam. Die Partnerinnen werden die Anmeldung unverzüglich veranlassen, da die Partnerschaft erst mit der Eintragung entsteht. Bis zur Eintragung im Partnerschaftsregister gelten die Regeln der Gesellschaft bürgerlichen Rechts.

(Anmerkung: Diese Regelungen der §§ 1–4 sind bei der Partnerschaftsgesellschaft zwingend.)

▼

▶ **Mustervertrag 1.2** Partnerschaft nach dem Partnerschaftsgesellschaftsgesetz für eine Gemeinschaftspraxis mit anderen Hebammen (Quelle: DHV).

§ 5
Dauer der Partnerschaft, Geschäftsjahr

Die Partnerschaft beginnt am …, frühestens mit der Eintragung in das Partnerschaftsregister. Die Partnerschaft wird auf unbestimmte Zeit eingegangen. Das Geschäftsjahr ist das Kalenderjahr.

> (Anmerkung: Die übrigen Vorschriften können geregelt werden wie in den §§ 4–6 und 8–16 des Gesellschaftsvertrages der GbR, inklusive der dort genannten Vorschriften des BGB.)

………. (Datum)   …………………. (Unterschriften)

▶ **Mustervertrag 1.2** Fortsetzung.

Eine besondere **Regelung der Haftungsfrage** ist nicht notwendig. Da das Gesetz selbst die Haftung auf die handelnde Partnerin beschränkt, bedarf es keiner zusätzlichen Vereinbarung über diese Frage im Gesellschaftsvertrag. Im Übrigen wäre bei der GbR eine Regelung etwa des Inhalts: „Im Schadensfall stellt die den Schaden verursachende Gesellschafterin die übrigen Gesellschafterinnen im Innenverhältnis von jeglicher Haftung frei" in aller Regel ohnehin bedeutungslos: Wenn die Versicherungssumme der Haftpflichtversicherung nicht ausreicht, dann wird auch das Vermögen der schadenverursachenden Kollegin nicht ausreichen, um die Schadensersatzansprüche zu befriedigen. Die Schadensfreistellung im Innenverhältnis geht dann ins Leere [10].

Steuerlich kostet die GbR und die Partnerschaft nicht mehr als die Einzeltätigkeit. Allerdings erhält die GbR bzw. die Partnerschaft eine eigene Steuernummer. Die Gemeinschaftspraxis muss eine eigene Steuererklärung mit einer **einheitlichen und gesonderten Gewinnfeststellung** abgeben. Fertigt die GbR oder die Partnerschaft also ihre Steuererklärung nicht selbst, dann entstehen Steuerberatungskosten für diese zusätzliche Erklärung. Die in der einheitlichen und gesonderten Gewinnfeststellung für die einzelnen Gesellschafterinnen festgestellten Gewinne werden dann nicht bei der Gesellschaft besteuert, sondern bei der jeweiligen Gesellschafterin in deren Einkommensteuererklärung. Deshalb entstehen durch diese Gesellschaftsform selbst keine zusätzlichen Steuern.

Will die Hebammengemeinschaft **Handel betreiben** (z. B. An- und Verkauf von Lammfellen oder Tragetüchern), so sollte sie unbedingt **2 Verträge** abschließen: einen Vertrag als Gesellschaft bürgerlichen Rechts zum Zwecke der gemeinsamen Berufsausübung und einen weiteren Vertrag zum Zwecke des gemeinsamen Handelns. Für beide Zwecke kann jeweils der ▶ Mustervertrag 1.1 als Vorlage dienen.

Wichtig ist dabei, dass für die Außenwirkung jeweils **verschiedene Briefköpfe und Rechnungsformulare** benutzt werden, also ein Briefkopf und Rechnungsformular für die Ausübung des Berufes und ein anderer Briefkopf und Rechnungsformular für das Betreiben des Handels. Nach außen hin müssen die Berufsausübung und das Betreiben von Handel strikt getrennt werden.

1.11
Arbeit als Beleghebamme in einem Krankenhaus

Mehrere Beleghebammen an einer Klinik können als Praxisgemeinschaft oder als Gemeinschaftspraxis in der Rechtsform als Gesellschaft bürgerlichen Rechts oder Partnerschaft nach dem Partnerschaftsgesellschaftsgesetz zusammen arbeiten.

Praxisgemeinschaft

Im Falle einer Praxisgemeinschaft ist es durchaus möglich, sich bei der Betreuung der Frau abzuwechseln. Dabei schließt die Hebamme, die zuerst tätig wird, mit der Frau einen **Behandlungsvertrag**. In diesem Behandlungsvertrag kann sie in einer Präambel darauf hinweisen, dass alle Hebammen am jeweiligen Krankenhaus als einzelne Hebamme tätig werden, sich jedoch die Dienste in Form von Einsatzzeiten teilen, so dass die Frau damit rechnen muss, von mehreren Hebammen betreut zu werden. Die erste tätig werdende Hebamme kann dann als Vertreterin der anderen, später tätig werdenden Hebammen den Behandlungsvertrag auch für diese abschließen. Hierdurch entsteht **keine** Gesellschaft bürgerlichen Rechts.

Eine **Abrechnung der Leistungen** der einzelnen Hebammen, die diese während ihrer Einsatzzeiten erbracht haben, bleibt möglich und ist zu empfehlen, wenn der Rechtsschein einer Außengesellschaft vermieden werden soll.

Als Praxisgemeinschaft ist es auch möglich, die einzeln abgerechnete Leistung jeder einzelnen Hebamme nach dem Eingang auf ihrem eigenen Konto auf ein gemeinsames Poolkonto weiterzuleiten, von dem die Einnahmen dann nach einem gemeinsamen Schlüssel verteilt werden. Diese nachträgliche Einzahlung in einen Pool stellt eine reine **Innengesellschaft** dar, die die nachteiligen Haftungsfolgen einer Außengesellschaft (s. oben) nicht zur Folge hat.

Geht dagegen bei einer gelebten Praxisgemeinschaft die jeweilig einzeln abgerechnete Leistung **gleich auf ein Poolkonto** ein, so stellt diese Konstruktion eine Zwischenform zwischen der Einzeltätigkeit und der Tätigkeit in der Rechtsform einer Gesellschaft bürgerlichen Rechts dar. Die Rechtssprechung sagt in solchen Fällen, es sei nach dem „Gesamtbild der Verhältnisse" zu bestimmen, ob eine Einzeltätigkeit oder eine Gesellschaft bürgerlichen Rechts (GbR) vorliege. Dabei ist die gemeinschaftliche Abrechnung natürlich ein ausgesprochen starkes Indiz für das Vorliegen einer GbR.

Am Krankenhaus . . . . arbeiten . . . Beleghebammen. Diese Beleghebammen sind nicht gesellschaftsrechtlich verbunden, sondern werden jeweils als einzelne freiberuflich arbeitende Hebammen tätig. Gleichwohl haben sie zum Schutz der eigenen Gesundheit und zur Sicherheit der Mütter und Neugeborenen untereinander Einsatzpläne vereinbart, die nach einer gewissen Zeit eine Ablösung vorsehen. Es ist deshalb durchaus möglich, dass Sie nicht nur von einer Hebamme betreut werden.

Zur Vermeidung bürokratischen Aufwandes gilt daher der nachfolgend abgeschlossene Behandlungsvertrag sinngemäß auch für alle anderen betreuenden Hebammen. Insoweit schließt die vertragsschließende Hebamme diesen Vertrag auch als Vertreterin ihrer Kolleginnen für diese ab.

▶ **Mustervertrag 1.3** Beispiel für eine Präambel zum Behandlungsvertrag bei einer Praxisgemeinschaft im Belegsystem. (Quelle: DHV)

🅿 Praxistipp
Möchten Sie den Anschein einer Außengesellschaft mit den nachteiligen Folgen der haftungsrechtlichen und steuerrechtlichen Konsequenzen vermeiden und dennoch den Verdienst nach einem gemeinsamen Schlüssel aufteilen, sollten Sie Ihre Leistungen einzeln abrechnen und erst nach dem Eingang auf Ihrem Konto den Betrag auf ein Poolkonto weiterleiten.

Gemeinschaftspraxis

Als Gemeinschaftspraxis schließen Sie untereinander entweder einen Vertrag nach der Gesellschaft bürgerlichen Rechts oder dem Partnerschaftsgesellschaftsgesetz ab. Als Beleghebammen benötigen Sie zusätzlich einen **Vertrag mit dem Krankenhaus**.

🅿 Praxistipp
Mitglieder des Deutschen Hebammenverbandes können vor Vertragsabschluss ihren Vertrag durch den Justiziar des Berufsverbandes prüfen lassen.

Alle Verträge können von den Hebammen selbst abgeschlossen werden. Lediglich bei der Partnerschaft gibt es einige Mindesterfordernisse: Der **Partnerschaftsvertrag** bedarf der Schriftform. Er muss folgende Angaben zwingend enthalten:
1. den Namen und den Sitz der Partnerschaft.
2. den Namen, den Vornamen, den ausgeübten Beruf und den Wohnort jeder Partnerin und
3. den Gegenstand der Partnerschaft.

Die Partnerschaft muss beim nächstgelegenen Amtsgericht zur Eintragung in das Register der Partnerschaftsgesellschaften angemeldet werden (s. ▶ **Mustervertrag 1.2**).

Zwischen

dem Träger des Krankenhauses

vertreten durch   ....

und

der Hebamme, Frau   ....

wird folgender

VERTRAG

geschlossen:

§ 1
Tätigkeit der Beleghebamme

Frau ...., Hebamme, geb. am .... in .... übernimmt es, ab .... allein/gemeinsam mit einer oder mehreren anderen Hebammen als Beleghebamme der gynäkologischen/geburtshilflichen Abteilung (Belegabteilung) des .... Schwangeren Hilfe zu leisten, Hilfe bei der Geburt zu leisten und Wöchnerinnen und ihre Neugeborenen zu betreuen.

(Anmerkung: Im Folgenden Beleghebamme; der abzuschließende Vertrag ist ggf. redaktionell zu ändern.)

§ 2
Stellung der Beleghebamme

(1)   Die Beleghebamme ist als freiberufliche Hebamme für die nichtärztliche geburtshilfliche Betreuung von Schwangeren, Gebärenden, Wöchnerinnen und Neugeborenen im Krankenhaus im Rahmen des Hebammengesetzes und der Berufsordnung in der jeweils gültigen Fassung in eigener Verantwortung tätig.
Die Patientin tritt mit der Hebamme in eine eigene vertragliche Beziehung.

Die Beleghebamme steht zum Krankenhausträger weder in einem Anstellungsvehältnis noch in einem arbeitnehmerähnlichen Verhältnis. Arbeitsrechtliche Vorschriften, wie z.B. das Kündigungsschutzgesetz finden keine Anwendung.

▼

▶ **Mustervertrag 1.4** Beratungs- und Formulierhilfe für den Abschluss eines Beleghebammenvertrags (Quelle: DHV).

(2) Solange eine Geburt nicht regelwidrig wird, ist die Hebamme allein verantwortlich und zur Hinzuziehung eines Arztes nicht verpflichtet. Tritt bei einer normalen Geburt ein Arzt hinzu, so sind Arzt und Hebamme einander nicht unter- bzw. übergeordnet, sondern stehen gleichberechtigt nebeneinander.

Die Hebamme hat auf Regelwidrigkeiten und Risikofaktoren zu achten. Zeichnen sich Komplikationen ab, so hat sie dafür zu sorgen, dass ein Arzt oder eine Ärztin hinzugezogen wird. In diesem Falle wird die Hebamme zur Gehilfin des Arztes; sie ist ihm gegenüber weisungsgebunden. Verlangt die Ärztin oder der Arzt von der Hebamme eine geburtshilfliche Handlung, die der Berufsordnung oder den anerkannten Regeln der Geburtshilfe widerspricht, hat die Hebamme die Ärztin oder den Arzt darauf hinzuweisen und dies zu dokumentieren. In diesem Fall kann die Hebamme die Ausführung verweigern.

Auf Wunsch der Patientin hat die Hebamme stets eine Ärztin oder einen Arzt hinzuzuziehen.

§ 3
Rechte und Pflichten

(1) Das Krankenhaus stellt der Beleghebamme zur sachgemäßen Durchführung ihrer Tätigkeit die Standardausrüstung an Einrichtungsgegenständen, insbesondere an Apparaten und Instrumenten, im erforderlichen Umfang zur Verfügung, ebenso andere benötigte Heil- und Hilfsmittel. Die Beleghebamme hat für den einwandfreien Zustand der medizinischen Einrichtungen, Apparate und Instrumente zu sorgen; soweit für die Beseitigung von Mängeln das Krankenhaus zuständig ist, sind diese unverzüglich der Krankenhausverwaltung anzuzeigen. Bei ihrer stationären Tätigkeit darf die Beleghebamme eigene Einrichtungsgegenstände nur im Einvernehmen mit dem Krankenhaus verwenden.

(2) Über die Ergänzung der Standardeinrichtung n ach gesicherten medizinisch-wissenschaftlichen Erkenntnissen entscheidet auf Antrag der Beleghebamme das Krankenhaus unter Berücksichtigung der Zumutbarkeit für den Träger sowie unter Beachtung des Wirtschaftlichkeitsgebots.

(3) Die Beleghebamme hat ihre Leistungen ausreichend, zweckmäßig und wirtschaftlich im Rahmen des fachlich Notwendigen unter Berücksichtigung der Aufgabenstellung des Krankenhauses zu erbringen.

(4) Die Beleghebamme verpflichtet sich, mit den weiteren am Krankenhaus tätigen Beleghebammen und Ärzten vertrauensvoll zusammenzuarbeiten.

▼

▶ **Mustervertrag 1.4** Fortsetzung.

Dies gilt insbesondere für

1. die gegenseitige Konsultation, die Unterstützung bei Entbindungen und Hilfeleistung bei ärztlichen Maßnahmen,

2. die gemeinschaftliche Benutzung von Räumen und Einrichtungen des Krankenhauses,

3. die Regelung der Sicherstellung der durchgehenden Versorgung der Wöchnerinnen und die Vertretung bei Abwesenheit.

(5) Die Beleghebamme verpflichtet sich ferner zur vertrauensvollen Zusammenarbeit mit den anderen Mitarbeitern des Krankenhauses, dem Krankenhausträger sowie den Mitgliedern der Krankenhausleitung. Die Beleghebamme wird die Ausübung ihrer Hebammentätigkeit im Krankenhaus so einrichten, dass es zu einem kollegialen Zusammenwirken kommt. Der Krankenhausträger verpflichtet sich, die Beleghebamme rechtzeitig über wesentliche organisatorische Maßnahmen zu unterrichten, die ihren Wirkungsbereich betreffen und zu erforderlichen Besprechungen einzuladen.

(6) Die Beleghebamme hat die für ihren Arbeitsbereich geltenden Hygienevorschriften, die vom Krankenhausträger erlassenen allgemeinen Hygienerichtlinien und die vom Leitenden Arzt des Krankenhauses im Einzelfall getroffenen Regelungen zu beachten.

(7) Können Meinungsverschiedenheiten zwischen der Beleghebamme und anderen am Krankenhaus tätigen Beleghebammen nicht kollegial beigelegt werden, so entscheidet ....; sie/er entscheidet auch über Meinungsverschiedenheiten zwischen der Beleghebamme und den in der Geburtshilfe tätigen Ärzten sowie zwischen der Beleghebamme und den Mitgliedern der Krankenhausleitung. Die Entscheidung erfolgt nach Anhörung der Beteiligten.

(8) Soweit das Krankenhaus zur Betriebsführung (z.B. Kosten- und Leistungsrechnung, für statistische Zwecke) zur Erhebung seiner Entgelte u.ä. Angaben braucht, ist die Beleghebamme verpflichtet, der Krankenhausverwaltung diese Angaben zu machen oder der Krankenhausverwaltung die hierzu erforderlichen Unterlagen zur Verfügung zu stellen. Die Vorschriften über den Datenschutz bleiben unberührt.

▼

▶ **Mustervertrag 1.4** Fortsetzung.

§ 4
Finanzielle Regelungen

(1) Die Beleghebamme berechnet die von ihr im Rahmen dieses Vertrages erbrachten Leistungen unmittelbar gegenüber der Patientin oder dem sonst für die Patientin und das Neugeborene eintretenden Zahlungspflichtigen.

(2) Für statistische Erhebungen und Verwaltungsaufgaben, die über die mit den Berufspflichten der Hebamme verbundenen Aufgaben hinausgehen und die von der Krankenhausverwaltung gefordert werden, erhält die Hebamme folgende Vergütung:

Pauschal pro Geburt .... Euro

Die Einzelheiten der mit der Krankenhausverwaltung vereinbarten spezifischen Leistungen sind in der Anlage geregelt.

§ 5
Abwesenheit/Vertretung

(1) Die am Krankenhaus tätigen Hebammen richten einen gemeinsamen Bereitschaftsdienst / eine gemeinsame Rufbereitschaft ein, für die sie vom Krankenhaus .... folgende Vergütungen erhalten:

je Stunde Bereitschaftsdienst .... Euro
je Stunde Rufbereitschaft .... Euro

(2) Für die Zeit ihrer Abwesenheit wegen Krankheit oder Urlaub oder Teilnahme an Fortbildungsveranstaltungen stellen die Hebammen eine Vertretung untereinander im Einvernehmen mit dem Krankenhaus sicher.

(3) Fällt eine der Beleghebammen voraussichtlich für länger als 4 Wochen aus, so sorgt das Krankenhaus für Ersatz, es sei denn, die übrigen Hebammen erklären, sie seien selbst zu einer Lösung des Ausfalles in der Lage.

▼

▶ **Mustervertrag 1.4** Fortsetzung.

§ 6
Haftung und Versicherungsschutz

(1) Die Beleghebamme haftet gegenüber der Patientin unmittelbar für alle Schäden, die bei der geburtshilflichen Versorgung eintreten, wenn sie von ihr selbst verschuldet sind.

(2) Die Beleghebamme hat für ihre Tätigkeit eine ausreichende Haftpflichtversicherung abzuschließen und dem Krankenhaus den Abschluss der Versicherung auf Verlangen nachzuweisen.

§ 7
Entwicklungsklausel

Veränderungen im Hinblick auf die Anzahl der im Krankenhaus .... tätigen Beleghebammen erfolgen ausschließlich im Einvernehmen mit diesen.

§ 8
Vertragsdauer

(1) Der Vertrag beginnt am .... Er wird auf unbestimmte Zeit abgeschlossen.

(2) Der Vertrag kann innerhalb der ersten sechs Monate mit einer Frist von einem Monat zum Monatsende, danach nur mit einer Frist von sechs Monaten zum Quartalsende gekündigt werden. Nach einer fünfjährigen Vertragsdauer beträgt die Kündigungsfrist zwölf Monate zum Quartalsende.

(3) Das Recht zur außerordentlichen Kündigung des Vertrages aus wichtigem Grund bleibt unberührt.

(4) Die Kündigung bedarf der Schriftform.

§ 9
Schlussbestimmungen

(1) Die vom Krankenhausträger im Rahmen seines Organisationsrechts erlassenen Satzungen, Hausordnungen und ähnliche Regelungen sind in der jeweils gültigen Fassung Bestandteil dieses Vertrages, soweit sie diesem nich t entgegenstehen.

▼

▶ **Mustervertrag 1.4** Fortsetzung.

(2) Nebenabreden, Änderungen und Ergänzungen zu diesem Vertrag bedürfen der Schriftform; sie müssen ausdrücklich als solche gekennzeichnet sein. Eine abweichende Praxis führt zu keiner Vertragsänderung bzw. Ergänzung.

(3) Erfüllungsort und Gerichtsstand ist ....

§ 10
Schlussvorschrift

Der Träger des Krankenhauses verpflichtet sich, bei einer Umwandlung in der Rechtsform oder bei einer Übertragung auf einen neuen Rechtsträger dafür Sorge zu tragen, dass der Rechtsnachfolger bzw. der neue Rechtsträger in den bestehenden Belegvertrag eintritt.

...., den ....
(Ort)   (Datum)

....
(Krankenhausträger)   (Beleghebamme)

▶ **Mustervertrag 1.4** Fortsetzung.

1.12
Arbeit in einer hebammengeleiteten Einrichtung (Geburtshaus)

Eine hebammengeleitete Einrichtung kann als
- Einzelunternehmen
- Personengesellschaft in Form einer Gesellschaft bürgerlichen Rechts (GbR)
- Partnerschaftsgesellschaft (PartG)
- juristische Person des Privatrechts in Form einer Gesellschaft mit beschränkter Haftung (GmbH)

organisiert sein. Dabei kann eine Einzelunternehmerin auch in Form einer GmbH fungieren.

Im Ergänzungsvertrag nach § 134a SGB V über Betriebskostenpauschalen bei ambulanten Geburten in von Hebammen geleiteten Einrichtungen und die Anforderungen an die Qualitätssicherung in diesen Einrichtungen ist unter § 3 Absatz 4 geregelt, in welcher Form eine hebammengeleitete Einrichtung geführt werden kann:

> „(4) Von Hebammen geleitete Einrichtungen können als Einzelunternehmen oder als Personengesellschaft in Form einer Gesellschaft bürgerlichen Rechts (GbR) oder einer Partnerschaftsgesellschaft (PartG) sowie als juristische Person des Privatrechts in Form einer Gesellschaft mit beschränkter Haftung (GmbH) tätig sein. Gewährleistet sein muss dabei, dass die Gesellschaft verantwortlich von Hebammen geführt wird; Geschäftsführerinnen müssen Hebammen sein.
> Dies schließt nicht aus, dass für die Übertragung der organisatorischen Leitung zusätzlich eine dritte Person bestellt wird, soweit die fachliche Leitung durch eine Hebamme gewährleistet bleibt, die Mehrheit der Gesellschaftsanteile und der Stimmrechte Hebammen zustehen, Dritte, die nicht Gesellschafter sind, nicht am Gewinn der Gesellschaft beteiligt sind, eine ausreichende Berufshaftpflichtversicherung für jede in der Einrichtung tätige Hebamme sowie eine Betriebs- und Organisationshaftpflicht des Trägers der Einrichtung gem. § 10 besteht, die in der Gesellschaft tätigen Hebammen keinen fachlichen Weisungen von Gesellschaftern unterliegen, die nicht Hebammen sind."

Gesellschaft bürgerlichen Rechts

Bei einer Gesellschaft bürgerlichen Rechts (GbR) ist im Zweifelsfall jede Gesellschafterin für die Geschäftsführung zuständig. Abweichende Regelungen können im Gesellschaftsvertrag vereinbart werden. Es bedarf keiner Eintragung in ein Register, so dass die Firma, unter der die GbR im Außenverhältnis geführt wird, auch nicht geschützt ist.

Partnerschaftsgesellschaft

Ähnliches gilt auch für die Partnerschaftsgesellschaft (PartG). Im Unterschied zur GbR entsteht die PartG durch die Eintragung in ein Partnerschaftsregister. Durch die Bekanntmachung der Registereintragung erfolgt gleichzeitig eine Bekanntmachung der Firma, die darüber hinaus durch die Eintragung im Außenverhältnis auch noch geschützt ist. Ein wesentlicher Vorteil der PartG liegt auch darin, dass eine persönliche Haftung für Berufsfehler einer Partnerin grundsätzlich ausgeschlossen werden kann.

Geburtshaus-GmbH

Eine GmbH stellt im Unterschied zur GbR und PartG als Kapitalgesellschaft eine **juristische Person** dar, an der sich die Gesellschafterinnen mit entsprechenden Einlagen beteiligen, ohne persönlich für die Verbindlichkeiten (Schulden) der Gesellschaft zu haften. Darin liegt auch gleichzeitig ein wesentlicher Vorzug der GmbH, denn für eventuelle Schulden haftet nur die „juristische" Person, nämlich die GmbH, mit ihrem Gesellschaftsvermögen, und nicht die Gesellschafterinnen mit ihrem Privatvermögen.

Die Gründung einer GmbH ist zu jedem beliebigen Zweck möglich, die Besonderheiten des jeweiligen Einzelfalles können durch den ebenfalls abzuschließenden **Gesellschaftsvertrag** erfasst werden. Die Gründung erfordert ein Mindestkapital von 25 000 Euro.

Eine Geburtshaus-GmbH muss verantwortlich **von Hebammen geführt** werden und auch die Geschäftsführerinnen müssen Hebammen sein (§ 134a SGB V unter § 3 Abs. 4). Ausdrücklich wird allerdings zugelassen, dass die organisatorische Leitung einer 3. Person übertragen werden kann, wenn die fachliche Leitung durch eine Hebamme gewährleistet bleibt. Die 3. Person, die die organisatorische Leitung übernimmt, kann beispielsweise für die betriebswirtschaftliche Abrechnung und für die Erfüllung der steuerlichen Pflichten zuständig sein.

> ❗ Eine GmbH, die durch Eintragung ins Handelsregister entsteht, muss – unabhängig von der Anzahl der Gesellschafterinnen – zwingend über 2 Organe verfügen: die Gesellschaftsversammlung und die Geschäftsführerin.

Die **Geschäftsführerin** einer GmbH muss nicht zugleich Gesellschafterin sein. Die Gehälter einer Geschäftsführerin können dabei als Betriebsausgaben und damit steuerlich ermindernd verbucht werden.

Eine Gründung einer GmbH ist aufwendiger als die Gründung einer GbR oder PartG. Jedoch bietet die GmbH deutliche **Vorteile**:
- Eine Nachfolgeregelung und ein Gesellschafterinnenwechsel können wesentlich unkomplizierter vollzogen werden als bei einer GbR oder PartG.
- Bei einer GmbH wird wesentlich deutlicher zwischen Beteiligung und Geschäftsführung getrennt.
- Letztendlich ermöglicht die Regelung zur Gesellschaftsversammlung der GmbH eine schnellere Entscheidungsfindung über die Geschicke der Gesellschaft als die teilweise mühsame Absprachen zwischen den Gesellschafterinnen einer GbR oder Partnerinnen einer PartG.

GmbH light

Seit 2008 ist es auch möglich, die **haftungsbeschränkte Unternehmergesellschaft** sozusagen als eine Art „GmbH light" (auch „Mini-GmbH" genannt) zu gründen. Die haftungsbeschränkte Unternehmergesellschaft ist eine Sonderform der GmbH und erfüllt die Voraussetzungen, die der Ergänzungsvertrag nach § 134a SGB V in § 3 Abs. 4 an die Rechtsform des Geburtshauses knüpft und erscheint daher wie geschaffen für Geburtshäuser.

> Der wesentliche Vorteil liegt darin, dass eine „GmbH light" ohne Mindeststammkapital gegründet werden kann.

Sie ist lediglich mit der Verpflichtung verbunden, alle Gewinne bis zur Erreichung des normalen Mindeststammkapitals anzusparen. Es sind also nicht als Stammkapital zur Gründung 25 000 Euro erforderlich, sondern 1 Euro **Mindestkapital** genügt. Allerdings muss nach der Gründung mindestens ein Viertel des Jahresüberschusses in eine gesetzliche Rücklage eingestellt werden, die nur zur Kapitalerhöhung, zum Ausgleich eines Jahresfehlbetrages oder zum Ausgleich eines Verlustvortrages verwendet werden darf. Dies gilt so lange, bis ein Mindestkapital von 25 000 Euro erreicht und im Handelsregister eingetragen ist. Danach könnte die Gesellschaft in eine GmbH umfirmieren und den Zusatz Unternehmensgesellschaft (haftungsbeschränkt) weglassen, sie muss dies aber nicht.

Für einfache Gründungen mit bis zu 3 Gesellschafterinnen, einer Geschäftsführerin und der Form der Bargründung stehen **2 beurkundungspflichtige Musterprotokolle** zur Verfügung, welche die bisher erforderlichen Gründungsdokumente – Gesellschaftsvertrag, Geschäftsführerbestellung und Gesellschafterliste – beinhalten und zusammenfassen.

Der Unterschied zwischen den beiden Musterprotokollen besteht darin, dass es ein Musterprotokoll für eine Einpersonengesellschafterin und ein Musterprotokoll für Mehrpersonengesellschafterinnen gibt. Dadurch wird eine **kostengünstige Gründung** im vereinfachten Verfahren möglich, wenn nicht von den Regelungen des GmbH-Gesetzes abgewichen wird. Voraussichtlich fallen bei der Verwendung des Musterprotokolls im günstigsten Fall 20 Euro Notargebühren (Neuregelung in § 41 d. KstO) und 100 Euro für die Eintragung im Handelsregister (Registergebühr) an, jeweils zuzüglich der Mehrwertsteuer. Die tatsächlichen Gebühren sind von der gewählten Höhe der Stammeinlage abhängig.

Bei einer Unternehmensgründung mit dem Musterprotokoll wird von einem „**vereinfachten Gründungsverfahren**" gesprochen. Die wesentlichen Vorteile dabei liegen in der gesetzlichen Ermäßigung der Notarkosten (je nach gewähltem Stammkapital) und einer Verkürzung der Gründungsdauer sowohl beim Notar als auch beim Registergericht (Eintragung ins Handelsregister).

> **Adressen**
> Über www.musterprotokolle.de können Sie sich ein entsprechendes aktuelles Musterprotokoll kostenfrei herunterladen. Dort finden Sie auch eine Liste mit FAQs (frequent asked questions).

> Bei mehr als 3 Gesellschafterinnen oder Abweichungen bzw. Ergänzungen im Verhältnis zum GmbH-Gesetz muss weiterhin ein individueller Gesellschaftsvertrag verwendet werden.

Als **Mindestvorgabe** bleibt zu beachten, dass jeder Geschäftsanteil nur noch auf einen Betrag von mindestens 1 Euro lauten muss. Eine GmbH light hat dann als Firmenzusatz „Unternehmergesellschaft (haftungsbeschränkt) oder UG (haftungsbeschränkt). Dabei darf der **Zusatz „haftungsbeschränkt"** nicht abgekürzt werden, sondern muss immer ausgeschrieben werden.

Die **Vorteile** einer GmbH light sind also:
- Die Kapitalaufbringung und die Übertragung von Geschäftsanteilen werden wesenlicht vereinfacht.
- Die Einführung von Musterprotokollen erlaubt unkomplizierte Standardgründungen in einem verkürzten und vereinfachten Verfahren.
- Die Eintragung der Gesellschaft in das Handelsregister wird zusätzlich bei der Verwendung dieser Musterprotokolle beschleunigt.

1.13

Kooperation mit einem Arzt/Ärztin in einer Praxis

In den letzten Jahren gibt es vermehrt Kooperationen zwischen Hebammen und Ärzten bei der Schwangerenvorsorge, was von vielen Schwangeren begrüßt wird. Da die **Abrechnungsgrundlagen** völlig verschieden sind, kommt es immer wieder zu missverständlichen Aussagen über die Abrechnungsfähigkeit von erbrachten Leistungen. Grundlage für die ärztliche Abrechnung sind die Bestimmungen des EBM (einheitlicher Bewertungsmaßstab). Grundlage für die Abrechnung der Hebamme ist die Hebammenhilfe-Vergütungsvereinbarung [12]. (s. ▶ **Kap. 6.**)

Das Besondere an dieser Kooperation ist, dass **2 verschiedene, eigenständige Berufsgruppen** (ein ärztlicher und ein nichtärztlicher Heilberuf) die Schwangerenvorsorge mit unterschiedlichen Ansätzen anbieten, wobei die Hebamme an den Lebensbedingungen der Schwangeren ansetzt und insbesondere auch die psychologischen, emotionalen und spirituellen Bedürfnisse der Frau erfragt und berücksichtigt. Dadurch sind Hebammen an der **primären Prävention** beteiligt, das heißt, sie verfolgen das Ziel der Vermeidung von Krankheiten, Problemen und Komplikationen durch eine Einflussnahme auf das gesundheitsrelevante Verhalten und die Lebensführung [8].

Praxisgemeinschaft

Eine **lockere Zusammenarbeit**, bei der die Hebamme die Räume des Arztes nutzt, ihm Miete bezahlt, aber sonst eigenständig arbeitet, ist als Praxisgemeinschaft möglich. Beide Berufsgruppen führen in den gleichen Praxisräumen eine selbstständige Praxis, um damit Miete und Personalkosten zu sparen. Dafür ist keine besondere Genehmigung oder Bedingung erforderlich.

Jedoch müssen beide Berufsgruppen (Hebamme und Ärztin/Arzt) darauf achten, dass die **Karteikarten der Frauen** gegenseitig nicht eingesehen oder gemeinsam geführt werden können.

❗ Wenn sie sich namentlich über die betreuten Frauen austauschen wollen, müssen sie sich davor von der jeweiligen Frau eine Schweigepflichtentbindungserklärung schriftlich einholen.

Kooperationsvertrag

zwischen (Ärztin/Arzt): ....
Anschrift: ....

und

Hebamme: ....
Anschrift: ....

1. Nutzungsvereinbarung

Der Hebamme .... wird gestattet, in der Arztpraxis des Arztes/Ärztin .... (Adresse) folgende Räume zu benutzen:

> (Anmerkung: genaue Bezeichnung der Lage der Räume).

Der Hebamme wird die Benutzung der Räume zeitlich wie folgt gestattet:

> (Anmerkung: genaue Bezeichnung der Zeiten, in denen die Hebamme die Räume nutzen kann, z. B. unbeschränkt oder an bestimmten Wochentagen oder zu bestimmten Uhrzeiten).

Hierfür bezahlt die Hebamme eine Nutzungspauschale von .... Euro pro Monat.

> (Anmerkung: Hier kann die Bankverbindung angegeben werden)

2. Vertragsdauer

Der Vertrag beginnt mit Wirkung vom ....
Er wird auf unbestimmte Zeit abgeschlossen.
Er kann von jedem Partner mit einer Frist von 3 Monaten zum Monatsende schriftlich gekündigt werden.

3. Schweigepflicht

Jeder Vertragspartner hat dafür Sorge zu tragen, dass seine Patientenkartei gegenüber dem anderen Vertragspartner unter Verschluss gehalten wird. Es ist nicht gestattet, dem anderen Vertragspartner Einsicht in die eigene Patientenkartei zu gewähren.

Wollen Arzt und Hebamme einen gegenseitigen Austausch ihrer Daten aus der Patientenkartei herstellen, dann muss die Patientin hierüber schon bei Abschluss des Behandlungsvertrages informiert werden und ihr Einverständnis erteilen.

4. Haftung

Jeder Vertragspartner ist für sein Handeln selbst verantwortlich. Jeder haftet selbst für Schäden, die aufgrund seiner fehlerhaften Berufsausübung entstehen.

....
Ort, Datum

....
Unterschrift Hebamme

....
Unterschrift Arzt/Ärztin

▶ **Mustervertrag 1.5** Kooperationsvertrag zwischen Arzt und Hebamme (Quelle: DHV).

1 – Welche Formen der freiberuflichen Hebammenarbeit gibt es?

Gemeinschaftspraxis

Wollen Hebamme und Arzt dagegen in eine **engere Kooperation** treten, kann eine Gemeinschaftspraxis in Form einer Gesellschaft bürgerlichen Rechts (GbR) oder einer Partnerschaft nach dem Partnerschaftsgesellschaftsgesetz (PartG) gegründet werden.

> ❗ **Wegen ihrer haftungsbegrenzenden Wirkung ist bei einer engeren Kooperation eindeutig die Partnerschaft zu empfehlen.**

Zwischen der Hebamme und der Frauenärztin/-arzt ist dabei kein haftungsrechtlicher Vertrag erforderlich, weil jeder für die Beachtung der eigenen Sorgfaltspflicht die Verantwortung trägt.

Vertrag nach dem Partnerschaftsgesellschaftsgesetz

zwischen

....
(Vorname, Name, Berufsbezeichnung)

....
(Adresse: Straße, PLZ Wohnort)

und

....
(Vorname, Name, Berufsbezeichnung)

....
(Adresse: Straße, PLZ Wohnort)

> (Anmerkung: In dem Vertrag müssen die Namen, Anschrift und Berufsbezeichnung aller Partner zwingend vermerkt werden.)

§ 1
Zweck und Gegenstand der Partnerschaftsgesellschaft

1) Die Partner verbinden sich als Angehörige eines freien Berufes aufgrund eines gleichgerichteten oder integrierenden diagnostischen Zweckes bei der Heilbehandlung zur gemeinsamen, aber auch einzelnen Therapie und Diagnostik. Sie errichten zu diesem Zweck eine Partnerschaftsgesellschaft.
2) Das Partnerschaftsgesellschaftsgesetz findet Anwendung; darüber hinaus kommen die §§ 105 ff. HGB sowie die §§ 705 bis einschl. 740 BGB zur Anwendung, soweit sich aus diesem Partnerschaftsgesellschaftsvertrag nichts Abweichendes ergibt.

§ 2
Name der Partnerschaft

Der Name lautet ....

> (Anmerkung: Es sind nur 2 Arten von Namensgebungen korrekt:
> • entweder ein Name oder der Name einiger Partnerinnen mit dem Zusatz „und Partner"
> • oder der Name aller Partnerinnen mit dem Zusatz „Partnerschaft".
>
> Diese beiden Firmierungen sind gesetzlich als einzige vorgeschrieben, eine davon ist zwingend zu führen. Außerdem müssen die Berufsbezeichnungen aller in der Partnerschaft vertretenen Berufe enthalten sein.)

Der Name der Partnerschaft und die Anschrift der Partnerschaft werden auf Praxisschildern, Briefbögen, Stempeln etc. geführt.

▼

▶ **Mustervertrag 1.6** Vertrag nach dem Partnerschaftsgesellschaftsgesetz für eine Gemeinschaftspraxis von Arzt/Ärztin und Hebamme (Quelle: DHV).

§ 3
Sitz der Partnerschaft

Die Partnerschaft hat ihren Sitz in ....

§ 4
Anmeldung und Anzeige der Partnerschaft

1) Die Partnerschaft ist bei dem Partnerschaftsregister des Gerichtes, in dessen Bezirk sie ihren Sitz hat, zur Eintragung anzumelden. Die Anmeldung erfolgt durch die Partner gemeinsam. In die Anmeldung sind die Angaben in § 1 bis § 3 dieses Vertrages aufzunehmen.
2) Die Partner werden die Anmeldung unverzüglich veranlassen, da die Partnerschaft erst mit der Eintragung entsteht. Bis zur Eintragung im Partnerschaftsregister gelten die Regeln der §§ 705 ff. BGB.

Der Zusammenschluss zu einer Partnerschaft nach dem Partnerschaftsgesellschaftsgesetz ist von dem ärztlichen Partner der zuständigen Ärztekammer und dem Zulassungsausschuss der zuständigen Kassenärztlichen Vereinigung anzuzeigen.

Darüber hinaus ist der Zusammenschluss den zuständigen Landesverbänden der Krankenkasse, den Verbänden der Ersatzkassen sowie der Seekrankenkasse anzuzeigen, soweit eine Zulassung im Sinne von § 124 SGB V zu erteilen ist.

§ 5
Dauer der Partnerschaft

Die Partnerschaft beginnt am ...., frühestens mit der Eintragung in das Partnerschaftsregister. Der Partnerschaftsvertrag wird auf unbestimmte Zeit abgeschlossen. Er kann von jedem Partner mit einer Frist von 3 Monaten gekündigt werden, wenn die Partner sich nicht anderweitig einigen können.

§ 6
Zusammenarbeit der Partner

1) Zwischen den Partnern besteht Einigkeit dahin gehend, dass auch nach dem Zusammenschluss zur Partnerschaft im Sinne einer medizinischen Kooperationsgemeinschaft jeder Partner weiterhin seinen Beruf unter Beachtung des insoweit jeweils geltenden Berufsrechts ausübt. Die Partnerschaftsgesellschaftsgründung befreit den einzelnen Partner nicht von der Beachtung des individuell für ihn jeweils geltenden Berufsrechts.
2) Soweit das individuelle Berufsrecht dem jeweils Betroffenen Verpflichtungen auferlegt, die von ihm auch im Rahmen der Kooperation mit Angehörigen anderer medizinischer Fachberufe einzuhalten sind, verpflichten sich die Partner ebenfalls zur Einhaltung dieser berufsrechtlichen Verpflichtungen.
3) Die berufsrechtliche Stellung des Arztes ist von allen Kooperationspartnern zu respektieren. Dies bedeutet, dass auch von den nichtärztlichen Partnern sämtliche berufsrechtlichen Pflichten des Arztes, wie beispielsweise das Verbot, eine Zweigpraxis zu errichten, das Werbeverbot etc., einzuhalten sind.
4) Die Partner sind zur persönlichen Leistungserbringung gegenüber Patienten nur im Rahmen ihres jeweiligen Fachgebietes verpflichtet. Verantwortlich ist jeder Partner nur im Rahmen seines speziellen Tätigkeitsbereiches. Der ärztliche Partner arbeitet eigenverantwortlich und selbständig.
5) Die Partner sind zur koordinierten und kollegialen Zusammenarbeit und ggf. auch konsiliarischen Tätigkeit untereinander verpflichtet. Sie unterrichten sich gegenseitig über alle wesentlichen Vorgänge in der Praxis.

▼

▶ **Mustervertrag 1.6** Fortsetzung.

§ 7
Praxisräume

Die Partnerschaft wird in den aufgrund Mietvertrages mit .... gemieteten Räumen in .... im Einverständnis mit dem Vermieter, ausgeübt.

(Alternative:
Die Partnerschaft wird in den Räumen des .... ausgeübt.)

§ 8
Raumnutzung

Die Hebamme nutzt für ihre Untersuchungen Räumlichkeiten der Ärztin/des Arztes. Hierfür wird eine Nutzungspauschale von .... Euro/Monat für zunächst 1 Jahr vereinbart, wobei die Nutzung der Räume in den ersten 3 Monaten unentgeltlich ist.

§ 9
Haftung

1) Jeder Partner ist für sein Handeln selbst verantwortlich. Jeder Partner haftet für Schäden, die aufgrund einer fehlerhaften Berufsausübung entstehen, allein.
2) Jeder Partner hat eine Berufshaftpflichtversicherung für sich selbst abzuschließen.

§ 10
Krankheit

Bei Krankheit eines Partners wird dieser von dem anderen Partner vertreten, soweit dies berufsrechtlich zulässig ist. Soweit eine Vertretung durch einen anderen Partner der Gesellschaft nicht möglich ist, hat der zu vertretende Partner für eine ausreichende und berufsrechtlich zulässige Vertretung Sorge zu tragen. Die Kosten für die Vertretung trägt der Vertretene.

§ 11
Ausscheiden aus der Partnerschaft
(Kündigung, Tod, Berufsunfähigkeit, Zulassungsverlust)

1) Soweit nicht in § 5 geregelt, gelten nachstehende Regelungen.
2) Die Kündigung bedarf der Schriftform. Derjenige, der die ordentliche Kündigung ausspricht oder dem außerordentlich gekündigt wird, ist der ausscheidende Vertragsteil.
3) Das Recht zur fristlosen Kündigung bleibt unberührt. Ein wichtiger Grund liegt insbesondere dann vor, wenn einer der Partner sich unter Berücksichtigung von Treu und Glauben unbillig gegenüber dem anderen Partner verhält oder durch sein Verhalten der Praxis nachhaltig Schaden zufügt.
4) Besteht die Partnerschaft lediglich aus 2 Partnern und scheidet einer der Partner aus, ist der verbleibende Rest berechtigt, die Partnerschaft fortzuführen. Wird ein diesbezüglicher Antrag gem. § 142 HGB nicht binnen 1 Monats beim Gericht gestellt, wird die Partnerschaft aufgelöst und abgewickelt.
5) Verliert einer der Partner die insoweit nach dem maßgeblichen Berufsrecht erforderliche Zulassung zu dem freien Beruf, den er in der Partnerschaft ausübt, so scheidet er mit deren Verlust aus der Partnerschaft aus.
6) Im Falle der Auseinandersetzung und Abwicklung der Partnerschaft übernimmt jeder Partner die Krankenunterlagen der von ihm betreuten Patienten, soweit sie benötigt werden.

▼

▶ **Mustervertrag 1.6** Fortsetzung.

§ 12
Schriftform

Änderungen und Ergänzungen des Partnerschaftsvertrages bedürfen der Schriftform. Auf diese Formabrede kann nicht verzichtet werden.

§ 13
Salvatorische Klausel

Sollten einzelne Bestimmungen dieses Vertrages nicht rechtswirksam sein, so soll dadurch die Gültigkeit der übrigen Bestimmungen des Vertrages nicht berührt werden. Anstelle der unwirksamen Bestimmungen soll eine angemessene Regelung gelten, die dem Willen der Partner sowie dem Sinn und Zweck des Vertrages entsprechen würde, sofern sie bei dem Abschluss des Vertrages die Frage bedacht hätten.

§ 14
Haftpflichtversicherung

Beide Parteien überlassen einander ein Exemplar ihrer jeweiligen Berufshaftpflichtversicherung, die für den Fall eines Personenschadens eine Deckungssumme von mindestens 6 Millionen Euro aufweist.

...., den

(Ort/Datum)

....
(Arzt/Ärztin)   (Hebamme)

▶ **Mustervertrag 1.6** Fortsetzung.

Literatur

[1] **Alscher K.** Hebammengeleitet – familienorientiert. Deutsche Hebammenzeitschrift 11: 16-19. In: Zu Sayn Wittgenstein F. Geburtshilfe neu denken. Bericht zur Situation und Zukunft des Hebammenwesens in Deutschland. 110. Bern: Huber; 2004

[2] **Bloemke V.** Das Wochenbett – gut vorbereitet den Zauber genießen. Österreichische Hebammenzeitung 6:10-13. In: Zu Sayn Wittgenstein, F. Geburtshilfe neu denken. Bericht zur Situation und Zukunft des Hebammenwesens in Deutschland. 116. Bern: Huber; 2001

[3] **Bund Deutscher Hebammen e. V.** Hebammen in der Freiberuflichkeit – Betreuungsinhalte und Tätigkeiten (Broschüre); 2001

[4] **Bundesministerium für Gesundheit und Soziales, Hrsg.** Patientenrechte in Deutschland; 2003

[5] **Deutscher Hebammenverband.** Ergebnisbericht der AG Familienhebammen (www.hebammenverband.de - Familienhebammen); 2004

[6] **Deutscher Hebammenverband.** 5-Punkte-Papier zum Thema Familienhebamme (www.hebammenverband.de - Familienhebammen); 2009

[7] **Deutscher Hebammenverband.** Informationsschrift Praxis mit einem Arzt; 2010

[8] **Zu Sayn-Wittgenstein F.** Geburtshilfe neu denken, Bericht zur Situation und Zukunft des Hebammenwesens in Deutschland. Bern: Huber; 2007

[9] **Hassler M.** Evaluation ganzheitlicher und herkömmlicher Betreuungsformen in der postpartalen Phase. Unveröffentlichte Dissertation, Universität Osnabrück. In: Zu Sayn Wittgenstein F. Geburtshilfe neu denken. Bericht zur Situation und Zukunft des Hebammenwesens in Deutschland. 116. Bern: Huber; 2000

[10] **Horschitz H.** Formen der Zusammenarbeit von Hebammen. Hebammenforum 2005; 1: 30-32

[11] **Horschitz H.** Haftungsfragen für Geburtshäuser. Hebammenforum 2008; 1: 42-43

[12] **Horschitz H, Selow M.** Hebammengebührenrecht. Vertragstext und Kommentar zur Hebammen-Vergütungsvereinbarung 2007. Frankfurt: Mabuse; 2008

[13] **Kirchner S. (2003).** Psychosoziale Veränderungen im Wochenbett. In: Harder U, Hrsg. Wochenbettbetreuung in der Klinik und zuhause. Stuttgart: Hippokrates; 2003: 8-18

[14] **Langenfeld G.** Gesellschaft bürgerlichen Rechts mit CD-ROM. Beck'sche Musterverträge, Band 6. 7. Aufl. Beck Juristischer Verlag; 2009

[15] **Lenz T, Braun F.** Heidelberger Musterverträge, H.83. Partnerschaftsgesellschaftsvertrag. Verlag Recht und Wissenschaft, 2010

[16] **Lenz, T. Braun, F.** Heidelberger Musterverträge. Die Gesellschaft des bürgerlichen Rechts. Verlag Recht und Wissenschaft, 4. Aufl. 2009

[17] **Mergeay C.** Das Wochenbett als psychosoziale Krise. Hebammenforum 2004; 11: 784-787

[18] **Morgenthal P.** Wenn das Geburtshaus ein Verein ist: Stichtag beachten. Hebammeninfo 2009; 3: 7-8

[19] **QUAG.** „Geplante Hausgeburten – sicher und kostengünstig". [Pressemeldung] Febr. 2010

[20] **Selow M.** Abgrenzung von Tätigkeiten und Bezahlung zwischen Beleghebamme, Krankenhausträger und ärztlichem Dienst. Homepage www.hebammenverband.de. 2005

[21] **Stuber M.** Die Partnerschaftsgesellschaft. Mustervertrag einer freiberuflichen Partnerschaft mit Diskette. C. H. Beck Verlag, 2001

[22] **Taschner U.** Sicherheit der Hausgeburt: Neue Studien mit großen Fallzahlen. Die Hebamme 2010; 23:170-172

2 Welches Modell ist für mich das richtige?

Henriette Thomas

Für die freiberufliche Hebammenarbeit sprechen viele gute Gründe, z. B. dass Sie eigenverantwortlich entscheiden, die Arbeitszeit weitgehend frei einteilen und eigene Vorstellungen umsetzen können. Es gibt jedoch auch eine Reihe von Gründen, weshalb Sie genau überlegen sollten, ob die freiberufliche Tätigkeit für Sie die geeignete Arbeitsform ist. Dazu gehört u. a. eine genaue Analyse der Rentabilität des von Ihnen gewählten Modells.

> ❗ Kaufmännisches Wissen ist für die Aufnahme und den Bestand einer Existenzgründung genauso wichtig wie fachliches Wissen.

Ungünstig wäre es, wenn Sie die Selbständigkeit nur aufgrund einer Notlösung aufnehmen. Denn sie verändert nicht nur Ihren Alltag, sondern auch den Ihrer Familie. Weil Sie auf sich selbst gestellt sind und täglich für Ihren Lebensunterhalt sorgen müssen, müssen Sie auch darauf achten, wettbewerbsfähig zu bleiben.

> **Praxistipps**
> - Wichtig und empfehlenswert ist es, vorab so genau wie möglich zu klären, warum Sie sich selbständig machen wollen, ob Sie tatsächlich das nötige „Zeug" dazu haben und wo Sie noch Unterstützung brauchen, sei es über Beratung oder Fortbildungsangebote.
> - Nutzen Sie die bestehenden Angebote, z. B. die Internetplattform www.existenzgruender.de. Dort gibt es Checklisten und viele Tipps.
> - Sprechen Sie auch mit Ihrem Berufsverband, mit befreundeten selbständigen Kolleginnen und mit Ihrer Familie.

Nur wenn die persönlichen Voraussetzungen stimmen und das Gründungskonzept tragfähig ist, werden Sie erfolgreich freiberuflich arbeiten können.

2.1 Checklisten für die Entscheidung pro und kontra Freiberuflichkeit

Die folgenden Checklisten können Ihnen bei Ihrer Entscheidung helfen.

▶ **Checkliste 2.1** Existenzgründung

	Ja	Nein
Haben Sie sich auf Ihre Existenzgründung schon längere Zeit vorbereitet?	☐	☐
Haben Sie ausreichend Berufserfahrung gesammelt?	☐	☐
Erfüllen Sie die gesetzlichen Voraussetzungen, damit Sie Ihren Beruf selbständig ausüben können?	☐	☐
Sind Sie körperlich so fit, dass Sie den Stress verkraften können?	☐	☐
Können Sie sich vorstellen, in den Anfangsjahren Freizeit und Familienleben einzuschränken?	☐	☐
Haben Sie den Mut und die Nerven, in den Anfangsjahren mit einem unregelmäßigen Einkommen zu leben?	☐	☐
Können Sie sich selber Ziele setzen und diese ohne Druck von Vorgesetzten verfolgen?	☐	☐
Arbeiten Sie gerne mit Kolleginnen zusammen?	☐	☐
Sind Sie kontaktfreudig?	☐	☐
Ist Ihr Partner/Ihre Partnerin mit Ihrem Vorhaben einverstanden, und kann er/sie Sie in Ihrer Praxis unterstützen?	☐	☐

> ❗ Wenn Sie diese Fragen mit Ja beantworten können, dann haben Sie für den Start in die Selbständigkeit schon ganz gute Voraussetzungen.

2 – Welches Modell ist für mich das richtige?

▶ **Checkliste 2.2** Welches Modell der Freiberuflichkeit und welche Nischen für Zusatzverdienste sind in Ihrer Umgebung möglich?

Welche Leistungen möchten Sie anbieten?

Welches ist Ihre Zielgruppe? _____

Wie können Sie den Bedarf an Hebammenleistungen und zusätzlichen Kursangeboten
in Ihrer Umgebung einschätzen? _____

(Hilfreich kann dabei z. B. die Website der Bertelsmann-Stiftung sein: www.wegweiser-kommune.de.)

Welche Probleme und Wünsche haben Ihre zukünftigen Klientinnen? _____
_____

Welche Kursangebote gibt es bereits in Ihrer Umgebung? _____
_____

Welche Kurse fehlen noch? _____
_____

Welche Berufserfahrungen haben Sie? _____
_____

Welche Fortbildungen brauchen Sie noch für ein weiteres Kursangebot? _____
_____

Wollen Sie Räumlichkeiten vorhalten, z. B. für Kurse, Beratung und Schwangerenvorsorge? Oder nur für Kurse?

Wollen Sie auch außerklinische Geburtshilfe in geeigneten Räumlichkeiten anbieten?
Welche gesetzlichen Voraussetzungen sind daran geknüpft?
_____

Gibt es ein geeignetes Objekt dafür? Welche Voraussetzungen und Bedingungen sind für die Realisation
notwendig? _____

Kommentar: Wenn Sie diese Punkte beantwortet haben, sehen Sie schon klarer, inwiefern sich die Freiberuflichkeit realisieren lässt.

Konkurrenzsituation

Wer sind Ihre Kolleginnen und wo haben diese ihren Standort? _____

Auf welchen Gebieten können Sie leistungsfähiger sein als Ihre Kolleginnen? _____
_____

Haben Sie sich auf mögliche Reaktionen Ihrer Kolleginnen vorbereitet? _____

Kommentar: Diese Punkte zeigen Ihnen, ob die Dichte der freiberuflich tätigen Hebammen bereits zu groß ist oder nicht und ermöglichen Ihnen eine Einschätzung Ihrer Akzeptanz.

Kooperationsmöglichkeiten

Gibt es bereits Hebammenpraxen in Ihrer Umgebung? _____

Wenn ja, wäre eine Zusammenarbeit möglich? _____
_____

Wer sind die Frauenärzte/-ärztinnen in Ihrer Umgebung und wie ist deren Einstellung zur Hebammenarbeit?
_____

▶ **Checkliste 2.2** Fortsetzung.

Wäre eine Zusammenarbeit möglich? Wenn ja, in welcher Form? _____

Wie viele Geburtskliniken gibt es in Ihrer Umgebung und wie ist deren Einstellung? _____

Wäre eine Zusammenarbeit möglich? Wenn ja, in welcher Form? _____

Kommentar: Diese Fragen geben Ihnen einerseits Aufschluss darüber, ob die Möglichkeit besteht, die Kosten niedrig zu halten, indem Sie bereits vorhandene Räumlichkeiten mitnutzen oder mit anderen zusammenarbeiten können. Andererseits zeigen sie evtl. neue Perspektiven auf, wenn die Nachfrage nach Hebammenleistungen in Ihrer Umgebung schon gut abgedeckt ist.

Übernahme einer bestehenden Praxis/Geburtshaus

Wollen Sie eine bestehende Hebammenpraxis oder ein Geburtshaus übernehmen? Welche gesetzlichen Voraussetzungen sind daran gebunden? _____

Warum sucht die Hebamme eine Nachfolgerin? _____

Welchen Ruf genießt die Praxis bzw. das Geburtshaus? _____

Wie viele Frauen betreut die Praxis bzw. das Geburtshaus und wie viele Geburten werden begleitet? _____

Welche Umsätze werden mit diesen Frauen regelmäßig getätigt? _____

Nach welcher Form arbeitet die Praxis bzw. das Geburtshaus? _____

Welche neuen Konkurrentinnen werden die Marktaussichten verschlechtern? _____

Wie kann der Standort langfristig gesichert werden? _____

Welche baurechtlichen und bauplanungsrechtlichen Voraussetzungen bestehen für die Praxis bzw. das Geburtshaus? _____

Welcher Firmenwert ist angemessen? _____

Für welche Verbindlichkeiten (Schulden) der Vorgängerin haften Sie? _____

Wie können Sie die Haftungsrisiken ausschließen? _____

Wie hoch sind die Gewinnerwartungen? _____

Gibt es irgendwelche Einschränkungen, die Sie daran hindern könnten, die Praxis bzw. das Geburtshaus auch langfristig weiterzuführen? _____

Kommentar: Nähere Informationen siehe Praxiswert (unten).

Praxiskauf

> ❗ Hebammen haben in der Regel keinen Kundinnenstamm, den sie weiterverkaufen können.

Die Daten der betreuten Frauen unterliegen der **Schweigepflicht**, die nicht an die neue Praxisbetreiberin weitergegeben werden dürfen. Die rechtlich sicherste Methode ist, dass die weiter zu betreuenden Frauen eine Einverständniserklärung für die Weitergabe ihrer Daten unterschreiben.

Praxiswert

Dieser Punkt ist auch für bestehende Praxen interessant, wenn eine Partnerin ausscheiden will und ausbezahlt werden muss oder einsteigen möchte.

Zuallererst muss jedoch gesagt werden, dass es **keine hebammenspezifische Ermittlungsmethode** gibt. Die Richtlinien, die sich andere freiberufliche Berufe erstellt haben, sind nicht unmittelbar auf Hebammen anwendbar, da Hebammen nicht über einen festen Kundinnenstamm verfügen. Unternehmensberater können im Zweifelsfall bei der Berechnung behilflich sein.

Ein **nichtärztliches heilberufliches Unternehmen** wie eine Hebammenpraxis nimmt durch ihren erfolgreichen Fortbestand einen selbständigen Wert an, der den Preis für die Hebammenpraxis bzw. den Unternehmenswert darstellt.

Es gibt jedoch keine Regel, wie der korrekte Preis für eine Hebammenpraxis ermittelt wird. Das gilt im übrigen auch für andere Unternehmen im Gesundheitswesen. Im Jahre 1972 hat die Rechtsprechung einen **allgemeinen Grundsatz** formuliert: „Der Wert … entspricht dem Preis, der für das Unternehmen im gewöhnlichen Geschäftsverkehr bezahlt werden würde = Verkehrswert". Dieser Satz hilft mangels praktikabler Umsetzungsangebote aber auch nicht viel weiter.

Die Schwierigkeit besteht darin, dass die **Verkäuferin** den in der Vergangenheit erwirtschafteten Wert bezahlt haben möchte und die **Käuferin** daran interessiert ist, aus den Erträgen der Zukunft den Wert refinanzieren zu können. Es muss also eine Formel gefunden werden, die nachvollziehbar feststellbar und praxisbezogen ist.

Dabei lassen sich die **materiellen Güter** der Praxis als Unternehmensteil für eine selbstständige Bewertung gut berechnen. Als materielle Güter werden alle Gegenstände bezeichnet, die die Funktionalität des Unternehmens, also der Hebammenpraxis, erst ermöglichen. Das sind z. B. die Praxisräume, Möbel, Regale, Beleuchtungskörper, Jalousien, medizinische Geräte wie CTG oder Sterilisator. Diese Gegenstände werden im kaufmännischen Sprachgebrauch als Anlagevermögen bezeichnet und bilden einen Teil des Substanzwertes des Unternehmens der Hebammenpraxis. Diese materiellen Güter werden nun listenmäßig erfasst, um ihren Verkehrswert (den Betrag, der im gewöhnlichen Geschäftsverkehr dafür bezahlt wurde) festzustellen. Für die Berechnung wird vom Anschaffungspreis eine bestimmte Nutzungsdauer festgesetzt. Dadurch erhält man für die jährliche Abnutzung die sog. Abschreibung.

Während sich die materiellen Güter als Teil des Substanzwertes des Unternehmens gut berechnen lassen, ist dies bei den **immateriellen Gütern**, dem ideellen Praxiswert, schwieriger. Bei den immateriellen Gütern handelt es sich um Werte, die nicht eindeutig durch Kosten beziffert werden können. Mit einem Verkaufshinweis wie „10 Jahre bestehende Hebammenpraxis" wird auf bestehende und auch in Zukunft noch zu erwartende Kundinnen hingewiesen.

> ❗ Die immateriellen Güter sind nach dieser Definition die Summe aus den Beziehungen, Aussichten und Möglichkeiten der Praxis.

Dieser schwer fassbare und besonders auf Hebammen nur sehr eingeschränkt anwendbare Wert wurde in der frühen englischen Betriebswirtschaft mit dem Satz beschrieben: „The old client returns to the old position".

Unter Berücksichtigung des Umstandes, dass Hebammen nicht über einen Kundinnenstamm verfügen, kann sich ein **immaterieller Praxiswert aus besonderen Umständen** ergeben, z. B. durch eine gute Einführung der Praxis (belegt durch weit überdurchschnittliche Umsatzzahlen), vorhandene Kursräume, die gut ausgelastet und frequentiert sind, eine gute Lage der Praxis, Internetpräsenz (Website), eingeführtes Logo, durchgeführte Werbemaßnahmen.

Dieser Praxiswert/Unternehmenswert ist eine **Zukunftsgewinnerwartung** (Geschäftswert oder

Goodwill genannt), der sich nicht durch die bloße Anzahl der Existenzjahre belegen lässt, sondern insbesondere durch die stetige Weiterentwicklung der Praxis. Diese stetige Weiterentwicklung erzielt einen sog. Übergewinn.

Auf Hebammen übertragen wird also gefragt: **Was könnte eine Hebamme in einem Angestelltenverhältnis in einer Klinik verdienen?** Da die Leistungen der angestellten Hebammen gleich oder vergleichbarer Art gleichwertig sind, ist (mit Ausnahme von örtlichen Schwankungen) das dafür gezahlte Gehalt ebenfalls vergleichbar. Das heißt: Wenn eine freiberuflich tätige Hebamme mit dem vergleichbaren Leistungsangebot einer angestellten Hebamme, die nach TVöD eingruppiert ist, keinen höheren Gewinn erzielt, dann gibt es keinen sog. Übergewinn und ein immaterieller Wert der Praxis ist nur schwer durchzusetzen, außer dem Substanzwert durch die materiellen Güter. Wer keine höheren Erträge mit seinem Unternehmen erwirtschaftet, würde seinen Lebensunterhalt besser in einem angestellten Beschäftigungsverhältnis verdienen. Hierbei müsste er auch kein unternehmerisches Risiko tragen.

Erwirtschaftet die freiberuflich tätige Hebamme dagegen einen höheren Gewinn, so erzielt sie das, was die Betriebswirtschaft als **Übergewinn** bezeichnet. Dieser Übergewinn oder auch Mehrwert entsteht durch die stetige Weiterentwicklung und Umsetzung von neuen Impulsen und führt im Laufe der Jahre (vorausgesetzt es wirken keine negativen Einflüsse von außen ein) zu einem stetigen Wertanstieg der Praxis. Im Bereich des Praxiswertes (Geschäftswertes) oder Goodwill ist also der Übergewinn eine Orientierungsgröße.

Der **kalkulatorische Unternehmerlohn**, also das fiktive Gehalt der Praxisbetreiberin, ist allerdings nicht die einzige Rechengröße, die vom Übergewinn abgezogen werden muss, sondern auch die **Zinserträge**, die die Praxisbetreiberin erzielen könnte, wenn sie ihr Kapital nicht in der Hebammenpraxis gebunden, sondern anderweitig angelegt hätte.

Überlegung: Die materiellen Güter der Praxis kosteten insgesamt einen bestimmten Geldbetrag. Wären sie nicht angeschafft worden, so könnte dieses Geld Zinsen erwirtschaften. Weil durch die Anschaffung dieser Zinsertrag unmöglich wurde, ist betriebswirtschaftlich ein **Zinsertrag aus dem Kaufpreis** der Gegenstände des Substanzvermögens (also der materiellen Güter) auch vom Übergewinn in Abzug zu bringen. Diese theoretisch erzielbaren Einkünfte aus Arbeit und aus Kapital werden nun dem tatsächlichen Gewinn der Praxis gegenübergestellt.

> ❗ **Ist der Gewinn der Praxis höher als das fiktive Einkommen aus Gehalt und Kapitalerträgen, dann ist dies der Übergewinn.**

Eine mögliche **Formel** zur Berechnung lautet demnach:
  Gesamtgewinn der Praxis
  minus fiktives Gehalt der Praxisbetreiberin
  minus möglicher Zinsertrag aus dem Betrag, der zum Erwerb der materiellen Güter notwendig ist

Allerdings beziehen sich diese Zahlen alle auf ein Jahr. Der erzielte Übergewinn kann jedoch **mehrere Jahre** andauern. Die Betriebswirtschaft berechnet für die Mitglieder der freien Berufe im Gesundheitswesen eine Übergewinndauer zwischen einem und maximal neun Jahre, wobei der Berufsgruppe der Hebammen üblicherweise 1–4 Übergewinnjahre zugeordnet wird.

Rechenbeispiel: Ermittlung des Übergewinns (vereinfachtes Modell)

Dazu wird ein fiktives Gehalt der Praxisbetreiberin, das sie z. B. in einer Klinik als angestellte Hebamme verdienen könnte, vom Gewinn der Praxis, der sich aus dem Umsatz (alle Einnahmen abzüglich aller Ausgaben/Kosten) berechnen lässt, abgezogen.
Zu den Kosten der Praxis gehören z. B. Versicherungen, Miete, Abschreibung, etwaige Personalkosten. Wird die Buchhaltung, Abrechnung oder Ähnliches z. B. durch eine befreundete Person unentgeltlich durchgeführt, so müssen fiktive Kosten mitberechnet werden, also Kosten, die entstehen würden, wenn diese Arbeit eine externe Kraft durchführen würde.
▼

	2007	2008	2009
Umsatzerlöse	70 000 €	80 000 €	90 000 €
Kosten	35 000 €	40 000 €	45 000 €
Personalkosten	5 000 €	5 100 €	5 200 €
Fiktives Gehalt Praxisbetreiberin	25 000 €	26 000 €	28 000 €
Übergewinn	5 000 €	8 900 €	11 800 €

Der durchschnittliche jährliche Übergewinn beträgt hier 8 900 €.
Die Käuferin müsste nun 1–4 Jahre des hoffentlich zukünftigen Übergewinns bezahlen.
Ob das dann der Preis ist, der auf dem Markt bestand hat, ist allerdings eine ganz andere Frage.

❗ **Letztendlich ist eine Praxis das wert, was eine Käuferin zu zahlen bereit ist und worauf die Verkäuferin gewillt ist, sich einzulassen.**

2.2
Einzelunternehmerin oder Kooperation: Welche Rechtsform soll ich wählen?

Als Entscheidungshilfe sind die Unterschiede zwischen den einzelnen Rechtsformen in ▶ Tab. 2.1 zusammengestellt (nähere Informationen s. ▶ Kap. 1).

2.3
Zehn Gründungsschritte

Wichtige Stationen auf dem Weg in die Selbständigkeit wurden im Existenzgründungsportal des Bundesministeriums für Wirtschaft und Technologie zusammengestellt (www.existenzgruender.de). Die folgenden Schritte sind eine Übertragung dieser Empfehlungen auf die freiberufliche Hebammenarbeit.

1. Stellen Sie fest, ob die Selbständigkeit der richtige Weg für Sie ist

Die Arbeit als freiberufliche Hebamme sollte keine Notlösung sein. Versuchen Sie deshalb zuerst, sich ein Bild über den Alltag einer selbständigen Hebamme zu machen: sprechen Sie mit freiberuflich tätigen Kolleginnen. Wenn Sie bereits Familie haben, sprechen Sie vor allem auch mit Ihrer Familie. Sie muss Ihr Vorhaben unterstützen. Stellen Sie fest, welche fachlichen und kaufmännischen Kenntnisse Sie besitzen. Nutzen Sie die verschiedenen Gründertests, z. B. im BMWi-Existenzgründungsportal, www.existenzgruender.de. (Siehe auch ▶ Kap. 1.)

2. Arbeiten Sie Ihre Geschäftsidee aus

Überlegen Sie, wie Sie sich selbständig machen können, welche Angebote Sie anbieten wollen und ob Sie dafür die notwendigen Fähigkeiten haben, und welche Fortbildungen Sie dafür noch brauchen. Klären Sie die Nachfrage vor Ort: Wie viele Kolleginnen arbeiten bereits in Ihrem Bereich selbständig? Wäre eine Kooperation oder Zusammenarbeit möglich? (Siehe auch ▶ Kap. 1 und ▶ Kap. 11.)

3. Lassen Sie sich beraten und gleichen Sie Schwächen aus

Klären Sie, zu welchen Fragen brauchen Sie Beratung? Wer kann Ihnen je nach Fragestellung weiterhelfen? Wollen Sie an einem Existenzgründungsseminar teilnehmen und/oder sich von einer freien Unternehmensberaterin beraten lassen? Informieren Sie sich vor einem Abschluss über Beraterverträge. Informieren Sie sich über die Beratungsförderung Ihres Bundeslandes, z. B. www.existenzgruendung.de.

2.3 Zehn Gründungsschritte

▶ **Tab. 2.1** Unterschiede zwischen Rechtsformen.

Rechtsform	Merkmale	Vorteile	Nachteile
Einzelunternehmerin	• Entsteht automatisch bei der Aufnahme der freiberuflichen Tätigkeit • Volle Kontrolle, volle Haftung • Das Risiko liegt alleine bei der Existenzgründerin • Kein Mindestkapital	• Kein Mindestkapital erforderlich • Alleinige Entscheidungsgewalt • Keine Konflikte mit Partnerinnen • Gewinne müssen nicht geteilt werden • Höhere Flexibilität möglich bei veränderten Marktbedingungen	• Die Einzelunternehmerin haftet mit ihrem gesamten Vermögen (privat und geschäftlich) unbeschränkt • Die gesamte Verantwortung lastet auf einer Person, was zu einer erheblichen Arbeitsbelastung führen kann • Die Erweiterung der Kapitalbasis richtet sich nur nach dem eigenen Vermögen
Gesellschaft bürgerlichen Rechts (GbR)	• Einfacher Zusammenschluss von Hebammen • Großer Freiraum für die Einzelne möglich • Keine Formalitäten, jedoch schriftlicher Vertrag empfohlen • Kein Mindestkapital • Teilhaberinnen haften mit Gesellschaftsvermögen und Privatvermögen	• Relativ einfach zu gründende Gesellschaftsform • Kein Eintrag ins Handelsregister • Mindestkapital ist nicht vorgesehen • Einfache Steuerdeklaration • Gemeinsame Gewinnermittlung • Fachaustausch möglich • Gemeinsames Leitbild • Jede Gesellschafterin hat ein hohes Maß an Mitbestimmungsmöglichkeiten • Die GbR hat bei Kreditinstituten ein höheres Ansehen als die Einzelunternehmerin	• Volle Haftung jeder Mitgesellschafterin einschließlich mit Privatvermögen • Viele GbR arbeiten ohne vertragsmäßige Grundlage, deshalb können Auseinandersetzungen schnell existenzgefährdend für die Gesellschaft werden
Partnerschaftsgesellschaft	• Zusammenschluss von Hebammen mit Vertrag/Zusammenschluss mit anderer Berufsgruppe, z. B. Gynäkologin • Eigenverantwortlich trotz Partnerin (auch mit anderen Berufsgruppen, z. B. Gynäkologin) • Die Gesellschaft haftet mit Gesellschaftsvermögen, die Gesellschafterin haftet bei fehlerhaftem Handeln mit Privatvermögen	• Erleichterte Freistellung von der persönlichen Haftung für Berufsfehler der jeweilig anderen Partnerinnen • Vertragliche Regelung • Einfache Steuerdeklaration • Gemeinsame Gewinnermittlung • Fachaustausch möglich • Gemeinsames Leitbild	• Volle Haftung jeder Gesellschafterin einschließlich Privatvermögen • Notar- und Gerichtskosten für Registrierung und Änderungen im Partnerschaftsregister

▶

▶ **Tab. 2.1** Unterschiede zwischen Rechtsformen. (Fortsetzung)

Rechtsform	Merkmale	Vorteile	Nachteile
Gesellschaft mit beschränkter Haftung (GmbH) und Variante haftungsbeschränkte Unternehmergesellschaft (sog. GmbH „light")	• Hebammen, die die Haftung beschränken wollen • Bei Standardgründung: einfachere Gründungsformalitäten durch Musterprotokoll möglich (GmbH „light") • Geschäftsführerin muss nicht Gesellschafterin sein • Die Gesellschaft haftet mit dem gesamten Gesellschaftsvermögen • Die Haftung der Gesellschafterin bei Haftungsansprüchen an die Gesellschaft beschränkt sich auf ihre Kapitaleinlage • Bei Krediten haften Gesellschafterinnen in der Regel mit zusätzlichen privaten Sicherheiten	• keine persönliche Haftung der Gesellschafterinnen • geringe persönliche Haftung der Geschäftsführerinnen • steuerliche Vorteile bei höheren Gewinnen • GmbH „light": geringes Stammkapital, einfachere Gründung als Gesellschaft mit beschränkter Haftung	• Aufwendigere Gründungsformalitäten, notarielle Beurkundung, Eintragung ins Handelsregister • Aufwendigere Buchführung • Mindestkapital von 25 000 € bzw. 1 € bei GmbH „light" • GmbH „light": ein Viertel des Jahresüberschusses als gesetzliche Rücklage, bis ein Mindestkapital von 25 000 € erreicht ist

Haben Sie die Möglichkeit, an einem Förderprogramm teilzunehmen? Dies können Sie über www.foerderdatenbank.de oder www.gruenderinnenagentur.de ermitteln. (Siehe auch ▶ Kap. 14.)

4. Schreiben Sie Ihren Businessplan

Schreiben Sie einen Businessplan. Erläutern Sie darin Ihre Geschäftsidee bzw. Ihr Vorhaben. Stellen Sie Ihre fachlichen und kaufmännischen Qualifikationen dar. Beschreiben Sie Ihre Dienstleistung. Beschreiben Sie Ihre künftigen Kundinnen, Ihren Standort, Ihre Konkurrentinnen.

Listen Sie auf, zu welchem Preis Sie Ihre Dienstleistung verkaufen, welche Werbemaßnahmen Ihnen zur Verfügung stehen, welche Rechtsform Sie für Ihre Selbständigkeit wählen, welche Chancen und Risiken Ihr Vorhaben hat, wie hoch ihr Kapitalbedarf ist und wie Sie diesen Kapitalbedarf decken können. In der Regel ist ein Eigenkapital von rund 15 % der beabsichtigten Investitionssumme Voraussetzung.

Viele Kreditinstitute sind nach Auskunft des Bundesministeriums für Wirtschaft und Technologie mit arbeitslosen Existenzgründer/innen eher zurückhaltend. Als Hilfestellung können hierbei ein Verhaltenstrainings- und/oder Rhetorikkurs Abhilfe schaffen. (Siehe ▶ Kap. 8 und ▶ Kap. 9.)

5. Kalkulieren Sie Ihr Gründungskapital

Wie viel Geld benötigen Sie, um Ihr Gründungsvorhaben zu starten? Je nach Vorhaben müssen Material, Büroausstattung, Mietkaution, Umbauten usw. finanziert werden. Denken Sie daran, dass Sie unter Umständen eine mehrmonatige Anlaufphase finanziell überbrücken müssen. Welche laufenden Kosten kommen auf Sie zu? Vergessen Sie dabei nicht Ihre monatlichen Lebenshaltungskosten. Schätzen Sie realistisch ein, ob die Einnahmen aus Ihrer beruflichen Selbständigkeit alle betrieblichen und privaten Kosten decken werden („Rentabilitätsvorschau"). (Siehe ▶ Kap. 8.)

6. Ermitteln Sie alle infrage kommenden Finanzquellen

Wie viel eigenes Geld können Sie in Ihr Gründungsvorhaben investieren? Wer könnte Ihnen privat Geld leihen? Informieren Sie sich über die Kreditkonditionen der Banken und Sparkassen. Berücksichtigen und erkundigen Sie sich in jedem Fall auch über Förderprogramme für Existenzgründer sowie Bildungsprämie, die vom Bund und den Bundesländern zur Verfügung gestellt werden. (Siehe ▶ Kap. 8.)

7. Erledigen Sie alle notwendigen Formalitäten

Brauchen Sie für Ihre angestrebte Selbständigkeit besondere Voraussetzungen, Nachweise, behördliche Zulassungen oder Genehmigungen? Fragen Sie bei Ihrem Berufsverband nach. (Siehe ▶ Kap. 10.)

8. Erkundigen Sie sich über Ihre Pflichten

Relevant sind Versicherungspflichten (z. B. Haftpflichtversicherung, Krankenversicherung, gesetzliche Unfallversicherung) oder steuerliche Pflichten gegenüber dem Finanzamt. (Siehe ▶ Kap. 5 und ▶ Kap. 7.)

9. Erkundigen Sie sich über weitere Versicherungen

Prüfen Sie freiwillige und geeignete Versicherungen für Ihre Selbständigkeit und die dafür evtl. angemieteten Räumlichkeiten (z. B. Rechtsschutzversicherung, freiwillige Arbeitslosenversicherung, Berufsunfähigkeitsversicherung, Praxisinventarversicherung, zusätzliche Altersvorsorge, Lebensversicherung) auf deren Notwendigkeit. (Siehe ▶ Kap. 7.)

10. Lassen Sie sich auch nach dem Start in die berufliche Selbständigkeit beraten

Nach dem Unternehmensstart kommen neue Aufgaben auf Sie zu. Nutzen Sie auch weiterhin geeignete Informations- und Beratungsangebote. Vermeiden Sie Informationsdefizite – Sie können schnell dazu führen, dass das Unternehmen in eine Schieflage gerät.

Literatur

[1] **Bundesministerium für Wirtschaft und Technologie:** BMWi-Existenzgründungsportal www.existenzgruender.de. Starthilfe – der erfolgreiche Weg in die Selbständigkeit, GründerZeiten

[2] **Appuhn P, Bothner F.** Die eigene Praxis. Handbuch für selbständige Physiotherapeuten, Logopäden, Ergotherapeuten. 5. Aufl. Berlin: Physio.de, 2009

3 Welche Räume brauche ich?

Anke Wiemer

Eine wichtige Frage, die es zu Beginn der freiberuflichen Tätigkeit zu klären gilt, ist die nach den Räumen, in denen bestimmte Leistungen angeboten werden sollen. Bei der Planung der möglichen Einnahmen und Ausgaben sollte die **Nutzung von Räumlichkeiten** unbedingt bedacht und in die Kalkulation einbezogen werden. Das gilt auch für die Anschaffung bestimmter Gegenstände, die für die **Ausstattung der Räume** und für die Arbeit selbst wichtig sind, ebenso können Renovierungskosten zu Buche schlagen. Grundsätzlich sind verschiedene Varianten möglich:

3.1 Freiberufliche Arbeit ohne eigene oder angemietete Räume

Wenn Sie zu Beginn Ihrer freiberuflichen Tätigkeit regelmäßige feste Mietausgaben vermeiden möchten, kann die Arbeit auch ausschließlich bei der betreuten Frau zu Hause stattfinden. In diesem Fall sind keine Kurse mit einer Gruppe möglich, jedoch eine Einzelgeburtsvorbereitung (auf ärztliche Anordnung) und alle anderen Hebammenleistungen in der Schwangerschaft.

> **P Praxistipp**
> Bei dieser Variante ist es sehr sinnvoll, in der eigenen Wohnung ein ausreichend großes Regal oder einen Schrank, zumindest aber eine große Büroecke vorzuhalten.

Vorteile:
- Keine regelmäßigen Mietzahlungen mit den dazugehörigen Nebenkosten, Versicherungen u. a. m.; also geringere Ausgaben
- Einmalige Einrichtungs- und Ausstattungskosten entfallen.

Nachteile:
- Beschränkte Angebotsvielfalt
- Dadurch geringere Einnahmen
- Das nötige Info- oder Verbrauchsmaterial (z. B. Kopien, Elternbroschüren, Handschuhe, Desinfektionsmittel, CTG-Gel, Material zur Blutentnahme) muss zu Hause gelagert und wenn nötig im Auto mitgeführt werden.
- Kursmaterial für die Einzelgeburtsvorbereitung (z. B. Demo-Puppe, Gebäratlas oder anderes Bildmaterial, Entspannungs-CD, Bücher, evtl. auch ein Pezzi-Ball) muss ebenfalls zu Hause gelagert und wenn nötig im Auto mitgeführt werden.

> **P Praxistipp**
> Zum Mitführen dieser Materialien eignen sich, zusätzlich zum Hebammenkoffer, ein etwas größerer Rollreisekoffer, ein Wäschekorb oder Stapelboxen aus Plastik, die man gut im Auto platzieren und tragen kann.

3.2 Freiberufliche Arbeit in gemieteten Räumen

Das Anmieten von Räumen kann in verschieden großem Umfang erfolgen und richtet sich nach den Angeboten, welche die freiberufliche Hebamme leisten möchte.
Siehe auch Checkliste 10.1 (Mietvertrag).

Kursräume

Werden insbesondere Räume für Kurse zur Geburtsvorbereitung und Rückbildungsgymnastik benötigt, sollten diese etwas größer ausfallen.

> **!** Man rechnet pro Person im Raum ca. 2,5–3 m² Fläche, damit es nicht zu eng wird.

3.2 Freiberufliche Arbeit in gemieteten Räumen

Beispiel: Für 8 Frauen und eine Hebamme sollte der Raum mindestens 22–27 m² haben. Wenn Sie einen **Paarkurs** anbieten möchten oder einen Rückbildungskurs, in den die Babys mitgebracht werden können, benötigen Sie natürlich mehr Platz. Auch ein Regal oder ein Schrank im Raum muss berücksichtigt werden.

Je kleiner der Raum, desto kleiner ist die mögliche Gruppengröße und damit der Verdienst oder besser gesagt:

> ! **Je größer der Raum, desto größer die Gruppe und der mögliche Verdienst!**
> Bitte beachten: nach Vorgabe der Krankenkassen können maximal 10 Frauen in einer Gruppe betreut werden.

Rechenbeispiel: 10 Frauen in einem Kurs (vereinfachtes Modell)

Pro Frau und Stunde beträgt das Honorar brutto zzt. 5,71 Euro (Vertrag 2010).
Statt einer monatlichen Miete kann es auch sinnvoll sein, eine **Nutzungspauschale** (für Heizung, Wasser, Strom, Miete) pro Abend oder Kurseinheit oder Stunde zu vereinbaren. Wenn dieses Nutzungsentgelt z. B. 1,- Euro pro m² beträgt und der Raum eine Größe von 27 m² hat, können Ausgaben von 27,- Euro pro Stunde Nutzung auf die Hebamme zukommen.

1. Beispiel:
Ein Geburtsvorbereitungskurs hat 14 Stunden. Bei 8 Teilnehmerinnen betragen die Einnahmen 639,52 Euro, wenn immer alle Frauen erscheinen. Die Mietausgaben betragen für 14 Kurseinheiten bzw. Stunden insgesamt 378,- Euro. Somit bleibt der Hebamme eine Einnahme von 261,52 Euro brutto für 14 Stunden Arbeit.

2. Beispiel:
Ein Rückbildungskurs hat 10 Stunden. Bei 10 Teilnehmerinnen resultieren daraus Einnahmen von 571,- Euro Einnahmen, wenn immer alle Frauen erscheinen. Die Mietausgaben betragen für 10 Kurseinheiten bzw. Stunden insgesamt 270,- Euro. Somit bleiben der Hebamme Einnahmen von 301,- Euro brutto für 10 Stunden Arbeit.

Beim Mieten von Räumen müssen die möglichen Einnahmen den nötigen Ausgaben gegenübergestellt werden. Zahlreiche Informationen zum Thema Miete und Rechtsberatung für Mitglieder gibt es beim Mieterschutzbund (www.mieterschutzbund.de).

> ! Es empfiehlt sich, diese Berechnung vor dem Unterschreiben eines Mietvertrages zu machen, damit man sieht, ob es durch dieses Angebot zu einem Gewinn, einem Verlust oder einer schwarzen Null kommen wird.

Halten Sie die Nutzungspauschalen bzw. Mietaufwendungen möglichst gering. Auch sollten Sie versuchen, die Frauen zu einer möglichst verbindlichen Teilnahme an Ihren Kursen zu motivieren.

Das Anmieten von Räumen kann auch **bei wenig Gewinn** nützlich sein, da insbesondere mit dem Angebot von Geburtsvorbereitungskursen der Aufbau einer Rundum-Betreuung von Schwangeren möglich wird. Die daraus folgenden Leistungen bringen der Hebamme dann den eigentlichen Gewinn.

> **P Einsparmöglichkeit**
> Erfolgt eine regelmäßige Mietzahlung, sollten Sie überlegen, ob Sie die Räume nicht mit anderen teilen können.

Zu bedenken ist dabei einfach, dass eine Hebamme die gemieteten Räume nie an 8 Stunden und an allen Tagen der Woche auslasten kann, die Räume aber täglich Miete kosten. So kommt es häufig zu einer **Kooperation** mit anderen Hebammen oder anderen Berufen (z. B. Heilpraktiker/-in, Yoga-Lehrer/in, Physiotherapeut/-in). Diese Kooperation kann der Hebamme auch helfen, im Einzugsgebiet bekannter zu werden.

Ein **Untermietvertrag** kann z. B. so aussehen:

Untermietvertrag

zwischen
(Hebammenpraxis oder anderer Praxis) . . . .

Adresse . . . .
und

Kursleiterin . . . .

Adresse . . . .

1. Nutzungsvereinbarung
Der Kursleiterin wird gestattet, in der . . . . –Praxis . . . . (Adresse)
folgende Räume zu benutzen: (genaue Bezeichnung der Lage der Räume).
Der Kursleiterin wird die Benutzung der Räume zeitlich wie folgt gestattet:

(Anmerkung: genaue Bezeichnung der Zeiten, in denen die Hebamme die Räume nutzen kann, z.B. unbeschränkt oder an bestimmten Wochentagen oder zu bestimmten Uhrzeiten).

Hierfür bezahlt die Kursleiterin eine Nutzungspauschale von . . . . Euro pro Monat.

(Anmerkung: Hier kann die Bankverbindung angegeben werden.)

2. Vertragsdauer
Der Vertrag beginnt mit Wirkung vom . . . .
Er wird auf unbestimmte Zeit abgeschlossen.
Er kann von jedem Partner mit einer Frist von drei Monaten zum Monatsende schriftlich gekündigt werden.

3. Schweigepflicht
Jeder Vertragspartner hat dafür Sorge zu tragen, dass seine Patientenkartei gegenüber dem anderen Vertragspartner unter Verschluss gehalten wird.
Es ist nicht gestattet, dem anderen Vertragspartner Einsicht in die eigene Patientenkartei zu gewähren.

4. Haftung
Jeder Vertragspartner ist für sein Handeln selbst verantwortlich.
Jeder haftet selbst für Schäden, die aufgrund seiner fehlerhaften Berufsausübung entstehen.

. . . . (Datum) . . . . (Unterschriften)

▶ **Mustervertrag 3.1** Untermietvertrag.

In manchen Gemeinden gibt es auch die Möglichkeit, **öffentliche Räume** preisgünstig zu mieten.

Wo kann man anfragen, um Kursräume zu mieten?
- Gemeinde-/Stadtverwaltung, Kirche
- Kindergarten oder privater Hort, Schulen (haben meist Turnräume, die abends leer stehen)
- Sport-/Turnverein, Tanzschule
- Physiotherapeutische Praxis, Yoga-Praxis
- Klinik im Ort (auch ohne Geburtshilfe, hat meist eine Reha- oder Physio-Abteilung)
- Pro Familia
- regional auch in Kurhäusern und Altenheimen
- Hebammenverband, Hebammenstammtisch

Die Vor- und Nachteile des Mietens von Räumen hängen von der Größe und Ausstattung und den vorgegebenen Bedingungen ab.

Vorteile:
- Die Angebotsvielfalt der Hebamme steigt.
- Kursmaterial (z.B. Demo-Puppe, Gebäratlas oder andere Bilder, Entspannungs-CD, Bücher, evtl. auch ein Pezzi-Ball) kann im Kursraum belassen werden.
- Das Vorhalten von Info- und Verbrauchsmaterialien in größeren Mengen wird möglich.
- Nötige Info- oder Verbrauchsmaterialien (z.B. Kopien, Elternbroschüren, Handschuhe, Desinfektionsmittel, CTG-Gel, Material zur Blutentnahme) bekommen einen festen Platz.
- Auslagerung aller Dinge aus den privaten Räumen, die den Beruf betreffen.

Nachteile:
- Regelmäßige Mietzahlungen mit Nebenkosten, nötige Versicherungen u.a.m.
- Abrechnung und Planung der Einnahmen und Ausgaben müssen genau im Auge behalten werden.
- Einmalige Einrichtungs- und Ausstattungskosten fallen auf jeden Fall an (Pezzi-Bälle, Matten, Kissen, Sitz-/Meditationskissen, Regale, Deko usw.)
- Die Kündigung des Mietverhältnisses durch den Vermieter ist jederzeit möglich. Langfristige Mietverträge könnten die Hebamme zwar davor schützen und den Mietpreis stabil halten, binden sie selbst aber auch – was bei möglichen privaten oder beruflichen Veränderungen Schwierigkeiten geben kann.

▶ **Checkliste 3.1** Kursräume.

Was sollte unbedingt vorhanden oder beachtet sein?

- ☐ Eine ausreichende Raumgröße und sanitäre Einrichtungen
- ☐ Parkplätze (müssen bei Bedarf sogar zusätzlich gemietet werden, dadurch können Zusatzkosten entstehen)
- ☐ Vorhänge, dimmbares Licht (durch separate Lampe möglich)

Schön wäre zusätzlich:

- ☐ ein ausreichend großer Flur bzw. Eingangsbereich oder ein Nebenraum mit Stühlen, wenn Wartezeit entsteht. In einem Nebenraum können dann Einzelgespräche zur Beratung durchgeführt werden. Steht ein Sofa darin, kann auch Hilfe bei Beschwerden geleistet werden.
- ☐ eine kleine Küche oder Küchenzeile für die Zubereitung von Tee und die Nutzung von vorhandenem Geschirr. Wenn das nicht möglich ist, sollten Sie den Frauen bereits bei den Termininformationen am Telefon sagen, dass sie etwas zum Trinken in den Kurs mitbringen sollen.
- ☐ Platz für die eigenen Kursmaterialien und Unterlagen (ein evtl. abschließbarer Schrank, ein Regal)
- ☐ eine Reinigungskraft, die seitens des Vermieters den Raum regelmäßig pflegt oder die durch die Hebamme engagiert wird (Minijob); ansonsten müssen Sie Zeit für diese Eigenleistung einplanen.

Praxisräume

Sollen Räume für einen Praxisbetrieb gemietet werden, muss zusätzlich zu dem oben Beschriebenen weiterer Platz vorhanden sein. Oft genügt für den Anfang eine großzügige Zwei-Zimmer-Wohnung, die beim zuständigen **Bauamt** als Gewerbe-/Praxisraum umdeklariert werden sollte.

Zusätzlich zum Kursraum kann es dann einen **Behandlungsraum** geben, der möglichst ein Waschbecken hat und mit einer Bürofunktion bzw. einem Schreibtisch ausgestattet ist (s. ▶ Abb. 3.1).

3 – Welche Räume brauche ich?

Beispiel für Hebammenpraxis ohne Geburtshilfe

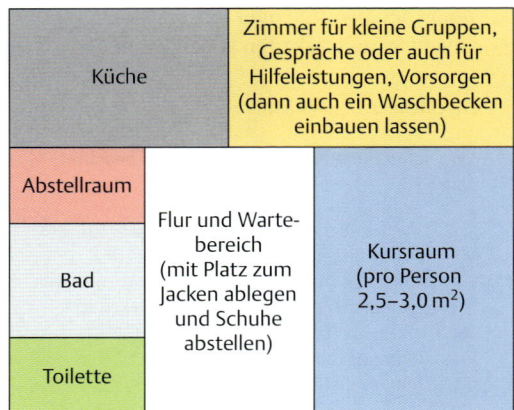

▶ **Abb. 3.1** Mögliche Raumaufteilung einer Hebammenpraxis ohne Geburtshilfe.

Geburtsräume

Möchten Sie nicht nach und nach in die Freiberuflichkeit einsteigen, sondern mit einem Komplettangebot inklusive außerklinischer Geburtshilfe starten, dann sollte ein separates Geburtszimmer mit Wasseranschluss und extra Toilette vorhanden sein.

Die Einrichtung eines Gebärzimmers in einer Hebammenpraxis ist zwar relativ kostengünstig möglich; doch die Ansprüche an die Türbreite, Hygiene und anderes mehr sind recht umfangreich.

> **P Praxistipp**
> Hilfe und Auskunft bieten in diesem Fall die Hebammenverbände und das Gesundheitsamt vor Ort.

Dies gilt auch für die Einrichtung eines **Geburtshauses**. Die einfachere Möglichkeit kann es aber auch für Sie sein, sich einem naheliegenden Geburtshaus anzuschließen. Geburtshäuser gibt es bereits in vielen Regionen und eine vollständige Liste kann man bei den genannten Organisationen und beim Netzwerk der Geburtshäuser erhalten.

3.3 Variante: Freiberufliche Arbeit in Räumen, die Eigentum der Hebamme sind

Die Nutzung von vorhandenem Wohneigentum oder einer Etage im eigenen Haus kann ebenfalls in verschieden großem Umfang erfolgen und richtet sich wiederum nach den Angeboten und dem Umfang der Arbeit, welche die freiberufliche Hebamme leisten möchte.

Bei vorhandenen Räumen muss oft ein **Um- oder Ausbau** oder zumindest eine **Renovierung** mit zweckmäßiger Einrichtung erfolgen, bei einem Neubau kann die Aufteilung eher nach eigenen Ideen und Anforderungen an die Zweckmäßigkeit ausgerichtet werden. Beide Möglichkeiten lassen sich nur selten mit eigenen Mitteln umsetzen und ein **Darlehen** wird dann gern in Anspruch genommen.

> **❗ Wenn Sie eigene Räume nutzen möchten, müssen Sie in Ihrer Kalkulation unbedingt auch die monatlichen Zahlungen an die Bank bedenken, die dann statt einer Miete fällig werden. Auch Nebenkosten werden hier zusätzlich zu Buche schlagen.**

Kredite binden die Hebamme noch fester als es bei einem Mietverhältnis der Fall ist. Der Zinsanteil der Kreditraten kann jedoch von der Steuer abgesetzt und die Räume später in eine andere (auch private) Nutzung überführt werden.

Ansonsten gelten alle Aussagen wie beim Mieten von Räumen. Auch bei dieser Variante empfiehlt es sich, vor Beginn einer Investition nach **Kooperationspartnern** Ausschau zu halten, um nicht alle Kosten alleine erarbeiten zu müssen.

> **P Praxistipp**
> Haben Sie in Ihrer Wohnung ein separates Arbeitszimmer zur Verfügung, sollten Sie bei Ihrem Steuerberater oder Finanzamt klären, ob Sie dafür die anteiligen Kosten (Heizung, Strom, Miete je Büro-m²) von der Steuer absetzen können.

Literatur

[1] **Deutscher Mieterbund, Hrsg.** Die zweite Miete: Heizkosten und kalte Nebenkosten. Deutscher Mieterbund; 2009

[2] **Nöllke M.** Miete und Nebenkosten: keine Frage offen. Hauf; 2008

[3] **Just S.** Geburtshäuser & Hebammenpraxen. Ein Bildband. Elwin Staude; 2007

4 Ausstattung und Hilfsmittel

Anke Wiemer

Beim Einstieg in die freiberufliche Arbeit müssen Ausgaben für die Anschaffung bestimmter Gegenstände für die Arbeit selbst oder für die Ausstattung der Räume eingeplant werden.

Rechnen Sie mit mindestens **5 000–10 000 Euro** Gesamtanschaffungskosten für den Einstieg ohne Geburtshilfe und ohne eigene Praxis.

Kommen **Kosten für die Einrichtung** einer eigenen Praxis oder eines Geburtshauses dazu, sollten Sie unbedingt eine Kostenkalkulation erstellen. Die Investitionskosten werden hier sicher 10 000 Euro übersteigen.

Zu den Anschaffungen kommen in der Regel noch **Verbrauchsmaterialien** wie Druckerpapier und -patronen, Batterien, Toilettenpapier, Papierhandtücher, Glühbirnen, Seife, Putzmittel, Staubsaugerbeutel und Mülltüten.

> **!** Verbrauchsmaterialien, die während der Arbeit mit der Frau verwendet werden, z. B. Einmalhandschuhe, Betteinlagen, Urinstiks oder Tupfer, sind über die Materialpauschalen mit den Krankenkassen verrechnungsfähig. Mithilfe der Checklisten 4.1 bis 4.7 können Sie Ihre Ausstattung planen oder überprüfen.

im Abschnitt E Gebührenkatalog des „Vertrages über die Versorgung mit Hebammenhilfe nach § 134a SGB V" abgerechnet werden.
- Die Nutzung eines Mopeds oder Fahrrades ist ebenfalls möglich.

  CTG-Gerät
- Ein neues CTG-Gerät ist sehr teuer. Es kann auch **in Raten gekauft oder geleast** werden.
- Suchen Sie im Internet oder in den Hebammenzeitungen nach **gebrauchten Geräten**.
- Machen Sie einen Preisvergleich bei den Medizingeräteanbietern.

> **P Praxistipp**
> Heben Sie alle Rechnungen, Quittungen und Belege über diese Anschaffungen auf. Sie können in der Regel von der Steuer abgesetzt werden. Führen Sie ein Fahrtenbuch, um jeden geschäftlich gefahrenen Kilometer nachweisen zu können (auch den zur Post, zur Sparkasse und Apotheke).

Das **Telefon mit Anrufbeantworter** ist ein wichtiges Arbeitsgerät. Viele Hebammen haben alle in Checkliste 4.2 genannten Geräte bzw. Funktionen und dadurch enorme Kosten.

> **P Praxistipp**
> Prüfen Sie ganz genau, was Sie für Ihre Arbeit tatsächlich benötigen und lassen Sie sich dazu von einem Fachmann beraten.

4.1 Einsparmöglichkeiten

Die teuersten Gegenstände sind Ihr Auto und ein CTG-Gerät. Wenn Sie zu Beginn Ihrer freiberuflichen Arbeit die Anschaffungskosten niedrig halten möchten, sollten Sie die folgenden Tipps beachten:

Auto
- **Nicht sofort ein neues Auto kaufen** bzw. leasen, um dadurch die monatliche Belastung gering zu halten.
- In Großstädten kommt es häufig zu Parkplatzproblemen, Parkplatz- und Parkhausgebühren könnten entstehen; deshalb können zu Hausbesuchen auch die öffentlichen Verkehrsmittel benutzt und die Kosten über den Punkt 3350

4.1 Einsparmöglichkeiten

▶ **Checkliste 4.1** Ausstattung und Material für die Büroarbeit.

- ☐ Schreibtisch
- ☐ Regal
- ☐ Ein möglichst feuerfester und abschließbarer Aktenschrank (da Steuerunterlagen und Betreuungsakten 10 Jahre aufbewahrt werden müssen)
- ☐ 2 Stempel – einen für unterwegs und einen am Schreibtisch (evtl. ist auch ein Stempel separat mit Adresse von Praxis oder Geburtshaus nötig)
- ☐ ein Computer, evtl. als Laptop oder Notebook (wenn die Hebamme zu Hause und in einer Praxis damit arbeiten möchte)
- ☐ ein Drucker/Scanner oder ein kleines Kopiergerät (Kombigeräte sind günstig, auch gebrauchte Geräte können ausreichend sein, auf Faxgeräten können ebenfalls einzelne Seiten kopiert werden)
- ☐ ein Fächer-Ordner oder eine Karteibox für die aktuell betreuten Frauen
- ☐ ein Abrechnungsprogramm

P Praxistipp

Die meisten Anbieter bieten eine Schnupperversion an. Testen Sie diese und entscheiden Sie dann, mit welchem Programm Sie am besten zurecht kommen. Vergessen Sie dabei den Kostenvergleich nicht!

- ☐ Krankenkassenkarten-Lesegerät (Dieses kann auch später angeschafft werden. Das Eintragen der Kassendaten von Hand ist in allen gängigen Programmen möglich.)
- ☐ Standard-Schreibtisch-Ausstattung: Schere, Tesa, Locher, Tacker usw.

Papiere

- ☐ Karteikarten
- ☐ Bögen zur Dokumentation (Vordrucke gibt es bei den Hebammenverbänden, s. auch ▶ Kap. 15)
- ☐ Unterschriftenlisten lt. Vertrag über die Versorgung mit Hebammenhilfe nach § 134a SGB V zur korrekten Abrechnung erbrachter Hebammenleistungen

▶ **Checkliste 4.1** Fortsetzung.

- ☐ Behandlungsvertrag
- ☐ Wenn Vorsorge geplant ist: 1–2 Mutterpässe (bei den Kassenärztlichen Vereinigungen der Länder oder den Hebammenverbänden erhältlich)
- ☐ Überweisungsscheine ans Labor (bekommt man auch von diesem)
- ☐ Quittungsblock
- ☐ Fahrtenbuch

▶ **Checkliste 4.2** Telefon und Internet.

Festnetz

- ☐ **ISDN-Anschluss**: mehrere Rufnummern sind möglich (z. B. für Trennung zwischen geschäftlichen und privaten Anrufen), dabei kann eine extra Nummer auch für ein Faxgerät verwendet werden.
- ☐ **Analog-Anschluss**: ein einzelner Anschluss, bei dem Telefon und Fax nicht zeitgleich nutzbar sind. Das Internet kann hier über ein Modem genutzt werden (ist jedoch relativ langsam und deshalb nicht empfehlenswert). Die Internet-Kosten erscheinen auf der Telefonrechnung.
- ☐ **Internet** ist bei beiden Varianten auch über DSL möglich. Dazu wird aber ein separater Vertrag benötigt.

Handy

- ☐ Nur ein Handy zu nutzen und kein Festnetz, ist inzwischen eine gute Alternative.
- ☐ Dabei können Sie überlegen, ob Sie ein Handy mit Internetzugang nutzen möchten.

P Praxistipp

Das Einrichten einer Home-Zone oder das Aktivieren einer Partnerkarte zu einem bestehenden Vertrag oder das Nutzen eines Prepaid-Handys kann Kosten sparen.
▼

4 – Ausstattung und Hilfsmittel

▶ **Checkliste 4.2** Fortsetzung.

Internet

☐ Die meisten Hebammen haben heute einen Internetanschluss zum E-Mail schreiben, für Recherchen, die eigene Homepage oder zur Übermittlung der elektronischen Abrechnung.

☐ Ein schneller Anschluss mit mindestens 6 000-DSL kann auch zum Telefonieren und Faxen genutzt werden (Internet-Telefonie).

☐ Alternativ kann man einen bestehenden **Kabelanschluss** fürs Fernsehen meist auch für Internet und Telefon nutzen, was ebenfalls zur Einsparung von Kosten beitragen kann.

🅿 Praxistipp
Vor dem Vertragsabschluss sollten Sie die Verfügbarkeit von DSL in Ihrer Wohnung oder Praxis prüfen! In einigen ländlichen Regionen gibt es immer noch „schwarze Löcher" und man kann nur mit UMTS oder via Satellit ins Internet.

▶ **Checkliste 4.3** Arbeits- und Hilfsmittel im Hebammenkoffer (ohne Geburtshilfe).

Vorsorge-/Wochenbett-Starter-Set

☐ Schwangerschaftsscheibe

☐ Blutdruckmessgerät mit Stethoskop

☐ Holzstethoskop

☐ Maßband

☐ Hängewaage mit Tuch oder digitale Schalenwaage

☐ Händedesinfektionsmittel (z. B. Sterilium®)

☐ Fieberthermometer

☐ Indikatorpapier

☐ Urinteststreifen und Urinbecher

▶ **Checkliste 4.3** Fortsetzung.

☐ unsterile Handschuhe

☐ Venenstauband

☐ Hautdesinfektionsmittel

☐ Lanzetten zur Blutentnahme

☐ Unterlagen/Testkarten für Stoffwechseltest (bei ambulanten Wochenbettbetreuungen und wenn die Blutentnahme nach dem **Gendiagnostikgesetz** möglich ist)

☐ Nabelklemmenöffnungszange

☐ steriles Einmal-Fadenzieh-Set

Medikamente, Phytotherapeutika und/oder Homöopathika u. a. für die

☐ Nabelpflege

☐ Nahtpflege

☐ Brust, bei Milchstau oder wunden Mamillen

☐ Behandlung von Hämorrhoiden

☐ Behandlung eines Lochialstaus

☐ Behandlung von Obstipation

Für den Notfall

☐ 2 Nabelklemmen

☐ 1 Katheter (z. B. bei Harnstau im ambulanten Wochenbett)

☐ 3 Paar sterile Handschuhe

☐ 1 Einmal-Schleimabsauger

▼

▶ **Checkliste 4.3** Fortsetzung.

Ebenfalls nützlich

- [ ] Materialien für Laborkontrollen, z. B. Kanülen, Monovetten, Adapter, Proberöhrchen, Abstrichträger (können kostenfrei oder sehr günstig vom Kooperationslabor bezogen werden)
- [ ] Dopton und/oder transportables CTG-Gerät mit Zubehör wie Gel und Gurte (wenn Sie Hilfe bei Beschwerden und Vorsorge anbieten möchten)
- [ ] Einmal-Desinfektionstücher (Verpackung wie bei Feuchttüchern), z. B. für die Toilettenbrille, die Untersuchungsliege oder den Schallkopf

Kooperation mit der Apotheke vereinbaren

Um nicht zu häufig zur Apotheke fahren und nicht zu viele Medikamente und Therapeutika im Koffer mitführen (was in heißen Sommern und sehr kalten Wintern besonders ungünstig ist, weil manche Mittel bestimmte Lagerungsvorschriften haben - den Koffer also nie im Auto lassen!) oder zu Hause bzw. in der Praxis vorhalten zu müssen, sollten Sie mit Ihrer Kooperationsapotheke folgendes Vorgehen verabreden:

- Die **Eltern** kommen mit einem von der Hebamme unterschriebenen und gestempelten Infozettel, auf dem das benötigte Medikament/Therapeutikum geschrieben steht, in die Apotheke. Sie erhalten dort das Präparat mit einem Lieferschein.
- Diesen **Lieferschein** geben die Eltern beim nächsten Besuch der Hebamme zur Ablage in der Patientenakte. Dies ist gleichzeitig eine hilfreiche Erinnerung für die spätere Abrechnung.
- Die **Hebamme** erhält von der Apotheke dann z. B. immer am Monats- oder Quartalsende eine Rechnung über alle herausgegebenen Medikamente. Bei Sammelrechnungen geben manche Apotheken auch bis zu 5 % Rabatt. Verhandeln lohnt sich!

Wenn die Wohnorte der von Ihnen betreuten Eltern weiter auseinander liegen, ist es sinnvoll, mit 2 oder 3 entgegengesetzt liegenden Apotheken eine solche Vereinbarung zu treffen.

▶ **Checkliste 4.4** Ausstattung und Material für die Kursarbeit

- [ ] Pezzi-Bälle (Anzahl nach Raumgröße und Anzahl Frauen pro Kurs)
- [ ] abwaschbare Gymnastikmatten
- [ ] (Still-) Kissen, Sitz-/Meditationskissen oder kleine Hocker/Sitzgelegenheiten (nicht jede Schwangere kann gut und lange auf dem Boden sitzen)
- [ ] Demonstrationsmaterial (z. B. Puppe und Becken, Gebäratlas oder andere Abbildungen, Stillhilfsmittel)
- [ ] Igelbälle
- [ ] CD-Abspielgerät, Entspannungsmusik
- [ ] ein kleines Regal, Schränkchen und/oder Bücherbord
- [ ] eine mäßige, den Raum nicht überladende Dekoration/Vorhänge/Wandbilder
- [ ] dimmbares Licht (z. B. Stehlampe oder andere indirekte Beleuchtung)
- [ ] Infomaterial (z. B. Kopien von nützlichen Adressen oder dem Inhalt der Kliniktasche, verschiedene Elternbroschüren, ausgewählte Bücher zu den Themen Schwangerschaft, Geburt und Elternsein)
- [ ] Schreibunterlagen und kleine Blöcke für die Notizen der Frauen

Ebenfalls nützlich

- [ ] eine Zusatzheizung (z. B. Heizlüfter) für kalte Räume mit langer Aufheizzeit
- [ ] Wenn die Räume sehr fußkalt sind, kann man Socken mitbringen lassen oder als Service bereit halten oder kleine Decken anbieten
- [ ] evtl. Fernseher und DVD-Player für Videos zum Thema Gebärhaltungen oder Stillen
- [ ] evtl. ein Beamer, wenn ein Laptop vorhanden ist

▼

4 – Ausstattung und Hilfsmittel

> ▶ **Checkliste 4.5** Ausstattung eines Behandlungsraums (ohne Geburtshilfe)
>
> ☐ Wickeltisch mit Heizstrahler
>
> ☐ Spender für Händedesinfektion, Seife, Einmalhandtücher
>
> ☐ Abfalleimer
>
> ☐ Untersuchungs- und Behandlungsliege oder hochbeiniges Sofa/Liege, möglichst mit waschbarem Überzug
>
> ☐ Büroausstattung (siehe Checkliste 4.1)
>
> ☐ Nutzung der Utensilien aus dem Hebammenkoffer oder diese werden im Behandlungsraum zusätzlich deponiert (siehe Checkliste 4.3)

⚠ **Jeder öffentliche Raum muss sich an bestimmte Brandschutzvorschriften halten**, egal ob Kurse, Schwangerenvorsorge oder Geburtshilfe darin angeboten werden. Deshalb sollten in einer Praxis oder einem Geburtshaus immer zu finden sein:
- Erste-Hilfe-Kasten, Rettungsdecke
- Feuerlöscher entsprechend der Ausstattung und Raumgröße, eine Löschdecke
- ein Fluchtplan, evtl. auch eine Beschilderung der (Not-)Ausgänge

Zusätzlich zu den oben beschriebenen Dingen gibt es für **Geburtsräume** klare Vorgaben nach dem Ergänzungsvertrag nach § 134a SGB V über Betriebskostenpauschalen bei ambulanten Geburten in von Hebammen geleiteten Einrichtungen und die Anforderungen an die Qualitätssicherung in diesen Einrichtungen. Darin heißt es u. a.:

> „Die Einrichtung muss über eine Ausstattung verfügen, die nicht nur die Durchführung komplikationsloser Geburten, sondern auch die Versorgung von Mutter und Kind bei nicht vorhersehbaren Komplikationen während und nach der Geburt bis zum Eintreffen eines Arztes oder Verlegung in eine Klinik ermöglicht.
> ▼

> Alle in der Einrichtung verwendeten Materialien und Gerätschaften müssen fachlich geeignet und funktionsfähig sein sowie Sicherheits- und anderen gesetzlichen Bestimmungen entsprechen.
> Die Vorschriften des Medizinproduktegesetzes (MPG) sowie der nach dem MPG relevanten Verordnungen (z. B. Betreiberverordnung und Medizingeräteverordnung) und der Hygiene- sowie Unfallverhütungsvorschriften sind vom Träger der Einrichtung und dessen Mitarbeiter/-innen zu beachten."

Ein wichtiger Punkt ist dabei das **Sterilisieren der Instrumente**. Die Lösung kann die Anschaffung eines eigenen Sterilisationsapparates oder die Kooperation mit der zertifizierten Sterilisationsabteilung einer nahegelegenen Klinik bzw. die Inanspruchnahme eines Sterilisationsdienstes sein. Es können aber auch ständig Einmalinstrumente verwendet werden. Alle Varianten erzeugen **immer wiederkehrende Kosten**, die dem Verbrauch bzw. dem laufenden Geschäftsbetrieb zugeordnet werden müssen.

⚠ **Mit Körperflüssigkeiten durchsetzter Müll hat spezielle Entsorgungsvorschriften und darf nicht in den Hausmüll!**

Das **Koorperationslabor** kann Ihnen entsprechend große Behälter zur Verfügung stellen und auch für die Abholung und Entsorgung sorgen (Bestellung im Labor möglich, ein 30-Liter-Behälter reicht für eine Geburt). Informeren Sie sich und schließen Sie einen entsprechenden Vertrag mit Ihrem Labor ab!

> ▶ **Checkliste 4.6** Ausstattung eines Geburtszimmers/für die Arbeit mit Geburtshilfe.
>
> **Einrichtungsgegenstände und Hilfsmaterialien**
>
> ☐ Wickeltisch mit Heizstrahler
>
> ☐ Spender für Händedesinfektion, Seife, Einmalhandtücher
>
> ☐ Abfalleimer mit reißfestem Müllbeutel
>
> ☐ eine Fußbank, ein Stuhl oder Hocker
> ▼

4.1 Einsparmöglichkeiten

▶ **Checkliste 4.6** Fortsetzung.

- [ ] ein rollfähiger, nicht zu großer Tisch, zur Ablage der Geburts-/Nahtutensilien
- [ ] ein Bett für die Geburt oder danach (empfehlenswert etwas höher gebaut, eventuell mit Schubladen als Stauraum darunter)
- [ ] Gebärhocker
- [ ] Bodenmatte
- [ ] Haken an der Decke mit Tuch zum Festhalten
- [ ] Geburts- und Nahtbesteck
- [ ] RR-Gerät mit Stethoskop
- [ ] Digitalthermometer
- [ ] Irrigator mit Schlauch
- [ ] Waage und Maßband
- [ ] Neugeborenen-Stethoskop
- [ ] Haltevorrichtung für eine Infusion
- [ ] Dopton und/oder CTG-Gerät mit Zubehör (Gurte)
- [ ] verschieden große Schüsseln (bei Erbrechen, als Waschschüssel, für die Nachgeburt, zum Ablegen der Instrumente usw.)
- [ ] ein festes Kissen oder ein Keil zur Hochlagerung des Beckens
- [ ] Sauerstoffflasche (möglichst mit Befeuchtereinheit) und Ambu-Beutel mit Maske
- [ ] Mundkeil
- [ ] wasserdichter Matratzenbezug, Bettzeug und Bettwäsche
- [ ] Handtücher, Waschlappen, Spuckwindeln (Einmalhandtücher und -waschlappen sind auch sehr praktisch)

▶ **Checkliste 4.6** Fortsetzung.

Ebenfalls nützlich (im Geburtszimmer oder direkt daneben)

- [ ] ein kleiner Medikamenten-Kühlschrank (eher im Vorraum, damit die Kühlgeräusche im Geburtszimmer nicht stören), evtl. auch als Einbauschrank (wie eine Minibar)
- [ ] Schubladenschrank/Kommode für alle Utensilien mit ausreichender Arbeitsfläche darüber, evtl. ein kleiner Schreibtisch
- [ ] ein größeres Waschbecken
- [ ] eine (Gebär-)Wanne (es gibt viele Standardmodelle – besonders breit und tief, mit Griffen – die als Gebärwanne nutzbar sind) oder ein transportabler Geburtspool (kann für Hausgeburten mitgenommen werden)
- [ ] eine Toilette, eine Dusche, evtl. ein Bidet
- [ ] ein Funkwecker
- [ ] feuersichere Kerzenleuchter/Teelichthalter
- [ ] dimmbares Licht, Vorhänge
- [ ] CD-Abspielgerät, Entspannungsmusik

Verbrauchsmaterialien

- [ ] Unsterile sowie sterile Handschuhe in verschiedenen Größen
- [ ] kleine und große Einmal-Betteinlagen
- [ ] Einmal-Darmrohr
- [ ] Binden/Flockenwindeln und Einmal-Unterhosen
- [ ] Hautdesinfektionsmittel
- [ ] CTG-Gel
- [ ] Aromaöle/Massageöle

▼

4 – Ausstattung und Hilfsmittel

▶ **Checkliste 4.6** Fortsetzung.

☐ Nahtmaterial, Lokalanästhetikum, Tupfer, dicke Scheidentampon (Mops), Spritzen in verschiedenen Größen, Kanülen, Specula

☐ eine helle Lichtquelle

☐ Beinhalter oder Beinabsteller

☐ Stauschlauch, Braunüle, Mandrin, Butterfly, Adapter, Blutröhrchen, Infusionssystem

☐ Pflaster und Verband zum Fixieren der Braunüle

☐ Mundabsauger oder Absaugschläuche, wenn eine Absaugeinheit vorhanden ist

☐ Nabelklemmen, Nabelkompressen, Thermofolie

☐ Akupunkturnadeln

☐ Einmalwindeln für das Neugeborene

Medikamente

☐ Einmal-Klistier

☐ 3 I.E. Oxytocin Ampullen

☐ 5 I.E. oder 10 I.E. Oxytocin Ampullen

☐ Methergin (Inhaltsstoff: Methylergometrinhydrogenmaleat 0,125 mg)

☐ Fenoterol (z. B. 1 Amp. Partusisten® intrapartal)

☐ Infusionslösung 500 ml (NaCl, Elektrolyte, Glycose 5%)

☐ NaCl Amp. 10 ml

☐ Vitamin K

☐ Buscopan® oder Buscopan plus®-Suppositorien

▶ **Checkliste 4.6** Fortsetzung.

☐ Phytotherapeutika und/oder Homöopathika (z. B. Rescue®-Tropfen / Rescu®-Crème Partus Komplex, Spascupreel®-Ampullen/Suppositorien, Sedaselect® oder Einzelmittel)

Spezielle Papiere

☐ Partogramm oder eine andere Geburtskurve

☐ Als Vordruck: Verlegungsbogen für den Notfall

☐ Kinderuntersuchungsheft (bei den Kassenärztlichen Vereinigungen der Länder oder den Hebammenverbänden erhältlich)

☐ Geburtenmeldung für die Unterschrift der Hebamme

☐ Standesamtlicher Meldebogen für die Unterschriften der Eltern

☐ Perinatalerfassungsbogen für außerklinische Geburten (www.quag.de)

☐ Vordruck für den Geburtsbericht an den Gynäkologen und an eine evtl. andere, nachbetreuende Hebamme

Praktisch und ansprechend kann eine **kleine flache Küchenzeile** mit Schubfächerschränken, einem eingearbeiteten Porzellanbecken (Porzellan ist optisch nicht so kalt wie Edelstahl und evtl. gleich etwas größer für den Fall, dass ein Neugeborenes einmal ein Bad haben soll), eingebautem Minikühlschrank, evtl. einem Apothekerauszugschrank, sein. Sogar eine Schalenbabywaage kann dann in einer entsprechend hohen und breiten Schublade „versteckt" werden.

Vor der geplanten Hausgeburt sollten Sie entscheiden, was Sie für die Geburtshilfe in der Wohnung der Gebärenden benötigen, was Sie selbst mitbringen und was Sie von der Frau zurecht legen bzw. vorbereiten lassen (siehe Checkliste 4.7). Sie sollten sich auch mit den Räumlichkeiten der Familie im Vorfeld einer Geburtsbetreuung vertraut machen.

4.1 Einsparmöglichkeiten

▶ **Checkliste 4.7** Vorbereitung einer Hausgeburt

Baby- oder Wäschewanne

(ist meist vorhanden und man kann sie bei einem Raumwechsel gut mitnehmen) mit folgenden Gegenständen darin:

- ☐ 2 große Müllsäcke
  (einer für die benutzte Wäsche, einer für Müll)
- ☐ 1 Kirschkernkissen oder Wärmflasche
  (unter der Geburt, aber auch zur möglichen Verlegung des Neugeborenen besonders im Winter sinnvoll)
- ☐ 3 bis 5 Badehandtücher, davon eins auf die angestellte Heizung legen
- ☐ Babykleidung/Windel, möglichst auf die angestellte Heizung legen (wenn nötig Nachtbetrieb ausschalten bzw. Dauerbetrieb einschalten)
- ☐ 5 normale Handtücher, 5 Waschlappen
- ☐ 1 Küchenrolle
- ☐ 2 bis 4 Baumwolllaken oder Bettbezüge
- ☐ 2 T-Shirts (zum Wechseln für die Frau)
- ☐ 1 Babydecke
- ☐ Traubenzucker, 1 bis 2 Energiegetränke

Ebenfalls nützlich und spätestens bei Geburtsbeginn bereitzustellen:

- ☐ 1 Heizlüfter
  (für den Fall, dass man die Heizung im Sommer nicht anstellen kann und für das schnelle Aufheizen eines Raumes nach einem Raumwechsel, z. B. vom warmen Bad ins kalte Schlafzimmer)
- ☐ 2 bis 3 Kühlakkus in den Gefrierschrank legen
- ☐ Essen und Trinken bereit haben
- ☐ 1 dicke Iso-Matte oder 1 alte Matratze zum Knien auf dem Boden

▶ **Checkliste 4.7** Fortsetzung.

- ☐ 1 kleiner Eimer oder Schüssel oder kleine Mülltüten (bei möglichem Erbrechen)
- ☐ 1 etwas größere Schüssel (als Waschschüssel)
- ☐ 1 helle Steh- oder Klemmlampe oder Schreibtischlampe (für eine evtl. nötige Naht)
- ☐ 1 Hocker oder Stuhl im Geburtsraum
  (für die Hebamme und damit sich die Frau z. B. bei einem Bettzeugwechsel kurz vor das Bett setzen kann)
- ☐ 1 Thermoskanne mit heißem Wasser gefüllt
  (dann muss man die Frau nicht zu oft alleine lassen)
- ☐ 1 Funkuhr
- ☐ Entspannungsmusik
- ☐ Wenn dies möglich ist: an der Zimmerdecke ein Seil (ca. 2–3 cm dick und 4–5 m lang) oder ein langes starkes Tuch (z. B. Tragetuch) zum Anhängen/Ziehen befestigen

Das mögliche Gebär- und Wochenbett vorbereiten lassen:

- ☐ doppelt mit Laken beziehen
- ☐ darauf eine Wegwerf- oder Gummi-Betteinlage
- ☐ darauf eine Wolldecke und ein Laken für den Fall des vorzeitigen Blasensprungs (dann kann man nach diesem oder einer Geburt im Bett einfach die obere Schicht bis zur Betteinlage abziehen, das schützt die Matratze und spart Aufwand ...)

Für den Fall einer Verlegung von Mutter oder Neugeborenem:

- ☐ Stolperfallen (Schuhe, Deko-Artikel, Pflanzen, u. a. bewegliche Dinge) aus dem Weg räumen, besonders im Flur, auf Treppen und im Hauptaufenthaltsraum
- ☐ das Auto zum Losfahren parken, um Zeitverlust zu vermeiden (d. h. Garagentor auf statt zu, vorwärts statt rückwärts hinstellen, gutes Einsteigen muss möglich sein)

▼

> **Checkliste 4.7** Fortsetzung.

☐ 1 Jogginganzug, Bademantel, Wolldecke, besonders im Winter, extra bereit legen (evtl. eine Tasche für die Klinik gepackt bereitstellen und diese Dinge darauf legen)

☐ Autositz für das Baby bereit stellen

☐ Telefonliste mit Verwandten oder Freunden, die zur Geburt kommen sollen oder bei einer Verlegung kommen müssen (z. B. um auf Geschwister aufzupassen)

Bezugsadressen finden Sie im Anzeigenteil der Hebammenzeitschriften.

5 Welche Versicherungen sind sinnvoll?

Regine Knobloch

Es gibt gesetzlich vorgeschriebene Versicherungen, einige freiwillige, die sinnvoll erscheinen, und jede Menge anderer Versicherungen, bei denen im Einzelfall abgewogen werden muss, ob sie für die freiberufliche Hebammenarbeit tatsächlich einen Nutzen bringen können.

Zu den **gesetzlich vorgeschriebenen Versicherungen** gehören

- die gesetzliche Rentenversicherung
- die gesetzliche Unfallversicherung
- und die Berufshaftpflichtversicherung.

Die Kranken- und Pflegeversicherung ist zwar ebenfalls Pflicht, es besteht jedoch die Wahlmöglichkeit, ob man sich gesetzlich oder privat versichern möchte.

Allgemeine Grundsätze beim Abschluss von freiwilligen Versicherungen:

Ob eine Hebamme überhaupt eine weitere Versicherung braucht, als die gesetzlich vorgeschriebenen, sollte sie sehr genau prüfen. Versicherungsvertreter malen gern Schreckensszenarien, die sich selten verwirklichen.

Beim Abschluss einer Versicherung ist es nicht immer sinnvoll, die Versicherung nur nach dem Preis zu beurteilen. Auch der Umfang, die Qualität der Beratung und wie der Hebamme in einem evtl. Schadenfall geholfen wurde, sollten in die Bewertung mit einfließen.

> **P Praxistipp**
>
> Wer sich unabhängig über Versicherungen, Altersvorsorge, Berufsunfähigkeit, Krankentagegeld informieren möchte, kann sich an die Verbraucherzentralen www.verbraucherzentrale.de wenden, wo man eine Vielzahl gut verständlicher, hilfreicher Broschüren erwerben oder eine persönliche Beratung vereinbaren kann.

5.1 Rentenversicherung

> ❗ Selbständige Hebammen sind als eine der wenigen Berufsgruppen in der Deutschen Rentenversicherung Bund rentenversicherungspflichtig (§ 2 Satz 1, Nr. 3 SGB VI).

Der Gesetzgeber hatte mit der Niederlassungserlaubnis die Aufgabe übernommen, für eine **finanzielle Alterssicherung** der Hebamme zu sorgen. Die Aufnahme in die gesetzliche Rentenversicherung, zunächst als hilfreiches Angebot des Gesetzgebers gedacht, empfanden viele Hebammen nach dem Wegfall der Niederlassungserlaubnis mit dem neuen Hebammengesetz von 1985 als unangemessene Härte. Freiberufliche Hebammen sehen sich häufig nicht in der Lage, in Erwartung niedriger Rentenzahlungen, die hohen Beiträge zu bezahlen. Aufgrund der Tatsache, dass sich viele Hebammen nicht freiwillig bei der damaligen BfA (bis September 2005: Bundesversicherungsanstalt für Angestellte) gemeldet hatten, erließ die BfA 2001 eine Amnestie für alle, die sich bisher, trotz der Pflicht, noch nicht gemeldet hatten. Wer sich bis zu einem bestimmten Datum gemeldet hatte, musste keine der sonst üblichen Rentenversicherungsbeiträge von 4 Jahren nachbezahlen oder konnte sich befreien lassen, wenn er eine Altersvorsorge in einer bestimmten Höhe nachweisen konnte.

Die **Frage der Versicherungspflicht** war in der Vergangenheit auch immer wieder einmal Gegenstand gerichtlicher Auseinandersetzungen. Das Bundessozialgericht hat in allen Fällen die Versicherungspflicht bestätigt. Zurzeit (Dezember 2010) ist noch eine Verfassungsbeschwerde beim Bundesverfassungsgericht anhängig wegen der Ungleichbehandlung mit anderen Berufsgruppen: Inhaber von Pflegeorganisationen können durch Anstellung einer versicherungspflichtigen Mitarbeiterin erreichen, dass sie selbst aus der Deutschen Rentenversicherung ausscheiden.

> ⚠ Eine zusätzliche private Absicherung sollten Sie in Erwägung ziehen, da die Höhe der gesetzlichen Renten ungewiss ist.

Als **Bemessungsgrundlage** dient das Arbeitseinkommen. Es ist identisch mit den steuerlichen Einkünften aus der selbständigen Arbeit als Hebamme, dem Gewinn. Daraus errechnen sich die Beiträge prozentual. Wenn der Gewinn aus der Freiberuflichkeit unter der Geringfügigkeitsgrenze von 400 Euro monatlich bleibt (§ 5 Abs. 2, SGB VI), ist die Hebamme versicherungsfrei.

Der Regelbeitrag bemisst sich nach der sogenannten **Bezugsgröße** (§ 18 SGB IV). Das durchschnittliche Bruttoarbeitsentgelt aller Versicherten wird jährlich neu festgestellt. Für 2011 wird ein Durchschnittsentgelt von 30 660 Euro West und 26 040 Euro Ost veranschlagt.

Die Bezugsgröße ist in den alten Bundesländern 2011 monatlich 2 240 Euro und in den neuen Bundesländern monatlich 2 170 Euro. Der **Regelbeitrag** beträgt 19,9 % dieser Bezugsgröße, das sind in den alten Bundesländern 508,45 Euro monatlich und 445,76 Euro in den neuen Bundesländern.

> **P Praxistipps**
> - Als **Existenzgründerin** können Sie für das Jahr, in dem Sie Ihre Selbständigkeit aufnehmen, und für 3 weitere Jahre als Vergünstigung die Hälfte des Regelsatzes beantragen. Das sind also in den alten Bundesländern 254,23 Euro monatlich und in den neuen Bundesländern 222,88 Euro monatlich. (§ 165 Abs. 1 Satz 2, SGB VI).
> - Ist der **monatliche Gewinn** aus der selbständigen Tätigkeit niedriger als die Bezugsgrößen von 2 555 Euro (West) oder 2 240 Euro (Ost), müssen Sie nicht den Regelbeitrag bezahlen, sondern können das tatsächlich erzielte Einkommen ansetzen.

Sie können jederzeit den Antrag stellen, dass der Beitrag nach Ihrem tatsächlichen Arbeitseinkommen berechnet wird. Unter dem Arbeitseinkommen ist nach § 15 SGB IV der **einkommensteuerrechtliche Gewinn** zu verstehen. Der Gewinn ist das Einkommen aus der Hebammentätigkeit bzw. den Betriebseinnahmen abzüglich der Betriebsausgaben.

Der Beitrag muss dann von der Deutschen Rentenversicherung Bund im Jahr 2011 mit 19,9 % vom tatsächlichen Arbeitseinkommen berechnet werden. Es wird stets das im letzten Steuerbescheid festgesetzte Arbeitseinkommen, das unter der Rubrik „Einkünfte aus selbständiger Arbeit" zu finden ist, zugrunde gelegt. Nur bei neu aufgenommenen freiberuflichen Tätigkeiten, die noch in keinem Steuerbescheid erfasst sind, gilt das gewissenhaft geschätzte voraussichtliche Arbeitseinkommen als Bemessungsgrundlage.

Waren Sie bereits versicherungspflichtig, dann richtet sich Ihr Beitrag so lange nach dem im letzten Steuerbescheid ermittelten Gewinn (ggf. dynamisiert), bis ein neuer Steuerbescheid ergangen ist. Der **neue Einkommensteuerbescheid** ist der DRV Bund spätestens 2 Kalendermonate nach seiner Ausfertigung vorzulegen. Statt des Einkommensteuerbescheids kann auch eine Bescheinigung des Finanzamtes vorgelegt werden, die die für den Nachweis des Arbeitseinkommens erforderlichen Daten des Einkommensteuerbescheides enthält. Änderungen des Arbeitseinkommens werden dann vom 1. des folgenden Kalendermonats nach der Vorlage des Bescheids oder der Bescheinigung berücksichtigt, spätestens aber vom Beginn des 3. Kalendermonats nach der Ausfertigung des Einkommensteuerbescheids an (§ 165 Abs. 1 Sätze 3–8 SGB VI).

Erzielt eine Hebamme, z. B. wegen Schwangerschaft und Geburt eines eigenen Kindes, ein **um 30 % geringeres Arbeitseinkommen** als auf dem letzten Einkommensteuerbescheid festgestellt, kann das aktuell zu erwartende Arbeitseinkommen auf Antrag den Rentenbeiträgen sofort zugrunde gelegt werden (§ 165 Abs. 1a SGB VI).

In manchen Fällen kann es Sinn machen, einen **freiwilligen monatlichen Betrag** in Höhe von mindestens 79,60 Euro zu bezahlen. Dadurch bleiben Anwartschaften erhalten.

> ⚠ Eine spätere Rentenzahlung wird nur erfolgen, wenn eine Mindestversicherungszeit von 5 Jahren nachgewiesen werden kann.

Dazu zählen die Angestelltenzeiten, aber auch Zeiten von Arbeitsunfähigkeit wegen Krankheit, Schwangerschaft, Mutterschaft, Kindererziehungszeiten und Arbeitslosigkeit. Auch Zeiten der Schulausbildung, der Ausbildung und des Studiums können angerechnet werden.

> **✉ Adressen**
>
> **Anträge für die Rentenversicherung** erhalten Sie bei Ihrer örtlichen DRV-Beratungsstelle oder direkt bei der
> Deutsche Rentenversicherung Bund (DRV Bund)
> Ruhrstraße 2, 10709 Berlin
> Servicetelefon 0800-10 00 480 70
> Fax 030/865-27240
> meinefrage@drv-bund.de
> www.deutsche-rentenversicherung-bund.de
> Antworten auf **allgemeine Fragen zum Thema Rente** sind auch auf der Internetseite des Bundesministeriums für Arbeit und Soziales (www.bmas.bund.de) zu finden.

5.2 Gesetzliche Unfallversicherung

Die **Berufsgenossenschaft für Gesundheitsdienst und Wohlfahrtspflege** (BGW) ist die für Hebammen zuständige Berufsgenossenschaft für die Absicherung bei Berufsunfällen und Berufskrankheiten.

Aufgaben der BGW sind die Unfallverhütung (Prävention) durch Aufklärung und Beratung, das Wiederherstellen von Gesundheit und Arbeitskraft (Rehabilitation) und die Sicherung der Versorgung durch finanzielle Leistungen (z. B. Renten). Versichert ist die Hebamme und ggf. ihre Mitarbeiterinnen gegen

- Arbeitsunfälle, die sich im Zusammenhang mit der versicherten Tätigkeit ereignen,
- Wegeunfälle auf dem direkten Wege nach und von dem Ort der Tätigkeit und
- Berufskrankheiten, die sich die Versicherte im Zusammenhang mit der versicherten Tätigkeit zuzieht und die in der Berufskrankheitenverordnung als solche bezeichnet sind.

Die **Beitragshöhe** wird einmal jährlich nachträglich von der BGW ermittelt. Dazu verschickt die BGW einen Fragebogen, der spätestens zum 11. Februar des Folgejahres ausgefüllt eingereicht werden muss.

> **✉ Adressen**
>
> Der Fragebogen kann auch online unter www.bgw-online.de ausgefüllt werden.

Der Beitrag wird nach der Versicherungssumme, dem Gefahrentarif und einem Beitragsfuß berechnet. Für Hebammen gilt der **Gefahrtarif 3,3** und der **Beitragsfuß 2,14** für das Jahr 2009. Der Beitragsfuß für 2010 wird Anfang April vom Verband beschlossen. Er berechnet sich aus dieser Formel:

$$\frac{\text{Entgelt (Versicherungssumme)} \times \text{Gefahrklasse} \times \text{Beitragsfuß}}{1\,000}$$

Für die Hebamme als Unternehmerin gelten **einkommensunabhängige feste Versicherungssummen**, mindestens aber 19 000 Euro. Wer möchte, kann sich auch bis zu einem Höchstbeitrag von 84 000 Euro höher versichern (Stand Januar 2011).

> **Rechenbeispiel nach dem Mindesteinkommen:**
>
> $$\frac{19\,000\,€ \times 3{,}3\text{ Gefahrklasse} \times 2{,}14\text{ Beitragsfuß}}{1000} =$$
>
> 134,17 € Jahresbeitrag
>
> Hat die Hebamme **angestellte Mitarbeiter** (Hebammen, Bürofachkräfte), richtet sich der Beitrag nach der Bruttogehaltssumme der Mitarbeiterinnen und der Mindestversicherungssumme für die Hebamme als Unternehmerin.
>
> **Rechenbeispiel für die Hebamme mit 2 Mitarbeiterinnen mit einer Bruttogehaltssumme von 40 000 Euro:**
>
> $$\frac{40\,000\,€ \times 3{,}3\text{ Gefahrklasse} \times 2{,}14\text{ Beitragsfuß}}{1000} =$$
>
> 282,48 € Jahresbeitrag
>
> **plus** Beitrag für die Unternehmerin nach der Mindestversicherungssumme von 19 000 € = 134,17 €
> Insgesamt zahlt die Unternehmerin also 416,65 € für 2009.

Als **Unternehmerin mit Angestellten** muss die Hebamme zusätzlich sogenannte „**Fremdumlagen**" bezahlen. Relevant ist hier der Insolvenzbeitrag, den die Berufsgenossenschaften für die Arbeitsagenturen einziehen. Mit dem Geld werden Arbeitnehmer im Falle einer drohenden Insolvenz ihres Betriebes für 3 Monate vor der Insolvenzeröffnung mit „Lohnersatz" unterstützt. Für 1 000 Euro Gehaltssumme müssen 2 Euro Beitrag geleistet werden. In dem obigen Beispiel fällt demnach ein Jahresbeitrag von 80 Euro an.

❗ **Liegt das Einkommen der Unternehmerin über 19 000 Euro, ist eine Höherversicherung empfehlenswert (zurzeit bis 84 000 Euro möglich), da bei einem Unfall in der Freiberuflichkeit sich das Verletztengeld ausschließlich aus der Versicherungssumme errechnet.**

Versicherte Selbständige erhalten als **Verletztengeld** den 450. Teil der Versicherungssumme. Das Verletztengeld wird kalendertäglich in der Zeit der medizinischen Rehabilitation gezahlt, wobei für einen vollen Monat 30 Tage abgerechnet werden. Wird ein Einkommen von 19 000 Euro zugrunde gelegt, beträgt das Verletztengeld 42,22 Euro pro Tag.

Als Arbeitgeberin muss die Hebamme ihre Beschäftigten vor Gesundheitsgefahren am Arbeitsplatz schützen. Unterstützung und Beratung bei dieser Aufgabe bietet ihr die **„Betriebsärztliche und sicherheitstechnische Betreuung"** (BuS-Betreuung). Aus Kostengründen können sich Hebammen zusammenschließen bzw. bei ihrem Hebammen-Kreisverband nachfragen oder sich mehrere Angebote einholen. Allein arbeitende Hebammen benötigen diesen sogenannten BuS-Dienst nicht.

> ✉ **Adressen**
>
> Adressen von ortsnahen Firmen, die den BuS-Dienst anbieten, sind auf der Homepage www.bgw-online.de unter Arbeitsschutz-Betreuung zu finden.
> BGW
> Pappallee 35/37
> 22089 Hamburg
> Fon 040/20207-0
> Fax 040/20207-1499

Für **Fragen per E-Mail** wählen Sie auf der Website unter Kontakt am besten das Thema. Ein Stöbern auf der sehr informativen Seite der BGW lohnt sich. Dort sind viele Arbeitshilfen im Bereich des Gesundheitsmanagements zu finden.

5.3
Krankenversicherung

❗ **Jede Person mit Wohnsitz im Inland muss krankenversichert sein.**

Als freiberufliche Hebamme können Sie frei wählen, ob Sie sich lieber bei einer gesetzlichen Krankenkasse oder privat versichern möchten. Sie können freiwillig Mitglied in der Gesetzlichen Krankenversicherung (GKV) bleiben oder auch eine Private Krankenversicherung (PKV) abschließen.

Der allgemeine Beitragssatz für **freiwillig Versicherte bei den gesetzlichen Krankenkassen** liegt derzeit bei 15,5 %. In diesem Beitragssatz wird ab dem 43. Krankheitstag, also ab Beginn der 7. Woche, Krankengeld bezahlt. Krankengeld ist eine Ersatzleistung für das eigentliche Einkommen. Die Versicherte erhält 70 % des letzten Bruttoeinkommens.

Selbständige können als freiwilliges Mitglied auch einen reduzierten Beitragssatz von 14,9 % wählen, erhalten dafür aber kein Krankengeld wie etwa Angestellte. Mit einem Wahltarif kann sich die Selbständige weiter absichern, z. B. Krankengeld ab dem 22. Tag oder Krankentagegeld zusätzlich zum Krankengeld.

Für **hauptberuflich selbständig erwerbstätige Personen** wird als beitragspflichtige Einnahme zunächst ein Wert in Höhe der monatlichen Beitragsbemessungsgrenze von derzeit 3 750 Euro (Stand Jan. 2011) angesetzt. Sind die tatsächlichen Einnahmen niedriger, sind nur diese Einnahmen bei der Beitragsberechnung zu berücksichtigen, mindestens jedoch ein Betrag von derzeit 1 916,25 Euro.

In der Regel wird der **Nachweis anhand des aktuellen Steuerbescheides** erbracht. Gibt der Steuerbescheid nicht die derzeitigen finanziellen Verhältnisse wieder, können die Einnahmen auch sorgfältig geschätzt werden. Lagen die Einnahmen höher als geschätzt, müssen die Beiträge nach dem Vorlegen des Steuerbescheids ggf. nachbezahlt werden.

> **Rechenbeispiel**
> Mindestbeitrag aus 1 916,25 € = 293,52 €
> (Dies entspricht 75 % der monatl. Bezugsgröße, z. Z. 2 555 €, siehe auch unter Gesetzliche Rentenversicherung)
> Höchstbeitrag aus 3 750,00 € = 561,16 €

Selbstständige, die einen **Existenzgründerzuschuss** oder eine entsprechende Leistung nach § 16 SGB II (Leistungen zur Wiedereingliederung ins Erwerbsleben) erhalten, haben eine Mindestbemessungsgrundlage von 1 277,50 Euro für die Zeit, in der sie diese Leistungen erhalten (auf der Grundlage von 50 % der monatlichen Bezugsgröße).

Die **Mindestbemessungsgrenze** gilt auch auf Antrag in Härtefällen, wenn die Hebamme als Alleinstehende nicht mehr als 1 277,50 Euro Gewinn erwirtschaftet oder in Gemeinschaft mit einem Lebenspartner nicht mehr als das Doppelte von 1 277,50 Euro, also 2 555,00 Euro.

> **Beispiele**
>
> **Einkommen beträgt 1 400,00 Euro monatlich, der Lebenspartner hat ein Einkommen von 2 300 Euro:**
> Der Krankenversicherungsbeitrag liegt bei 293,52 €.
> Hier geht man von dem Mindestbeitrag von 1 916,25 Euro aus und einem Beitragssatz von 14,9 %. Das Einkommen beträgt zusammen mit dem Partner mehr als 2 555 Euro.
>
> **Einkommen beträgt 4 000,00 Euro monatlich:**
> Der Krankenversicherungsbeitrag liegt bei 561,16 €.
> Die Beitragsbemessungsgrenze liegt bei 3 750,00 Euro, davon werden 14,9 % berechnet.
>
> **Beispiel für die Zeit der Existenzgründung:**
> **Einkommen beträgt 1 000,00 Euro monatlich:**
> Der Krankenversicherungsbeitrag liegt bei 198,35 €.
> In diesem Fall geht man von dem Mindestbeitrag von 1 277,50 Euro (50 % der Bezugsgröße) aus, davon werden 14,9 % berechnet.

Das heißt also im Klartext: wer weniger als den Mindestbeitrag an Einkommen hat, zahlt prozentual deutlich mehr für seine Krankenkassenbeiträge als jemand, der ein hohes Einkommen hat, da die Beiträge oberhalb der Bemessungsgrenze nicht mehr steigen.

Eine **beitragsfreie Familienversicherung** ist möglich, wenn der Gewinn aus der freiberuflichen Tätigkeit geringer als 365 Euro ist.

Ist eine Hebamme **noch angestellt tätig** und möchte die **freiberufliche Arbeit zunächst als Nebentätigkeit** aufnehmen, ist sie nicht automatisch zusätzlich krankenversicherungspflichtig.

> ❗ Bezieht eine Hebamme mehr Bruttogehalt vom Arbeitgeber als Gewinn aus ihrer freiberuflichen Tätigkeit, bleibt sie versicherungspflichtig über den Arbeitgeber. Der Gewinn aus der selbständigen Tätigkeit wird dann nicht mitberechnet.

Anders sieht es aus, wenn der **Gewinn aus der freiberuflichen Tätigkeit höher** ist als das Bruttoeinkommen beim Arbeitgeber. Dann ist die Selbständige nicht mehr pflichtversichert in der gesetzlichen Krankenversicherung. Die Hebamme muss sich dann freiwillig gesetzlich oder auch privat versichern. Nicht nur das Bruttoeinkommen beim Arbeitgeber, sondern auch sämtliche anderen Einnahmen (z. B. aus Vermietung) werden bei der Berechnung der Krankenkassenbeiträge zum Gewinn hinzugerechnet. Außerdem entfällt der Arbeitgeberanteil zur Krankenversicherung.

Krankengeld

Das gesetzliche Krankengeld sichert gegen einen Verdienstausfall ab der 7. Krankheitswoche/43. Tag der Arbeitsunfähigkeit ab. Seit dem 1. Januar 2009 ist das Krankengeld für Selbständige nicht mehr eine gesetzlich vorgeschriebene Regelleistung, sondern eine **Wahlleistung der gesetzlichen Krankenkassen.** Wünscht die Versicherte dennoch ein Krankengeld, kann sie einen Krankengeld-Wahltarif bei ihrer gesetzlichen Kasse abschließen oder sich privat versichern.

Das gesetzliche Krankengeld beträgt 70 % des für die monatlichen Beiträge zugrunde gelegten Arbeitseinkommens. Entscheidet sich die Selbständige für den Krankengeld-Wahltarif, ist sie für die Dauer von 3 Jahren an diese Kasse gebunden.

Die gesetzlichen Krankenkassen sind verpflichtet, einen Krankengeld-Wahltarif anzubieten.

Krankentagegeld

Das Krankentagegeld ist ein zusätzlicher, ergänzender Schutz gegen das Risiko des Einkommensausfalls bei Krankheit.

> ❗ Da die Höhe der Prämien von Kasse zu Kasse unterschiedlich ist und auch die Ausgestaltung der Tarife variiert, sollten Sie sich detailliert über die Angebote Ihrer Krankenkasse, aber auch anderer Krankenkassen informieren.

Private Krankenversicherung

Zum 1. Januar 2009 wurde der neue **Basistarif** eingeführt, den alle privaten Krankenversicherungsunternehmen anbieten müssen. Versicherte dürfen in diesem Tarif nicht abgewiesen werden. Es dürfen auch keine Zuschläge wegen erhöhten gesundheitlichen Risikos erhoben und keine Leistungsausschlüsse vereinbart werden. Die Leistungen im Basistarif müssen in Umfang, Art und Höhe mit dem Leistungskatalog der gesetzlichen Krankenversicherung vergleichbar sein.

Die **Versicherungsprämie** darf den jeweiligen GKV-Höchstbeitrag (2011 ca. 570 Euro) nicht überschreiten. Ist das für die Versicherten zu teuer, weil sie durch die Zahlung des Beitrages hilfebedürftig im Sinne der Gesetze zur Grundsicherung würden, wird der Beitrag im Basistarif um die Hälfte reduziert. Und wer auch dafür nicht genug Geld aufbringen kann, bekommt einen Zuschuss zu seiner Versicherungsprämie vom Sozialamt oder Grundsicherungsträger. Die sozialen Regelungen bei niedrigem Einkommen gelten auch für die private Pflege-Pflichtversicherung.

Wer 55 Jahre und älter ist oder eine Rente bezieht, kann darüber hinaus jederzeit in den Basistarif innerhalb seines Versicherungsunternehmens wechseln. Gleiches gilt für Versicherte, die nachweislich die Versicherungsprämie nicht mehr aufbringen können. Wer nach dem 1. Januar 2009 einen privaten Krankenversicherungsvertrag neu abschließt, kann sofort den Basistarif wählen.

Privatversicherte zahlen mit ihren Prämien zusätzlich sogenannte **Alterungsrückstellungen**, mit denen der Beitragsverlauf im Lebenszyklus geglättet wird, das heißt Rücklagen für den höheren medizinischen Versorgungsbedarf im Alter gebildet werden. Privatversicherte, die innerhalb ihrer Versicherung in den Basistarif wechseln, nehmen die Alterungsrückstellungen in vollem Umfang mit.

Lieber gesetzlich oder privat versichern?

Allgemeingültig lässt sich diese Frage nicht beantworten. Bei der Entscheidung ist zu berücksichtigen, dass die Beiträge der Privatkassen vor allem günstig sind, solange man jung ist. Wenn Kinder mitversichert werden sollen, sind diese bei einer gesetzlichen Krankenkasse kostenlos mitversichert, bei einer privaten Krankenkasse müssen für Kinder Extra-Beiträge bezahlt werden. Eine Rückkehr in die gesetzliche Krankenkasse ist nur möglich, wenn man vor dem 55. Lebensjahr wieder zum sozialversicherungspflichtigen Arbeitnehmer wird.

> ❗ Für selbständige Hebammen, die für die Versorgung von Familienangehörigen zuständig sind und/oder wesentliche Vorerkrankungen haben, ist es in der Regel günstiger, bei der gesetzlichen Krankenversicherung zu bleiben.

Gesetzlich Versicherte haben die Möglichkeit, **private Zusatzversicherungen** abzuschließen. Dies kann eine Krankentagegeldversicherung oder eine zusätzliche Versicherung für die Behandlung im Krankenhaus sein, die die Kosten für die Unterbringung in einem Ein- oder Zweibettzimmer und die Chefarztbehandlung übernimmt.

Grundsätzlich ist es zur besseren Information empfehlenswert, einen freien Versicherungsmakler zu konsultieren. Manche Hebammen-Landesverbände bieten die Möglichkeit, sich einer **privaten Krankenkassen-Gruppenversicherung** anzuschließen. Auskunft darüber erteilen die Landesvorsitzenden.

Welche Variante sinnvoll ist, hängt von der persönlichen Situation ab. Die entscheidenden Unterschiede sind in ▶ Tab. 5.1 gegenübergestellt.

▶ **Tab. 5.1** Gesetzliche und private Krankenversicherung im Vergleich.

Gesetzliche Krankenversicherung	Private Krankenversicherung
Ehepartner und Kinder bis 25 Jahre ohne Einkommen sind kostenlos mitversichert.	Familienmitglieder müssen in Einzelverträgen versichert werden.
Der Beitrag richtet sich im Wesentlichen nach dem Einkommen zwischen einem Mindestbetrag und einem Höchstbetrag.	Der Beitrag richtet sich nach Alter, Geschlecht, dem Gesundheitszustand bei der Antragstellung und dem gewählten Tarif. Frauen zahlen häufig etwas mehr, alte Menschen mehr als junge.
Der Gesetzgeber kann Leistungen ausschließen, z. B. Brillen und rezeptfreie Medikamente werden in der Regel nicht mehr bezahlt. Akupunktur wird nur bei bestimmten Diagnosen und der Behandlung durch Ärzte bezahlt.	Individuelle Gestaltung möglich, einzelne Leistungen können ausgeschlossen, und eine Selbstbeteiligung kann festgelegt werden. Heilpraktikerbehandlung u. a. alternative Behandlungsmethoden können vereinbart werden.
Die Zahlung einer häuslichen Krankenpflege und die Behandlung in Kureinrichtungen sind im Beitrag eingeschlossen.	Je nach Tarif müssen zusätzliche Leistungen gesondert vereinbart werden.
Als freiwilliges Mitglied muss die Zahlung von Krankengeld vereinbart werden.	Die Zahlung von Krankengeld muss vereinbart werden.
Keine Risikoaufschläge oder Leistungszuschüsse	Risikoaufschläge für Vorerkrankungen
Wahltarife sind in begrenztem Umfang je nach Krankenkasse möglich, z. B. Beitragsrückerstattung, Selbstbeteiligung.	Selbstbeteiligung in unterschiedlicher Höhe möglich
(Anteilmäßige) Kostenübernahme für die Teilnahme von Präventions- und Fitnesskursen	In der Regel keine Kostenübernahme.
Jede Antragstellerin muss versichert werden.	Die Aufnahme kann nur im Basistarif nicht verweigert werden.
Die Krankenkasse kann per Satzung eine Beitragsrückerstattung für freiwillig Versicherte vorsehen.	Je nach Versicherung und Tarif: bei Nichtinanspruchnahme des Versicherungsschutzes werden bis zu 6 Monatsbeiträge pro Jahr rückerstattet.
Eine Kündigung und ein Wechsel in eine andere gesetzliche Kasse bzw. in die private Krankenversicherung ist möglich.	Eine Kündigung zum Ende des Versicherungsjahres ist möglich. Ein Wechsel in eine andere private Krankenversicherung ist aber selten sinnvoll, da die Altersrückstellungen nicht übernommen werden können und das Eintrittsalter höher ist. Die Rückkehr in die gesetzliche Krankenversicherung ist nur möglich, wenn Sie vor dem 55. Lebensjahr wieder pflichtversichert sind.
Gilt in Deutschland und Staaten mit entsprechenden Sozialversicherungsabkommen.	Gilt weltweit.
Gesetzlich vorgeschriebene Grundversorgung. Die Leistungen der gesetzlichen Krankenkassen sind nahezu gleich.	Abhängig vom gewählten Tarif. Der Basisschutz ist mit den Leistungen der Gesetzlichen vergleichbar. Die Leistungen sind in der Regel besser. Es können jedoch bestimmte Leistungen ausgeschlossen sein. Eine Beschäftigung mit dem Vertrag ist erforderlich.
Haushaltshilfe wird gewährt.	Haushaltshilfe muss in einem gesonderten Tarif vereinbart werden.
Mutterschaftsgeld wird in Höhe des Krankengeldes gezahlt (nur bei Anspruch auf Krankengeld). Beitragsfrei versichert in der Elternzeit	Kein Mutterschaftsgeld. Beiträge sind auch im Mutterschutz und in der Elternzeit zu bezahlen.

5.4
Pflegeversicherung

Die Aufgaben der Pflegekassen sind im Sozialgesetzbuch XI geregelt. Zu den wichtigsten Aufgabenbereichen der Pflegekassen zählt die Sicherstellung von pflegerischen Maßnahmen und Versorgungen ihrer Versicherten. Dabei steht die häusliche Pflege im Vordergrund. Die Pflegeversicherung ist seit 1995 für alle Krankenversicherten Pflicht, gleichgültig ob sie privat oder gesetzlich versichert sind.

Bei den **gesetzlich Krankenversicherten** werden die Beiträge zusammen mit den Krankenversicherungsbeiträgen erhoben. Sie bemessen sich nach den gleichen Einnahmen, die auch bei der Krankenversicherung zur Beitragsberechnung herangezogen werden. Der Beitragssatz beträgt 1,95 %, Kinderlose über 23 Jahre bezahlen den erhöhten Beitragssatz von 2,2 %.

Freiwillige Mitglieder der Gesetzlichen Krankenversicherung (GKV) können sich auf Antrag von der dazugehörigen Pflegekasse befreien lassen, aber nur, wenn sie einen privaten Versicherungsschutz nachweisen können.

Auch Personen, die **privat krankenversichert** sind, sind verpflichtet, eine private Pflegezusatzversicherung zu vereinbaren. Diese private Versicherung muss in Art und Umfang mindestens der gesetzlichen Pflegeversicherung entsprechen. Bei den privaten Pflegzusatzversicherungen kann man verschiedene Tarife wählen.

> ✉ **Adressen**
>
> www.bmg.bund.de – Bürgertelefone
> Informationen zur Krankenversicherung bietet das Bürgertelefon des Bundesministeriums für Gesundheit an.
> Fragen zum Krankenversicherungsschutz für alle: Tel. 018 05-99 66-01
>
> Bürgertelefon zur gesetzlichen Krankenversicherung: Tel. 018 05-99 66-02
>
> Bürgertelefon zur Pflegeversicherung:
> Tel. 018 05-99 66-03
>
> Fragen zur gesundheitlichen Prävention:
> Tel. 018 05-996609
> ▼

▼
Weitere Informationen über die Höhe der Beitragssätze der gesetzlichen Krankenkassen finden Sie z. B. unter
www.krankenkassentarife.de oder
www.krankenkasseninfo.de oder
www.testsieger-versicherungen.info/

5.5
Berufshaftpflichtversicherung

In den Berufsordnungen der Länder ist eine ausreichende Berufshaftpflichtversicherung vorgeschrieben. Mit ihr werden zivilrechtliche Ansprüche ausgeglichen oder abgewehrt. Wenn eine von der Hebamme betreute Frau oder ihr Neugeborenes zu Schaden gekommen ist, leistet die Versicherung **Schadenersatz- und Schmerzensgeldzahlungen**, kommt für Rechtsanwalts-, Gerichts- und Gutachterkosten auf bzw. wehrt ungerechtfertigte Ansprüche ab.

> ❗ Jede Hebamme sollte in ihrem eigenen Interesse dafür sorgen, dass sie für die Ausübung ihrer beruflichen Tätigkeit eine Haftpflichtversicherung abgeschlossen hat, die auch außergewöhnlich hohe Schadenersatzansprüche abdeckt.

Reicht die vereinbarte Versicherungssumme im Schadenfall nicht aus, haftet die Hebamme mit ihrem gesamten **Privatvermögen**.

Die **Prämien der einzelnen Berufs-Haftpflichtversicherer** differieren erheblich, wobei die Zahl derer, die bereit sind, das geburtshilfliche Risiko zu versichern, ständig abnimmt. Zudem ist in den vergangenen Jahren zu beobachten, dass sich die geforderten Haftpflichtprämien stetig nach oben bewegen.

> ❗ Der Deutsche Hebammenverband empfiehlt für Personenschäden eine Versicherungssumme von mindestens 6 000 000 Euro pro Schadenfall.

Die Gruppenhaftpflichtversicherung des DHV

Zur Absicherung von Haftpflichtschäden hält der DHV für seine Mitglieder eine Gruppenhaftpflichtversicherung vor. Diese Versicherung enthält automatisch eine Privat-Haftpflichtversicherung für die Versicherungsnehmerin und ihre Familie bzw. für die mit ihr zusammen lebenden Personen.

> **Adressen**
> Ein Antrag kann bei der **DHV-Geschäftsstelle** unter info@hebammenverband.de oder per Fax 0721-98189-20 angefordert werden. Sie sollten sich jedoch telefonisch beraten lassen, welche Versicherungsform für Sie die richtige ist: Tel. 0721-98189-0.
> Auch der **Bund freiberuflicher Hebammen Deutschlands** (BfHD e. V.) bietet Rahmenverträge für seine Mitglieder an. Sie können eingesehen werden unter: www.bfhd.de – Service für Hebammen – Versicherungen

Beim Vergleich der verschiedenen Angebote sollten Sie sich unbedingt erkundigen, welche Leistungen in den Versicherungsschutz eingeschlossen sind. Die **Gruppenhaftpflichtversicherung des DHV** deckt alle Tätigkeiten ab, solange sie im Rahmen der Hebammenarbeit angewandt werden, z. B. Akupunktur, Homöopathie, Rückenschule, Babymassage etc. Voraussetzung dafür ist jedoch, dass die Hebamme die dafür nötigen Qualifikationen besitzt. Unterhält die Hebamme eine eigene Praxis ohne Geburtshilfe, ist auch das Betriebsstätten- und Organisationsrisiko mit abgedeckt.

Der DHV installierte 1992 eine **Gutachterinnenkommission**. Sie besteht heute aus 3 unabhängigen Sachverständigen im Hebammenwesen. In der Bundesgeschäftsstelle steht eine erste Ansprechpartnerin zur Verfügung. Die Sachverständigen geben eine Einschätzung zur Situation und dem Verlauf aus haftungsrechtlicher Sicht. Nach der Durchsicht der Dokumentation sind oft Fragen offen, die mit einem ergänzenden Gedächtnisprotokoll beantwortet werden müssen. In besonderen Fällen wird die Rechtsstelle mit einbezogen und unterstützt durch Hinweise und Schriftverkehr.

> ⚠ Die Beratung durch die Gutachterinnenkommission ist für Mitglieder des DHV kostenlos. Sie kann jedoch von allen Hebammen in Anspruch genommen werden.

Ein weiterer Vorteil der Gruppenhaftpflichtversicherung des DHV besteht in der Möglichkeit, die Versicherungsform während eines Versicherungsjahres zu wechseln. Damit kann eine freiberufliche Hebamme sich auch **nur für wenige Monate für Geburten versichern** und braucht so den hohen Beitrag der Versicherung für Geburten nur anteilig zu bezahlen.

In der Berufshaftpflichtversicherung des DHV sind auch **Sachschäden** mit abgedeckt, wie das Abhandenkommen von Sachen der betreuten Frauen, die Beschädigung von fremden Sachen und Sachschäden an gemieteten unbeweglichen Objekten.

Die Hebamme als **Praxisbesitzerin** benötigt neben ihrer Berufshaftpflicht in der Regel keine weitere Versicherung. Die Berufshaftpflicht des DHV sichert auch das **Betriebsstättenrisiko** mit ab. Wenn sich eine Besucherin der Hebammenpraxis auf dem Grundstück oder in den Praxisräumen verletzt, ist die Hebamme gegen Ansprüche versichert, vorausgesetzt, sie hat das Geschehen überhaupt zu vertreten. Typische Situationen könnten sein, dass die Frau über einen schlecht verlegten Teppich stolpert oder ein Krabbelkind sich an der heißen Teekanne verbrüht, die auf dem Boden steht.

Einzelverträge für Hebammen, die keine Geburtshilfe anbieten

Hebammen, die keine Geburten betreuen, also nur in der Schwangeren- und Wochenbettbetreuung tätig sind, können sich auch in einem evtl. finanziell günstigeren Einzelvertrag versichern. Ob dabei eine ausreichende Unterstützung der Hebammen im Schadenfall gegeben ist, ist jedoch fraglich.

Einige Versicherungsmakler haben spezielle Verträge für Hebammen ausgehandelt, z. B. der Hebammenversicherungsdienst (www.hebammenversicherungsdienst.de). Auch ein unabhängiger Versicherungsmakler (z. B. www.fairsicherungsmakler.de) kann hier beraten. Beim Abschluss einer Einzelversicherung, im Gegensatz zur Gruppenhaftpflichtversicherung, muss die Hebamme aber damit rechnen, im Falle eines Haftpflichtschadens von der Versicherung gekündigt zu werden.

> **P Praxistipp**
> Es empfiehlt sich, die Berufshaftpflichtversicherung mit einer Absicherung privater Haftpflichtfälle zu verbinden. Dies ist bei vielen Versicherungen ohne Aufpreis oder nur für einen geringen Beitrag möglich. Eine bereits bestehende Privathaftpflichtversicherung, evtl. auch die des Partners, kann dann gekündigt werden.

Auch für Hebammen, die neben ihrer Freiberuflichkeit als **angestellte Hebammen** Geburtshilfe leisten, kann ein zusätzlicher Versicherungsschutz vonnöten sein, da möglicherweise im Schadensfall Regressansprüche bestehen.

Mit dem Berufshaftpflichtversicherer sollte außerdem geklärt werden, ob auch **nicht hebammentypische Tätigkeiten** wie Kurse für Babyschwimmen, Entspannung für Kinder oder eine zusätzliche Heilpraktikertätigkeit mitversichert sind. Wenn sie nicht mitversichert sind, können diese in einem Zusatzvertrag versichert werden.

Häufige Fragen und Sonderfälle

Wird eine Hebamme zu einer überraschenden, **ungeplanten Geburt zu Hause** gerufen, gilt sie als versichert, auch wenn sie eine Versicherungsform ohne Geburtshilfe gewählt hat. Diese Fälle sollte sie jedoch, wie alle anderen Geburten, **sorgfältig dokumentieren**, um bei einem Schadenfall belegen zu können, dass es sich tatsächlich nicht um eine geplante Geburt, sondern um einen „Notfall" gehandelt hat.

Der Versicherer des DHV definiert den **Begriff Notfall** so: „Ein Notfall setzt immer ein plötzlich und unvermittelt auftretendes **Akutereignis** voraus, also eine Situation, in die auch jeder medizinische Laie unerwartet geraten kann, der dann zur Hilfeleistung verpflichtet ist. Bei einem medizinischen Notfall müssen bei nicht unverzüglicher Hilfestellung gesundheitliche Schäden drohen." Das heißt, ein Notfall in diesem Sinne liegt nicht vor, wenn er sich erst durch Zuwarten entwickelt hat.

Wird eine **zweite Hebamme** von der geburtsbetreuenden Hebamme wegen eines geburtshilflichen Notfalls, z. B. wegen schlechter Herztöne oder einer Blutung gerufen, ist dies kein Notfall im versicherungstechnischen Sinn. Diese Geburten sind geplant, auch wenn mit der Frau vereinbart wurde, dass nur unter bestimmten Umständen („im Notfall") eine zweite Hebamme gerufen wird.

> **!** Begleitet eine Hebamme Geburten immer nur als zweite Hebamme, muss sie sich dennoch für Geburten mitversichern, da sie grundsätzlich während ihrer Anwesenheit die gleiche Verantwortung für das Geburtsgeschehen trägt wie die erste Hebamme.

Beschäftigt eine freiberufliche Hebamme bei sich in der Praxis angestellte Hebammen, gilt die Haftpflicht der Praxisbetreiberin nicht automatisch für die angestellten Hebammen mit. Die bei einer Hebamme angestellten Kolleginnen benötigen einen **eigenen Versicherungsschutz.** Die Haftpflichtversicherung der Praxisbetreiberin umfasst lediglich die Beschäftigung von Hilfspersonal, z. B. Schreib- und Reinigungsfachkräfte sowie Praktikantinnen.

Eine häufige Frage betrifft die Situation, dass eine Hebamme, die von ihr **betreuten Frauen in ihrem Fahrzeug mitnimmt,** z. B. weil die Frau über keine andere Fahrgelegenheit verfügt, um an einem Kurs teilnehmen zu können oder wenn bei einer außerklinischen Geburt die Frau mit Blasensprung und ohne Wehentätigkeit in eine Klinik verlegt werden muss. In solchen Fällen tritt die Berufshaftpflichtversicherung nicht ein, wenn durch einen Unfall die Mitfahrerin zu Schaden kommt. In den meisten Fällen sind Personenschäden jedoch über die Kfz-Versicherung abgedeckt. Spezielle Insassenversicherungen werden nicht empfohlen. Erkundigen Sie sich bei Ihrer Kfz-Versicherung, wenn Sie öfter Frauen in Ihrem Auto mitnehmen.

Betriebsstätten- und Organisationsrisiko eines Geburtshauses

Für dieses Risiko muss zusätzlich eine Versicherung abgeschlossen werden. Sie ist auch Voraussetzung für die Abrechnung der Betriebskostenpauschale nach dem Ergänzungsvertrag nach § 134 a SGB V.

! Ein Versicherer versichert das Geburtshaus in der Regel nur, wenn auch die darin arbeitenden Hebammen bei ihm versichert sind.

In einem Schadenfall kann es sonst zu unnötigen Abwehrkosten kommen, wenn die Versicherung des Geburtshauses und die Versicherung der Hebamme die Verantwortlichkeiten hin- und herschieben wollen.

> **Fallbeispiel**
> Ein Neugeborenes muss beatmet werden. Die Hebamme dreht die Sauerstoffflasche auf und stellt fest, dass sie fast leer ist. Eine Ersatzsauerstoffflasche ist nicht vorhanden.
> Hier kann es um die Frage der **Verantwortlichkeit** gehen. Hatte die Organisation des Geburtshauses keine klare Regelung für das Auffüllen z. B. von Medikamenten geschaffen? Hätte die Hebamme die Sauerstoffflasche vor der Geburt kontrollieren müssen? Gab es hierfür eine Vorgabe vom Geburtshaus? Hat sie es einfach vergessen? Sind das Geburtshaus und die Hebamme beim gleichen Versicherer, werden diese Fragen zwar auch geklärt werden müssen, es wird aber keinen Streit darüber geben, ob das Geburtshaus für die Organisation oder die Hebamme für die mangelnde Kontrolle haftet.

5.6 Rechtsschutzversicherung

Rechtsschutzversicherung des DHV

! Eine uneingeschränkt sinnvolle Versicherung ist die Rechtsschutzversicherung, die der DHV seinen Mitgliedern anbietet.

Versichert sind **Streitigkeiten vor Gericht** (z. B. der Beleghebammen aus Beleghebammenverträgen mit der Krankenhausverwaltung), vor **Sozialgerichten** (insbesondere über Gebührenstreitigkeiten mit den gesetzlichen Krankenkassen, in denen der DHV die grundsätzliche Bedeutung anerkennt) und vor einem **Verwaltungsgericht** (wenn es um die Ausübung Ihrer Tätigkeit geht oder um die Anerkennung als Hebamme).

Außerdem ist der **Strafrechtschutz** eingeschlossen, wenn der Hebamme Vorwürfe wegen fahrlässiger Körperverletzung oder Tötung gemacht werden. Die gesetzlich anfallenden Gebühren samt Sachverständigenkosten etc. werden übernommen, bei vom DHV empfohlenen Rechtsanwälten auch die höheren Kosten einer Honorarvereinbarung.

Forderungen gegenüber **Privatversicherten** sind grundsätzlich **nicht gedeckt** und sollten selbst verfolgt werden. Auch Streitigkeiten von Hebammen untereinander sind von dieser Rechtsschutzversicherung nicht abgedeckt, weil der DHV nicht ein Mitglied gegen ein anderes vertreten kann. Der Justiziar des DHV kann jedoch die Mitglieder gemeinsam rechtlich beraten und so seine Einschätzung an alle Beteiligten geben. Die Rechtsschutzversicherung ist für DHV-Mitglieder obligat, es sei denn, das Mitglied hat ihr widersprochen. Sie kostet 2011 17,90 Euro pro Jahr. Außergerichtliche Streitigkeiten werden vom Justiziar des DHV ohne weitere Kosten für die Hebamme geführt, da ein Teil des Mitgliedsbeitrags für den Unterhalt der Rechtsstelle verwendet wird. So können sich Mitglieder des DHV in allen Rechtsfragen an den Justiziar des DHV wenden. Er übernimmt sämtlichen außergerichtlichen Schriftverkehr und arbeitet eng mit der Rechtsschutzversicherung zusammen. Mitglieder des DHV sollten sich zur Abklärung der Kostenübernahme grundsätzlich zunächst an die Geschäftsstelle oder die Rechtsstelle des DHV wenden.

Nicht eingeschlossene Leistungen:
- Bei **strafrechtlichen Vorsatzdelikten**, z. B. Abrechnungsbetrug, ist eine Kostenübernahme grundsätzlich ausgeschlossen. Vorsatzdelikte sind grundsätzlich nicht versicherbar.
- Ein **Verkehrsrechtsschutz** ist mit der Rechtsschutzversicherung des DHV ebenfalls nicht verbunden. Wer sich für Kosten, die im Zusammenhang mit dem Führen eines PKW stehen, versichern will, muss eine Verkehrsrechtsschutzversicherung abschließen.
- Wer einen **Schutz als Mieter oder Vermieter** haben will, sollte eine Mietrechtschutzversicherung abschließen oder Mitglied in einem Mieter- bzw. Hauseigentümerverein werden.

Andere Rechtsschutzversicherungen sind nur in Einzelfällen sinnvoll und sollten genau geprüft werden. Wer noch finanzielle Möglichkeiten hat, sollte sich zunächst fragen, wie hoch das Risiko überhaupt ist, in einen Rechtsstreit verwickelt zu werden. Die Beiträge für die Rechtsschutzversicherungen – ein „Rund-um-sorglos-Paket" kostet etwa 300 bis 550 Euro im Jahr – sollten besser für eine andere Absicherung verwendet werden, z. B. eine zusätzliche Altersvorsorge oder Berufsunfähigkeitsversicherung.

Rechtliche Beratung bieten die **Rechtsstellen der Hebammenverbände** an. Diese können ggf. Schriftsätze verfassen, z. B. ein Mahnschreiben, und auch eine Einschätzung abgeben, ob ein evtl. Rechtsstreit Erfolg hätte oder nicht. Wer die Kosten für einen Rechtsstreit nicht aufbringen kann, kann unter Umständen Prozesskostenhilfe beim Amtsgericht beantragen.

> **P Praxistipp**
> Eine weitere Rechtsschutzversicherung lohnt sich im Regelfall nicht. Die Prämien sind so hoch, dass sie in keinem vernünftigen Verhältnis zu den üblichen rechtlichen Risiken einer Hebammen-Praxis stehen.

5.7
Freiwillige Arbeitslosenversicherung

Auch Selbstständige können arbeitslos werden. Seit dem 1.1.2007 haben Existenzgründer die Möglichkeit, sich freiwillig in der Arbeitslosenversicherung zu versichern und damit die finanziellen Folgen des Existenzverlustes zumindest ein Stück weit abzufedern. Die Beiträge sind niedrig: 17,89 Euro West/15,19 Euro Ost (Stand 2010) monatlich.

Das im Falle einer Arbeitslosmeldung geleistete **Arbeitslosengeld** orientiert sich im Regelfall nicht nach dem Beitragsniveau, sondern nach einem fiktiven Arbeitsentgelt, das u. a. von der Beschäftigung, auf die sich die Vermittlungsbemühungen der Agentur für Arbeit für den Arbeitslosen richten, und der für die Ausübung dieser Beschäftigung erforderlichen Qualifikation abhängt.

- Arbeitslose mit abgeschlossener Ausbildung erhalten 765 bis 1 003 Euro
- Arbeitslose mit Fachhochschulabschluss erhalten 906 bis 1 200 Euro.

Als **Voraussetzung** muss man in den vergangenen 2 Jahren mindestens 1 Jahr lang regulär bei der Arbeitslosenversicherung angemeldet gewesen sein, z. B. als Angestellter oder auch als Empfänger von Leistungen der Arbeitsagentur. Außerdem muss die Tätigkeit mehr als 15 Stunden pro Woche einnehmen.

Die **Dauer des Bezugs von Arbeitslosengeld** ist davon abhängig, wie lange das Versicherungsverhältnis bestand. Nach 36 Monaten Beitragszahlung besteht Anspruch auf eine 18-monatige Zahlung. Versicherungspflichtzeiten aus früheren Angestelltenzeiten werden dabei mitgezählt.

> **❗ Der Antrag muss innerhalb von 4 Wochen nach der Aufnahme der Tätigkeit gestellt werden.**

> **✉ Adressen**
> Weitere Informationen gibt die Arbeitsagentur bzw. ist zu finden unter
> www.arbeitsagentur.de – Freiwillige Weiterversicherung in der Arbeitslosenversicherung

Die Versicherung ist unter den derzeitigen Bedingungen empfehlenswert. Der geringe Beitrag schafft eine Grundsicherung, falls der Aufbau der Selbständigkeit nicht gelingen sollte. Das Risiko ist jedoch stark vom Einzelfall abhängig und sollte deshalb von der Hebamme sorgfältig geprüft werden.

5.8
Berufsunfähigkeitsversicherung

Unvorhergesehene Ereignisse – ein Unfall, eine unerwartete Krankheit – können Zukunftspläne schnell durchkreuzen und zu großen finanziellen Belastungen führen. Wovon zahle ich meine Miete oder die Rate fürs Haus, wenn ich mir meinen Lebensunterhalt nicht mehr erarbeiten kann? Wer finanziert die Ausbildung meiner Kinder, wenn mir oder meinem Partner etwas zustößt?

Jede vierte Rente wird nicht aus Altersgründen, sondern wegen **verminderter Erwerbsfähigkeit** gezahlt. Die Berufsunfähigkeit ist einer der wichtigsten Gründe für Privatinsolvenzen bzw. Verarmung. Häufige Ursachen sind psychische Erkrankungen, Erkrankungen des Skeletts/Muskeln/Bindegewebes, Tumorerkrankungen, Kreislauferkrankungen u. a.

Die **volle Erwerbsminderungsrente** (ca. 38 % des letzten Bruttoeinkommens) wird nur gezahlt, wenn die Betroffene weniger als 3 Stunden täglich arbeiten kann. Eine Hebamme, die mit ihrem Rückenleiden theoretisch noch eine Stelle in der Organisation einer Hebammenpraxis besetzen könnte, erhält damit keine Leistung aus der gesetzlichen Rentenversicherung.

Hier kann eine Berufsunfähigkeitsversicherung mit einer monatlichen Rentenzahlung einen finanziellen Ausgleich bieten. Die Höhe des zu zahlenden Beitrags richtet sich nach dem Alter, Beruf, dem individuellen Gesundheitszustand, der vereinbarten Leistungsdauer und der Höhe der Leistung. Je schlechter der Gesundheitszustand ist, desto höhere Beiträge müssen aufgebracht werden. Bei **bestimmten Krankheiten oder chronischen Beschwerden** verweigern die Versicherungsunternehmen sogar den Vertragsabschluss oder schränken den Versicherungsschutz durch Ausschlüsse dieser Erkrankungen ein.

Zu beachten ist, dass Versicherungsgesellschaften manchmal gerne ein „**Verweisungsrecht**" in ihren Verträgen verstecken. Die Gesellschaft hat im Versicherungsfall dann das Recht, der Hebamme eine andere Tätigkeit zuzuweisen. Sie muss nur im weitesten Sinne dem ausgeübten Beruf ähnlich sein. So könnte die Versicherung beispielsweise eine Beschäftigung als Sachbearbeiterin bei einer Krankenkasse als sinnvoll bestimmen. Ob die Hebamme dort jemals einen Arbeitsplatz bekommt, spielt dabei keine Rolle.

> **Praxistipp**
> Bevor Sie eine Berufsunfähigkeitsversicherung abschließen, sollten Sie Ihren Versicherungsvertreter auch nach dem Verweisungsrecht fragen.

> **!** Die Versicherung ist sinnvoll, wenn eine Berufsunfähigkeit nicht durch eigenes Vermögen aufgefangen werden kann und das Arbeitseinkommen die Haupteinnahmequelle ist.

Der Vertrag sollte **frühzeitig**, solange die Hebamme noch gesund ist, abgeschlossen werden, damit die Beiträge günstig und der Schutz umfassend ist. Die Vertragsbedingungen der einzelnen Versicherungsunternehmen unterscheiden sich erheblich und sind für Laien kaum vergleichbar. Deshalb sollte bei der Auswahl des richtigen Versicherungsschutzes der **Rat unabhängiger Experten** eingeholt werden.

5.9 Betriebsversicherung

Für die Betreiberin einer Hebammenpraxis kann ein **Versicherungspaket**, das die Risiken Einbruchdiebstahl, Feuer, Leitungswasser, Sturm zum Inhalt hat, und eine Betriebsunterbrechungsversicherung einschließt, sinnvoll sein. Sie deckt den Umsatzausfall, wenn die Hebammenpraxis z. B. wegen eines Brandes zeitweilig geschlossen werden muss. So können die anfallenden Kosten bestritten werden, auch die Gehälter der Mitarbeiterinnen. Die Versicherung sollte auch Elektronikgeräte wie Computer, Fax oder ein CTG mit einschließen.

Eine **Betriebsunterbrechungsversicherung** tritt jedoch auf keinen Fall wegen Schwangerschaft oder Erkrankung ein. Ausfälle können hier teilweise über das Elterngeld bzw. die Krankenversicherung (Krankengeld, Krankentagegeld) ausgeglichen werden.

5.10 Zusätzliche Altersvorsorge

In der gesetzlichen Rentenversicherung müssen immer weniger Beitragszahler für immer mehr Rentenbezieher aufkommen. Die Renten werden deshalb eher sinken. Die private Zusatzversorgung gewinnt dadurch an Bedeutung. Die gesetzlichen Regelungen zur Altersvorsorge sind jedoch kompliziert und ohne professionelle Beratung kaum durchschaubar.

> **Praxistipp**
> Wer sich unabhängig über Altersrenten informieren möchte, kann sich an die Verbraucherzentralen wenden und eine persönliche Beratung vereinbaren.
> www.verbraucherzentrale.de

Basisrente

Die Basis-/„Rürup"-Rente ist eine private, kapitalgedeckte Rentenversicherung, die steuerlich gefördert wird. Bei ihr wird eine monatliche, lebenslange Rente, frühestens ab Vollendung des 60. Lebensjahrs, zugesagt.

Die Basis-/„Rürup"-Rente eignet sich grundsätzlich für alle, die steuerlich gefördert für ihr Alter vorsorgen möchten. Für die freiberufliche Hebamme, die Beiträge in die gesetzliche Rentenversicherung einzahlt, kann sie eine sinnvolle Ergänzung sein.

Riester-Rente

Die Riester-Rente hat einen schlechten Ruf, jedoch zu unrecht. Sie ist zwar kompliziert und es bedarf einer ausführlichen Beratung, bietet jedoch einem Verbraucher mehr Rechte, Transparenz und Flexibilität als andere Versicherungsformen. Im Gegensatz zur Rürup-Rente zahlt der Staat **direkte Zuschüsse**, die sogenannten Zulagen. Die Grundzulage bekommen Sie, wenn Sie einen förderungsfähigen Versorgungsvertrag abschließen und jedes Jahr 4 % Ihres sozialversicherungspflichtigen Vorjahreseinkommens einzahlen. Für Kinder gibt es Kinderzulagen. Wer Kinder hat und nur mittelmäßig verdient, erhält die höchste Förderung. Dazu müssen Sie so viel einzahlen, dass Sie zusammen mit den Zulagen auf genau 4 % des Vorjahreseinkommens kommen. Die Beiträge können Sie auch steuerlich als Sonderausgaben von der Steuer absetzen.

Kostenpflichtige Beratungsangebote zur Altersvorsorge bieten die Verbraucherzentralen an.

5.11 Weitere Versicherungen

Weitere Versicherungen wie eine private Unfallversicherung, Risikolebensversicherung, Kapitallebensversicherung, Wohngebäudeversicherung, Hausratversicherung, Verkehrsrechtschutz und Mietrechtschutz müssen im Einzelfall abgewogen werden (s. auch ▶ Tab. 5.2). Eine gute Übersicht über wichtige, sinnvolle, weniger wichtige und nicht sinnvolle Versicherungen bietet der „Versicherungsratgeber" der ZDF WISO-Reihe, Campus-Verlag.

▶ **Tab. 5.2** Vor- und Nachteile der freiwilligen Versicherungen.

Freiwillige Versicherung	Vorteile	Nachteile
Rechtsschutzversicherung des DHV	• Kostengünstig • Deckt alle wesentlichen Streitfälle in der Berufstätigkeit ab	• Anwaltliche Hilfe vor Ort wird nur bei Streitigkeiten vor Gericht bezahlt • Eingeschränkter Schutz
Allgemeine Rechtsschutzversicherung	Rechtsanwalts- und Gerichtskosten werden meist übernommen	Fraglicher Nutzen, alternative Möglichkeiten vorhanden
Arbeitslosenversicherung	Niedrige monatliche Beiträge	Die Wahrscheinlichkeit des Scheiterns in der Freiberuflichkeit ist gering
Berufsunfähigkeitsversicherung	Sichert den Lebensstandard bei Berufsunfähigkeit	Relativ hohe Beiträge
Betriebsversicherung	Deckt Ausfälle in der Praxis ab, die durch Schäden entstehen	Tritt nicht bei Schwangerschaft oder Erkrankung ein
Riester-Rente	• Förderung durch Zulagen und Steuerersparnis • Pfändungssicher	kompliziert
Basis- oder Rürup-Rente	Steuerliche Förderung	Interessant, wenn viele Steuern gezahlt werden müssen

Literatur

[1] **Breuckmann A, Würth, N.** ZDF-WISO Ratgeber Rechtsstreit. Frankfurt/Wien: Redline Wirtschaft, Überreuter; 2003

[2] **Bund der Versicherten e.V., Hrsg.** Leitfaden Versicherungen: Richtig versichern und dabei sparen. Kfz, Haftpflicht, Leben, Krankheit, Unfall, Haus, Rente. 4. Aufl. Springe: zu Klampen Verlag; 2010

[3] **Bund der Versicherten e.V., Hrsg.** Leitfaden Altersvorsorge. Richtig vorsorgen und dabei sparen: Fördermöglichkeiten, Geldanlagen, Versicherungen. Springe: zu Klampen Verlag; 2009

[4] **Heuchert O.** ZDF-WISO: Risiko Berufsunfähigkeit: Gesetzliche Ansprüche. Private Absicherung. Versicherungsschutz bei Vorerkrankung. Frankfurt: Campus; 2006

[5] **Heuchert O.** ZDF-WISO: Staatlich geförderte Altersvorsorge. 2. Aufl. Frankfurt: Campus; 2008

[6] **Kramer TJ, Dietrich K.** ZDF-WISO: Versicherungsberater. Frankfurt: Campus; 2008

[7] **Opoczynski M.** ZDF-WISO: Altersvorsorge-Berater. Frankfurt: Campus; 2007

[8] **Stiftung Warentest Finanztest.** Berufsunfähigkeit gezielt absichern: Der Weg zum passenden Vertrag. 3. Aufl. Berlin: Stiftung Warentest; 2008

[9] **Stiftung Warentest.** Ihr Geld und Ihr Recht 2009; 8

6 Praxistipps zur Abrechnung

Monika Selow

Selbstständige Hebammen leben von den Einnahmen, die sie erzielen. Daher ist die Abrechnung der Leistungen ein wesentlicher Bestandteil der Tätigkeit. Bei den meisten Hebammen werden die Haupteinnahmen durch die Zahlung der gesetzlichen Krankenkassen erzielt. Darüber hinaus gibt es aber auch Einnahmen durch privat Versicherte, Zusatzleistungen und sonstige Angebote. Die jeweiligen Einnahmen haben unterschiedliche gesetzliche Grundlagen. Daher unterscheiden sie sich auch in der Abrechnung.

6.1 Vertrag mit den gesetzlichen Krankenkassen

Bis 2007 wurde vom Gesetzgeber eine Gebührenverordnung erlassen, in der die Gebühren für gesetzlich Versicherte festgelegt wurden. Zum 1.8.2007 wurde erstmals ein **Vertrag** zwischen den Berufsverbänden der Hebammen auf Bundesebene und den gesetzlichen Krankenkassen abgeschlossen. Der Anspruch der Frauen auf Hebammenhilfe basiert auf den §§ 195 und 196 der Reichsversicherungsordnung. Der Anspruch der Hebammen auf Vergütung gegenüber den gesetzlichen Krankenkassen ist in § 134a des Sozialgesetzbuches beschrieben. Darin heißt es:

> „SGB V § 134a Versorgung mit Hebammenhilfe
>
> (1) Der Spitzenverband Bund der Krankenkassen schließt mit den für die Wahrnehmung der wirtschaftlichen Interessen gebildeten maßgeblichen Berufsverbänden der Hebammen und den Verbänden der von Hebammen geleiteten Einrichtungen auf Bundesebene mit bindender Wirkung für die Krankenkassen Verträge über die Versorgung mit Hebammenhilfe, die abrechnungsfähigen Leistungen unter Einschluss einer Betriebskostenpauschale bei ambulanten Entbindungen in von Hebammen geleiteten ▼
>
> Einrichtungen und der Anforderungen an die Qualitätssicherung in diesen Einrichtungen sowie über die Höhe der Vergütung und die Einzelheiten der Vergütungsabrechnung durch die Krankenkassen. Die Vertragspartner haben dabei den Bedarf der Versicherten an Hebammenhilfe und deren Qualität, den Grundsatz der Beitragssatzstabilität sowie die berechtigten wirtschaftlichen Interessen der freiberuflich tätigen Hebammen zu berücksichtigen.
>
> (2) Die Verträge nach Absatz 1 haben Rechtswirkung für freiberuflich tätige Hebammen, wenn sie
> 1. einem Verband nach Absatz 1 Satz 1 auf Bundes- oder Landesebene angehören und die Satzung des Verbandes vorsieht, dass die von dem Verband nach Absatz 1 abgeschlossenen Verträge Rechtswirkung für die dem Verband angehörenden Hebammen haben, oder
> 2. einem nach Absatz 1 geschlossenen Vertrag beitreten.
>
> Hebammen, für die die Verträge nach Absatz 1 keine Rechtswirkung haben, sind nicht als Leistungserbringer zugelassen. Das Nähere über Form und Verfahren des Nachweises der Mitgliedschaft in einem Verband nach Satz 1 Nr. 1 sowie des Beitritts nach Satz 1 Nr. 2 regelt der Spitzenverband Bund der Krankenkassen.
>
> (3) Kommt ein Vertrag nach Absatz 1 ganz oder teilweise nicht bis zum Ablauf
> a) der nach Absatz 1 Satz 1 bestimmten Frist oder
> b) einer von den Vertragspartnern vereinbarten Vertragslaufzeit
> zu Stande, wird der Vertragsinhalt durch die Schiedsstelle nach Absatz 4 festgesetzt. Im Falle des Satzes 1 Buchstabe b gilt der bisherige Vertrag bis zu der Entscheidung der Schiedsstelle weiter.
>
> (4) Der Spitzenverband Bund der Krankenkassen und die für die Wahrnehmung der wirtschaftlichen Interessen gebildeten maßgeblichen Berufsverbände der Hebammen sowie die Verbände der von Hebammen geleiteten Einrichtungen auf Bundesebene bilden eine gemeinsame ▼

▼
Schiedsstelle. Sie besteht aus Vertretern der Krankenkassen und der Hebammen in gleicher Zahl sowie aus einem unparteiischen Vorsitzenden und zwei weiteren unparteiischen Mitgliedern. Die Amtsdauer beträgt vier Jahre. Über den Vorsitzenden und die zwei weiteren unparteiischen Mitglieder sowie deren Stellvertreter sollen sich die Vertragspartner einigen. Kommt eine Einigung nicht zu Stande, gilt § 89 Abs. 3 Satz 5 und 6 entsprechend. Im Übrigen gilt § 129 Abs. 9 und 10 entsprechend.
(5) Als Hebammen im Sinne dieser Vorschrift gelten auch Entbindungspfleger."

Vertragspartnerschaft

❗ **Hebammen, die Mitglied in einem der vertragsschließenden Berufsverbände (DHV, BfHD) sind, sind automatisch Vertragspartner der gesetzlichen Krankenkassen.**

Die Berufsverbände senden monatlich eine Liste der Mitglieder, die freiberuflich arbeiten und sich für die Aufnahme in der Liste angemeldet haben, an den GKV-SV (Gesetzliche Krankenversicherung - Spitzenverband). Dieser fügt die verschiedenen Listen zusammen und stellt sie den einzelnen gesetzlichen Kassen zur Verfügung. Geht eine Rechnung bei einer Krankenkasse ein, so überprüft diese, ob die Hebamme, die die Rechnung gestellt hat, auf der Liste verzeichnet ist.

Voraussetzung für die Meldung ist, dass die Hebamme ihrem Berufsverband die erforderlichen Daten mitgeteilt hat und, je nach Satzung des Verbandes, dass eine „aktive" Mitgliedschaft im Verband besteht. Die Meldung erfolgt über das „Abfrageformular für die Vertragspartnerliste", das bei den Berufsverbänden im Internet zum Download zu finden ist bzw. per Post angefordert werden kann.

Um das Formular vollständig ausfüllen zu können, ist die vorherige **Beantragung eines Institutionskennzeichens (IK)** nötig. Es wird beantragt bei

✉ **Adressen**
Sammel- und Verteilungsstelle IK (SVI) der Arbeitsgemeinschaft Institutionskennzeichen im Hause der Deutschen Gesetzlichen Unfallversicherung (DGUV)
Alte Heerstraße 111
D-53757 Sankt Augustin
Fax: 02241 231-1334
E-Mail: svi@dguv.de

Alle Leistungserbringer im Gesundheitswesen erhalten ein IK für die maschinelle Erledigung des Abrechnungsverfahrens und des Zahlungsverkehrs.

❗ **Ohne IK-Nummer ist die Abrechnung nicht möglich.**

Auch Hebammen, die **nicht Mitglied** in einem der vertragsschließenden Verbände sind, können dem Vertrag beitreten. Sie senden das Abfrageformular für die Vertragspartnerliste an den GKV-Spitzenverband.

✉ **Adressen**
GKV-Spitzenverband
Abteilung Ambulante Versorgung
Bereich Hebammen
Mittelstr. 51
10117 Berlin

Beigefügt werden müssen in diesem Fall außerdem:
- Beitrittserklärung
- Nachweis über die Anerkennung als Hebamme
- Nachweis über den Abschluss einer Berufshaftpflichtversicherung

❗ **Wichtig: Hebammen, die den Vertragsbeitritt gegenüber dem GKV-SV erklärt haben, sind erst mit diesem Beitritt Vertragspartner. Der Beitritt ist nicht rückwirkend möglich und rückwirkend können auch keine Leistungen abgerechnet werden.**

Hebammen, die **über einen Berufsverband Vertragspartne**r sind, können nach der Aufnahme in die Vertragspartnerliste auch rückwirkend Leistungen abrechnen, wenn sie zum Zeitpunkt der Leistungserbringung Mitglied in einem der Verbände waren.

Vertragsbestandteile

Der Vertrag über die Versorgung mit Hebammenhilfe gliedert sich in den eigentlichen **Vertrag** und in dessen **Anlagen**. Vertrag und Anlagen können von den Vertragspartnern einzeln gekündigt werden. Auch zwischen den Vertragsabschlüssen sind Vereinbarungen zu einzelnen Punkten im Einvernehmen der Vertragspartner möglich. Die Hebamme muss deshalb die jeweils gültigen Bestandteile kennen und bei der Leistungserbringung und der Abrechnung berücksichtigen.

Die Verhandlungen der Berufsverbände mit den Krankenkassen werden fortlaufend geführt. Bei gesetzlichen Änderungen im Bereich der Hebammenhilfe oder anderen Leistungsbereichen mit Auswirkungen auf die Hebammenhilfe und bei Änderungsbedarf, der sich aus akuten Abrechnungsproblemen und Urteilen ergibt, werden Vereinbarungen getroffen, die in Protokollnotizen festgehalten werden.

Maßgeblich für die Abrechnung gegenüber den gesetzlichen Krankenkassen sind:
- Vertrag über die Versorgung mit Hebammenhilfe nach § 134a SGB V
- Anlage 1 (Hebammen-Vergütungsvereinbarung)
- Anlage 2 (Abrechnung von Hebammenleistungen)
- Anlage 3 (Arzneimittel, wurde in Vertrag integriert)
- Anlage 4.1 (Beitrittserklärung)
- Anlage 4.2 (Abfrageformular für die Vertragspartnerliste)
- Anhang A zu Anlage 1 (Modalitäten zur Versichertenbestätigung)
- Anhang B zu Anlage 1 des Vertrages
  - Versichertenbestätigung A „Kurse"
  - Versichertenbestätigung B „Hebammenhilfe, Abrechnung über mehrere IK"
  - Versichertenbestätigung C „Hebammenhilfe, Abrechnung über ein IK"
- Protokollnotizen
- Urteile

Seit dem 27. Juni 2008 regelt der Ergänzungsvertrag zu § 134 a SGB V die Abrechnung der Betriebskosten von hebammengeleiteten Einrichtungen.

Hierfür gelten:
- Ergänzungsvertrag zu § 134 a SGB V
- Anlage 1 (Qualitätsvereinbarung)
- Anlage 2 (Selbstauskunftsbogen)
- Anlage 3 (Vergütungsvereinbarung)
- Anlage 4 (Abrechnungsmodalitäten)

> **Adressen**
>
> Die aktuellen Verträge, die erforderlichen Formulare, Protokollnotizen und Erläuterungen finden sich auf den Internetseiten der Organisationen:
> **DHV:** www.hebammenverband.de
> im Mitgliederbereich unter „Vergütungsvereinbarung"
> **BfHD:** www.bfhd.de/abrechnung.htm
> **GKV-SV:** www.gkv-spitzenverband.de/Hebammen_Beitrittsverfahren.gkvnet

Mitglieder der Verbände werden über **Änderungen und Ergänzungen** regelmäßig informiert. Beigetretene Hebammen müssen sich über Änderungen auf der Internetseite des GKV-SV selbst auf dem Laufenden halten. Urteile und deren Auswirkungen werden regelmäßig in den Fachzeitschriften der Hebammen veröffentlicht. Es lohnt sich, die Verträge mit allen Anhängen genau zu lesen.

> **Büchertipp**
>
> Umfangreiche Erklärungen mit Beispielen und Urteilen zu den einzelnen Bestimmungen des Vertrages und den Positionen des Leistungsverzeichnisses finden Sie auch im „Hebammengebührenrecht", Horschitz/Selow, Mabuse Verlag.

Versichertenbestätigung

> **!** Voraussetzung für die Abrechnung der meisten Leistungen gegenüber den gesetzlichen Krankenkassen ist die Bestätigung der empfangenen Leistungen durch die Versicherte mittels Unterschrift.

Ausgenommen von der Quittierungspflicht sind lediglich telefonische Leistungen, Zuschläge, Auslagen sowie Wegegeld. **Muster für Versichertenbestätigungen** und die Modalitäten für deren Anwendung sind Bestandteil des Vertrages. Es können auch eigene Formulare verwendet werden. Diese müssen jedoch alle Angaben enthalten, die im Muster enthalten sind. Softwarehersteller und Abrechnungszentralen stellen ebenfalls Formulare zur Verfügung, die eine andere grafische Gestaltung haben, jedoch die gleichen Inhalte wie die Muster aufweisen.

> ❗ **Achten Sie darauf, dass Sie immer die jeweils aktuellen Muster verwenden, weil es sonst zu Problemen bei der Abrechnung kommen kann.**

Bis jetzt ist es nicht möglich, die Versichertenbestätigungen elektronisch zu versenden. Bei Papierabrechnung werden sie den Rechnungen beigefügt. Bei **elektronischer Abrechnung** werden sie an die von den Krankenkassen benannten Papierannahmestellen versandt. Jeder Versichertenbestätigung ist dabei ein **„Belegbegleitzettel"** beizufügen. Dieser ist notwendig, damit die Versichertenbestätigung der elektronisch versandten Rechnung zugeordnet werden kann.

> ❗ **Die Verwendung von Büroklammern, Tackern o. ä. erhöht das Risiko, dass die Versichertenbestätigungen in den automatischen Brieföffnungs- und Sortieranlagen der Krankenkassen zerstört werden.**

Es ist zu empfehlen, von den Versichertenbestätigungen und den ärztlichen Anordnungen vor deren Versendung **Kopien** anzufertigen und diese mindestens bis zur Bezahlung der Rechnung aufzubewahren. Noch sicherer ist die mindestens **6-monatige Aufbewahrung**. Dies ist die Frist, mit der die Krankenkassen nachträglich Rechnungen beanstanden können, z. B. wenn sich durch die spätere Abrechnung anderer Leistungserbringer eine Doppelabrechnung herausstellen sollte.

Materialien und Arzneimittel

Neben der Vergütung der Leistungen erhält die Hebamme eine Erstattung der Auslagen für **verwendete Materialien und Arzneimittel**. Die Regelungen hierzu sind in §2 der Anlage 1 zum Vertrag festgehalten. Zu den Materialien zählen Einmalprodukte, die die Hebamme bei der Erbringung der Leistung benötigt, z. B. Einmalhandschuhe, Krankenunterlagen, Spritzen, Kanülen, Kompressen oder Nahtmaterial.

Sie sind zu unterscheiden von **„Hilfsmitteln"**, die nur auf Verordnung berechnungsfähig sind oder von der Versicherten selbst bezahlt werden müssen. Zu den Hilfsmitteln zählen z. B. Milchpumpen und Kompressionsstrümpfe. Darüber hinaus gibt es **Praxisbedarf**. Dazu zählt z. B. CTG-Papier, Seife usw.

Materialen werden nur in Form von Pauschalen bezahlt, deren Höhe im Vergütungsverzeichnis festgelegt ist. Voraussetzung zur Abrechnung der Materialpauschale ist, dass anlässlich einer Leistung „Material verbraucht oder der Versicherten zur weiteren Verwendung überlassen" wurde. Hat die Hebamme gar kein Material verbraucht, so kann sie die Materialpauschale auch nicht in Rechnung stellen.

> ❗ **Die Abgrenzung der Begriffe Material, Praxisbedarf und Hilfsmittel ist wichtig, um korrekt abrechnen zu können.**

Die Materialpauschale darf nicht berechnet werden, wenn nur Praxisbedarf verwendet wurde. Praxisbedarf darf der Versicherten nicht extra in Rechnung gestellt werden. Er wird bei der Steuer als Ausgabe angegeben. Hilfsmittel hingegen können der Frau in Rechnung gestellt werden, wenn sie nicht kostenlos über eine ärztliche Verordnung zu erhalten sind.

> 🅿 **Einsparmöglichkeiten**
>
> Da die Hebamme eine Pauschale erhält, lohnt es sich, auf einen **günstigen Einkauf der Materialien** zu achten. Materialien sind meist günstiger über Großhändler zu beziehen als über Apotheken. Das lohnt sich vor allem für häufig verwendete Materialien (Handschuhe, Kompressen, Nahtmaterial).
> Sie können auch überlegen, ob Sie **selten verwendete Materialien** gemeinsam mit Kolleginnen einkaufen können, um eine preisgünstigere Packungsgröße zu erreichen.
> Materialien, die nur notfallmäßig einzeln vorgehalten werden, können dagegen oft günstiger einzeln in der Apotheke erworben werden (Dauerkatheter, Venenverweilkanüle).

In der gesetzlichen Krankenversicherung werden normalerweise nur noch die Kosten für verschreibungspflichtige Arzneimittel übernommen. Für Hebammen gilt die **Sonderregelung**, dass auch nicht verschreibungspflichtige Arzneimittel erstattet werden, wenn die Hebamme sie bei der Erbringung der Leistung verwendet oder der Versicherten zur weiteren Verwendung überlässt.

❗ **Erstattet werden apothekenpflichtige, rezeptfreie Arzneimittel, die in den Tätigkeitsbereich der Hebamme fallen.**

Dazu zählen alle Arzneimittel, die in der Schwangerschaft, bei der Geburt, im Wochenbett und in der Stillzeit von der Hebamme angewendet werden. Es werden nur die **verschreibungspflichtigen** Arzneimittel bezahlt, für die es eine **Ausnahmeregelung für Hebammen** gibt. Dazu zählen Oxytocin, Mutterkornpräparate, Fenoterol und Lokalanästhetika in den Dosierungen, die im Arzneimittelgesetz und den Verordnungen dazu festgelegt sind.

Arzneimittel ohne Verschreibungspflicht mit bestimmten Indikationen können nur einmalig und in der kleinsten Packungsgröße berechnet werden. Sie sind in § 2 der Anlage 1 zum Vertrag benannt. Diese Begrenzung wurde vor dem Hintergrund vorgenommen, dass die Hebamme Beschwerden und Befindlichkeitsstörungen alleinverantwortlich behandeln darf, im Falle einer Pathologie jedoch verpflichtet ist, einen Arzt/eine Ärztin hinzuzuziehen. Zeigt sich nach der Anwendung der kleinsten Packungsgröße keine Besserung, so verweist die Hebamme entweder an einen Arzt/eine Ärztin, oder die Versicherte bezahlt die Kosten für weitere Arzneimittel dieser Indikationsgruppen selbst.

Arzneimittel werden in der Rechnung einzeln mit dem tatsächlichen Preis aufgelistet. Quittungen müssen nicht beigelegt werden, da die Hebamme meist Arzneimittel für mehrere Versicherte auf einer Apothekenquittung aufgeführt hat und die Originale bei einer Steuerprüfung vorweisen muss.

Sauerstoff und Infusionen nehmen eine Sonderstellung in der Klassifizierung ein, da sie sowohl als Arzneimittel als auch als Medizinprodukt erhältlich sind. Sauerstoff wurde in die Materialpauschale für die Geburt aufgenommen und kann daher nicht gesondert berechnet werden. Infusionen können als Arzneimittel bei der Abrechnung aufgelistet werden, auch wenn sie nicht teuer in der Apotheke, sondern günstig im Medizinproduktebedarf eingekauft wurden. Bislang wurden Infusionen von den Krankenkassen mit dem tatsächlichen Preis erstattet.

Unter **Auseinzellung** versteht man, wenn die Hebamme oder eine Hebammengemeinschaft aus einer Packungseinheit nur einen Teil an die Frau abgibt. Besonders bei Homöopathika ist dies üblich.

Unwirtschaftlich, aber korrekt wäre es auch, wenn die Hebamme jeweils die kleinste Packungseinheit an die Frau abgibt. Möglich ist, dass die Hebamme die Arzneimittel vollständig bei mehreren Versicherten aufbraucht und die Packung jeweils bei der ersten Frau in Rechnung stellt.

Wegegeld

Zusätzlich zur eigentlichen Leistung kann die Hebamme Wegegeld berechnen. Dies gilt jedoch nicht für Fahrten in die eigene Praxis oder in die Klinik zum Schichtdienst mit Anwesenheitspflicht.

Hat **eine andere als die nächstwohnende Hebamme** Leistungen erbracht, kann die Krankenkasse die Zahlung des sich dadurch ergebenden Mehrbetrages verweigern, wenn die in Anspruch genommene Hebamme mehr als 20 km weiter entfernt wohnt als die nächstwohnende Hebamme.

❗ **Dies gilt nicht, wenn die Inanspruchnahme der weiter entfernt wohnenden Hebamme in der besonderen Lage des Falles begründet war.**

Wenn auf derselben Fahrt **mehrere Frauen** besucht wurden, wird das Wegegeld anteilig berechnet. Mit dem Wegegeld ist auch die Zeit abgegolten, die zur Zurücklegung des Weges benötigt wurde.

Wegegeldregelung und Abrechnung führen häufig zu Nachfragen oder Ablehnung der Zahlung durch die Krankenkassen oder zu aufwendigen Verfahren, um doch noch zu einer Erstattung zu kommen. Dies liegt daran, dass die „**besondere Lage des Falles**" nicht so einfach überprüfbar ist. Es kann dabei sein, dass näher wohnende Hebammen zur fraglichen Zeit nicht verfügbar waren, oder dass die nachgefragte Leistung von der näher wohnenden Hebamme nicht angeboten wird.

Die Möglichkeit der Pauschalierung des Wegegeldes wurde lange diskutiert, jedoch konnte bis jetzt keine gerechte und praktikable Regelung gefunden werden.

Verwendung der Positionsziffern

Bei Beleghebammen gibt es unterschiedliche Arbeitsweisen, für die unterschiedliche Positionsnummern bei der Abrechnung verwendet werden. Dazu heißt es in der **Hebammen-Vergütungsvereinbarung**:

> a) Leistungen mit der **Endziffer 0** werden bei der Abrechnung verwendet für **ambulante hebammenhilfliche Leistungen** an der Versicherten. Ambulante hebammenhilfliche Leistungen im Sinne dieser Bestimmung liegen auch vor, wenn sich die Versicherte in einer Einrichtung befindet, ohne dass der Aufenthalt für die Versicherte im unmittelbaren Zusammenhang mit Schwangerschaft, Geburt oder Wochenbett steht (z. B. Kinderkrankenhaus, Psychiatrie, Beinbruch mit Krankenhausaufenthalt).
>
> b) Leistungen mit der **Endziffer 1** werden bei der Abrechnung verwendet, wenn die Leistungen durch **Beleghebammen** während des Krankenhausaufenthaltes der Versicherten erfolgen. Damit umfasst sind auch Geburten, bei denen die Versicherte das Krankenhaus nach der Geburt zeitnah wieder verlässt. Dabei sind die Beleghebammen in einem Dienst- oder Schichtsystem oder im Bereitschaftsdienst tätig.
>
> c) Leistungen mit der **Endziffer 2** werden bei der Abrechnung verwendet, wenn die Leistungen durch **Beleghebammen** während des Krankenhausaufenthaltes der Versicherten in einer **1:1-Betreuung** erfolgen. Damit umfasst sind auch Geburten, bei denen die Versicherte das Krankenhaus nach der Geburt zeitnah wieder verlässt. Zwischen den Beleghebammen und den Versicherten wurde dabei im Voraus die 1:1-Betreuung vereinbart und die Geburt im Krankenhaus durchgeführt, ohne dass Leistungen an anderen Versicherten parallel erfolgten.

Leistungsumfang bei einzelnen Leistungen

Beratung

Eine Beratung ist je Schwangerschaft **bis zu 12-mal berechnungsfähig**. Sie kann telefonisch, persönlich, per E-Mail oder SMS erfolgen. Sie kann jedoch nicht gleichzeitig mit einem Vorgespräch, einer Hilfeleistung oder einer Vorsorge abgerechnet werden, weil in diesen Leistungen eine Beratung bereits enthalten ist. Werden diese Leistungen jedoch nicht im zeitlichen Zusammenhang erbracht, so können sie auch an einem Tag berechnet werden.

Vorgespräch

Jede Frau kann **einmal in der Schwangerschaft** ein Vorgespräch bis zu 90 min erhalten. Bei einer geplanten außerklinischen Geburt ist ein weiteres Vorgespräch möglich. Das Vorgespräch kann zusammen mit einer Vorsorge erbracht werden, nicht jedoch zusammen mit Hilfeleistungen.

Schwangerenvorsorge

Die Frequenz der Schwangerenvorsorge orientiert sich **an den Mutterschaftsrichtlinien**. Sie kann von der Hebamme alleine oder im Wechsel mit dem Arzt/der Ärztin erbracht werden.

> **Adressen**
> Die aktuellen **Mutterschaftsrichtlinien** und deren Anhänge finden Sie im Internet unter:
> www.g-ba.de/institution/themenschwerpunkte/frueherkennung/schwangerschaftsvorsorge/

Hilfe bei Beschwerden oder Wehen

Diese Position richtet sich **nach dem Bedarf der Versicherten**. Eine länger als 3-stündige Hilfeleistung muss in der Rechnung begründet werden.

CTG

In den Mutterschaftsrichtlinien ist die Verwendung des CTGs **nur bei bestimmten Indikationen** vorgesehen, die im Anhang der Mutterschaftsrichtlinien aufgezählt sind. Die Krankenkasse kann die Bezahlung des CTGs ablehnen, wenn weder eine Indikation noch eine ärztliche Anordnung vorliegt. In der Klinik ist es üblich, ein bis zwei CTGs täglich zu schreiben. Darüber hinaus muss eine ärztliche Anordnung vorliegen. Das CTG kann gleichzeitig mit einer Hilfeleistung oder Beratung abgerechnet werden.

Geburtsvorbereitung

Vorgesehen ist die Geburtsvorbereitung in der Gruppe mit **bis zu 10 Schwangeren**. Es können **bis zu 14 Stunden** mit 60 min berechnet werden. Die Aufteilung der Kursstunden kann die Heb-

Vereinbarung zur Teilnahme an einem Geburtsvorbereitungskurs für gesetzlich Versicherte

Zwischen Hebamme .... (im Folgenden Hebamme genannt) und
Frau .... (im Folgenden Kursteilnehmerin genannt)
sowie dem/der Partner/in der Kursteilnehmerin ....
(im Folgenden Kursteilnehmer/in genannt) wird folgendes vereinbart:

1. Der Geburtsvorbereitungskurs umfasst .... Unterrichtsstunden à 60 Minuten.
Maximal 14 Stunden (840 Minuten) werden von den gesetzlichen Krankenkassen übernommen. Zusätzliche Stunden werden von der/den Kursteilnehmerin/Kursteilnehmern selbst getragen.

2. Die einzelnen Kursstunden bauen aufeinander auf, neue Teilnehmer/innen können daher nicht in einen laufenden Kurs aufgenommen werden.
Versäumt die Kursteilnehmerin/ der Kursteilnehmer einzelne Stunden, behält die Hebamme ihren Gebührenanspruch unabhängig davon, aus welchen Gründen die Kursteilnehmerin/der Kursteilnehmer nicht teilgenommen hat.

3. Kursstunden, die in Anspruch genommen wurden, rechnet die Hebamme direkt mit der gesetzlichen Krankenkasse ab. Die Vergütung richtet sich nach der jeweils geltenden Vergütungsvereinbarung der Hebammen nach § 134 a SGB V.
Versäumte Kursstunden werden von den Kursteilnehmern selbst getragen. Es gilt dann die jeweilige Privatgebührenordnung des Bundeslandes als vereinbart, sowohl für die Schwangere als auch für den/ die teilnehmende/n Partner/in (Ausnahme: in Sachsen gilt der in anderen Bundesländern übliche Satz).

4. Der Hebamme wird das Recht eingeräumt, einzelne Kursstunden bei Bedarf kurzfristig zu verlegen.

....
Ort/Datum Unterschrift der Hebamme

....
Unterschrift der Schwangeren Unterschrift des/der Partners/Partnerin

Als Vorschuss für die Partnergebühr bzw. Hinterlegung für versäumte Stunden, die von der Hebamme direkt mit der Versicherten abgerechnet werden, habe ich erhalten .... €

....
Unterschrift der Hebamme

Gesonderte Vereinbarung:

Eine vorzeitige ordentliche Kündigung ist ausgeschlossen. Hiervon unberührt bleibt das Recht auf eine fristlose Kündigung aus wichtigem Grund. Als wichtiger Grund gilt jedoch nur ein solcher, wenn er in der Person des anderen liegt.

....
Ort/Datum. Unterschrift der Hebamme

....
Unterschrift der Kursteilnehmerin Unterschrift des/der Partners/Partnerin

(Anmerkung: Bitte zweimal ausdrucken. Eine Ausführung erhält die Frau, eine verbleibt bei der Hebamme.)

▶ **Mustervereinbarung 6.1** Teilnahme am Geburtsvorbereitungskurs (Quelle: DHV).

amme frei vornehmen. Möglich sind also auch 7 Termine mit jeweils 2 Stunden, ein Wochenende mit täglich 7 Stunden oder 8 Termine mit jeweils 105 min.

Bei der Rechnungsstellung ergeben sich teilweise durch Rundung Differenzen. Die Krankenkassen kürzen diese manchmal um einige Cent auf den Höchstbetrag, der sich rechnerisch aus der Regelung ergibt.

Einzelgeburtsvorbereitung ist nur auf ärztliche Anordnung berechnungsfähig.

Stunden, an denen die Frau nicht teilgenommen hat, können der Krankenkasse nicht in Rechnung gestellt werden. Die Hebamme kann sie der Frau jedoch in Rechnung stellen. Damit sich hier keine Probleme ergeben, ist der Abschluss eines Vertrages empfehlenswert, der die getroffenen Vereinbarungen schriftlich festhält. (▶ Mustervereinbarung 6.1).

Entnahme von Körpermaterial

In der Schwangerschaft erfolgt die Entnahme von Körpermaterial meist im Rahmen der Schwangerschaftsvorsorge nach den Mutterschaftsrichtlinien oder während des stationären Aufenthalts der Frau in der Klinik.

Geburtshilfe

Mit der **Pauschale für eine Geburt** ist der Zeitraum von bis zu 8 Stunden vor der Geburt und bis zu 3 Stunden nach der Geburt abgegolten. Alle Leistungen, die innerhalb dieser Zeit zusätzlich erbracht werden (CTG, Entnahme von Körpermaterial) sind damit ebenfalls abgegolten.

Zusätzlich berechnet werden können
- die U1
- die Naht einer geburtshilflichen Verletzung
- die Entnahme von Körpermaterial nach der Geburt
- und die Inanspruchnahme einer 2. Hebamme bis zu 4 Stunden bei einer außerklinischen Geburt oder bei bestimmten Indikationen in der Klinik.

Bei der Geburt in einer **von Hebammen geleiteten Einrichtung** (Geburtshaus, Entbindungsheim, Hebammenpraxis) wird die Betriebskostenpauschale zusätzlich gezahlt, wenn die Einrichtung Vertragspartner der Krankenkassen ist.

Die **Pauschale für eine abgebrochene bzw. verlegte Geburt** beinhaltet den Zeitraum bis zu 5 Stunden vor dem Zeitpunkt, an dem die Hebamme die Betreuung beendet.

Fehlgeburt

Die Betreuung einer Fehlgeburt kann sowohl zu Hause als auch in der Klinik erfolgen. Die Gebühr kann die Hebamme auch dann abrechnen, wenn die Geburt oder Fehlgeburt ärztlicherseits künstlich eingeleitet wurde. Dies ist z.B. bei einer vorzeitigen Schwangerschaftsbeendigung der Fall, weil die Fortführung der Schwangerschaft der Frau nicht zugemutet werden kann oder wenn eine lebensbedrohliche Blutung zur vorzeitigen Schwangerschaftsbeendigung zwingt.

> ⚠ Auch nach einer Fehlgeburt ist die Wochenbettbetreuung berechnungsfähig.

Überwachung

Ist eine **längere Betreuungsdauer als 3 Stunden** nach der Geburt notwendig, so kann die Hebamme diese nur gegenüber der Krankenkasse abrechnen, wenn eine **ärztliche Verordnung** vorliegt. Insbesondere in der außerklinischen Geburtshilfe ist es in der Regel jedoch schwierig, eine solche Anordnung zu bekommen.

Wochenbettbetreuung

> ⚠ Innerhalb der ersten 10 Tage nach der Geburt sind **maximal 20 Leistungen** (Wochenbettbesuch oder telefonische Beratung) ohne ärztliche Anordnung berechnungsfähig.

In der **Belegklinik** können bis zu 2 Leistungen an einem Tag ohne ärztliche Anordnung erbracht werden. Mehr als 2 Leistungen am Tag bedürfen in der Klinik einer ärztlichen Anordnung.

Für die **außerklinische Betreuung** gilt: Beginnend vom 1. Tag nach der Geburt verringert sich das Kontingent um 2 Leistungen pro vollendetem Tag des stationären Aufenthaltes der Versicherten im Krankenhaus. Eine ärztliche Anordnung ist erforderlich, wenn das Leistungskontingent nach Abzug der stationären Zeit insgesamt überschritten wird. Die Verteilung der Leistungen auf einzelne Tage spielt dabei keine Rolle.

> **Fallbeispiele**
>
> **Fall 1:**
> Frau A geht am Tag der Geburt nach Hause, die Hebamme kommt am gleichen Tag das 1. Mal zur Wochenbettbetreuung.
> Frau A stehen insgesamt 20 Leistungen zur Verfügung, da sie keinen ganzen Tag im Krankenhaus verbracht hat.
>
> **Fall 2:**
> Frau B geht am 4. Tag nach der Geburt nach Hause. Ihr stehen insgesamt 14 Leistungen zu, da sie 3 ganze Tage in der Geburtsklinik war.
>
> **Fall 3:**
> Frau C hatte morgens einen Hausbesuch durch die Hebamme. Nachmittags bekommt sie Fieber und ruft die Hebamme an, die sie berät. Da sich die Situation nicht bessert, fährt die Hebamme am gleichen Abend noch einmal zu Frau C hin. Die Hebamme kann an diesem Tag 3 Leistungen (2 Besuche und 1 Telefonat) abrechnen, sofern sie beim Telefonat auch eine Beratung durchgeführt hat.
>
> **Fall 4:**
> Beim Kind besteht der Verdacht auf Hyperbilirubinämie. Morgens erfolgt ein Hausbesuch, das Kind trinkt gut, die Hebamme verabredet mit der Mutter ein Telefonat am Nachmittag. Das Kind hat seit dem Hausbesuch nicht mehr getrunken. Die Hebamme schickt Mutter und Kind daraufhin zur Bilirubinkontrolle in die Klinik. Abends erfolgt ein Anruf der Frau, dass die Bilirubinwerte grenzwertig waren. Die Hebamme erklärt der Frau die weiter notwendigen Maßnahmen.
> Abrechenbar sind in diesem Fall 1 Hausbesuch und 2 Telefonate.

Meistens ergibt es sich ohnehin, dass die Betreuungsintensität an anderen Tagen geringer ist, so dass ein Ausgleich stattfindet. Sie sollten jedoch darauf achten, das Leistungskontingent insgesamt nicht zu überschreiten. Wenn es absehbar ist, dass dies nötig sein wird, sollten Sie **rechtzeitig eine ärztliche Anordnung** dafür beschaffen.

In dem Zeitraum zwischen dem 11. Tag nach der Geburt bis zum Ablauf von 8 Wochen nach der Geburt sind insgesamt **bis zu 16 Leistungen** (Besuche und telefonische Beratungen) berechnungsfähig. Mehr als 16 Leistungen sind in diesem Zeitraum nur berechnungsfähig, wenn sie ärztlich angeordnet sind. Ein 2. Besuch am gleichen Tag ist nur beim Vorliegen einer besonderen Begründung oder einer ärztlichen Anordnung möglich.

> ❗ Nach Ablauf von 8 Wochen nach der Geburt sind Leistungen nach Abschnitt C des Vertrags nur auf ärztliche Anordnung unter Angabe der Indikation berechnungsfähig.

Aufsuchende Wochenbettbetreuung

Die Wochenbettbetreuung kann als Hausbesuch bei der Frau stattfinden, auch dann, wenn sich die Frau z. B. als Begleitperson des Säuglings in der Klinik befindet. Die Wöchnerin kann auch in eine von Hebammen geleitete Einrichtung (HgE), also eine Praxis oder ein Geburtshaus, kommen. In diesem Fall kann jedoch nur die entsprechende Ziffer hierfür abgerechnet werden. Die Wochenbettbetreuung in einer HgE kann beispielsweise auch vor oder nach einem Rückbildungskurs erfolgen.

Beratung der Mutter bei Stillschwierigkeiten oder Ernährungsproblemen des Säuglings

Die Beratung der Mutter kann sowohl telefonisch als auch in Form eines Besuches erfolgen. Sie kann insgesamt **bis zu 8-mal** berechnet werden. Eine Beratung der Mutter ist bei gestillten Kindern **bis zum Ende der Stillzeit** möglich, unabhängig davon, wie lange diese dauert. Die Beratung bei Ernährungsproblemen des nicht gestillten Kindes ist bis zum 9. Lebensmonat des Kindes möglich.

> ❗ Wichtig: Dieses Leistungskontingent kann auch mit ärztlicher Anordnung **nicht** überschritten werden.

Rückbildungsgymnastik

Die Rückbildungsgymnastik findet in der Gruppe mit bis zu 10 Teilnehmerinnen je Gruppe statt und kann **höchstens 10 Stunden** (à 60 min) betragen. In der Aufteilung der Stunden auf eine sinnvolle Anzahl von Terminen ist die Hebamme frei. Nach dem 9. Monat nach der Geburt kann die Rückbildungsgymnastik nicht mehr berechnet werden. (▶ Mustervereinbarung 6.2).

Vereinbarung zur Teilnahme an einem Rückbildungsgymnastikkurs für gesetzlich Versicherte

Zwischen Hebamme .... (im Folgenden Hebamme genannt) und
Frau .... (im Folgenden Kursteilnehmerin genannt)

1. Der Kurs Rückbildungsgymnastik umfasst .... Unterrichtsstunden à 60 Minuten. Maximal 10 Stunden (600 Minuten) werden von den gesetzlichen Krankenkassen übernommen. Zusätzliche Stunden werden von der/den Kursteilnehmerin/Kursteilnehmern selbst getragen.

2. Die einzelnen Kursstunden bauen aufeinander auf, neue Teilnehmer/innen können daher nicht in einen laufenden Kurs aufgenommen werden.
Versäumt die Kursteilnehmerin einzelne Stunden, behält die Hebamme ihren Gebührenanspruch unabhängig davon, aus welchen Gründen die Kursteilnehmerin/der Kursteilnehmer nicht teilgenommen hat.
Die Vergütung richtet sich nach der jeweils geltenden Vergütungsvereinbarung der Hebammen nach § 134 a SGB V.

3. Kursstunden, die in Anspruch genommen wurden, rechnet die Hebamme direkt mit der gesetzlichen Krankenkasse ab.
Versäumte Kursstunden werden von der Kursteilnehmerin selbst getragen. Es gilt dann die jeweilige Privatgebührenordnung des Bundeslandes als vereinbart (Ausnahme: in Sachsen gilt der in anderen Bundesländern übliche Satz).

4. Der Hebamme wird das Recht eingeräumt, einzelne Kursstunden bei Bedarf kurzfristig zu verlegen.

....
Ort/Datum   Unterschrift der Hebamme

....
Unterschrift der Schwangeren

Als Hinterlegung für versäumte Stunden, die von der Hebamme direkt mit der Versicherten abgerechnet werden, habe ich erhalten .... €

....
Unterschrift der Hebamme

Gesonderte Vereinbarung:

Eine vorzeitige ordentliche Kündigung ist ausgeschlossen. Hiervon unberührt bleibt das Recht auf eine fristlose Kündigung aus wichtigem Grund. Als wichtiger Grund gilt jedoch nur ein solcher, den der jeweils andere Vertragspartner zu vertreten hat.

....
Ort/Datum   Unterschrift der Hebamme

....
Unterschrift der Kursteilnehmerin

(Anmerkung: Bitte zweimal ausdrucken. Eine Ausführung erhält die Frau, eine verbleibt bei der Hebamme.)

▶ **Mustervereinbarung 6.2** Teilnahme am Rückbildungsgymnastikkurs (Quelle: DHV).

Betriebskostenpauschale

Die Betriebskostenpauschale kann nur von Einrichtungen berechnet werden, die von Hebammen geleitet werden und ambulante Geburten in der Einrichtung anbieten. Die Voraussetzungen, die an eine Einrichtung (in der Regel ein Geburtshaus) gestellt werden, und die Vergütungssätze sind im „Ergänzungsvertrag nach § 134a SGB V über Betriebskostenpauschalen bei ambulanten Geburten in von Hebammen geleiteten Einrichtungen und die Anforderungen an die Qualitätssicherung in diesen Einrichtungen" festgehalten.

Der Vertrag, die dazu gehörigen Formulare und Erläuterungen sind unter den bereits oben genannten Internetadressen zu finden, sowie auf der Homepage des „Netzwerks zur Förderung der Idee der Geburtshäuser" unter www.geburtshaus.de.

Ärztliche Verordnungen

Für einige Leistungen der Hebammenhilfe ist eine ärztliche Anordnung erforderlich. Dabei handelt es sich um folgende Leistungen:
- mehr als 2 CTGs an einem Tag
- Einzelgeburtsvorbereitung
- Überschreitung der Kontingente in der Wochenbettbetreuung
- Wochenbettbetreuung nach Ablauf von 8 Wochen nach der Geburt
- Überwachung nach Ablauf von 3 Stunden nach der Geburt

Im ambulanten Bereich kommt es häufig dazu, dass **Ärzte** die Ausstellung einer Anordnung ablehnen, weil sie eine Anrechnung der Verordnungen auf ihr Budget befürchten.

> **In keinem der genannten Fälle wird eine ärztliche Verordnung jedoch auf das ärztliche Budget angerechnet. Informieren Sie den Arzt/die Ärztin bzw. die gemeinsam betreute Frau über diesen Punkt.**

Der DHV hat zu diesem Zweck **Musterschreiben** entworfen, die in diesen Fällen die behandelnden Ärzte diesbezüglich informieren. (▶ **Musterschreiben 6.3** und **6.4**)

Sie können der betreuten Frau ein solches Schreiben für ihren Arzt aushändigen oder den Arzt direkt schriftlich kontaktieren. Hierbei muss jedoch im Vorfeld die **schriftliche Entbindung von der Schweigepflicht** durch die betreute Frau eingeholt werden.

Möglich ist auch, dass der Arzt/die Ärztin die Anordnung auf einem formlosen Schreiben, dem Musterformular einer Abrechnungssoftware oder einem Privatrezept trifft, wenn weiterhin Bedenken bezüglich der Anrechnung aufs Budget bestehen.

Frau/Herrn
....
....

Sehr geehrte/r Frau/Herr Doktor...................,

Frau .... wird sowohl durch Sie als auch durch mich in ihrer Schwangerschaft/ihrem Wochenbett betreut. Einige Betreuungsleistungen kann eine Hebamme jedoch nur erbringen, wenn die Notwendigkeit durch eine ärztliche Anordnung attestiert wird. Nachfolgend sind die Hebammenleistungen aufgeführt, die nur nach ärztlicher Anordnung abgerechnet werden können:

- häufigere als zweimalige CTG-Überwachung an einem Tag
- Geburtsvorbereitung bei Einzelunterweisung (statt Geburtsvorbereitungskurs in der Gruppe), die Einzelunterweisung kann auf höchstens 14 Unterrichtseinheiten à 30 Minuten angeordnet werden
- Überwachung nach Ablauf von drei Stunden nach der Geburt.
- Wochenbetreuung innerhalb der ersten 10 Tage nach der Geburt: Mehr als 20 Kontakte (Besuche oder telefonische Beratungen)
- Wochenbetreuung in dem Zeitraum zwischen dem 11. Tag nach der Geburt bis zum Ablauf von 8 Wochen nach der Geburt, die 16 Leistungen überschreiten (in der ärztlichen Anordnung bitte den Grund angeben)
- Hebammenbesuche zugunsten der Wöchnerin bzw. des Neugeborenen nach Ablauf von 8 Wochen nach der Geburt (bitte Indikation angeben)

Im vorliegenden Fall erbitte ich eine ärztliche Anordnung über die Leistung, die ich im o. a. Katalog mit einem Kreuz versehen habe.

Alle diese ärztlichen Anordnungen werden auf Ihr Budget nicht angerechnet. Sie können diese ärztlichen Anordnungen auch auf einem Privatrezept treffen. Ihre Anordnung sollte als „ärztliche Anordnung" gekennzeichnet sein.

Ich danke Ihnen für Ihr Verständnis und bin sicher, dass sich unsere Patientin durch unsere gemeinsame Betreuung optimal betreut fühlen wird.

Mit freundlichen Grüßen,

....
Datum, Unterschrift

▶ **Musterschreiben 6.3** Ärztliche Verordnungen, Brief der Hebamme (Quelle: DHV).

Frau/Herrn
....
....

Sehr geehrte/r Frau/Herr Doktor...................,

ich werde gleichzeitig bei Ihnen und bei der Hebamme .... betreut. Wie mir meine Hebamme mitgeteilt hat, benötigt sie in einigen Fällen Ihre ärztliche Bescheinigung über die Notwendigkeit von Leistungen. Im Einzelnen handelt es sich um folgende Leistungen, die die Hebamme von der Krankenkasse nur erstattet bekommt, wenn die Leistung auf ärztliche Anordnung erbracht wurde:

- häufigere als zweimalige CTG-Überwachung an einem Tag
- Geburtsvorbereitung bei Einzelunterweisung (statt Geburtsvorbereitungskurs in der Gruppe), die Einzelunterweisung kann auf höchstens 14 Unterrichtseinheiten à 30 Minuten angeordnet werden
- Überwachung nach Ablauf von drei Stunden nach der Geburt.
- Wochenbetreuung innerhalb der ersten 10 Tage nach der Geburt: Mehr als 20 Kontakte (Besuche oder telefonische Beratungen)
- Wochenbetreuung in dem Zeitraum zwischen dem 11. Tag nach der Geburt bis zum Ablauf von 8 Wochen nach der Geburt, die 16 Leistungen überschreiten (in der ärztlichen Anordnung bitte den Grund angeben)
- Hebammenbesuche zugunsten der Wöchnerin bzw. des Neugeborenen nach Ablauf von 8 Wochen nach der Geburt (bitte Indikation angeben)

Im vorliegenden Fall erbitte ich eine ärztliche Anordnung über die Leistung, die ich im o.a. Katalog mit einem Kreuz versehen habe.

Alle diese ärztlichen Anordnungen werden auf Ihr Budget nicht angerechnet. Sie können diese ärztlichen Anordnungen auch auf einem Privatrezept treffen. Ihre Anordnung sollte als „ärztliche Anordnung" gekennzeichnet sein.

Ich bedanke mich sehr herzlich für Ihre Kooperation. Aufgrund Ihres Verständnisses fühle ich mich in der gemeinsamen Betreuung durch Sie als Arzt/Ärztin meines Vertrauens und durch meine Hebamme bestens betreut.

Mit freundlichen Grüßen,

....
Datum, Unterschrift

▶ **Musterschreiben 6.4** Ärztliche Verordnungen, Brief der Schwangeren (Quelle: DHV).

✉ Adressen

Abrechnungssoftware und Abrechnungszentren

aosoft	www.aosoft.de
AS Abrechnungsstelle für Heil-, Hilfs- und Pflegeberufe AG	www.as-bremen.de
AZH	www.hebammen-azh.de
babybamme	www.babybamme.de
DMRZ	www.dmrz.de
Heb-Office	www.heb-office.de
Ingenieurbüro Gaub	www.luckymidwife.de
Ingenieurbüro Krause	www.hebammen-abrechnung.de
Ingenieurbüro Zimmermann	www.hebrech.de
KDfH Falk Wittek	www.kdfh-wittek.de
MUC Vorhammer GmbH, München	muc-vorhammer@t-online.de
opta data	www.optadata-gruppe.de
optica GmbH	www.optica.de
RZH	www.rzh-online.de

(Aufgenommen wurden nur werbend tätige Unternehmen)

Papierabrechnung

Rechnungsformular für die Papierabrechnung	www.hebamedia.de

Abrechnung

Es gibt verschiedene Möglichkeiten, wie eine Hebamme abrechnen kann:
- Handschriftliche Papierrechnung
- Benutzung einer Abrechnungssoftware mit Papierausdruck
- Benutzung einer Abrechnungssoftware mit elektronischer Versendung der Rechnung
- Vertrag mit einer Abrechnungszentrale

Es können sowohl Papierrechnungen als auch elektronische Rechnungen versandt werden.

> ❗ Bei einer Papierabrechnung können die Krankenkassen jedoch bis zu 5 % des Rechnungsbetrages abziehen (§ 303 Abs. 3 SGB V).

Welche Art der Abrechnung für eine Hebamme am günstigsten ist, hängt vom Umsatz ab und von der persönlichen Präferenz. Eine Übersicht über die Vor- und Nachteile der verschiedenen Abrechnungsmöglichkeiten gibt ▶ Tab. 6.1.

Zur **Häufigkeit der Rechnungsstellung** heißt es in der Anlage 2 § 2 Abs. 3 zum Vertrag:

Die Rechnungslegung erfolgt je Hebamme bzw. Hebammengemeinschaft und Kasse für alle Versorgungs- oder Abrechnungsfälle höchstens monatlich, mindestens 2-mal im Jahr. Davon 1-mal zum 31.01. eines Jahres für Leistungen des Vorjahres.

Nachträglich festgelegt wurde, dass die **Frist zum 31.01.** nur gilt, wenn die Betreuung abgeschlossen ist.

Die Krankenkassen haben eine Frist von 3 Wochen zur **Begleichung der Rechnung**. Die Frist beginnt mit dem Werktag, an dem sowohl die Rechnung als auch die „rechnungsbegründenden Unterlagen" (Versichertenbestätigung, ärztliche Anordnung) bei der Krankenkasse oder deren Abrechnungszentrum vorliegen. Unter Berücksichtigung von Wochenenden, Post- und Banklauf werden Rechnungen in der Regel innerhalb von 4 Wochen beglichen.

Gibt es auf Kassenseite Grund zu Beanstandungen oder Rückfragen, so muss die Krankenkasse den unstrittigen Betrag fristgerecht begleichen. Für den strittigen Betrag beginnt die Zahlungsfrist erneut nach der Klärung des strittigen Sachverhaltes.

Bei Einhaltung dieser Fristen lohnt es sich nicht, Mahnungen zu schreiben oder Verzugszinsen und Mahngebühren zu berechnen. Die Krankenkassen verhalten sich vertragskonform und die Bearbeitung bereitet der Hebamme unnötige Mühen und Kosten.

6 – Praxistipps zur Abrechnung

▶ **Tab. 6.1** Abrechnungsmethoden im Vergleich.

	Papier	Software	Abrechnungszentrale
Aktualität	nicht gewährleistet	ja, mit Updatefunktion	ja
Informationen über Neuerungen	nein	ja	ja
Eigener Überblick	bedingt	ja	bedingt
Buchführung	nein	evtl. integriert	nein
Kosten	bis 5 % Abzug vom Umsatz	feste Kosten	Kosten nach Umsatz
Adressen der Kassen	müssen selbst gepflegt werden	werden im Update automatisch berücksichtigt	werden durch Dienstleister gepflegt
Abrechnung im Team	Aufteilung der Einnahmen kompliziert	mit Praxisversionen der Programme einfach	Aufteilung der Einnahmen durch Dienstleister
besonders geeignet für	Hebammen, die sehr wenig abrechnen	Hebammen, die viel abrechnen und selbst Bescheid wissen möchten	Hebammen, die wenig abrechnen und keinen PC haben, und für größere Teams

Zu Verzögerungen der Bezahlung kommt es aber auch, wenn Krankenkassen fusionieren, die Abrechnungszentrale wechseln oder Softwareprobleme haben. In diesem Fall kann die Hebamme **angemessene Mahngebühren und Zinsen** berechnen. Als angemessene Mahngebühr werden ca. 2,50 Euro angesehen. Der zu berechnende Zinssatz kann gemäß § 288 Abs. 2 BGB 8 Prozentpunkte (bei Privatversicherten 5 %) über dem Basiszinssatz liegen.

> 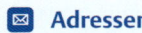 **Adressen**
> Zinssätze, Berechnungsmethoden und ein Zinsrechner finden sich im Internet unter http://basiszinssatz.info/

Eine **zeitnahe Begleichung der Rechnungen** können Sie durch folgende Maßnahmen fördern:
- Kenntnis und Berücksichtigung des Vertrages
- Zeitnahe Rechnungsstellung
- Zeitnahe Versendung der Versichertenbestätigung nach dem Absenden der Rechnung
- Eigene Überprüfung der Rechnung auf:
  - Übereinstimmung der Daten von Rechnung und Versichertenbestätigung
  - Angabe von Indikationen und Begründungen bei Leistungen, die nur damit abrechnungsfähig sind
- Beifügung ärztlicher Bescheinigungen bei Leistungen, die nur mit ärztlicher Anordnung berechnet werden können
- Verwendung der vorgesehenen Formulare und Positionsziffern

Rechnungsstellung: Für eine ordnungsgemäße Rechnungsstellung sind bestimmte Angaben gesetzlich vorgeschrieben. Weitere Angaben sind für die Abrechnung gegenüber den gesetzlichen Krankenkassen aus dem Vertrag nach § 134a notwendig.

Vorgeschriebene Angaben:
- Name und Adresse der Hebamme
- Steuernummer, IK-Nr.
- Angaben zur versicherten Frau
- Rechnungsdatum
- Rechnungsnummer (fortlaufend)
- Datum der Leistungen

6.2 Zusatzleistungen

Zusätzlich zu den Leistungen, die die Hebamme den Krankenkassen in Rechnung stellt, gibt es Leistungen, die **nicht Bestandteil der gesetzlichen Krankenversicherung** sind.

Die Erbringung von Zusatzleistungen hat den Vorteil, dass die Hebamme hier **teilweise bessere Preise** erzielen kann als mit Leistungen, die über die gesetzliche Krankenkasse abgerechnet werden. Damit können Zusatzleistungen zur Sicherung der freiberuflichen Existenz beitragen.

Auf der anderen Seite stellen sich jedoch grundsätzliche Fragen nach dem **Sinn einzelner Leistungen** und ob es für die Hebamme vertretbar ist, dem Trend zu überflüssigen Untersuchungen und Maßnahmen zu folgen. Bestimmte Angebote, z. B. Akupunktur, erfordern zusätzliche Qualifikationen und eine vorherige Überlegung, ob eine entsprechende Nachfrage besteht und welcher Preis mit der Leistung erzielt werden kann. Keinesfalls sollten zusätzliche Leistungen unter Wert verkauft werden. Sinnvoll sind Angebote, die in das eigene Leistungsspektrum passen.

> **Die Zusatzleistungen werden der Frau privat in Rechnung gestellt. Die Frau muss vor der Leistungserbringung darüber aufgeklärt werden, dass mit der Inanspruchnahme der Leistung Kosten auf sie zukommen (wirtschaftliche Aufklärung).**

Infrage kommen auch Leistungen, die zwar grundsätzlich von den Krankenkassen übernommen werden, jedoch nicht in dem von der Frau gewünschten Umfang. Hierzu zählen z. B.
- Wochenbettbetreuungen ohne Indikation über den Rahmen der Kontingentierung hinaus,
- das Wegegeld bei der Inanspruchnahme einer weiter entfernt wohnenden Hebamme,
- allgemeine Teemischungen, die nicht unter die individuelle, rezeptierte Zubereitung durch eine Apotheke fallen
- Kursstunden über das vorgesehene Maß hinaus.

> **Bei allen Leistungen, die der Frau privat in Rechnung gestellt werden, empfiehlt es sich, einen (Behandlungs-)Vertrag abzuschließen.**

In diesem Vertrag werden der Leistungsumfang, die Kosten und die Zahlungsmodalitäten benannt. Muster stellen die Berufsverbände der Hebammen zur Verfügung.

Rufbereitschaftspauschale

Eine Rufbereitschaftspauschale wird im Rahmen der Geburtshilfe erhoben. Mit dem Entgelt für die Geburt ist nur die eigentliche Leistung abgegolten, nicht jedoch die Zeit der Rufbereitschaft, in der die Hebamme sich für die bevorstehende Geburt bereit hält. In der Regel ist damit eine Zeit zwischen der 38. und 42. SSW umfasst.

IGEL

> **Unter IGEL-Leistungen werden Leistungen verstanden, die außerhalb der gesetzlichen Krankenversicherung angeboten und nachgefragt werden (individuelle Gesundheitsleistungen).**

Am häufigsten kommen IGEL-Leistungen in der Schwangerenvorsorge vor. Hier werden bestimmte Untersuchungen (z. B. Toxoplasmoseuntersuchung, Glukose-Belastungstest) nur auf Indikation von der Kasse übernommen. Wünscht die Frau ohne Vorliegen einer Indikation diese Leistung, so muss sie die Kosten selbst tragen. Die Kosten sollten die im Gesundheitswesen üblichen Kosten nicht überschreiten.

> **Praxistipp**
> Informieren Sie sich vor der Leistungserbringung im Internet darüber, welche Preise dafür von Ärzten/Ärztinnen in Rechnung gestellt werden.

Akupunktur

Auch die Akupunktur gehört zu den IGEL-Leistungen. Die Hebamme hat dabei die Verpflichtung, die Frau über ihren Ausbildungsstand aufzuklären.

Kurse

Es gibt eine Vielzahl von Kursen, die von Hebammen angeboten werden. Dazu zählen z. B. Babyschwimmen, Säuglingspflege, Beikosteinführung, Bauchtanz, Ernährungsberatung, Pekip, Babymassage oder Fitness für junge Mütter.

Partnergebühr zur Geburtsvorbereitung: Die Gebühr, die für die Teilnahme der Partner an einem Geburtsvorbereitungskurs für Paare anfällt, wird je nach Vereinbarung dem Partner oder der Frau in Rechnung gestellt. Sie sollte über der

Vergütung der Kursstunde durch die gesetzlichen Krankenkassen liegen. Ein marktüblicher Preis ist derzeit 9–10 Euro pro Stunde.

❗ **Für alle Zusatzleistungen gilt, dass es auch Krankenkassen gibt, die die eine oder andere Leistung im Einzelfallentscheid, auf Kulanzbasis oder auch grundsätzlich zahlen.**

Hier können Sie entweder selbst recherchieren oder der Frau den Hinweis geben, dass die Leistung eventuell durch ihre Krankenkasse übernommen wird.

6.3
Zusatzverträge mit einzelnen Krankenkassen

Zusatzverträge sind Verträge, die regional oder bundesweit zwischen einzelnen Krankenkassen oder Krankenkassenarten und einzelnen Leistungserbringern oder den Hebammenverbänden geschlossen werden. Das Merkmal dieser Verträge ist, dass sie auf einer **anderen gesetzlichen Grundlage** als § 134a SGB V geschlossen werden. Auf den Internetseiten der Hebammenverbände wird regelmäßig über Zusatzverträge berichtet. Manchmal wissen aber auch die Frauen, dass ihre Krankenkasse bestimmte Leistungen regelmäßig übernimmt. Teilweise sind zusätzliche Qualifikationen Voraussetzung für die Berechnungsfähigkeit. Andere Kassen haben die Möglichkeit, zu bereits geschlossenen Verträgen beizutreten. Die folgenden Beispiele stellen nur eine Auswahl der möglichen Leistungen dar.

Integrierte Versorgung

Verträge zur integrierten Versorgung richten sich nach § 140a – d SGB V. Darin können sektorübergreifend und interdisziplinär Leistungen und Leistungskomplexe vereinbart werden, die so nicht in den einzelnen Bereichen vorgesehen sind. **Ziel der Verträge** ist es, zu einer vernetzten Versorgung insgesamt zu kommen, die als wirtschaftlicher und verbraucherfreundlicher angesehen wird. Die **Vergütungen** in den Verträgen können von der sonstigen Vergütung abweichen.

❗ **Beim Beitritt zu bestehenden Verträgen, die z. B. zwischen einzelnen Kliniken und einzelnen Kassen geschlossen wurden, ist Vorsicht geboten. So ist es z. B. nicht sinnvoll, sich an Konzepten zu beteiligen, bei denen die Vergütung unter der üblichen (Verträge nach § 134a SGB V) liegt.**

Es gibt z. B. Modelle, bei denen die Klinik oder ein freier Träger **Pauschalen** vereinbart, die auch Hebammenleistungen enthalten. Dabei kann es vorkommen, dass
- die Hebamme ebenfalls eine Pauschale erhält, die z. B. auf den Durchschnitt der Wochenbettbetreuungen ausgelegt ist
- die Abrechnung von Wegegeld nicht vorgesehen ist
- der Leistungsumfang, welcher der Frau zur Verfügung steht, eingeschränkt ist

Es gibt jedoch auch sinnvolle Verträge zur integrierten Versorgung. So bietet z. B. die **Techniker Krankenkasse** einen Vertrag an, bei dem die Frau sich für eine Versorgung nach anthroposophischen Grundsätzen entscheidet. Darin sind umfangreiche Hebammenleistungen vorgesehen. Voraussetzung zur Teilnahme auf Seiten der Hebamme ist die Teilnahme an einer Schulung.

Die **Securvita Krankenkasse** hat mit den Hebammenverbänden einen Vertrag zur integrierten Versorgung abgeschlossen, der die Übernahme der Kosten für häufig vorkommende Leistungen vorsieht. Hierzu zählen:
- Rufbereitschaftspauschale
- Beratung bei Kinderwunsch
- Partnergebühr in der Geburtsvorbereitung
- Kurse wie Babymassage, Pekip, Raucherentwöhnung usw.
- Individuelle Anleitung zu Yoga, Watsu, Aquabalancing und Reiki
- Beratung zur Inanspruchnahme der Sonderleistungen der Securvita zur Zahngesundheit von Mutter und Kind

Diesem Vertrag sind inzwischen auch die **BKK Hypovereinsbank** und die IHV-BKK beigetreten.

Die **Energie BKK** zahlt z. B. ein zusätzliches Vorgespräch zur Beratung zu den Möglichkeiten einer natürlichen Geburt. Hierfür wurden Broschüren erstellt, die der Mutter/den Eltern ausgehändigt werden. Dieses Vorgespräch wird deutlich besser vergütet als das Vorgespräch im Vertrag nach § 134a SGB V.

Prävention

Die Leistungen der Prävention richten sich nach § 20 SGB V. Darin ist festgelegt, dass Leistungsumfang und Qualifikation der Leistungserbringer in einem **Präventionsleitfaden** von den Krankenkassen näher beschrieben werden. Dieser ist zu finden unter: www.gkv-spitzenverband.de/Praevention.gkvnet.

Leider sind Hebammen als Präventionsanbieterinnen nicht vorgesehen. Trotzdem werden entsprechende Angebote der Hebammen von einigen Krankenkassen übernommen. So wird inzwischen von den Ersatzkassen **Beckenbodentraining** im Handlungsfeld Bewegungsgewohnheiten durch Hebammen anerkannt, jedoch ausschließlich für die Zielgruppe der Frauen im zeitlichen Umfeld der Menopause.

Längere Betreuungsdauer im Wochenbett

In einigen Bundesländern ist bei bestimmten Kassen die Betreuungsdauer nach der Geburt auf 12 Wochen oder ein halbes Jahr verlängert worden. Die Rechtsgrundlage bildet hier eine Vereinbarung der Länderministerien mit einzelnen Kassen. Nähere Informationen dazu finden sich auf den Internetseiten der Hebammen-Landesverbände.

Milchpumpen

Milchpumpen zählen zu den Hilfsmitteln. Der Anspruch der Versicherten ist in § 33 SGB V geregelt, deren Abrechnung durch die Leistungserbringer durch Verträge in § 127 SGB V.

Während im Hebammenbereich Materialien und Arzneimittel nur mit den entstehenden Kosten in Rechnung gestellt werden können, ist es im Hilfsmittelbereich selbstverständlich, dass der Hilfsmittelerbringer **einen Gewinn** durch den Verkauf oder Verleih von Hilfsmitteln erzielt. Hilfsmittel unterliegen der Umsatzsteuerpflicht (▶ Kap. 7.9).

Auch bei der Abrechnung von Hilfsmitteln, wie dem Verleih von Milchpumpen, können Verträge zwischen den Berufsverbänden und den Krankenkassen abgeschlossen werden. Während für Hebammenhilfe bundesweit gültige Verträge mit dem Spitzenverband der Krankenkassen geschlossen werden, sind im Hilfsmittelbereich ganz **unterschiedliche Vertragsgestaltungen mit jeder einzelnen Kasse** oder Kassenart möglich. Die Hebamme kann auch einem bestehenden Vertrag beitreten und die Hilfsmittel zu gleichen Konditionen anbieten.

Sobald von den Berufsverbänden Verträge zur Hilfsmittelerbringung abgeschlossen werden, finden Sie diese auf den Homepages der Verbände.

6.4 Privat Versicherte und Selbstzahler

Die Gebühren, die gegenüber privat Versicherten und Selbstzahlern berechenbar sind, richten sich nach den **Privatgebührenordnungen der Länder**, die von den Landesregierungen erlassen werden. Je nach Aktualität weichen Leistungsumfang und Kommentierung der Leistungen teils erheblich voneinander und von den Regelungen der Vergütungsvereinbarung für gesetzlich Versicherte ab.

Die Anwendung der Privatgebührenordnung richtet sich nach dem **Ort der Leistungserbringung**. Betreut also eine Hebamme aus Berlin eine Frau in Brandenburg, findet die Privatgebührenordnung von Brandenburg Anwendung.

> ❗ Wichtig ist, dass die Hebamme die Privatgebührenordnung des eigenen und die der angrenzenden Bundesländer kennt, damit sie die Frau über ihren Leistungsanspruch und die evtl. auf sie zukommenden Kosten informieren kann.

Die **Privatgebührenordnungen** sind über die Landesverbände der Hebammen erhältlich. Teilweise finden sie sich auf deren Internetseiten. Nutzerinnen von Abrechnungssoftware finden sie in ihren Programmen, Nutzerinnen von Abrechnungszentralen erhalten sie auch dort. Da die Übertragung der neuen Vertragsinhalte in die Privatgebührenordnungen der Länder noch nicht abgeschlossen ist, ist es erforderlich, sich regelmäßig über den Stand im jeweiligen Land zu informieren.

Die Privatgebührenordnungen der Länder geben lediglich Auskunft darüber, welche Leistun-

Vereinbarung zur Teilnahme an einem Geburtsvorbereitungskurs für Selbstzahlerinnen

Zwischen Hebamme .... (im Folgenden Hebamme genannt) und
Frau .... (im Folgenden Kursteilnehmerin genannt)
sowie dem/der Partner/in der Kursteilnehmerin
(im Folgenden Kursteilnehmer/in genannt) wird Folgendes vereinbart:

1. Der Geburtsvorbereitungskurs umfasst .... Unterrichtsstunden à 60 Minuten (max. 14 Stunden bzw. 840 Minuten werden von der privaten Krankenversicherung/der Beihilfe erstattet).

2. Die einzelnen Kursstunden bauen aufeinander auf, neue Teilnehmer/innen können daher nicht in einen laufenden Kurs aufgenommen werden.
Versäumt die Kursteilnehmerin/ der Kursteilnehmer einzelne Stunden, behält die Hebamme ihren Gebührenanspruch unabhängig davon, aus welchen Gründen die Kursteilnehmerin/ der Kursteilnehmer nicht teilgenommen hat.

3. Sowohl für die Kursteilnehmerin als auch für den Partner/die Partnerin richtet sich die Gebühr nach der Hebammen-Privatgebührenordnung des jeweiligen Bundeslandes der Leistungserbringung (Ausnahme: in Sachsen gilt der in anderen Bundesländern übliche Satz).

4. Der Hebamme wird das Recht eingeräumt, einzelne Kursstunden bei Bedarf kurzfristig zu verlegen.

....
Ort/Datum   Unterschrift der Hebamme

....
Unterschrift der Kursteilnehmerin..............Unterschrift des/der Partners/Partnerin

Als Vorschuss für die (Partner-)Gebühr habe ich erhalten .... €

....
Unterschrift der Hebamme

Gesonderte Vereinbarung:

Eine vorzeitige ordentliche Kündigung ist ausgeschlossen. Hiervon unberührt bleibt das Recht auf eine fristlose Kündigung aus wichtigem Grund. Als wichtiger Grund gilt jedoch nur ein solcher, wenn er in der Person des anderen liegt.

....
Ort/Datum...................   Unterschrift der Hebamme

....
Unterschrift der Kursteilnehmerin   Unterschrift des/der Partners/Partnerin

(Anmerkung: Bitte zweimal ausdrucken. Eine Ausführung erhält die Frau, eine verbleibt bei der Hebamme.)

▶ **Mustervereinbarung 6.5** Teilnahme an einem Geburtsvorbereitungskurs (Selbstzahlerinnen) (Quelle: DHV).

Vereinbarung zur Teilnahme an einem Rückbildungsgymnastikkurs für Selbstzahlerinnen

Zwischen Hebamme .... (im Folgenden Hebamme genannt) und Frau .... (im Folgenden Kursteilnehmerin genannt) wird Folgendes vereinbart:

1. Der Rückbildungsgymnastikkurs umfasst .... Unterrichtsstunden à 60 Minuten (max. 10 Stunden bzw. 600 Minuten werden von der privaten Krankenversicherung/der Beihilfe erstattet).

2. Die einzelnen Kursstunden bauen aufeinander auf, neue Teilnehmer/innen können daher nicht in einen laufenden Kurs aufgenommen werden.
Versäumt die Kursteilnehmerin einzelne Stunden, behält die Hebamme ihren Gebührenanspruch unabhängig davon, aus welchen Gründen die Kursteilnehmerin nicht teilgenommen hat.

3. Die Gebühren richten sich nach der Privatgebührenordnung des Bundeslandes der Leistungserbringung (Ausnahme in Sachsen gilt der in anderen Bundesländern übliche Satz).

4. Der Hebamme wird das Recht eingeräumt, einzelne Kursstunden bei Bedarf kurzfristig zu verlegen.

....
Ort/Datum Unterschrift der Hebamme

....
Unterschrift der Kursteilnehmerin

Als Vorschuss für die Gebühr habe ich erhalten .... €

....
Unterschrift der Hebamme

Gesonderte Vereinbarung:

Eine vorzeitige ordentliche Kündigung ist ausgeschlossen. Hiervon unberührt bleibt das Recht auf eine fristlose Kündigung aus wichtigem Grund. Als wichtiger Grund gilt jedoch nur ein solcher, wenn er in der Person des anderen liegt.

....
Ort/Datum Unterschrift der Hebamme

....
Unterschrift der Kursteilnehmerin

(Anmerkung: Bitte zweimal ausdrucken. Eine Ausführung erhält die Frau, eine verbleibt bei der Hebamme.)

▶ **Mustervereinbarung 6.6** Teilnahme an einem Rückbildungsgymnastikurs (Selbstzahlerinnen) (Quelle: DHV).

gen die Hebamme in welcher Höhe gegenüber der Frau abrechnen kann. Sie sagen nichts darüber aus, was die Frau **von ihrer Versicherung erstattet** bekommt. Entscheidend dafür ist der Vertrag, den die Frau mit ihrer Versicherung geschlossen hat. Um Beiträge zu sparen oder aus Unkenntnis schließen manche Frauen Versicherungsverträge ab, die den Anspruch auf Hebammenhilfe einschränken oder ganz ausschließen. Die Hebamme hat hierüber keine Kenntnis und muss dies auch nicht berücksichtigen. Zahlungspflichtig ist die Frau, die selbst dafür verantwortlich ist, ihren Versicherungsumfang zu kennen.

> **Es ist dringend zu empfehlen, mit privat Versicherten einen Behandlungsvertrag zu schließen und sich die erbrachten Leistungen quittieren zu lassen, da es nicht selten vorkommt, dass es anschließend zu Streitigkeiten kommt oder die Zahlung verweigert wird. (▶ Mustervereinbarung 6.5 und 6.6)**

> **Praxistipp**
> Das Schreiben von Zwischenrechnungen gibt einen Hinweis auf die Zahlungsmoral und schützt so vor größeren Zahlungsausfällen.

6.5
Einnahmen durch Kliniken

Beleghebammen erhalten häufig einen gewissen Teil ihrer Einnahmen durch die Klinik, in der sie tätig sind. Vergütet werden die Anwesenheits- oder Rufbereitschaft sowie Tätigkeiten, die die Hebamme in der Klinik verrichtet, die jedoch nicht durch die Krankenkassen der Hebamme, sondern über die Fallpauschale (DRG) der Klinik vergütet werden.

Folgende Tätigkeiten kommen für eine Vergütung durch die Klinik infrage:
- Reinigungsarbeiten
- Beschaffung und Pflege ärztlicherseits benötigter Instrumente, Geräte und Arzneimittel
- Ausbildung von Hebammenschülerinnen und -studentinnen
- Assistenz bei ärztlichen Aufgaben (Routine-Ultraschall, Ambulanz)
- Dokumentation über den eigenen Tätigkeitsbereich hinaus, z. B.
  - Stationskurve
  - Kinderkurve
  - Gelbes Untersuchungsheft (wenn die U1 durch den Arzt/die Ärztin erfolgt ist)
  - Perinatalerhebung
  - zusätzliche elektronische Datenerfassung
  - Arzt-Fax
  - Karte mit Foto für die Eltern

Die Vergütung erfolgt **meist pauschal** entweder für jeden Dienst/jede Geburt oder durch eine Pauschale, die jährlich an das Beleghebammenteam gezahlt und durch die Hebammen eigenverantwortlich aufgeteilt wird. Die Zahlungsmodalitäten richten sich nach der schriftlichen Vereinbarung, die mit der Klinik getroffen wurde.

6.6
Sonstige Einnahmen

Sonstige Einnahmen kann eine Hebamme z. B. durch den Verkauf von Produkten, die Vermietung von Räumen, Autorenhonorare u. v. m. erzielen.

Bei diesen Einnahmen ist darauf zu achten, dass es sich um **umsatzsteuerpflichtige Einnahmen** handeln kann, die getrennt von der Hebammentätigkeit betrachtet werden (s. ▶ Kap. 7).

6.7
Typische Rechtsfragen zur Abrechnung

Siehe ▶ Kap. 16.2.

Literatur

[1] **Horschitz H, Selow M.** Hebammengebührenrecht. Vertragstext und Kommentar zur Hebammen-Vergütungs-Vereinbarung 2007. Frankfurt: Mabuse; 2008

7 Was muss ich bei der Steuererklärung beachten?

Monika Selow

Die Steuererklärung ist ein ungeliebtes Thema. Am einfachsten erscheint es vielen, am Ende des Jahres Schuhkartons mit Belegen beim Steuerberater abzugeben und darauf zu vertrauen, dass durch dessen fachkundige Bearbeitung möglichst geringe Steuern zu zahlen sind. Auch wenn die Beauftragung eines Steuerberaters durchaus sinnvoll sein kann, lohnt es sich, über die **Grundsätze der Besteuerung** selbst Bescheid zu wissen, so dass der Schuhkarton zumindest richtig bestückt ist. Durch Kenntnis der Grundzüge der steuerrechtlichen Bestimmungen und eine gute Vorbereitung der Unterlagen für den Steuerberater lässt sich die Steuerlast verringern. In unkomplizierten Fällen können Sie die Einkommensteuererklärung aber auch selbst ausfüllen.

> **!** Bei der ersten Steuererklärung und bei komplizierteren Sachverhalten ist die Konsultation des Steuerberaters dringend zu empfehlen.

Bei der Auswahl eines passenden **Steuerberaters** helfen z. B. Empfehlungen von Kolleginnen. Alle Möglichkeiten und Fälle der steuerlichen Absetzbarkeit darzustellen, würde den Rahmen dieses Buches sprengen. Die Steuergesetzgebung, Formulare und maßgebliche Beträge ändern sich sehr häufig. Zusätzlich kommt es zu Urteilen, die Einfluss auf die steuerliche Gestaltung haben.

Daher ist es unerlässlich, sich aktuell zu informieren. **Informationen** finden Sie auf zahlreichen Internetseiten und in der entsprechenden Fachliteratur. Bei der Eigenrecherche im Internet bilden offizielle Quellen (Bundesministerien, große, gut gepflegte Portale) die solideste und aktuellste Grundlage. Informationen aus Diskussionsforen geben manchmal wichtige Hinweise, diese sollten jedoch auf redaktionell gepflegten Seiten bestätigt werden.

7.1 Status der Hebamme

Der Beruf der Hebamme zählt zu den **Freiberuflern**. Sie unterscheiden sich von Gewerbetreibenden, die der Gewerbesteuer unterliegen. Die originäre Tätigkeit der Hebamme ist von der Umsatzsteuerpflicht befreit. Für Hebammen sind deshalb hauptsächlich die Regelungen zur **Einkommensteuer** relevant.

Anders als im Angestelltenverhältnis, wird die Steuer nicht einfach einbehalten, sondern sie muss von der Hebamme ans Finanzamt abgeführt werden. Die Hebamme erstellt dazu einen **Jahresabschluss** als einfache Einnahmenüberschussrechnung auf der Grundlage einer einfachen Buchführung. Damit gelten für sie einfachere Regeln als bei Gewerbetreibenden, die unter bestimmten Voraussetzungen eine doppelte Buchführung vornehmen und eine Bilanz erstellen müssen. Bilanzieren erfordert ein weitaus komplizierteres Verfahren, das aber für Hebammen weder verpflichtend noch sinnvoll ist, da die betriebliche Tätigkeit im Vergleich zu anderen Unternehmen eine einfachere Struktur hat.

7.2 Einkommensteuervorauszahlung

> **!** Die Hebamme meldet die freiberufliche Tätigkeit zu Beginn ihrer Tätigkeit beim Finanzamt an. Dabei wird der voraussichtliche Gewinn aus der freiberuflichen Tätigkeit vom Finanzamt abgefragt und danach die Einkommensteuervorauszahlung berechnet, die die Hebamme vierteljährlich leistet.

Nach Abgabe der Steuererklärung im nächsten Jahr wird die **tatsächliche Steuer** ermittelt. Ist die tatsächliche Steuer höher, muss die Hebamme nachzahlen, liegt sie unter dem zuvor geschätzten Wert, erhält sie eine Rückzahlung. Sowohl die Nachzahlung als auch die Rückzahlung werden ab dem 1.4. des übernächsten Jahres durch das Finanzamt verzinst.

Auf der Grundlage der ersten tatsächlichen Einkommensteuererklärung werden die **Vorauszahlungen** für das nächste Jahr berechnet. Für das 1. Jahr ist es möglich, anzugeben, dass kein Gewinn erzielt wird, um dadurch eine Einkommensteuervorauszahlung von 0,00 Euro zu erhalten. Das erhöht zwar im 1. Jahr die Summe des zur Verfügung stehenden Geldes, führt jedoch dazu, dass im 2. oder 3. Jahr der Selbstständigkeit evtl. Nachzahlungen für die vorangegangenen Jahre zeitgleich mit den Vorauszahlungen für das laufende Jahr zusammentreffen. Dies kann leicht dazu führen, dass die Hebamme ihren Zahlungsverpflichtungen nicht mehr nachkommen kann.

> ❗ Sinnvoll ist es, den voraussichtlichen Gewinn möglichst genau zu schätzen, so dass die Höhe der Vorauszahlung in etwa dem entspricht, was später mit exakter Berechnung ermittelt wird.

Leistet eine Hebamme im 1. Jahr keine Vorauszahlungen, ist es dringend zu empfehlen, **Rücklagen** zu bilden, aus denen Nachzahlungen beglichen werden können.

Auf Antrag kann die **Vorauszahlung** an die in der Zukunft anfallenden Beträge **angepasst** werden. Dies ist immer dann zu empfehlen, wenn sich Art und Umfang der Tätigkeit wesentlich ändern, z. B. bei
- Schwangerschaft und Elternzeit
- Beginn eines Studiums
- Annahme einer Anstellung zusätzlich zur Freiberuflichkeit

7.3 Buchführung

In der Buchführung werden die betrieblichen Geldflüsse festgehalten. Geldflüsse finden in bar oder über das Konto der Hebamme statt. Da im 1. Jahr der Freiberuflichkeit besonders viele Ausgaben getätigt werden, wird empfohlen, von Beginn der Selbstständigkeit an die **Belege mit System zu sammeln**, selbst wenn die eigentliche Buchführung später durch den Steuerberater erfolgt.

Wie die Belege genau gesammelt werden müssen, ist nicht vorgeschrieben. Wichtig ist, dass die Buchführung anhand der Belege nachvollziehbar ist. Es ist nicht notwendig, die Belege chronologisch oder sortiert nach Gruppen zu sammeln. Da die Steuererklärung immer für das ganze Jahr erfolgt, müssen sich jedoch alle Belege eines Jahres beisammen befinden.

Möglich ist folgendes Verfahren:
- Alle **Kontoauszüge** werden chronologisch abgeheftet.
- Alle **Belege über Barausgaben** werden in einen Jahresordner geheftet und durchnummeriert.
- **Rechnungen**, die über das Konto bezahlt wurden, werden hinter den jeweiligen Kontoauszug geheftet oder auf der Rechnung werden Bezahldatum und Bank notiert.
- **Kleinere Belege** (Tankquittungen, Parkscheine usw.) werden auf DIN-A4-Blätter geklebt. Hierfür eignen sich Klebestifte besser als starke Kleber, da diese oft die Schrift der Belege unleserlich machen, wenn Thermopapier verwendet wurde.

> **P Praxistipp**
> Werden die Belege regelmäßig abgeheftet (z. B. immer bevor die Hebamme Rechnungen schreibt), so dauert die ordentliche Sammlung von Belegen nur wenige Minuten.

In den **Ordner eines Jahres** können später noch die Kopien der Steuererklärung, die Korrespondenz mit dem Finanzamt und der Steuerbescheid geheftet werden. So findet man alles leicht wieder. Die Unterlagen müssen **10 Jahre aufbewahrt** werden und können danach vernichtet werden.

> ❗ Bei der Vernichtung der Unterlagen sollten Sie unbedingt darauf achten, dass die Nachweise zur Zahlung der Haftpflichtversicherung erhalten bleiben. Diese sollten 30 Jahre aufbewahrt werden, da so lange noch Regressansprüche geltend gemacht werden können.

7.3 Buchführung

Die Buchführung bildet die Grundlage für die **Ermittlung des Einkommens**. Sie selbst durchzuführen hat viele Vorteile:
- Das Fehlen von Belegen fällt eher auf
- Sie erhalten einen Überblick über den Stand Ihrer Einnahmen und Ausgaben
- Geringe Kosten
- Sie haben dann auch Möglichkeit, die Ausgabenseite positiv zu beeinflussen, d. h. ggf. zu sparen

Über die Einnahmen muss die Hebamme ohnehin Buch führen, da nur so auffällt, wenn Rechnungen überfällig sind oder gar nicht bezahlt wurden.

Je nach Voraussetzungen und Vorlieben gibt es verschiedene Methoden, die Bücher zu führen. Es gibt auch spezielle **Buchführungsprogramme**. Sie müssen regelmäßig aktualisiert werden, damit Änderungen in der Steuergesetzgebung berücksichtigt werden. Es bedarf jedoch einiger Einarbeitung, um damit gut umgehen zu können. Einmal eingegebene Buchungen können nicht rückgängig gemacht werden. Sie werden mit einer Gegenbuchung storniert und ggf. neu eingegeben. In den Steuerprogrammen ist jeder Kostenart ein eigenes Konto zugewiesen. Für unterschiedliche Berufe gibt es verschiedene Kontenrahmen, die angepasst werden können. Hebammen sind als Beruf meist nicht berücksichtigt.

Praktisch an den Programmen ist, dass sie auf Knopfdruck Zwischenauswertungen und die Gewinnermittlung fürs Finanzamt erzeugen.

Die **Abrechnungssoftware** (▶ S. 89), mit der die Hebamme die Rechnungen erstellt, enthält je nach Anbieter auch ein Buchführungsprogramm. Praktisch ist hieran, dass es bereits auf die Bedürfnisse von Hebammen zugeschnitten ist und dass die Einnahmen schon bei der Rechnungsstellung aufgenommen werden, so dass nur noch das Datum eingetragen werden muss, an dem die Rechnung bezahlt wurde sowie eine ggf. abweichende Höhe des Betrages.

Die **Buchführung von Hand oder in einem Tabellenkalkulationsprogramm**, z. B. Excel, ist einfach und kostengünstig. Die Hebamme fertigt dazu Tabellen an, in die sie die Buchungen einträgt. Je nach der Häufigkeit, mit der Ausgaben anfallen, eignen sich unterschiedliche Tabellenformate (s. Mustertabellen ▶ Tab. 7.1, ▶ Tab. 7.2, ▶ Tab. 7.3, ▶ Tab. 7.4, ▶ Tab. 7.5).

▶ **Tab. 7.1** Mustertabelle: Einnahmen.

Rg.-Datum	Rg.-Nummer	Betrag	Rg.-Empfänger	Datum Eingang	Betrag	Auszugsnummer/bar
15.02.2011	1/2011	488,10	TK	7.3.2011	488,10	3
	Summe			Summe		

▶ **Tab. 7.2** Mustertabelle: Variable Kosten (häufig).

Datum	Belegnummer	Tanken	Parken	Medizinbedarf	Arzneimittel	Bürobedarf	Porto
17.1.2011	1			17,30			
20.1.2011	2						11,–
Summen							

7 – Was muss ich bei der Steuererklärung beachten?

▶ **Tab. 7.3** Mustertabelle: Variable Kosten (selten).

Datum	Belegnummer	Fortbildung	Literatur	Reparatur-Kfz	Werbung	Geschenke
Summen						

▶ **Tab. 7.4** Mustertabelle: Monatliche Kosten.

Monatliche Kosten							Sonderausgaben (privat)		
	Miete	Strom	Leasingrate	Darlehenszins	Telefon	Mobiltelefon	Krankenvers.	Rentenvers.	Lebensvers.
Januar									
Februar									
März									
April									
Mai									
Juni									
Juli									
August									
September									
Oktober									
November									
Dezember									

▶ **Tab. 7.5** Mustertabelle: Jährliche Kosten.

Datum	Belegnummer	Betrag	Art
			Berufsverband
			Haftpflicht
			Kfz-Versicherung
			Kfz-Steuer
			BGW

Die sich aus der Buchführung ergebenden Summen werden später in die Einnahmenüberschussrechnung und die Steuererklärung übernommen.

7.4 Einnahmenüberschussrechnung (EÜR)

Als Basis für die Berechnung der Steuer dient die einfache Einnahmenüberschussrechnung.

> **!** Bei der Gewinnermittlung gilt das **Zuflussprinzip**. Das bedeutet, dass Einnahmen und Ausgaben in dem Jahr berücksichtigt werden, in dem sie als Betrag auf dem Konto gutgeschrieben wurden oder als Ausgabe auch tatsächlich angefallen sind.

Die Gewinnermittlung nach dem Zuflussprinzip gilt für Freiberufler, die damit einen Vorteil gegenüber anderen Berufen haben, bei denen der Zeitpunkt der Rechnungsstellung gilt. Letzteres hat den Nachteil, dass aufwendige Buchungsverfahren notwendig sind, wenn die gezahlten Beträge von den in Rechnung gestellten abweichen, wenn die Zahlung ganz ausbleibt oder sich ein Vorgang über einen Jahreswechsel hinzieht.

▶ **Abb. 7.1** stellt den Prozess der **Ermittlung des Einkommens** und der Steuer dar. Zu beachten ist, dass für jeden Schritt andere Begriffe gelten, die im Weiteren verwendet werden. Die Kommunikation mit anderen wird wesentlich erleichtert, wenn die richtigen Begriffe verwendet werden, weil nur so ein gegenseitiges Verständnis erzielt werden kann, über welchen Betrag eigentlich gerade geredet wird.

Allgemein wird vom „**Einkommen vor Steuern**" gesprochen, wenn es um die Darstellung des Verdienstes einer freiberuflich tätigen Person geht. Die Begriffe „Nettoeinkommen" bzw. „verfügbares Einkommen" sind keine steuerlich relevanten Begriffe. Die dort dargestellte Summe ist jedoch für die Hebamme wesentlich.

- Der **Gewinn aus der freiberuflichen Tätigkeit** berechnet sich aus den Einnahmen minus den betrieblich begründeten Ausgaben.

Schritt für Schritt von den Einnahmen zum frei verfügbaren Einkommen

1. Umsatz/ Einnahmen aus der Tätigkeit als Hebamme

minus

2. betriebliche Ausgaben

gleich

3. Gewinn

minus

4. persönliche steuermindernde Ausgaben

gleich

5. zu versteuerndes Einkommen

minus

6. Steuern

gleich

7. „Nettoeinkommen"/verfügbares Einkommen

▶ **Abb. 7.1** Schritt für Schritt von den Einnahmen zum frei verfügbaren Einkommen.

- Vom betrieblichen Gewinn werden dann noch einmal steuermindernde persönliche Ausgaben abgezogen, wie z. B. die Beiträge zur Kranken- und Rentenversicherung. Daraus ergibt sich **das „zu versteuernde Einkommen"**.
- Nach Abzug der Steuer bleibt das Einkommen übrig, das in etwa dem **Nettoeinkommen** in einem Angestelltenverhältnis entspricht.

Dargestellt wird die Gewinnermittlung in der **Einnahmenüberschussrechnung**, die zusammen mit der Steuererklärung abgegeben wird (s. ▶ Tab. 7.6). Die Belege, die die Grundlage für die Berechnung bilden, bleiben bei der Hebamme. Sie werden dem Finanzamt nur auf Anfrage übermittelt. Die Einnahmenüberschussrechnung wird auch als **Gewinn- und Verlustrechnung** (GuV) bezeichnet. Diese beiden Begriffe bedeuten das Gleiche und können beide verwendet werden.

7 – Was muss ich bei der Steuererklärung beachten?

▶ **Tab. 7.6** Mustertabelle: Einnahmenüberschussrechnung.

Einnahmenüberschussrechnung 2010		
Name, Hebamme Steuernummer		
Einnahmen		s. Seite 104
Ausgaben		
AfA		s. Seite 104
Geringwertige Wirtschaftsgüter		s. Seite 105
Raumkosten (für Praxis o. häusliches Arbeitszimmer)		s. Seite 107
Miete oder Zinsen bei Immobiliendarlehen		
Nebenkosten		
Reinigung		
Instandhaltung		
Material + Medikamente		s. Seite 108
Bürobedarf		s. Seite 108
Porto		
Telefon		
EDV		
Berufshaftpflicht		s. Seite 109
Rechtsschutz		s. Seite 109
Mitgliedsbeitrag im Berufsverband		s. Seite 109
Berufsgenossenschaft		s. Seite 109
Fortbildung		s. Seite 109
Literatur		s. Seite 109
Bankgebühren und Zinsen		s. Seite 109
Werbungskosten		s. Seite 109
Personalkosten		s. Seite 110
Spesen		s. Seite 110
Übernachtungen		
Verpflegungspauschale		
Fahrtkosten		
Bus/Taxi/Bahn		

▶ **Tab. 7.6** Fortsetzung.

Einnahmenüberschussrechnung 2010				
Kfz- Kosten				s. Seite 110
tanken				
parken				
ADAC				
Haftpflicht				
Reparatur				
Kfz-Steuer				
Mietwagen				
Summe				
Eigenanteil = ... %				
Summe minus Eigenanteil				
Rechtsberatung, Buchführung, Steuerberatung				s. Seite 113
Arbeitskleidung				s. Seite 113
Bewirtung		minus 30 %		s. Seite 113
Geschenke				s. Seite 113
		Ausgaben gesamt:		
(Einnahmen minus Ausgaben)		**Gewinn:**		

Einnahmen

⚠️ **Als Einnahme zählt der gesamte Umsatz, den die Hebamme in ihrer freiberuflichen Tätigkeit erzielt, einschließlich der Erstattung der Materialien und Arzneimittel und der Wegegelder.**

Siehe auch ▶ Kap. 6. Der Einkauf der Materialien und Arzneimittel und die Kfz-Kosten werden dagegen als Ausgaben angegeben.

Bei der Buchführung wird der **Eingang einer Zahlung** durch die Krankenkassen komplett als Einnahme gebucht, einschließlich der darin enthaltenen Anteile für Wegegeld und Materialien.

Bei der **Buchführung mittels eigener Tabellen** kann es jedoch durchaus sinnvoll sein, Wegegelder oder Materialien separat aufzulisten, um damit kontrollieren zu können, ob Ausgaben und Einnahmen in einem angemessenen Verhältnis stehen und ob Verbesserungspotenzial vorhanden ist.

Bei der Gewinnermittlung durch Einnahmenüberschussrechnung gelten Einnahmen und Ausgaben zum **Zeitpunkt der tatsächlichen Zahlung**. Unerheblich ist, wann die Leistung erbracht und die Rechnung gestellt wurde.

Erzielt die Hebamme auch **Einkommen aus anderen Tätigkeiten**, so müssen diese ggf. gesondert angegeben werden. Dies ist immer dann der Fall, wenn es sich um umsatzsteuerpflichtige Tätigkeiten handelt. (s. ▶ Kap. 7.9.)

Wirtschaftsgüter

Unter Wirtschaftsgütern werden Güter verstanden, die der Berufsausübung dienen und die über einen längeren Zeitraum genutzt werden. Man unterscheidet Güter, die über einen längeren Zeitraum abgeschrieben werden, und „geringwertige Wirtschaftsgüter", deren Kosten im Jahr der Anschaffung vollständig abgeschrieben werden können.

Abschreibungen (AfA)

Anschaffungs- oder Herstellungskosten für Güter, die über mehrere Jahre genutzt werden können, werden **über mehrere Jahre** „abgeschrieben". Das bedeutet, dass die angefallenen Kosten auf die Nutzungsjahre umgelegt werden, in denen sich die Güter abnutzen (AfA = Absetzung für Abnutzungen).

Im Jahr 1 fallen die Ausgaben tatsächlich an. Steuermindernd als Ausgabe berücksichtigt wird jedoch jedes Jahr nur ein Teil der Ausgabe. Das angeschaffte Gut hat ja tatsächlich noch einen Wert, der bei der Bilanzierung als Vermögen geführt werden würde.

⚠️ **Als Kosten bei der Steuer geltend gemacht wird also der Wertverlust, der pro Jahr der angenommenen Nutzungsdauer entsteht.**

Zu den Anschaffungskosten zählen auch die Kosten für Versand, Transport, Versicherung und Inbetriebnahme sowie die in Rechnung gestellte Umsatzsteuer.

Um für die Folgejahre noch zu wissen, wie viel als AfA eingetragen werden muss, wird ein **Anlageverzeichnis** geführt. In diesem werden die Güter einzeln aufgeführt sowie die sich pro Jahr ergebenden Summen eingetragen.

> **Beispiel: Auto**
> Ein Auto kostet 24 000 Euro und hat eine Nutzungsdauer von 6 Jahren. Jedes Jahr werden demnach 4 000 Euro abgeschrieben.
> Da es am 15.4. angeschafft wurde, wird im 1. Jahr nur der anteilig anfallende Betrag dieses Jahres, bezogen auf volle Monate, abgeschrieben. Im 1. Jahr werden demnach 9/12 von 4 000 Euro = 3 000 Euro abgeschrieben.
> Im 7. Jahr 3/12 von 4 000 Euro = 1 000 Euro.

Vollständig abgeschriebene, aber im Bestand noch enthaltene Anlagegüter verbleiben mit einem Erinnerungswert von 1 Euro in den Büchern, bis sie entsorgt werden. Werden sie später verkauft, wird der erzielte Erlös als Einnahme verbucht.

Würde das Auto also über den Abschreibungszeitraum hinaus benutzt, so könnten keine weiteren Beträge abgeschrieben werden. Wird es in diesem Zeitraum als Gebrauchtwagen verkauft, so wird der erzielte Erlös mit der übrigen Abschreibung verrechnet und der Rest im Verkaufsjahr abgeschrieben. Wird das Auto z. B. nach 12 Jahren verkauft, so zählt der erzielte Betrag für das beruflich genutzte Auto als Einnahme.

Wirtschaftsgüter, die abgeschrieben werden, bedeuten zwar im Anschaffungsjahr eine große

Ausgabe, die in dem Jahr nicht voll steuerlich geltend gemacht werden kann. **In den Folgejahren** sorgen Abschreibungen jedoch dafür, dass von den Einnahmen Ausgaben steuermindernd abgezogen werden, die in diesem Jahr jedoch tatsächlich nicht ausgegeben werden mussten. Abschreibungen erhöhen damit die „Liquidität", die Hebamme ist eher „flüssig".

Kommt im Laufe der Zeit ein neues Gut hinzu, so wird die Liste entsprechend erweitert.

> ✉ **Adressen**
> Die anerkannte Nutzungsdauer für allgemein verwendbare Anlagegüter wird durch das Bundesministerium für Finanzen in der „**AfA-Tabelle AV**" veröffentlicht, die sich im Internet finden lässt unter
> www.bundesfinanzministerium.de/nn_96040/DE/Wirtschaft_und_Verwaltung/Steuern/Veroeffentlichungen_zu_Steuerarten/Betriebspruefung/AfA-Tabellen/node.html?_nnn=true

Geringwertige Wirtschaftsgüter

Seit dem 1.1.2010 gelten für geringwertige Wirtschaftsgüter neue Bestimmungen.

> ✉ **Adressen**
> Die Regelungen zu den maßgeblichen Beträgen und der Abgrenzung zu den nicht geringwertigen Wirtschaftsgütern finden Sie im Internet z. B. unter
> www.rechnungswesen-portal.de/Fachinfo/Anlagevermoegen/Geringwertiges-Wirtschaftsgut-2008.html

Ab 1.1.2010 gelten Wirtschaftsgüter als **geringwertig,** wenn sie
- zum Anlagevermögen gehören
- beweglich und abnutzbar sind
- selbstständig nutzbar sind

Es gelten folgende Beträge und **Wahlmöglichkeiten**:
- Anschaffungskosten bis zu 150 Euro netto: Sofortabschreibung
- Anschaffungskosten 150,01 bis 410 Euro netto: Sofortabschreibung oder Sammelposten mit Abschreibung über 5 Jahre
- Anschaffungskosten 410,01 bis 1 000 Euro netto: Sammelposten mit Abschreibung über 5 Jahre

Die maßgeblichen Beträge beziehen sich immer auf den **Nettopreis**, auch wenn die Hebamme nicht vorsteuerabzugsberechtigt ist, also Bruttopreise zahlt.

> ⚠ **Ab Anschaffungskosten von 150,01 Euro besteht die Pflicht der Aufnahme in das Anlagenverzeichnis.**

Die Hebamme kann wählen, ob sie die Abschreibung einzeln über die Nutzungsdauer oder für alle betreffenden Ausgaben als Sammelposten vornimmt. Ein Wechsel zwischen beiden Verfahren ist innerhalb eines Jahres nicht möglich.

Setzt sich der Kauf einer **Anlage aus mehreren geringwertigen Wirtschaftsgütern** zusammen, die einzeln unter 150 Euro liegen, zusammen jedoch eine wirtschaftliche Einheit bilden, deren Preis über 150 Euro liegt, kann die gesamte Anlage in das Verzeichnis aufgenommen und über mehrere Jahre abgeschrieben werden. Dies ist z. B. bei einer EDV-Anlage, die aus einem Computer, Tastatur, Maus, Drucker besteht, der Fall, oder bei der Ausstattung für einen Kursraum mit Matten, Bällen und Anschauungsmaterial.

Die **Abschreibung von Software** war lange nicht eindeutig geregelt. Inzwischen wurde eine einheitliche Nutzungsdauer von 5 Jahren festgelegt (OFD Chemnitz vom 28.07.2005, DStR 2005, S. 1409), Updates bereits verwendeter Software werden vollständig im Jahr der Anschaffung steuerlich geltend gemacht (Urteil des niedersächsischen Finanzgerichts vom 16.01.2003, Az.: 10 K 82/99).

Die Voraussetzungen für die steuerliche Behandlung als geringwertiges Wirtschaftsgut können z. B. auf Babywaage, Doptone zutreffen. Sie treffen jedoch nicht auf einen gleichwertigen Drucker zu, weil dieser nicht selbstständig verwendbar ist, sondern nur zusammen mit einem PC. Ebenso verhält es sich mit Kabeln oder Ersatzteilen fürs Auto (Reifen). Wirtschaftsgüter, die nicht selbstständig nutzbar sind, werden im Jahr der Anschaffung als Betriebsausgabe verbucht.

Rechenbeispiele: Abschreibungen

Sammelpostenaufstellung 2010

Ware	Kaufdatum	Preis netto	Preis brutto
Bürostuhl	05.02.2010	150,00 €	178,50 €
Drucker	25.05.2010	280,00 €	333,20 €
Notebook	17.08.2010	930,00 €	1 106,70 €
Aktenschrank	30.11.2010	580,00 €	690,20 €
		Summe	2 308,60 €

Abschreibungen (AfA)

Ware	Kaufdatum	Preis brutto	Jahre	2010	2011	2012	2013	2014	2015	2016
Sammelposten	2010	2 308,60 €	5	461,72 €	461,72 €	461,72 €	461,72 €	461,72 €		
Kfz	15.4.2010	24 000 €	6	3 000 €	4 000 €	4 000 €	4 000 €	4 000 €	4 000 €	1 000 €
Summe				3 461,72 €						

Wirtschaftsgüter, deren Anschaffungspreis netto unter 150 Euro liegt (z. B. ein Blutdruckmessgerät), gelten als Betriebsausgabe.

✉ **Adressen**
www.rechnungswesen-portal.de/Fachinfo/Anlagevermoegen/Geringwertiges-Wirtschaftsgut-2008.html

Investitionsabzugsbetrag

In engem Zusammenhang mit der Abschreibung steht das Zurücklegen von Geld für anstehende Investitionen in der Zukunft.

Seit 2008 gelten dazu neue Bestimmungen. Die ehemals Ansparabschreibung genannte „Rücklage" (umgangssprachlich) wurde in **Investitionsabzugsbetrag** umbenannt. Neu ist, dass das Finanzamt rückwirkend bereits ergangene Steuerbescheide ändern und rückwirkend verzinst Steuern nachfordern kann, wenn die geplante Investition nicht innerhalb von 3 Jahren nach Inanspruchnahme des Investitionsabzugsbetrages getätigt wurde. Mit dieser Regelung wurde ein ehemals existierendes Steuerschlupfloch geschlossen.

Die Bildung eines Investitionsabzugsbetrages lohnt sich für die Hebamme immer dann, wenn eine **große Anschaffung** (z. B. ein neues Auto) sicher ansteht und in den Jahren, in denen der Investitionsabzugsbetrag geltend gemacht wird, ein hohes zu versteuerndes Einkommen vorliegt, bzw. wenn im Folgejahr absehbar deutlich weniger Einnahmen erzielt werden als im laufenden Geschäftsjahr.

✉ **Adressen**
Bestimmungen zur Absetzbarkeit aller Kosten finden Sie unter www.betriebsausgabe.de/.

Raumkosten

Raumkosten können für den Betrieb einer Hebammenpraxis, eines Geburtshauses, die temporäre Anmietung von Räumen für Kurse, Mietanteile an der Praxis anderer (Ärztin, Hebammenpraxis) oder Büroräume anfallen.

Die Kosten für die Nutzung von Räumlichkeiten werden unproblematisch als **Ausgabe** berücksichtigt, wenn die betrieblich genutzten Räume getrennt von der eigenen Wohnung liegen. Dazu gehören auch alle Kosten, die im Zusammenhang mit dem Betrieb der Räumlichkeiten anfallen, also Miete, Nebenkosten, Heizung, Strom, Reinigung und Instandhaltung.

Wird eine **eigene Immobilie** genutzt, können die **Zinsen** von Immobiliendarlehen anstelle der Miete als Ausgaben berücksichtigt werden sowie die Abschreibung der Immobilie. Der Tilgungsanteil einer Darlehensrate kann aber nicht angerechnet werden.

Befinden sich die betrieblich genutzten Räume **in der privat genutzten Wohnung** oder im privat genutzten Haus, so muss dem Finanzamt gegenüber nachgewiesen werden, dass diese Räume ausschließlich betrieblich genutzt werden. Die Kosten werden anteilig (prozentuale betriebliche Nutzung im Verhältnis zur Gesamtnutzung) als Betriebsausgabe ausgewiesen.

❗ Nicht anerkannt werden Räume, die betrieblich und privat genutzt werden. Dies ist z. B. der Fall, wenn das Büro gleichzeitig als Gästezimmer dient.

Befindet sich jedoch z. B. ein Bett im Büro, das dazu dient, Hebammenschülerinnen während des berufspraktischen Einsatzes zu beherbergen, oder nutzt die Hebamme das Bett, um im Falle des eigenen Bereitschaftsdienstes die Familie nicht zu stören, liegt eine **betriebliche Nutzung** vor. Befindet sich der Arbeitsplatz der Hebamme in einem ansonsten privat genutzten Raum der eigenen Wohnung, z. B. Büroplatz im Schlafzimmer, können die anteiligen Kosten für die Fläche dagegen nicht als Ausgaben geltend gemacht werden.

❗ Von einer Praxis ist auszugehen, wenn Publikumsverkehr stattfindet. In diesem Fall sind die Kosten abzugsfähig.

Für **häusliche Arbeitszimmer** wurden bis 2006 jährliche Kosten bis 1 250 Euro anerkannt. Anschließend haben die Finanzämter die Anerkennung des häuslichen Arbeitszimmers als Betriebsausgaben häufig mit dem Hinweis abgelehnt, das Arbeitszimmer stelle nicht den Mittelpunkt der beruflichen Tätigkeit dar. Inzwischen hat das Verfassungsgericht im Juli 2010 entschieden, dass dies nicht verfassungskonform ist (Aktenzeichen

2 BvL 13/09). Mit dem Jahressteuergesetz 2010 vom 8.12.2010 wurde § 4 Abs. 5 Nr. 6 b EStG rückwirkend ab dem Veranlagungszeitraum 2007 geändert. Aufwendungen für ein **häusliches Arbeitszimmer** sind hiernach in folgenden Fällen als Betriebsausgaben (bzw. Werbungskosten für Nichtselbstständige) abziehbar:

- Wiedereingeführt wurde die Abzugsmöglichkeit für Fälle, in denen dem Steuerpflichtigen für die betreffende Tätigkeit kein anderer Arbeitsplatz zur Verfügung steht. Dies kann bei freiberuflich tätigen Hebammen, die keine eigene Praxis unterhalten, in jedem Fall unterstellt werden. In diesem Fall kann die Hebamme die nachgewiesenen Aufwendungen bis zu höchstens 1 250,– Euro als Betriebsausgaben abziehen.
- Daneben gibt es einen Abzug wie bisher nur dann, wenn das häusliche Arbeitszimmer den **Mittelpunkt der gesamten beruflichen und betrieblichen Tätigkeit** des Steuerpflichtigen bildet. Dies ist bei Hebammen nur dann der Fall, wenn es sich um eine echte Praxis mit Publikumsverkehr handelt. In diesem Fall sind die nachgewiesenen Aufwendungen in unbegrenzter Höhe abziehbar.
(Horschitz, 2011)

> **P Praxistipp**
> Bei einer Ablehnung der Anerkennung der Kosten lohnt es sich, den Steuerbescheid mit einem Einspruch anzufechten, zu argumentieren und Erklärungen, Raumplan und evtl. auch Fotos einzureichen.

Mögliche Argumente:
- Andere Räumlichkeiten stehen nicht zur Verfügung.
- Die vertraulichen Unterlagen zu den betreuten Frauen müssen unzugänglich für Familienmitglieder und Bekannte aufbewahrt werden.
- Die Lagerung der Ausstattung und Materialien erfordert Platz.
- Das Arbeitszimmer stellt den Mittelpunkt der beruflichen Tätigkeit dar.

> **Fallbeispiel**
> Eine Hebamme hat ein eigenes Haus und baut ein Geschoss zu einer Hebammenpraxis aus. Darin befinden sich ein Raum für Geburtsvorbereitungskurse, ein Büroraum und ein Raum, in dem die Hebamme Sprechstunden durchführt. Das ganze Haus hat 250 qm, davon entfallen 100 qm auf die beruflich genutzte Etage. Die Hebamme berechnet alle Kosten, die für das Haus anfallen, und teilt sie **prozentual** auf. In diesem Fall können 40 % der Gesamtkosten als Kosten für die beruflich genutzten Räume in Ansatz gebracht werden.
> Erzielt die Hebamme **Einnahmen aus der Vermietung** an eine Kollegin, mit der sie die Praxis zusammen betreibt oder die die Räume temporär nutzt, so wird diese Miete als Betriebseinnahme verbucht.

Material und Arzneimittel

Die Erstattungen für Material und für Arzneimittel werden als **Einnahme** gebucht. Im Gegenzug werden die Kosten, die für die Beschaffung anfallen, als **Ausgabe** gebucht.

Es ist durchaus möglich, dass es zu einem Verlust kommt, wenn die Hebamme zu viele Materialien eingekauft hat und sie verwerfen muss, weil das Verfallsdatum abgelaufen ist. Im Gegenzug ist es auch möglich, dass die Hebamme einen Gewinn erzielt, wenn sie günstig einkaufen konnte und der Einkauf gut mit den tatsächlich benötigten Materialien übereinstimmt.

Bürobedarf

Zum Bürobedarf zählen Schreibwaren, Porto, Telefon, kleinere Anschaffungen für die EDV (z. B. Druckerpatronen). Es ist möglich, diese Kosten unter einem Buchungskonto zusammenzufassen.

Eine bessere Übersicht über die Ausgaben ergibt sich ggf. durch eine getrennte Erfassung, die in der EÜR wieder als ein Posten ausgewiesen werden kann.

Bei den **Telefonkosten** ist die Trennung zwischen beruflich und privat bedingten Kosten einfach, wenn verschiedene Anschlüsse/Mobiltelefone für die berufliche und private Nutzung zur Verfügung stehen. Bei einer Flatrate wäre es unwirtschaftlich, zusätzlich einen privaten Anschluss zu unterhalten. Die Kosten können in diesem Fall prozentual zwischen den verschiedenen Nutzungsarten aufgeteilt werden. Wichtig ist hier, dass nachgewiesen werden kann, dass zusätzliche Kosten für die private Nutzung bestehen und dass die beruflichen Kosten angemessen sind. Ist eine Hebamme nur wenig nebenberuflich tätig, dann wäre auch nur eine geringe berufliche Telefonnutzung plausibel.

Betriebliche Versicherungen

In der EÜR werden alle Versicherungen angegeben, die unmittelbar mit der beruflichen Tätigkeit zusammenhängen. Dies sind in erster Linie die **Berufshaftpflicht-** und **Rechtsschutzversicherung**. Beim Betrieb eines Geburtshauses kommt die Organisationshaftpflicht hinzu.

Renten- und Krankenversicherung der Hebamme zählen nicht zu den betrieblichen Ausgaben, sondern zu den persönlichen. Sie werden bei den Sonderausgaben im Mantelbogen der Einkommensteuer berücksichtigt.

Mitgliedsbeiträge

Mitgliedsbeiträge finden sich in der EÜR wieder, wenn die Organisationen unmittelbar der beruflichen Tätigkeit zuzuordnen sind. Dies ist z. B. bei Mitgliedsbeiträgen für den Berufsverband und die Fachgesellschaft für Hebammenwissenschaften der Fall.

Berufsgenossenschaft

Jede Hebamme ist verpflichtet, sich bei der Berufsgenossenschaft für Gesundheitsdienst und Wohlfahrtspflege (BGW) anzumelden und Beiträge zu zahlen. Diese dienen der Absicherung für den Fall, dass eine Berufskrankheit eintritt oder Unfälle auf einem beruflich bedingten Weg passieren. In diesen Fällen werden die Kosten für Heilbehandlung, Rehabilitation und ggf. der Lebensunterhalt von der Berufsgenossenschaft übernommen. Die Beiträge zur BGW werden als **berufliche Ausgaben** in der EÜR erfasst.

Beschäftigt die Hebamme **Angestellte**, so sind auch für diese Beiträge für die BGW zu zahlen. Infiziert sich z. B. eine Reinigungshilfe durch Stich an einer Injektionsnadel, so würde für die Folgekosten die BGW aufkommen.

Fortbildung und Fachliteratur

Die Kosten für Fort- und Weiterbildungen sowie für die beruflich notwendige Literatur können getrennt oder zusammen erfasst werden. Mit der getrennten Erfassung besteht ein besserer Überblick über die in den jeweiligen Bereichen anfallenden Kosten.

Zu den **Fortbildungskosten** gehören ggf. auch Übernachtungen und Verpflegung, die im Rahmen der Fortbildung anfallen. Als betriebliche Ausgabe zählt auch Literatur in Form von Fachbüchern, die mit der beruflichen Tätigkeit zu tun haben, sowie Fachzeitschriften.

Auch die **Kosten für ein Studium** können steuermindernd geltend gemacht werden. Studiumskosten werden allerdings nicht in der EÜR, sondern bei den Sonderausgaben im Mantelbogen der Einkommensteuer erfasst.

Bankgebühren und Zinsen

Bankgebühren und Zinsen für ein beruflich genutztes Konto werden in der EÜR angegeben. Zu den Bankgebühren zählen alle mit der Kontoführung anfallenden Kosten. Zinsen können sowohl für einen Ratenkredit anfallen als auch in Form von Überziehungszinsen.

Darlehensraten bestehen in der Regel aus einem Anteil für Zinsen und einem für Tilgung. Berücksichtigt wird hier nur der Zinsanteil. Dieser wird bei Darlehensverträgen üblicherweise am Ende des Jahres insgesamt ausgewiesen. Der Tilgungsanteil dient ja der Bezahlung eines oder mehrerer Wirtschaftsgüter, die entweder als Kosten direkt geltend gemacht wurden oder über mehrere Jahre in der Afa abgeschrieben werden. Eine erneute Angabe bei den Bankkosten würde dazu führen, dass einmalige Kosten mehrmals berücksichtigt würden.

Kosten für Werbung

Zu den Werbungskosten zählen **alle Kosten**, die dazu dienen, auf die berufliche Tätigkeit aufmerksam zu machen, z. B. Kosten für Flyer, Briefpapier, Visitenkarten, Homepage, Anzeigen, Autoaufkleber, Fotos usw.

Personalkosten

Zu den Personalkosten zählen alle Kosten, die im Zusammenhang mit der Beschäftigung von Arbeitnehmerinnen, Honorarkräften oder der Anstellung des Ehepartners/Lebensgefährten anfallen, also auch Sozialabgaben und Lohnsteuer, die separat monatlich abgeführt werden müssen. Vor der Beschäftigung von Arbeitnehmerinnen lohnt sich die Beratung durch einen Steuerberater, der evtl. auch die Lohnabrechnung gegen einen Festpreis übernehmen kann.

Spesen

Als **Spesen** gelten Kosten, die für die Hebamme selbst anlässlich ihrer beruflichen Tätigkeit anfallen.
Davon abzugrenzen ist die **Bewirtung**, bei der Kosten für **andere anfallen**. Zu den Spesen zählen z. B. Kosten für
- Übernachtungen
- Verpflegung
- Fahrtkosten Bus/Taxi/Bahn

Die **Kosten für Übernachtungen** können bei beruflich bedingten Übernachtungen (z. B. beim Besuch von Fortbildungsveranstaltungen, Kongressen oder berufspolitischen Veranstaltungen) angesetzt werden.
Für den **Verpflegungsmehraufwand bei längerer Abwesenheit** von der Wohnung oder Praxis können nur Pauschalen geltend gemacht werden. Diese betragen:
- 24 Euro bei einer Abwesenheit von 24 Stunden,
- 12 Euro bei einer Abwesenheit von weniger als 24 Stunden, aber mindestens 14 Stunden,
- 6 Euro bei einer Abwesenheit von weniger als 14 Stunden, aber mindestens 8 Stunden.

Die Pauschalen können immer dann angesetzt werden, wenn die Abwesenheit von der Wohnung oder dem regelmäßigen Arbeitsplatz die angegebenen Zeiten überschreitet. Die jeweils aktuellen Sätze und Bestimmungen können vom Steuerberater erfragt oder im Internet recherchiert werden.
Beim betrieblichem **Auslandsaufenthalt**, z. B. dem Besuch von internationalen Kongressen oder Fortbildung/Studium im Ausland, können Pauschalen für Verpflegung und Übernachtungskosten geltend gemacht werden.

> ✉ **Adressen**
> Die jeweiligen Pauschalen finden sich z. B. unter www.sis-verlag.de/praxishilfen/ 19-auslandsreise-pauschalen-2009

Kfz-Kosten

Zu den Kfz-Kosten zählen die Kosten für Kraftstoffe, Parkgebühren, Reparaturen, Kfz-Versicherung und Kfz-Steuer.
Die Anschaffungskosten für das Kfz werden bei den Abschreibungen berücksichtigt (s. ▶ Kap. „Wirtschaftsgüter").

> ❗ **Bußgelder, z. B. für falsches Parken, können steuerlich nicht geltend gemacht werden.**

Steuerlich berücksichtigt werden nur **beruflich bedingte Fahrten**. Als beruflich bedingt gelten alle Fahrten, die im Zusammenhang mit der Berufsausübung anfallen. Dies gilt sowohl für Fahrten, bei denen ein Anspruch auf Zahlung von Wegegeld besteht, als auch für berufliche Fahrten, die gegenüber der Krankenkasse nicht berechnungsfähig sind.
Berufliche Fahrten ohne Wegegeldanspruch:
- Apotheke
- Fortbildungen
- Eigene Praxis
- Belegklinik im Schichtdienst
- Berufliche Treffen mit anderen Hebammen
- Dienst im Angestelltenverhältnis

Das erhaltene **Wegegeld** wird voll als Einnahme angegeben und die Kosten werden als Ausgabe dagegen gesetzt. Bei der Berechnung der beruflich bedingten Kfz-Kosten werden von den Gesamtkosten die Kosten für die private Nutzung abgezogen.

> ❗ **Ein Fahrzeug gilt als betrieblich genutzt, wenn der Prozentsatz der betrieblichen Nutzung über 50 % liegt.**

In diesem Fall kann für die private Nutzung ein **Pauschalbetrag** abgezogen werden, der 1 % des Listenpreises des Wagens pro Monat beträgt. Hebammen, bei denen die berufliche Nutzung des Kfz überwiegt, können wählen, ob sie die Kosten nach der 1 %-Regelung geltend machen oder ob sie den Privatanteil mittels Fahrtenbuch ermitteln und die exakten Kosten geltend machen wollen. Die überwiegend berufliche Nutzung bei der Inanspruchnahme der 1%-Regelung muss durch Aufzeichnungen über einen repräsentativen Zeitraum (mindestens 3 Monate) nachgewiesen werden.

Machen **regelmäßige Fahrten** zur Belegklinik oder zur Praxis alleine **über 50%** der Nutzung aus, dann ist dieser Nachweis sehr einfach zu erbringen. Bei Vollzeittätigkeit und den entsprechenden Einnahmen an Wegegeld ist dieser Nachweis ebenfalls einfach möglich. In beiden Fällen wird zum Nachweis eine vereinfachte Berechnung eingereicht.

Fallbeispiele Berufliche Kfz-Nutzung

Beispiel 1:
Nachweis berufliche Kfz-Nutzung über 50%

Gesamtfahrleistung	20 000 km
Fahrten Wohnung-Klinik	12 000 km
(200 Arbeitstage × 60 km)	
berufliche Nutzung in %	**60%**

Beispiel 2:
Nachweis berufliche Kfz-Nutzung über 50%

Gesamtfahrleistung	20 000 km
Abgerechnete km	15 000 km
berufliche Nutzung in %	**75%**

Wird der exakte Anteil der betrieblichen Fahrten geltend gemacht, muss durchgehend ein **Fahrtenbuch** geführt werden.

> ❗ Ein Fahrtenbuch ist immer dann zu empfehlen, wenn die berufliche Nutzung des Fahrzeugs nur einen geringen Teil der Gesamtnutzung ausmacht oder wenn sich die Gesamtfahrleistung auf mehrere, steuerlich getrennt zu betrachtende Bereiche verteilt.

In Schreibwarengeschäften gibt es Fahrtenbücher, die alle notwendigen Angaben enthalten. Sie können auch ein selbst angelegtes Fahrtenbuch benutzen, wenn es die notwendigen Angaben enthält. Nicht zulässig ist die Verwendung loser Blätter oder die Eintragung der Angaben in einer Exceldatei, da hier davon ausgegangen wird, dass nachträgliche Änderungen leicht möglich sind. Das Fahrtenbuch muss zeitnah, fortlaufend und nachvollziehbar geführt werden.

Das Finanzamt kann bei Hebammen auf einzelne ansonsten im Fahrtenbuch vorgesehene Angaben verzichten, wenn die berufliche Veranlassung der Fahrten und der Umfang der Privatfahrten ausreichend dargelegt sind und die Überprüfungsmöglichkeiten des Finanzamtes nicht beeinträchtigt werden. Es ist daher für Angaben im Fahrtenbuch ausreichend, wenn das Datum, der Kilometerstand und der Zielort angegeben werden. In den Feldern Reiseziel, Reisezweck, Reiseroute und aufgesuchter Geschäftspartner kann auch lediglich „**Patientenbesuch**" stehen. In diesem Fall müssen aber in einem zweiten Verzeichnis Namen und Adressen der aufgesuchten Frauen festgehalten werden. Bei Nutzung von Abrechnungsprogrammen ist die Erstellung des zweiten Verzeichnisses meist auf Knopfdruck möglich.

(Rechtsprechung des Bundesfinanzhofes (u. a. BFH Urteil vom 14.05.2002, Az. IX 31/00) zu auskunftsverweigerungsberechtigten Berufsgeheimnisträgern. Für diese §102 Abs. 1 Abgabenordnung (AO). Nach §102 Abs. 1 Nr. 3 c) AO dürfen Hebammen die Auskunft zu den betreuten Frauen verweigern.)

Es verstößt nicht gegen den **Datenschutz**, wenn die Namen der besuchten Frauen im Fahrtenbuch gegenüber dem Finanzamt nachgewiesen werden. Bei regelmäßig wiederkehrenden Fahrtzielen (z. B. Klinik, Geburtshaus) genügt ein Kürzel.

Für **Privatfahrten** braucht nur die Gesamtkilometerzahl angegeben zu werden. Beim Wechsel zwischen privaten und beruflichen Fahrten muss der Anfangs- und Endstand der Kilometer angegeben werden.

Dies ist z. B. der Fall, wenn eine Hebamme **sowohl angestellt als auch freiberuflich** arbeitet. Hier werden die Fahrten zum Arbeitsort des Angestelltenverhältnisses als Werbungskosten für das Anstellungsverhältnis erfasst und die Fahrten für die freiberufliche Tätigkeit in der EÜR berücksichtigt.

Wird der exakte betriebliche Anteil mithilfe eines Fahrtenbuchs errechnet, dann wird die Summe der Gesamtkosten des Kfz **prozentual aufgeteilt** nach dem Anteil, der sich aus der Auswertung des Fahrtenbuches ergibt.

7 – Was muss ich bei der Steuererklärung beachten?

Fallbeispiel Fahrtenbuch

Fahrtenbuch

2010

Datum	Uhrzeit	Kilometerstand Anfang	Kilometerstand Ende	Km – beruflich	Km – privat	Anlass	Name	Zielort
15.12.	10:30	26732	26742	10		WB		Kuhdorf, Beispielstr. 7
15.12.	12:00		26748	6		Praxis		
15.12.	14:15		26757	9		GH		
15.12.	20:30		26768	11		Wohnung		
16.12.					20	privat		
17.12.	08:45	26788	26794	6		WB		Großstadt, Musterring

Eine Besonderheit gilt, wenn **Reparaturkosten** durch einen Unfall anfallen, der auf einem beruflichen Weg passiert ist. Hier werden die Reparaturkosten nicht anteilmäßig aufgeteilt, sondern zu 100 % bei der beruflichen Nutzung geltend gemacht.

Als **alternative Methode** können die gesamten Kosten für Kfz und Telefon als betriebliche Ausgabe angesetzt werden, wenn im Gegenzug der private Nutzungsanteil als Einnahme angegeben wird.

Rechtsberatung, Buchführungskosten, Steuerberatung

Die Kosten für Rechts- und Steuerberatung können als Betriebsausgaben geltend gemacht werden, wenn sie betrieblich veranlasst sind. Wird die Buchführung oder die Erstellung der Einnahmenüberschussrechnung durch den Steuerberater erledigt, so sind diese Kosten rein betrieblich bedingt, also **Betriebsausgaben**.

Steuerberatungskosten gelten **nicht** als Betriebsausgaben, wenn die Steuererklärung vom Steuerberater bearbeitet wird, diese aber nicht ausschließlich betriebliche Belange betrifft. Dies ist z. B. dann der Fall, wenn eine gemeinsame Veranlagung mit dem Ehemann vorliegt oder wenn die Hebamme mehrere Einkunftsarten in der Steuererklärung angibt. In diesem Fall werden die Steuerberatungskosten im Mantelbogen zur Steuererklärung bei den Sonderausgaben angegeben.

Arbeitskleidung

Arbeitskleidung kann dann als Betriebsausgabe geltend gemacht werden, wenn es sich um Kleidung handelt, die **ausschließlich beruflich** getragen werden kann. Dies ist immer dann der Fall, wenn sie in entsprechenden Fachgeschäften erworben wurde.

Bewirtung

Aufwendungen für Bewirtung können geltend gemacht werden, wenn die Bewirtung einen **beruflichen Anlass** hatte. Dies kann der Fall sein bei Besprechungen mit Kolleginnen (z. B. bei einer längeren Übergabe), wenn Dienstleister bewirtet werden, die z. B. die eigene Homepage betreuen, oder wenn im Kurs unentgeltlich Getränke angeboten werden. Auch eine Feier zum 25-jährigen Dienstjubiläum kann den Anlass zu einer Bewirtung bilden.

Werden **Bewirtungsrechnungen** steuerlich geltend gemacht, so müssen auf dem Beleg der Gaststätte angegeben werden:
- Anlass der Bewirtung
- Namen der bewirteten Personen
- Datum der Bewirtung
- Eigenhändige Unterschrift der Hebamme

Die Bewirtungsbelege werden gesammelt abgeheftet. Von der Gesamtsumme werden pauschal **30 % als Eigenanteil abgezogen**, da die bewirtende Person auch selbst an dem Geschäftsessen teilnimmt. Die Bewirtungskosten müssen „angemessen" sein. Ob die Kosten angemessen sind, entscheidet sich insbesondere durch die Höhe der Bewirtungskosten im Branchenvergleich.

Geschenke

Kosten für Geschenke können geltend gemacht werden, wenn sie beruflich veranlasst sind und einen Nettobetrag von 35 Euro pro Person und Jahr nicht überschreiten.

7.5 Steuererklärung und Anlagen, was kommt wohin?

Die Steuererklärung kann mit Papierformularen und online abgegeben werden.

> **Adressen**
>
> Der Online-Vorgang und die dafür notwendigen Voraussetzungen und Formulare finden Sie unter https://www.elster.de/elfo_home.php. Die jeweils gültigen Formulare und die Ausfüllanleitungen für die Papierabgabe stehen auf der Homepage des Bundesministeriums für Finanzen zur Verfügung unter https://www.formulare-bfinv.de/

Die Formulare können auch beim zuständigen Finanzamt bezogen werden. Die Nutzung der Online-Formulare hat jedoch den Vorteil, dass sie am

7 – Was muss ich bei der Steuererklärung beachten?

Bildschirm ausgefüllt und digital archiviert werden können.

Die Steuererklärung besteht aus einem **Mantelbogen** und **Anlagen**, die sich je nach Einkommensart unterscheiden. Die wichtigsten Formulare zur Einkommensteuererklärung sind:
- Einkommensteuererklärung (Mantelbogen)
- Anlage S – für Einkünfte aus selbstständiger Arbeit
- Anlage N – für Einkünfte aus nichtselbstständiger Arbeit (wenn die Hebamme zusätzlich zur freiberuflichen Tätigkeit noch angestellt tätig ist)
- Anlage V – für Einkünfte aus Vermietung und Verpachtung (wenn die Hebamme eine Immobilie besitzt, die sie ganz oder teilweise vermietet)

Die **Anlage EÜR** wurde mit der Maßgabe eingeführt, dass Selbstständige diese verbindlich nutzen müssen, wenn die Gewinnermittlung mittels Einnahmenüberschussrechnung (EÜR) erfolgt und die Betriebseinnahmen über 17 500 Euro liegen. Ziel der Einführung war es, vergleichbare Angaben zu erhalten, die dadurch berufsgruppenspezifisch leicht ausgewertet werden können. Finanzämter führen Plausibilitätsprüfungen der Angaben der Steuerzahler und Betriebsprüfungen durch, wenn die Angaben eines Steuerzahlers deutlich vom Branchendurchschnitt abweichen. Das Finanzgericht Münster hat nun entschieden, dass das Kabinett mit der Einführung des amtlichen Vordrucks seine Kompetenz überschritten hat und es zu einer Ungleichbehandlung kommt, weil für Unternehmen, die bilanzieren, kein vergleichbares Instrument zur Verfügung steht.

7.6

Sonderausgaben

Die Sonderausgaben werden im Mantelbogen der Einkommensteuererklärung angegeben. Es handelt sich dabei um Ausgaben, die für die Person der Hebamme anfallen und nicht für den Betrieb.

Zu den Sonderausgaben zählen:
- Beiträge zur gesetzlichen Rentenversicherung
- Beiträge zur Krankenversicherung
- private Renten- und Lebensversicherungsbeiträge
- Kosten für ein Studium
- Kinderbetreuungskosten

Erststudiengänge unterliegen dabei einer Höchstgrenze von 4 000 Euro bei der Anerkennung der Aufwendungen als Sonderausgaben. Ein **Weiterbildungsstudiengang** kann über die 4 000 Euro hinaus mit den tatsächlichen Kosten des Studiums geltend gemacht werden. Dies ist immer dann der Fall, wenn die Ausbildung als Hebamme die Voraussetzung für die Aufnahme zum Studium darstellt, z. B. bei Bachelor- und Masterstudiengängen in „Midwifery". Als Aufwendungen für das Studium gelten alle Kosten, die damit zusammenhängen, z. B. Studiengebühren, Fahrtkosten, Literatur, Unterkunft und Verpflegung am Studienort, wenn der bisherige Wohnort beibehalten wird.

7.7

Kosten für Kinderbetreuung

Kinderbetreuungskosten sind Kosten der privaten Lebensführung. Sie können jedoch steuerlich geltend gemacht werden. Durch das „Gesetz zur steuerlichen Förderung von Wachstum und Beschäftigung", das seit dem 1. Januar 2006 gilt, ist die steuerliche Berücksichtigung von Kosten für die Kinderbetreuung noch etwas komplizierter geworden. Seit 2009 werden die Regelungen für die Kinderbetreuung in § 19c EStg behandelt. Je nach Fallkonstellation müssen die Kinderbetreuungskosten an unterschiedlicher Stelle bei der Steuererklärung angegeben werden.

> **Adressen**
> Die für die eigene Situation zutreffende Regelung kann beim Steuerberater erfragt oder im Internet gefunden werden:
> www.finanztip.de/recht/steuerrecht/kinder-betreuungskosten.htm
> www.steuerlinks.de/steuerlexikon/lexikon/kinderbetreuungskosten.html

7.8 Einheitliche Feststellung bei einer Hebammengemeinschaft

Erzielen Hebammen, die in einer Gesellschaft organisiert sind, ein gemeinsames Einkommen, so wird dieses zusammen in einer Einnahmenüberschussrechnung veranlagt. Das Finanzamt errechnet daraus den **Gewinnanteil**, der auf jede einzelne Hebamme entfällt, und stellt die Gewinnanteile in einer „Einheitlichen Feststellung" fest. Die Steuern aus dem Gewinn zahlt jede Hebamme selbst. Der gemeinsam erzielte Gewinnbetrag wird zusammen mit dem Gewinn versteuert, den die Hebamme ggf. noch zusätzlich außerhalb der Gemeinschaft erzielt.

Erzielt eine Hebammengemeinschaft sowohl freiberufliche Einkünfte (aus Hebammenleistungen) als auch gleichzeitig gewerbliche Einkünfte (z. B. aus dem Verkauf von Kinderbekleidung), dann müssen die beiden Tätigkeitsbereiche in **verschiedenen Gesellschaften** ausgeübt werden. Es muss dann eine Gesellschaft gegründet werden, deren Zweck allein das Erbringen von Hebammenleistungen ist. Diese Gesellschaft erzielt dann freiberufliche Einkünfte aus selbstständiger Tätigkeit. Daneben muss eine zweite Gesellschaft gegründet werden mit dem Zweck des Verkaufs von Kinderkleidung. Diese Gesellschaft erzielt dann Einkünfte aus Gewerbebetrieb und ist bei Überschreiten der entsprechenden Grenzwerte sowohl gewerbesteuerpflichtig als auch umsatzsteuerpflichtig.

Eine bloße Trennung der Buchführung genügt zwar bei Einzelunternehmen, **nicht** aber bei **Hebammengemeinschaften**. Hier gilt die Vorschrift des § 15 Abs. 3 Nr. 1 EStG, wonach die gesamten Einkünfte als gewerbliche Einkünfte zu behandeln sind, wenn eine Gesellschaft auch nur teilweise gewerbliche Einkünfte erzielt. Gesellschaften bzw. Hebammengemeinschaften, die also beide Tätigkeiten ausüben, sollten sich unbedingt steuerlich beraten lassen. (Horschitz, 2011).

7.9 Umsatzsteuer

❗ **Umsätze, die die Hebamme aus der originären Hebammentätigkeit erzielt, unterliegen nicht der Umsatzsteuerpflicht.**

Für zusätzliche Einnahmen aus einer umsatzsteuerpflichtigen Tätigkeit, z. B. dem Verleih von Milchpumpen und dem Verkauf von Waren, besteht die Möglichkeit der Befreiung von der Umsatzsteuerpflicht, wenn die Hebamme in diesem Bereich „Kleinunternehmerin" ist.

Kleinunternehmer sind von der Umsatzsteuer befreit, wenn der Umsatz aus der umsatzsteuerpflichtigen Tätigkeit im Vorjahr oder im ersten Jahr der Tätigkeit unter 17 500 Euro lag und im laufenden Kalenderjahr 50 000 Euro voraussichtlich nicht übersteigen wird.

> **P Praxistipp**
>
> Vorsicht ist geboten, wenn die umsatzsteuerpflichtige Tätigkeit einen Großteil des Gesamtumsatzes ausmacht. In dem Fall kann es vorkommen, dass der gesamte Umsatz, also auch der aus der Hebammentätigkeit, umsatzsteuerpflichtig wird, wenn keine getrennten Betriebe bestehen. Ein Steuerberater ist in dieser Situation unerlässlich.

Literatur

Da sich die Steuergesetzgebung jährlich ändert, ist zu empfehlen, sich für das entsprechende Jahr der Veranlagung jeweils eigene **Literatur** zu beschaffen.

Die in diesem Kapitel angegebenen **Internetseiten** bieten aktualisierte Informationen zu den jeweiligen Bestimmungen sowie Änderungen, die sich aus der Rechtsprechung ergeben.

Werden für die Abrechnung **Programme mit integrierter Buchführung** oder ein eigenständiges **Buchführungsprogramm** verwendet, so finden Sie auch dort im Hilfebereich nützliche Hinweise.

8 Wie viel Geld benötige ich?

Monika Selow

Zur Freiberuflichkeit gehört der Umgang mit Finanzen.

Jede freiberufliche Hebamme muss **gleichzeitig Unternehmerin** sein. Da die Ausbildung zur Hebamme auf diesen Aspekt des Berufes nur begrenzt vorbereitet, muss sich jede einzelne Hebamme vor Beginn der Selbständigkeit intensiv mit dieser Thematik befassen. Neben dem Selbststudium besteht die Möglichkeit, Gründungsseminare zu besuchen und professionelle Beratung in Anspruch zu nehmen.

Vor dem Start in die Freiberuflichkeit ist eine **Finanzplanung** als Teil der Unternehmensplanung erforderlich. Das beabsichtigte Leistungsspektrum und der Tätigkeitsumfang stehen in einem engen Zusammenhang mit der Planung der Finanzen, denn anders als im Angestelltenverhältnis muss bei der Freiberuflichkeit erst einmal Geld eingesetzt werden, bevor Geld verdient wird.

Bei der Freiberuflichkeit im Gesundheitswesen sind die zu erzielenden Preise für viele Leistungen vorgegeben. Der **Vertrag über die Versorgung mit Hebammenhilfe** nach §§ 134a SGB V regelt den Preis der einzelnen Leistungspositionen.

> ❗ Bei Leistungen, die darüber hinaus erbracht werden, wird der Preis über „den Markt" reguliert. Hier besteht für die Hebamme die Möglichkeit, den Preis ihrer Leistungen selbst zu bestimmen.

Sowohl die Startfinanzierung als auch die laufenden finanziellen Angelegenheiten bedürfen der Planung, wenn die Hebamme langfristig den Lebensunterhalt eigenständig von ihrer beruflichen Tätigkeit bestreiten will. Kennzahlen zur **Rentabilität und Liquidität** erlauben eine messbare Bewertung des eigenen Erfolges und eine Einschätzung von Tendenzen über Jahre hinweg.

> ❗ Am Anfang der freiberuflichen Tätigkeit steht die Frage: „Wie viel muss ich als Unternehmerin erwirtschaften, um meinen Lebensunterhalt zu bestreiten?".

Betriebswirtschaftliches Wissen kann jedoch auch nützlich sein, um die **finanzielle Situation einer bereits bestehenden Praxis** zu verbessern oder die berufliche Tätigkeit zu verändern, z. B. durch Gründung eines Geburtshauses.

8.1 Lebensunterhalt

Eines der Ziele der beruflichen Tätigkeit ist die Bestreitung des Lebensunterhaltes. Wenn der Unternehmerlohn mit dem Niveau des Lebensstandards in Einklang zu bringen ist, kann der Lebensunterhalt alleine aus der Freiberuflichkeit bestritten werden.

Einkommensbedarf

Die Ermittlung des Einkommensbedarfes ist wichtig, um einschätzen zu können, ob mit der unternehmerischen Tätigkeit die **Lebenshaltungskosten** gedeckt werden können. Betrieblich bedingte Ausgaben werden dabei nicht berücksichtigt. Bei Ausgaben, die sowohl beruflich als auch privat anfallen, wird nur der private Anteil berechnet (z. B. Kfz-Kosten). Da die Kosten in unterschiedlichen Zeiträumen anfallen, werden die jährlichen Kosten berechnet. Wird Wohneigentum genutzt, so treten anstelle der Mietkosten die Kosten des Unterhalts der Immobilie. Zu den privaten Kosten gehören auch die Beiträge zur Sozialversicherung.

Einnahmen aus anderen Quellen dienen dazu, den **Betrag** zu berechnen, **der mindestens erwirtschaftet werden muss**, was besonders in der Startphase von Bedeutung ist. Nur so kann kalkuliert werden, wie hoch eine Sicherheitsreserve für die Anfangszeit sein muss oder welcher Betrag für die Lebenshaltungskosten in der Startphase über einen Kredit finanziert werden muss.

8.1 Lebensunterhalt

Berechnung des persönlichen Einkommensbedarfs

Haushalt	monatlich in Euro	jährlich in Euro
Miete		
Strom		
Heizung		
Müllabfuhr		
Telefon/Internet		
Lebensmittel		
Hausrat		
Kinderbetreuung		
Freizeit		
Urlaub		
Geschenke/Feiern		
Beiträge zu Vereinen o. ä.		
KfZ privat		
sonstige Haushaltskosten		
Versicherungen		
Rentenversicherung		
Krankenversicherung		
Lebensversicherung		
Unfallversicherung		
Privathaftpflicht		
Hausratsversicherung		
Rechtsschutzversicherung		
weitere Versicherungen		
Sonstiges		
Rücklagen z. B. für Einkommenssteuer		
Kosten für Privatdarlehen		
Unterhaltskosten		
gleich **Benötigtes Einkommen zur Deckung der persönlichen Ausgaben**		

▼

Berechnung des persönlichen Einkommensbedarfs (Fortsetzung)

minus	Einnahmen aus anderen Einkünften	monatlich in Euro	jährlich in Euro
	Mieten		
	Unterhalt		
	angestellte Tätigkeit		
	Einkommen des Partners		
	sonstiges		
gleich	**Mindestens benötigter Einkommensbedarf**		

Einkommenserwartung

Bei Beginn der Freiberuflichkeit wird das **erwartete Einkommen** auf Grundlage einer realistischen Schätzung geplant. Es ergibt sich aus den voraussichtlichen betrieblichen Umsätzen (s. ▶ **Kap. 8.3**) minus der voraussichtlichen betrieblichen Kosten (s. ▶ **Kap. 8.2**). Davon bestritten werden noch die Sozialversicherungsbeiträge und die Einkommensteuer. Das damit erzielte Einkommen entspricht dem Bruttolohn incl. Arbeitgeberanteilen, der im Angestelltenverhältnis gezahlt wird. Das Einkommen aus der unternehmerischen Tätigkeit wird auch als **Unternehmerlohn** bezeichnet.

Besteht bereits eine freiberufliche Tätigkeit, so ergibt sich der zur Verfügung stehende **Unternehmerlohn** aus dem Gewinn, der in Anlage EÜR der Einkommensteuererklärung ausgewiesen wurde, minus dem Betrag für die Abschreibungen (s. ▶ **Kap. 7**, ▶ **Tab. 7.6**). Der Gewinn entspricht nicht dem Einkommen. Wenn hohe Investitionen getätigt wurden, die das zu versteuernde Einkommen durch deren Abschreibung mindern, fällt insbesondere in den ersten Jahren wenig oder kein zu versteuernder Gewinn an.

In der Betriebswirtschaft wird unterschieden zwischen dem **tatsächlichen** Unternehmerlohn und dem **kalkulatorischen Unternehmerlohn**. Der Vergleich zwischen beidem erlaubt eine Bewertung, ob der tatsächliche Unternehmerlohn „gerecht" ist. Der kalkulatorische Unternehmerlohn dient als Vergleichsgröße, wenn z. B. ein Gesellschafter einer Kapitalgesellschaft gleichzeitig als Angestellter die Geschäfte leitet und dafür Gehalt als Angestellter bezieht. In dem Fall gilt der Lohn als gerecht, wenn er dem entspricht, was ein Angestellter mit gleicher Qualifikation und Position erhalten würde. Der kalkulatorische Unternehmerlohn wird auch bei der Wertermittlung eines Unternehmens berücksichtigt, wenn die Arbeitsleistung des Unternehmers und unentgeltlich mitarbeitender Familienangehöriger ermittelt wird. Aus beidem ergeben sich Personalkosten, die den Gewinn schmälern würden, wenn die Arbeitsleistung durch Angestellte erfolgen würde.

> ❗ Der kalkulatorische Unternehmerlohn für die Arbeitsleistung richtet sich nach dem Lohn, den eine Person mit gleicher Position und Qualifikation in der betreffenden Branche im Angestelltenverhältnis erhalten würde.

Für die Eigenschaft als Unternehmer fließen zusätzliche Faktoren in die Berechnung des fiktiven Unternehmerlohns ein, z. B. die erwartete Rendite (s. ▶ **Kap. 8.4**) aus dem eingesetzten Kapital und ein Zuschlag für das unternehmerische Risiko.

Für den Ausgleich des **betrieblichen Risikos** kann ein prozentualer Zuschlag auf den errechneten Einkommensbedarf kalkuliert werden oder es werden Beträge hinzugerechnet, die anfallen würden, wenn das betriebliche Risiko durch Versicherungen oder Rücklagen abgefangen würde.

Die **Einnahmen aus anderen Tätigkeiten** oder das Einkommen des Partners werden bei der Kalkulation des Unternehmerlohns nicht berücksichtigt, da sich die Freiberuflichkeit in sich lohnen muss.

Der **kalkulatorische Unternehmerlohn** einer Hebamme kann z. B. so ermittelt werden:
  Verdienst einer leitenden Hebamme im Angestelltenverhältnis nach BAT
  + Zinsen für das eingesetzte Kapital entsprechend dem Zinsniveau am Kapitalmarkt
  + Zuschlag für das betriebliche Risiko
  = kalkulatorischer Unternehmerlohn

> **Fallbeispiel**
> Eine leitende Hebamme verdient nach TVÖD monatlich ca. 2 410 € brutto bei Beginn der Tätigkeit, 2 730 € nach 6 Jahren und 2 840 € nach 10 Jahren.
> Die Unternehmerin hat 50 000 € an Kapital für die Einrichtung einer Praxis eingesetzt. Mit Kapitalanlagen sind je nach Anlageart 3 %–10 % an Zinsen jährlich zu erwirtschaften. In Handwerksbetrieben werden 5–20 % als Zuschlag für das betriebliche Risiko kalkuliert.
> Zinsgewinn = 1 500 € (bei 3 % Verzinsung) jährlich, geteilt durch 12 Monate = 125 € (416,66 bei 10 % Verzinsung) monatlich.
>
>   2 410 (bis 2 840,–) €
> +   125 (bis 416,66) €
>
> = 2 535 (bis 3 256,66)
> + Kalk. Betriebliches Risiko
>
> = 2 661 (bei 5 % auf Anfangsgehalt lt. Hebamme) bzw.
> = 3 907 (bei 20 % auf Gehalt lt. Hebamme nach 10 Jahren)
>
> Der „gerechte" Unternehmerlohn läge bei einer Vollzeittätigkeit in der Freiberuflichkeit demnach zwischen 2 661 und 3 907 € brutto monatlich.

Weicht der **voraussichtliche Unternehmerlohn** wesentlich vom kalkulatorischen Unternehmerlohn ab, so müsste aus rein betriebswirtschaftlichen Erwägungen heraus überlegt werden, ob das gewählte Modell der Freiberuflichkeit optimiert werden kann oder ob sich der Einstieg in die Freiberuflichkeit gegenüber einer angestellten Tätigkeit lohnt. Beim Vergleich mit der derzeitigen Tätigkeit als angestellte Hebamme kann auch das derzeitige Gehalt mit dem tatsächlichen Tätigkeitsumfang in die Formel eingesetzt werden.

8.2 Laufende Kosten der beruflichen Tätigkeit

Die betrieblichen Kosten werden auch Aufwand oder Ausgabe genannt. Die laufenden Kosten für die berufliche Tätigkeit unterteilen sich in fixe Kosten und variable Kosten.

> ❗ Unter Fixkosten werden die Kosten verstanden, die unabhängig davon anfallen, ob und in welchem Umfang Leistungen erbracht werden.

Zu den **Fixkosten** zählen z. B. Mieten, Berufshaftpflicht und Löhne für Angestellte.

> ❗ Variable Kosten fallen abhängig von den erbrachten Leistungen und dem erzielten Umsatz an.

Zu den **variablen Kosten** zählen die Kosten für Benzin, Praxisbedarf und Materialien. In reinen Dienstleistungsunternehmen ist der Anteil der Fixkosten im Vergleich zu den variablen Kosten relativ hoch. In produzierenden Gewerben lassen sich die variablen Kosten direkt auf das produzierte Gut umrechnen und damit dessen Preis ermitteln.

Im Bereich der Hebammentätigkeit fallen variable Kosten z. B. beim Kraftstoffverbrauch (je mehr Frauen besucht werden, desto höher der Kraftstoffverbrauch), oder auch bei den Wasserkosten (je mehr Geburten im Geburtshaus stattfinden, umso höher ist der Wasserverbrauch durch Waschmaschine, Badewanne etc.). Den variablen Kosten für Materialien steht die Materialpauschale gegenüber, die den Krankenkassen in Rechnung gestellt werden kann. Gleiches gilt für die Arzneimittel.

Die **Gesamtkosten** ergeben sich aus der Summe der Fixkosten und der variablen Kosten (s. ▶ Abb. 8.1).

Bei der Aufstellung der Kosten für den Start in die Freiberuflichkeit werden diese geschätzt. Wird die Aufstellung für die Überprüfung der bereits ausgeübten Freiberuflichkeit genutzt, werden die realen Zahlen aus der EÜR genutzt, die für die Steuererklärung angefertigt wurde (s. ▶ Kap. 7).

Die **variablen Kosten** sind direkt abhängig von der Menge der erbrachten Leistungen. Daher be-

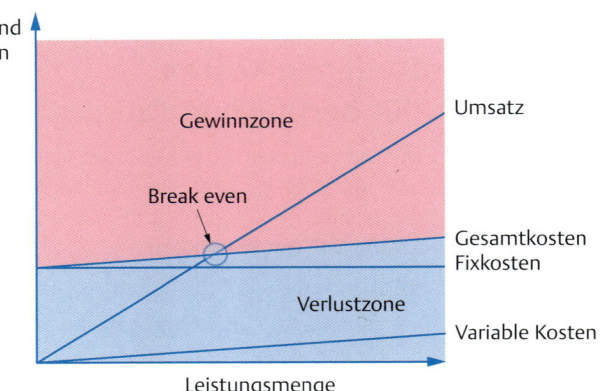

▶ **Abb. 8.1** Nur oberhalb der Gesamtkostenlinie erzielt die Hebamme einen Gewinn bzw. erhält sie tatsächlich einen Unternehmerlohn. Unterhalb der Gesamtkostenlinie entsteht ein Verlust. Der Schnittpunkt von Leistungsmenge und Gesamtkostenlinie wird als „Break-even-Point" oder Gewinnschwelle bezeichnet. An dieser Stelle ist der Gewinn gleich null, es wird weder ein Unternehmerlohn erzielt noch Verlust gemacht, sondern Umsatz und Kosten halten sich die Waage.

rechnet sich z. B. der Kraftstoffverbrauch anhand der gefahrenen oder geschätzten Kilometer incl. der Kilometer, die zwar gefahren werden, gegenüber den Krankenkassen jedoch nicht berechnungsfähig sind.

Der Betrag, der notwendig ist, um die Kosten zu decken, wird als **Deckungsbeitrag** bezeichnet. Dabei ist der Umsatz minus der variablen Kosten der Deckungsbeitrag 1 und der Deckungsbeitrag 1 minus der Fixkosten der Deckungsbeitrag 2.

❗ **Der Deckungsbeitrag 2 gibt an, wie viel die Hebamme erwirtschaften muss, um alle Kosten zu decken. Er entspricht dem Break-even-Point.**

Theoretisch wäre es möglich, bestimmte Kosten, die hier zu den Fixkosten gezählt wurden, auch als variable Kosten zu betrachten. So ist sicher auch bei den Bürokosten ein Anteil enthalten, der umsatzabhängig anfällt, da für jede Betreuung mit Rechnungsstellung Kosten für Druckerpatronen, Papier und Porto anfallen. Eine genaue Bezifferung des fixen bzw. variablen Anteils, so dass die anfallenden Kosten direkt einer Leistung zugeordnet werden können, wäre jedoch nur mit erheblichem Aufwand möglich, der in keinem Verhältnis zum Erkenntnisgewinn stünde. Anders verhält es sich, wenn ein Abrechnungszentrum in Anspruch genommen wird, das z. B. 5 % des Umsatzes für die Dienstleistung verlangt. Hier wäre eine eindeutige Zuordnung zu den variablen Kosten möglich.

Beispiel 1:
Hebammenpraxis ohne Geburtshilfe

Kosten fix	jährlich
Miete incl. Nebenkosten	12 000,00 €
AfA	3 500,00 €
Haftpflicht	3 689,00 €
Strom	600,00 €
Personalkosten	2 400,00 €
Nebenkosten Geldverkehr	120,00 €
Telefon flat	300,00 €
Homepagepflege	1 200,00 €
Werbung	1 500,00 €
Fortbildung	2 000,00 €
Steuer- Rechtsberatung	1 000,00 €
Berufsgenossenschaft	250,00 €
Berufsverband	191,00 €
Berufsrechtsschutzversicherung	17,90 €
Sanitärbedarf	250,00 €
Kfz-Kosten	2 300,00 €
Bürobedarf	750,00 €
Summe	**32 067,90 €**

Kosten variabel	jährlich
Kursbewirtung	600,00 €
Benzin	3 800,00 €
Materialkosten	1 500,00 €
Summe	**5 900,00 €**

Ermittlung der Gesamtkosten	
Kosten fix	32 067,90 €
Kosten variabel	5 900,00 €
Gesamtkosten	37 967,90 €

Beispiel 2:
Minimalkosten ohne Praxis

Kosten fix	jährlich
Miete incl. Nebenkosten	
AfA	1 000,00 €
Haftpflicht	315,35 €
Strom	
Personalkosten	
Nebenkosten Geldverkehr	120,00 €
Telefon flat	300,00 €
Homepagepflege	
Werbung	500,00 €
Fortbildung	2 000,00 €
Steuer-Rechtsberatung	1 000,00 €
Berufsgenossenschaft	250,00 €
Berufsverband	191,00 €
Berufsrechtsschutzversicherung	17,90 €
Sanitärbedarf	
Kfz	1 500,00 €
Bürobedarf	750,00 €
Summe	**7 944,25 €**

Kosten variabel	jährlich
Kursbewirtung	
Benzin	3 800,00 €
Materialkosten	1 500,00 €
Summe	**5 300,00 €**

Ermittlung der Gesamtkosten	
Kosten fix	7 944,25 €
Kosten variabel	5 300,00 €
Gesamtkosten	13 244,25 €

8.3

Umsatz

> **Zum Umsatz zählen alle tatsächlich erwirtschafteten Einnahmen, die aus der freiberuflichen Tätigkeit erzielt werden.**

Im **laufenden Betrieb** entspricht der Umsatz den Einnahmen, die in der Anlage EÜR der Steuererklärung angegeben werden.

In der **Planungsphase** wird der geplante bzw. angestrebte Umsatz errechnet. Hierzu sind verschiedene Vorgehensweisen möglich.

- Eine Möglichkeit besteht darin, den **angestrebten wöchentlichen Verdienst** auf einen Jahresverdienst hochzurechnen. Als Stundenhonorar kann der Satz für „Hilfe bei Beschwerden" angesetzt werden.
- Der Anteil an Privatversicherten und Wegegeldern lässt sich aus Durchschnittszahlen beziffern. Ca. 10 % der Bevölkerung sind privat versichert. Wegegeld macht ca. 15 % der Gesamtausgaben der GKV für Hebammenhilfe aus.
- Bei der eigenen Berechnung sind die regionalen Bedingungen zu berücksichtigen.
- Beim Hochrechnen des monatlichen Verdienstes auf das Jahr sind Zeiten von Urlaub und Krankheit zu beachten.
- Umsatzerlöse können auch durch die (Unter-)Vermietung der eigenen Praxis an Kolleginnen oder des Kursraumes an andere Anbieter von Kursen erzielt werden.

Eine andere Möglichkeit der Berechnung des Umsatzes aus Leistungen nach HebVV besteht darin, das **Leistungsangebot je betreuter Frau** zu beziffern und mit der geplanten Anzahl der betreuten Frauen zu multiplizieren. Um hierbei den dafür benötigten Zeitaufwand einschätzen zu können, wird für die jeweiligen Leistungen eine Zeitschätzung hinterlegt. Bei Kursen wird zusätzlich zur abrechenbaren Kurszeit Zeit für die Vor- und Nachbereitung des Kursraumes benötigt. Bei allen Leistungen fällt administrative Tätigkeit an (Beschaffung von Materialien, Abrechnung, Dokumentation usw.).

Beispiel: Umsatzberechnung nach Stundensatz

	Std./Monat	Stundensatz	Monatlich	Jährlich (10 Monate)
nach HebVV	100	30,00 €	3 000,00 €	30 000,00 €
Private	10	45,00 €	450,00 €	4 500,00 €
andere Leistungen	8	45,00 €	360,00 €	3 600,00 €
Wegegeld	km	Preis	Monatlich	Jährlich (10 Monate)
	750	0,59 €	442,50 €	4 425,00 €
Materialpauschalen				1 500,00 €
Gesamtumsatz				**44 025,00 €**

Hinzu können monatliche Einnahmen durch Geburten und Mieten kommen.

Beispiel: Berechnung der Einnahmen durch Geburten neben HebVV

	Anzahl	Betrag	Monatlich	Jährlich (10 Monate)
Rufbereitschaftspauschale	3	300,00 €	900,00 €	9 000,00 €
Bezahlung durch Belegklinik	3	100,00 €	300,00 €	3 000,00 €
			Summe	12 000,00 €

Beispiel: Berechnung der Mieteinnahmen

	Monatlich	Jährlich (12 Monate)
Miete Kursraum	200,00 €	2 400,00 €
Praxisanteil Kollegin	200,00 €	2 400,00 €
	Summe	4 800,00 €

Beispiel: Umsatzberechnung je Versicherter

Betreuung einer Frau bei einem regelrechten Schwangerschafts-/Geburts- und Wochenbettverlauf mit Schwangerenvorsorge					
Leistung	Anzahl	Betrag	ca. min	Summe	Arbeitszeit ca. in min.
Vorsorge	4	22,44 €	20	89,76 €	80
Entnahme Körpermaterial	2	5,71 €	0	11,42 €	0
Vorgespräch	4	7,50 €	15	30,00 €	60
Beratung	6	5,81 €	10	34,86 €	60
Hilfe bei Schwangerschaftsbeschwerden	8	15,00 €	30	120,00 €	240
WB	10	27,00 €	45	270,00 €	450
Zuschlag für 1. WB	1	5,71 €	0	5,71 €	0
Beratung im WB	4	5,10 €	10	20,40 €	40
WB ab dem 11. Tag	4	27,00 €	45	108,00 €	180
Stillberatung fernmündlich	1	5,10 €	10	5,10 €	10
Stillberatung persönlich	1	27,00 €	45	27,00 €	45
Materialpauschale VS	5	2,58 €	0	12,90 €	0
Materialpauschale WB lang	1	25,24 €	0	25,24 €	0
Zwischensumme				760,39 €	1165
Wegegeld (15 %)				134,19 €	206
Gesamteinnahme				894,58 €	
Gesamtarbeitszeit in Minuten					1370,59
Arbeitszeit in Stunden:					22,84

Beispiel: Berechnung der Kurseinnahmen

	Stunden	Betrag	Summe	Anzahl Teilnehmer	Gesamtsumme
Geburtsvorbereitung	14	5,71 €	79,94 €	8	639,52 €
Partnergebühr pauschal			100,00 €	8	800,00 €
Rückbildung	10	5,71 €	57,10 €	10	571,00 €
Σ Arbeitszeit in Stunden	24				
+ Vorbereitungs-/Wegzeiten	17				
= Gesamtzeit	41				

Beispiel: Jährliche Umsatzberechnung nach Anzahl der Betreuungen/Kurse

	Anzahl	Umsatz	Summe
Betreuungen	40	894,58 €	35 783,06
Geburtsvorbereitungskurse	5	1 439,52 €	7 197,60
Rückbildungskurse	4	571,00 €	2 284,00
	Gesamtumsatz		45 264,66

Die **Umsatzberechnung nach Stunden** hat den Nachteil, dass die Arbeitszeit der Hebamme nicht gleichmäßig anfällt und nicht sichergestellt ist, dass die vorgesehenen Stunden auch in dem Umfang anfallen.

Die **Umsatzberechnung nach der Anzahl der Betreuungen** kann ebenfalls nur als grober Anhaltspunkt betrachtet werden, weil die Anzahl der Leistungen je Versicherter stark variiert.

Wird die Berechnung zur Optimierung der bereits bestehenden Freiberuflichkeit benutzt, so müssen die angegebenen Zeiten je Leistung, Leistungsmenge je Versicherter, Kursstärke und die Beträge außerhalb des HebVV an die tatsächlichen Gegebenheiten angepasst werden.

Zur Berechnung des voraussichtlichen Gewinns werden die ermittelten Kosten vom Umsatz abgezogen.

    Umsatz
− **Gesamtkosten**
= **Gewinn**

8.4
Rentabilität als Kennzahl des wirtschaftlichen Erfolges

In der Betriebswirtschaft bezeichnet der Begriff der Rentabilität das Verhältnis einer Erfolgsgröße (z. B. Gewinn) zum eingesetzten Kapital. Die Rentabilität ist eine wichtige Kennzahl für den Erfolg eines Unternehmens. Sie gibt einen messbaren Anhaltspunkt, ob sich der Einsatz gelohnt hat.

Die Rentabilität wird in Prozent angegeben. Sie kann für verschiedene Faktoren berechnet werden, z. B. für das betrieblich eingesetzte Eigenkapital. Bei der Eigenkapitalrentabilität wird das Verhältnis des eingesetzten Kapitals zum Gewinn berechnet.

$$\text{Eigenkapitalrentabilität} = \frac{\text{Gewinn}}{\text{Eigenkapital}} \times 100^{1}$$

---

[1] durch die Multiplikation mit 100 ergibt sich die Prozentzahl

> **Beispiel**
> Ein Unternehmer investiert 1 000 000 Euro, um Plüschtiere zu produzieren. Nach einem Jahr verbleiben nach Abzug aller Kosten 50 000 Euro Gewinn. Die Rentabilität beträgt 5 %. Damit liegt sie derzeit höher, als wenn der Unternehmer das Geld am Kapitalmarkt angelegt hätte. Die Investition hat sich gelohnt.
> Erfolgt die Investition durch Fremdkapital, lohnt sie sich nur, wenn die Zinszahlungen für das geliehene Geld unter dem Gewinn liegen. Zahlt der Unternehmer im selben Beispiel 5 % Zinsen für geliehenes Geld, so ist der Gewinn gleich null.

Auf den Bereich der **Hebammentätigkeit** übertragen entspricht die Errechnung der Eigenkapitalrentabilität dem Wert/dem Betrag, den die Hebamme für betriebliche Zwecke aus ihrem privaten Vermögen eingebracht hat im Verhältnis zu ihrem Gewinn aus der Freiberuflichkeit.

Hier kann ermittelt werden, ob das investierte Geld am Kapitalmarkt möglicherweise eine höhere Verzinsung eingebracht hätte, als dessen Investition in ihren Betrieb. Auch kann ermittelt werden, ob sie mehr Geld mit der Investition verdient hätte, wenn sie das Eigenkapital anderweitig verwendet hätte. Wurde Fremdkapital eingesetzt, so kann ermittelt werden, ob die Eigenkapitalrentabilität über dem Darlehenszinssatz liegt.

Bei der Berechnung der Eigenkapitalrentabilität bleibt der persönliche Einsatz der Hebamme als Unternehmerin und bei der Erbringung von Hebammenleistungen gänzlich unberücksichtigt. Bei Dienstleistungen wie der freiberuflichen Hebammentätigkeit besteht eine wesentliche Investition im **Einsatz der eigenen Arbeitskraft**, die sich im Umsatz widerspiegelt.

Die Berechnung der **Umsatzrentabilität** gibt an, wie viel von dem erwirtschafteten Umsatz tatsächlich bei der Hebamme als Gewinn verbleibt. Sie rechnet sich nach der Formel:

$$\text{Umsatzrentabilität} = \frac{\text{Gewinn}}{\text{Umsatz}} \times 100$$

Bei einer **Vollzeittätigkeit** in der Freiberuflichkeit ist eine Umsatzrentabilität von 40–60 % ein gutes Ergebnis. Da die Fixkosten für die freiberufliche Hebammentätigkeit unabhängig vom Arbeitsumfang ähnlich sind, liegt die Umsatzrentabilität bei Hebammen, die in Teilzeit freiberuflich tätig sind, oft deutlich niedriger.

Rentabilitätsvorschau

Bei der Aufnahme eines Kredites oder beim Bezug von Fördergeldern wird vor Beginn der freiberuflichen Tätigkeit häufig eine Rentabilitätsvorschau im Rahmen der **Erstellung eines Businessplanes** verlangt. Die Grundlage der Berechnung bilden hier Schätzungen von Umsatz und Kosten.

Wird bei **bereits bestehender Freiberuflichkeit** ein neues Projekt geplant, z. B. die Gründung eines Geburtshauses, so bilden die bisherigen Daten aus der EÜR die Grundlage der Berechnung, die um das zukünftige Arbeitsfeld ergänzt wird. Gründen mehrere Hebammen zusammen eine neue Gesellschaft, wird eine gemeinsame Rentabilitätsvorschau erstellt, die sich jedoch nur auf den Bereich bezieht, der auch gemeinsam betrieben wird.

Die Vorschau bezieht sich auf den Zeitraum der **ersten drei Jahre** nach Beginn der Betrachtung. Dies ist sinnvoll, da im ersten Jahr meist noch weniger Gewinn oder sogar Verlust zu erwarten ist.

> ⚠ **Ein vollständiges Bild der Rentabilität ergibt erst die Betrachtung der mittelfristigen Perspektive.**

Ist die Erwartung für die ersten drei Jahre gleich, da konstante Umsätze ab der Gründung zu erwarten sind, muss dies auch gegenüber den Banken/Förderstellen dargestellt werden.

In der Wirtschaft, besonders von Seiten der Banken, wird zumindest eine geringfügige **Verbesserung der Rentabilitätszahlen** erwartet. Ist diese über eine Umsatzsteigerung nicht mehr möglich – dies geschieht besonders im persönlichen Dienstleistungsbereich der Hebamme schnell, da der Arbeitstag nur 24 Stunden hat – wird eine Verbesserung der Rentabilität aufgrund von Einsparpotenzialen erwartet.

8 – Wie viel Geld benötige ich?

Beispiel 2: Rentabilitätsvorschau einer Hebammenpraxis

Erwarteter Umsatz		1. Jahr	2. Jahr	3. Jahr
	monatlich	jährlich		
Miete Hebammen	1 800,00 €	21 600,00 €		
Raumvermietung Kursraum	800,00 €	9 600,00 €		
Materialerstattung	450,00 €	5 400,00 €		
Erstattungen Getränke	250,00 €	3 000,00 €		
Summe	3 300,00 €	**39 600,00 €**		
Kosten fix		jährlich		
Miete incl. Nebenkosten		14 400,00 €		
AfA		5 000,00 €		
Personalkosten		1 200,00 €		
Strom		800,00 €		
Nebenkosten Geldverkehr		120,00 €		
Zinsen		1 500,00 €		
Telefon flat		300,00 €		
Homepagepflege		1 200,00 €		
Werbung		1 200,00 €		
Steuer-Rechtsberatung		1 000,00 €		
Sanitärbedarf		500,00 €		
Bürobedarf		800,00 €		
Summe		**28 020,00 €**		
Kosten variabel				
Materialeinkauf		5 400,00 €		
Getränke		3 000,00 €		
Summe		**8 400,00 €**		
Berechnung des Gewinns				
Umsatz		39 600,00 €		
minus variable Kosten		8 400,00 €		
= Deckungsbeitrag 1		31 200,00 €		
minus Kosten fix		28 020,00 €		
= Deckungsbeitrag 2		3 180,00 €		
Gewinn aus dem Bereich der Praxis		**3 180,00 €**		

▼

▼

Beispiel 2: Rentabilitätsberechnung einer Hebammenpraxis
Die Aufstellung von Umsatz und Kosten richtet sich nach dem geplanten Geschäftsmodell. In diesem Beispiel mieten drei Hebammen **gemeinsame Praxisräume** an, die sie zusammen nutzen. Für Renovierung und Ausstattung wurden 30 000 Euro investiert, die mit einem Kredit finanziert wurden, für den 5 % Zinsen berechnet werden. Die Investitionskosten werden über die AfA (s. ▶ S. 104) abgeschrieben.
Leistungserbringung und Abrechnung erfolgen durch die Hebammen als Einzelunternehmerinnen, die Praxis wird als Gesellschaft bürgerlichen Rechts (GbR) betrieben. Jede Hebamme zahlt monatlich eine Pauschale von 600 Euro an die Gemeinschaft.
Der Einkauf von Materialien und Getränken erfolgt gemeinsam und wird nach Verbrauch abgerechnet. Die Kosten für Büromaterial, Sanitärbedarf, Werbung, Homepagepflege und eine wöchentliche Grundreinigung sind in der Mietpauschale der Hebammen enthalten. Zusätzlich wird der Kursraum an andere Anbieter vermietet (z. B. PEKiP, Krabbelgruppe).
Für die Gemeinschaft beträgt die **Eigenkapitalrentabilität** (Gewinn von 3180 Euro geteilt durch Eigenkapital von 30 000 Euro × 100) 11 %. Sie liegt damit deutlich über dem Zinssatz, der für den Kredit zu zahlen ist.
Die **Umsatzrentabilität** (Gewinn von 3180 € geteilt durch Umsatz von 39 600 € × 100) beträgt anfänglich 8,03 %. Gemessen an der Umsatzrentabilität der Hebamme für ihre Leistungen ist dies wenig, die Gewinne werden jedoch alleine durch das eingesetzte Kapital erzielt. Die Arbeitsleistung beschränkt sich auf die Verwaltung, die zudem auch noch dem Leistungsbereich der Hebamme zugute kommt.
Die **Versteuerung des Gewinns** erfolgt für jede Hebamme einzeln. Der Anteil jeder Hebamme wird durch das Finanzamt ermittelt, das nach Abgabe der Steuererklärung der Gemeinschaft eine einheitliche Feststellung erteilt (s. ▶ Kap. 7). In diesem Beispiel hätte jede der 3 Hebammen einen Gewinn von 1060 Euro im Jahr zusätzlich zum Hebammeneinkommen auf der Einnahmeseite. Auf der Ausgabenseite stünden dem Kosten von 7200 Euro für ihren jährlichen Mietanteil gegenüber.

▼

▼

Der **Tilgungsanteil für den Kredit** gehört nicht in die Rentabilitätsvorschau. Die Tilgung erfolgt aus den laufenden Gewinnen. An baren Mitteln zur Tilgung steht neben dem Gewinn auch der Betrag zur Verfügung, den die AfA ausweist. In diesem Beispiel wären dies jährlich 8180 Euro (Gewinn plus AfA). Bei einer Kreditlaufzeit von 8 Jahren betrüge die monatliche Kreditrate ca. 375 Euro bzw. 4500 Euro im Jahr bei einem anfänglichen Tilgungsanteil von 10 %. Im Laufe der Kreditlaufzeit erhöht sich der Tilgungsanteil, während sich der Zinsanteil vermindert. Nach Abzahlung des Darlehens entfallen die Kreditkosten, und der Gewinn für die Hebammen der Praxis erhöht sich entsprechend.

In der Rentabilitätsvorschau werden nur die finanziellen Aspekte dargestellt. Ob sich der Betrieb der Hebammenpraxis darüber hinaus „rentiert", hängt von **weiteren Faktoren** ab, die die Hebammen für sich definieren müssen. Vorteile der Praxisgründung können sein: Bessere Erreichbarkeit für die Frauen, günstigere Einkaufsbedingungen durch größere Mengen bei gemeinsamer Bestellung, Zusammenarbeit mit anderen Hebammen, verbesserte Vertretungsmöglichkeit, räumliche Verbesserungen. Die Beschreibung des neuen Geschäftsfeldes und die Vorteile der geplanten Veränderung werden im Businessplan (s. ▶ Kap. 8.7) dargestellt.

8.5

Liquidität

Der Begriff Liquidität leitet sich aus dem lateinischen „liquidus" ab, der mit „flüssig" übersetzt wird.

> ❗ **In der Betriebswirtschaft bezeichnet Liquidität die Fähigkeit, jederzeit fristgerecht den Zahlungsverpflichtungen nachkommen zu können.**

Für die Sicherstellung der freiberuflichen Tätigkeit ist es unerlässlich, jederzeit liquide zu sein, da ansonsten Zahlungsunfähigkeit und Insolvenz drohen. Dies gilt auch, wenn genügend Vermögen vorhanden ist, das jedoch als Kapitalanlage gebunden ist (z. B. durch Besitz einer Immobilie, Geld in einer Lebensversicherung) und dadurch nicht zur Begleichung der Zahlungsverpflichtung verwendbar ist. Bei der Betrachtung der Liquidität werden kurzfristige Zahlungsströme beurteilt.

Anzustreben ist, dass jederzeit genug bare Mittel vorhanden sind, um eine anstehende Zahlungsverpflichtung alleine daraus erfüllen zu können. Damit ist eine **Liquidität 1. Grades** vorhanden. Sie lässt sich in einer Kennzahl mit der Cash Ratio berechnen.

$$\text{Cash Ratio} = \frac{\text{liquide Mittel}}{\text{kurzfristige Verbindlichkeiten}}$$

Werte über 1 bedeuten, dass Liquidität 1. Grades vorhanden ist.

> **Beispiel**
> Eine Hebamme hat 5 000 Euro auf dem Konto. Zu zahlen sind 1 000 Euro Einkommensteuervorauszahlung und 500 Euro Praxismiete. Die Cash Ratio beträgt 3,33. Hat die Hebamme nur 1 000 Euro auf dem Konto, so beträgt die Cash Ratio 0,66. Sie liegt damit unter 1 und Liquidität ersten Grades ist nicht vorhanden.

Es kann sein, dass die Hebamme ihren Zahlungsverpflichtungen auch ohne genügend bare Mittel nachkommen kann, wenn sie zusätzlich kurzfristige Forderungen (= noch ausstehende Einnahmen) hat, die in der nächsten Zeit eingehen werden. In diesem Fall liegt **Liquidität 2. Grades** vor (Current Ratio), die sich folgendermaßen berechnet:

$$\text{Current Ratio} = \frac{\text{Geldvermögen} + \text{kurzfristige Forderungen} + \text{Wertpapiere}}{\text{kurzfristige Verbindlichkeiten}}$$

Liegt dieser Wert unter 1, bedeutet dies, dass ein Teil der kurzfristigen Verbindlichkeiten nicht durch kurzfristig zur Verfügung stehende Mittel gedeckt werden kann – es droht ein Liquiditätsengpass.

Es gibt noch eine **Liquidität 3. Grades**, in die das Anlagevermögen mit einfließt. Für den täglichen Gebrauch ist sie einerseits kompliziert zu ermitteln, andererseits ist es auch nicht erstrebenswert, auf Liquidität 3. Grades angewiesen zu sein, da sie eher kurz vor der Insolvenz Bedeutung hat. Diese sollte durch den Erhalt einer Liquidität 1. oder 2. Grades möglichst vermieden werden.

Bei Beginn der Freiberuflichkeit ist zu bedenken, dass es Monate dauern kann, bis die **ersten Zahlungseingänge** eintreffen. Nach den ersten Betreuungen kommen Fristen bis zur Rechnungslegung und der Begleichung der Forderungen hinzu.

> **!** Lebensunterhalt (→ Unternehmerlohn) und betriebliche Kosten müssen mindestens in den ersten drei Monaten alleine aus den Reserven zu tragen sein.

Im **2. oder 3. Jahr** nach Beginn der Freiberuflichkeit kommt es häufig zu einem Engpass in der Liquidität durch die Steuer. Hier fallen Einkommensteuernachzahlungen mit Vorauszahlungen zusammen. Deshalb sollten rechtzeitig Rückstellungen gebildet werden, damit die fälligen Beträge fristgerecht gezahlt werden können.

Die Liquidität wird durch den Betrag der **Abschreibungen** erhöht. Die AfA mindert zwar den Gewinn, steht jedoch als liquide Mittel in den Folgejahren nach der Anschaffung zur Verfügung. Möglich ist also, dass in der Steuererklärung, der EÜR und der Rentabilitätsberechnung ein Verlust auftritt, die Liquidität aber trotzdem vorhanden ist.

Liquiditätsplan

Sowohl bei der Existenzgründung als auch im laufenden Betrieb ist eine solide Liquiditätsplanung unerlässlich.

> **!** Besonderes Augenmerk muss hier auf die Zahlungen gelegt werden, bei denen hohe Beträge zur Zahlung anstehen, die nicht zu den regelmäßigen monatlichen Ausgaben gehören.

In der Kostenaufstellung sind, abweichend von der Rentabilitätsvorschau, auch **Steuern** und **Kredittilgungen** enthalten. Die Afa fehlt hingegen. Laufende betriebliche Kosten mit geringen Einzelbeträgen können in einem Kostenpunkt zusammen aufgeführt werden (Büromaterial, Porto, Benzin), ebenso die monatlichen Fixkosten. Zur besseren Nachvollziehbarkeit können die in einem Kostenpunkt zusammengefassten Positionen in Klammern ergänzt oder in einer Fußnote aufgezählt werden.

8.5 Liquidität

Liquiditätsplan/Liquiditätsvorschau

	1. Monat	2. Monat	3. Monat	4. Monat	(…)
Geldbestand Bank					
Geldbestand bar					
Zahlungseingänge (Umsatz, Privateinlagen, sonstige Einnahmen)					
Summe verfügbarer Mittel					
Zahlungsausgänge					
Miete, Nebenkosten					
lfd. betriebliche Ausgaben					
Materialeinkauf					
Werbung					
Fortbildung/Kongress					
Kreditrate					
Haftpflicht					
Kfz-Steuer					
Kfz-Versicherung					
Personalkosten					
Steuern					
Privatentnahmen					
sonstige Ausgaben					
…					
Summe der Ausgaben					
plus/minus Überschuss/Fehlbetrag vom Vormonat					
Ergebnis Liquidität					

(Summe verfügbarer Mittel minus Summe der Ausgaben plus/minus Vormonatsbestand)

Liquiditätsreserven

Um jederzeit liquide zu sein und auch unvorhersehbare Ausgaben begleichen zu können, wie eine größere Autoreparatur oder Verdienstausfall wegen Krankheit, ist die **Bildung von Reserven** zu empfehlen, die in diesen Fällen die Kosten abdecken können oder im Falle des Nichtgebrauchs als Geldanlage dienen.

> ❗ Die Reserve sollte mindestens die Fixkosten von drei Monaten abdecken können sowie einen angemessenen zusätzlichen Betrag für unvorhersehbare Ausgaben umfassen.

Die Reserve sollte getrennt von den Mitteln zur Deckung des laufenden Bedarfs angelegt werden. Um die Reserve im Bedarfsfall tatsächlich zur Verfügung zu haben, kommen die Anlage auf einem **Tagesgeldkonto** oder eine **Festanlage mit kurzfristiger Kündigungsmöglichkeit** in Betracht. Die Verzinsung liegt hier unter der einer langfristigen Geldanlage. Werden größere Reserven gebildet, so kann der Teil längerfristig angelegt werden, der den Betrag übersteigt, der bis zur Kündigungs-Auslauffrist des längerfristigen Geldes benötigt würde oder der erst später gebraucht wird, z. B. für eine Steuernachzahlung.

> **P Praxistipps**
> - Eine erste Übersicht über die möglichen Konditionen für Darlehen ist über das **Internet** möglich. Hier finden sich auch nützliche Werkzeuge (Stichworte: Zinsrechner, Darlehensrechner), um die Höhe der Darlehensraten, Laufzeit eines Darlehensvertrages, Gesamtzinszahlungen und Restschuld nach Auslaufen eines Darlehens zu berechnen.
> - Die **Onlinerechner** helfen schon vor einer Kreditanfrage an eine Bank, die eigenen Wünsche an ein Darlehen optimal vorzuformulieren.
> - Liegen mehrere **unterschiedliche Angebote** von Banken vor, so lassen sich mit den Rechnern die Auswirkungen der verschiedenen Konditionen beziffern. Beim Angebotsvergleich ist auch auf die ausgewiesenen Kreditnebenkosten zu achten.
> - Da die Darlehensaufnahme nicht zu knapp kalkuliert werden sollte, um einer Zahlungsunfähigkeit vorzubeugen, ist z. B. die Möglichkeit, **Sondertilgungen** zu leisten, beim Vergleich der einzelnen Angebote sehr positiv zu bewerten.

8.6 Finanzierung durch Darlehen

Eine Kreditaufnahme kann bei Beginn der Freiberuflichkeit oder wenn größere betriebliche Investitionen geplant sind, notwendig sein. Als Kapitalgeber kommen z. B. Banken in Betracht. Die Zinssätze, die für betriebliche Darlehen verlangt werden, unterscheiden sich erheblich. Einfluss auf die **Höhe des Zinssatzes** haben:
- Bonität (s. ▶ Kap. „Bonität")
- Höhe des geplanten Kredites (Je geringer das Darlehen, desto höher ist der Zinssatz)
- Laufzeit des Darlehens und der Zinsbindungsfrist
- allgemeines Zinsniveau

Neben der eigenen **Hausbank** und einer Bank, die durch Recherche im Internet ausgewählt wurde, kommen **weitere spezielle Kreditgeber** in Betracht:

KfW – Kreditanstalt für Wiederaufbau (www.kfw.de)

Das Besondere an der KfW ist, dass sie Kredite vergibt, die durch staatliche Fördermittel subventioniert werden und dadurch besondere Konditionen bieten. Förderprogramme gibt es z. B. für besondere Regionen und Existenzgründer. Die Kredite der KfW werden über die eigene Hausbank abgewickelt.

> **P Praxistipp**
> Es lohnt sich, sich vor der Darlehensaufnahme selbst zu informieren, da die Hausbanken die KfW-Darlehen (an denen sie weniger verdienen) häufig nicht von sich aus vorschlagen.

GLS (www.gls.de)
Die GLS ist eine Gemeinschaftsbank, die nach einem ethischen Kodex wirtschaftet und insbesondere nachhaltige und ökologische Projekte fördert. Sie vergibt auch Kleinkredite und bietet Kredite zu besonderen Konditionen an.

Kreditmarktplatz, z. B. smava (www.smava.de)
Bei einem Kreditmarktplatz dient die Organisation nur als Plattform für die Kreditvergabe. Darlehensgeber sind Privatpersonen, die Geld zweckgebunden zur Verfügung stellen. Laufzeiten und Kredithöhe sind begrenzt. Die Kreditnehmer stellen das zu finanzierende Projekt im Internet vor. Die Kreditgeber wählen selbst aus, welches Projekt sie finanzieren möchten. Die Organisation bewertet die Bonität des Kreditnehmers nach den üblichen Kriterien von Banken, übernimmt die finanzielle Abwicklung und bearbeitet rückständige Zahlungen.

Bonität

Der Begriff Bonität kommt aus dem lateinischen „bonitas" und bedeutet Vortrefflichkeit. Kreditgeber prüfen vor jeder Kreditvergabe die Bonität des Kreditnehmers. Die Bewertung setzt sich zusammen aus der finanziellen Zahlungsfähigkeit, die durch Einkünfte und vorhandene Sicherheiten zu beziffern ist, und der persönlichen Zuverlässigkeit des Kreditnehmers, deren Bewertung sich aus dem Zahlungsverhalten der Vergangenheit herleitet. Die Bewertung der Bonität erfolgt in Form eines Ratings, in dem außerdem auch Wohnort, Familienstand und Verbraucherkredite von Bedeutung sind.

Daten hierzu werden u. a. bei der **Schufa** (Schutzgemeinschaft für allgemeine Kreditsicherung) gespeichert. Die eigenen Daten können bei der Schufa eingesehen werden. Wenn es in der Vergangenheit ernsthafte Zahlungsschwierigkeiten gab (Pfändungen, gerichtliche Mahnverfahren), kann sich der Einblick in die gespeicherten Daten vor einer Kreditanfrage lohnen. Finden sich dort Daten unberechtigter Forderungen, so kann vom Gläubiger die Rücknahme des Eintrages verlangt werden. Bei sehr negativen Einträgen, deren Ursprung länger zurück liegt, macht es eventuell Sinn, die automatische Löschung des Eintrages abzuwarten, bevor der Kredit beantragt wird. Die jeweiligen Fristen finden Sie bei der Schufa (www.schufa.de). Sind Sicherheiten vorhanden (Lebensversicherungen, Immobilien, regelmäßige Einkünfte aus anderen Quellen), so kann auch trotz vorhandener negativer Einträge bei der Schufa eine Kreditvergabe möglich sein, da die Bank darauf im Falle der Pfändung zurückgreifen könnte.

Kapitalbedarf

Der Kapitalbedarf richtet sich nach dem geplanten Tätigkeitsspektrum oder dem geplanten Projekt. Insbesondere beim Beginn der freiberuflichen Tätigkeit wird auch Geld zur Deckung des Lebenshaltungsbedarfs und der betrieblichen Kosten für den Zeitraum benötigt, bis die laufenden Einnahmen den Bedarf decken können. Der Kapitalbedarf wird in einem **Kapitalbedarfsplan** dargestellt. Aus der Differenz zwischen dem Kapitalbedarf und den vorhandenen Mitteln ergibt sich der Bedarf an Fremdmitteln bzw. der Kreditbedarf.

❗ Gründungskosten
+ Investitionskosten
+ laufende Kosten in der Startphase
+ Lebenshaltungskosten in der Startphase
+ Sicherheitsreserve
= **Kapitalbedarf**

Kapitalbedarf
- Eigenkapital
- Fördergelder
- Fremdkapital aus anderen Quellen (z. B. KfW-Darlehen)
- Einkünfte in der Startphase
= **Kreditbedarf**

Unter **Gründungskosten** werden die Kosten für Beratung, Notar, Kautionen, Gebühren usw. verstanden.

Die **Investitionskosten** ergeben sich aus Renovierung und Einrichtung der Räumlichkeiten (s. ▶ Kap. 3) sowie der Ausstattung gemäß geplantem Tätigkeitsspektrum (s. ▶ Kap. 4).

Laufende Kosten werden gemäß der Kostenaufstellung (s. ▶ Kap. 8.2) dargestellt.

Die **Lebenshaltungskosten** werden nicht detailliert aufgeführt, sondern nur im Ergebnis bzw. aufgeteilt in die Summe der festen Kosten (Mie-

8 – Wie viel Geld benötige ich?

te usw.) und den frei verfügbaren Betrag (Urlaub, Freizeit, Lebensmittel) (s. ▶ Kap. 8.1).

Häufig müssen bei der Kreditvergabe vorgegebene **Formulare** ausgefüllt werden. In diesem Fall werden die entsprechenden Angaben dort gemacht. Die **eigenen Berechnungen** können als Vorlage oder Anlage dienen, wenn die Angaben in den Formularen eher zusammengefasste Auskünfte erfordern bzw. komplexere Sachverhalte durch die vorgegebene Formularstruktur nicht optimal darstellbar sind.

Je nach Kredithöhe werden **Sicherheiten** verlangt, die separat gelistet werden. Zu den Sicherheiten zählen u. a. Immobilien, Lebensversicherungen und Bürgschaften.

Kapitalgeber erwarten einen gewissen **Anteil an Eigenkapital**. Das Bundesministerium für Wirtschaft und Technologie empfiehlt einen Eigenkapitalanteil von 15–20 % vom Gesamtkapitalbedarf.

> **P Praxistipp**
> Neben der Aufnahme eines Kredites kommt auch die Möglichkeit in Betracht, **andere Hebammen an der Gründung zu beteiligen**, die ebenfalls eine Einlage in die Gründung mitbringen.

8.7
Businessplan

Wird für die Startphase fremdes Geld benötigt, so erwarten die Geldgeber einen Businessplan, der es ihnen ermöglicht, die von der Hebamme gesehenen Chancen und Risiken der Freiberuflichkeit nachvollziehen zu können. Statt des Begriffes „Businessplan" kann auch der deutsche Begriff „**Unternehmensplan**" verwendet werden. Der einmal gewählte Begriff sollte jedoch durchgehend beibehalten werden.

> **P Praxistipp**
> Auch für Hebammen, die weder Darlehen noch Fördergelder in Anspruch nehmen, ist die Erstellung eines Businessplanes eine Unterstützung bei der Planung der Freiberuflichkeit. Er ermöglicht es, nach einer Weile der Selbstständigkeit die früheren Erwartungen an die Freiberuflichkeit mit den realen Verhältnissen zu vergleichen und ggf. Veränderungen konstruktiv anzugehen.

Mit einem guten Businessplan stellt die Hebamme gegenüber Geldgebern ihre **Kompetenz als Unternehmerin** dar. Einerseits geht es also darum, am Anfang einer Geschäftsbeziehung einen guten Eindruck zu machen, andererseits hält sich der gute Eindruck nur, wenn sich die Realität annähernd so entwickelt, wie sie geplant war. Eine Unterstützung für die Hebamme selbst ist der Plan, wenn er die zu erwartende Perspektive der Freiberuflichkeit realistisch darstellt.

Das fertige Dokument sollte über ein einheitliches Layout verfügen und gut gegliedert, klar und verständlich formuliert sein. Es wird gebunden oder in einer Mappe abgegeben. Der Umfang sollte 20–30 Seiten nicht überschreiten.

Zu berücksichtigen ist, dass diejenigen, die den Businessplan lesen, keine Hebammen sind. Die selbstständige Tätigkeit wird deshalb in ihrem Wesen kurz und prägnant erörtert, die unternehmerische Seite des Berufes bildet den Schwerpunkt der Darstellung.

Die **Gliederungen von Businessplänen** sind ähnlich. Je nach dem zu gründenden Unternehmen bilden einzelne Punkte einen Schwerpunkt oder können nebensächlich sein. Für einen herstellenden Betrieb werden Produktentwicklung und Vertriebswege einen wesentlichen Baustein in der Planung bilden, während bei Dienstleistern diese Teile im Plan gänzlich fehlen können.

Im Internet findet man eine Fülle von Beispielen und Vorlagen für Businesspläne. Deren Verwendung erspart zwar nicht die Arbeit, den eigenen Businessplan zu schreiben, sie kann jedoch viel Zeit ersparen und wertvolle Hilfestellungen liefern. Vorlagen in Form von Excel-Tabellen können an den eigenen Bedarf angepasst und mit den eigenen Planzahlen gefüllt werden.

Die Arbeit mit Excel oder anderen vergleichbaren **Tabellenkalkulationsprogrammen** spart ebenfalls viel Zeit. Für jede freiberufliche Hebamme ist es deshalb lohnend, sich mit den Grundzügen der Programmnutzung vertraut zu machen. Kurse werden durch zahlreiche Bildungsträger, z. B. die Volkshochschulen, angeboten.

> ✉ **Adressen**
> Die **Excelnutzung** im betriebswirtschaftlichen Bereich wird z. B. unter http://www.controlling-portal.de/Fachinfo/Excel-Tipps/ erläutert. Beim Bundesministerium für Wirtschaft und Technologie gibt es ein kostenloses Programm zur **Erstellung eines Businessplanes**: www.existenzgruender.de/selbstaendigkeit/vorbereitung/businessplan/index.php

Die folgenden Inhaltsschwerpunkte eines Businessplans sind als Vorschlag gedacht, eine andere Schwerpunktsetzung kann genauso richtig sein.

> **Beispiel: Bestandteile des Businessplans**
> 1. Deckblatt
> 2. Inhaltsverzeichnis
> 3. Zusammenfassung
> 4. Dienstleistung
> 5. Persönliche Voraussetzungen und Hintergrund
> 6. Marktanalyse
> 7. Marketing/Werbung
> 8. Unternehmensorganisation
> 9. Chancen und Risiken
> 10. Finanzplanung
> 11. Anlagen

Deckblatt

Das Deckblatt enthält nur die wesentlichsten Angaben. Ein Beispiel:
   Businessplan
   Geburtshaus Storchennest
   Namen der Gesellschafterinnen
   Kontaktdaten der Ansprechpartnerin
   Dortmund 2010

Inhaltsverzeichnis

Das Inhaltsverzeichnis erleichtert die Orientierung für den Leser des Businessplans. Auf den ersten Blick ist erkennbar, dass alle erwarteten Teile eines Businessplans vorhanden sind. Unterpunkte und Anlagen werden benannt.

> **Beispiel: Inhaltsverzeichnis eines Businessplans**
> 12. Zusammenfassung
> 13. Beschreibung der Dienstleistung
>   13.1. Geburtshilfe
>   13.2. Hebammenpraxis
>   13.3. Kursangebot
>   13.4. Stärken und Schwächen des Angebotes
>   13.5. Zielgruppe
>   13.6. Kundennutzen
> 14. Gründerinnenteam
> 15. Marktanalyse
>   15.1. Gesamtmarkt
>   15.2. Marktsegmentierung
>   15.3. Marktpotenzial
>   15.4. Wettbewerber
> 16. Marketing
> 17. Unternehmensorganisation
>   17.1. Leitbild/Unternehmensphilosophie
>   17.2. Rechtsform, Geschäftsführung
>   17.3. Organisation
>   17.4. Personal
>   17.5. Kosten
>   17.6. Risikomanagement
> 18. Finanzplanung
>   18.1. Rentabilitätsvorschau
>   18.2. Kapitalbedarf und Finanzierungsplanung
> 19. Anlagen
>   19.1. Liquiditätsplanung
>   19.2. Kapitalbedarfsplan
>   19.3. Gesellschaftsvertrag
>   19.4. Übersicht der Sicherheiten
>   …

Zusammenfassung

Die Zusammenfassung dient dazu, einen schnellen Überblick über das geplante Unternehmen zu erhalten. Eine vertiefende Darstellung findet in den Folgepunkten statt. Die Zusammenfassung enthält daher nur die wesentlichsten Angaben aus den Folgekapiteln im Fließtext.

Dienstleistung

Die Darstellung der persönlichen Voraussetzungen und des Hintergrundes enthält die vorhandenen Qualifikationen, Branchenkenntnisse, frühere Tätigkeiten insbesondere im Hinblick auf die geplante Freiberuflichkeit, besondere Stärken und Schwächen sowie die Darstellung, wie die Schwächen ausgeglichen werden.

Bei der Gründung durch ein **Team von Hebammen** werden die Gründungsgesellschafterinnen kurz vorgestellt. Die Darstellung kann im Anhang durch einen Lebenslauf oder einen Gesellschaftsvertrag ergänzt werden.

Persönliche Voraussetzungen und Hintergrund

Bei der Beschreibung der angebotenen Dienstleistungen wird der Tätigkeitsschwerpunkt für Laien verständlich dargestellt. Außerdem wird die Zielgruppe des Angebotes beschrieben. Die Wettbewerbssituation kann an dieser Stelle oder in der Marktanalyse beleuchtet werden.

Besondere Betrachtung verdienen hier **Alleinstellungsmerkmale**, d.h. ein Angebot, das andere Hebammen nicht anbieten oder wo besondere Synergieeffekte durch Kooperationen mit anderen Leistungsanbietern oder besondere Kenntnisse vorhanden sind, die von der Zielgruppe nachgefragt werden.

Marktanalyse

Die Marktanalyse enthält verfügbare Zahlen, die Rückschlüsse auf die Inanspruchnahme der angebotenen Dienstleistungen erlauben. Infrage kommen Daten wie
- Einwohnerzahl
- Frauen im gebärfähigen Alter
- Geburten/Geburtenquote
- Anteil der außerklinischen Geburtshilfe
- Verweildauerverkürzung in Kliniken
- Daten aus Studien

Datengrundlagen finden Sie bei Quag, dem statistischen Bundesamt und offiziellen Homepages aus der Region (z.B. www.potsdam.de – Wirtschaftsförderung).

> ✉ **Adressen**
> Unter www.hebrech.de/160/article/hebammendichte-in-deutschland.html gibt es eine Übersicht über die **Hebammendichte** in Deutschland.

Erfolgt die Existenzgründung in einem **Gebiet mit niedriger Hebammendichte**, so kann der Bedarf am Angebot alleine durch diese Tatsache verdeutlicht werden.

In Gebieten mit **hoher Hebammendichte** kann beschrieben werden, welches bisher vernachlässigte Marktsegment im Angebot besonders berücksichtigt wird oder dass durch die Abdeckung aller Leistungsbereiche ein besonderer Wettbewerbsvorteil gegenüber anderen Hebammen besteht, die z.B. ausschließlich Wochenbettbetreuung anbieten.

> **Formulierungsbeispiel**
> „Der geplante Standort meiner Hebammenpraxis befindet sich in einer Kleinstadt mit 50 000 Einwohnern. Im Umkreis von 30 km werden weitere 30 000 Einwohner erreicht. Die Hälfte davon sind Frauen.
> Der Gesamtmarkt besteht aus allen Frauen unter 45 Jahren. Im Einzugsgebiet werden jährlich ca. 1 500 Kinder geboren. Die Geburtenrate ist in den letzten Jahren stabil.
> Die Hebammendichte liegt bei einer Hebamme für 2 000–3 000 Frauen. Von einer Vollversorgung mit Hebammenhilfe kann ausgegangen werden, wenn eine Hebamme auf ca. 600 Frauen kommt. Am geplanten Standort liegt damit eine besonders niedrige Hebammendichte vor. Die Region bemüht sich um Zuzug und Ansiedelung von Industrie. Sie erhält dafür EU-Förderung. Deshalb ist hier eher mit einem Anstieg der Geburtenrate zu rechnen, da der Altersdurchschnitt der Bevölkerung sinkt."

Marketing

Werbung spielt eine sehr wichtige Rolle für den Erfolg der freiberuflichen Tätigkeit. Die Darstellung der Marketingstrategie umfasst:
- Homepage incl. Verlinkung durch Portale, Suchmaschinen
- Flyer, Broschüren incl. Verteilungsstrategie

- Multiplikatoren, z. B. Kooperationspartner
- Eintrag in Hebammenliste, Hebammenzentrale, Hebammensuche im Internet, zielgruppenspezifische Publikationen
- Anzeigen in regionalen Zeitungen
- Beteiligung in Internetforen

Die in der Kostenkalkulation veranschlagten Beträge sollten zu der angegebenen Marketingstrategie passen.

Unternehmensorganisation

Je nach der geplanten Tätigkeit umfasst die Darstellung der Unternehmensorganisation verschiedene Unterpunkte. Vorgestellt wird die Unternehmensphilosophie, die in einem **Leitbild** dargestellt werden kann (s. auch ▶ Kap. 13.6).

Die geplante **Rechtsform** wird benannt. Bei einer gemeinschaftlichen Gründung kann der Gesellschaftsvertrag in der Anlage beigefügt werden.

Chancen und Risiken

Die gesehenen Chancen und Risiken des Unternehmens können in einem separaten Punkt dargestellt werden, sie können jedoch auch in anderen Punkten als Unterpunkt erscheinen. Die Darstellung der Risiken und Schwächen zeigt, dass eine Auseinandersetzung damit stattgefunden hat.

Es wird erwartet, dass gegen vorhandene Risiken **aktiv Vorkehrungen getroffen** werden. Risikomanagement umfasst sowohl fachliche Risiken als auch unternehmerische Risiken. Die Einführung eines QM-Systems beinhaltet einen gewissen Umfang an Risikomanagement. Sie wird bei der Darstellung des Risikomanagements benannt.

Siehe auch SWOT-Analyse ▶ Kap. 9.1

Finanzplanung

Die Beschreibung der finanziellen Aspekte setzt sich zusammen aus einer schriftlichen Darstellung und den dazu gehörigen Anlagen, die das Beschriebene kalkulatorisch vertiefen. In der Beschreibung genügt es, die wesentlichen Zahlen zu benennen, während in den Tabellen im Anhang die Zusammensetzung im Detail dargestellt wird. Enthalten sind Angaben zu:

- Kapitalbedarf/Kreditbedarf
- Rentabilitätsvorschau
- Liquiditätsplan
- Kostenaufstellung

> **P Praxistipp**
>
> Lassen Sie Ihren Businessplan von Freunden und Bekannten lesen. Diese geben oft wertvolle Hinweise auf Verbesserungsmöglichkeiten. Gleichzeitig können Sie damit testen, ob Ihr Businessplan gut verständlich verfasst ist.

Im **Gespräch mit Kapitalgebern** ist es üblich, die Inhalte des Planes vorzutragen und Fragen dazu zu beantworten. Zur Vorbereitung eines solchen Gespräches kann der probeweise Vortrag vor anderen unterstützend sein, um Sicherheit zu gewinnen und letzte Fragen für sich selbst zu klären.

Im Rahmen der **Gründungsberatung** werden Seminare angeboten, in denen die Erstellung eines Businessplanes geübt wird und an deren Abschluss der eigene Businessplan steht.

8.8 Fördermöglichkeiten

Es gibt Fördermöglichkeiten für die Existenzgründung und den laufenden Betrieb eines Unternehmens. Die Anspruchsvoraussetzungen ändern sich häufig innerhalb kurzer Zeit, so dass eine **aktuelle Recherche unerlässlich** ist.

Fördergelder können als finanzieller Zuschuss, Darlehen oder Sachleistung (Beratung, Fortbildung, Coaching) bewilligt werden. Voraussetzung für den Bezug von Fördergeldern ist eine **Antragstellung**. Die Anspruchsvoraussetzungen sind auf den Internetseiten der Förderorganisationen beschrieben. Bei Existenzgründung muss der Antrag teilweise vor Beginn der Tätigkeit gestellt werden.

Alle im Folgenden genannten Institutionen stellen außerdem auf ihren Internetseiten wertvolle **Informationen und nützliche Werkzeuge** zur Verfügung, die sowohl für Gründerinnen als auch für die Unterstützung bereits bestehender Unternehmen interessant sind und in ihrem Nutzen weit über die Förderleistungen hinausgehen.

Welches Förderprogramm das richtige ist, hängt von Art, Größe und Standort der geplanten

Unternehmung ab. Fast alle Förderorganisationen bieten **Beratungsleistungen und Schulungen** an oder fördern deren Inanspruchnahme. Egal ob es sich um eine Gründung oder eine Problemstellung im laufenden Betrieb handelt; die Erweiterung des Horizontes durch Inanspruchnahme von professioneller Unterstützung eröffnet neue Wege, bietet den Blick von außen und trägt langfristig zum Erfolg der Freiberuflichkeit bei.

Bei der **Beantragung von Fördergeldern** zur Existenzgründung wird häufig ein Businessplan (s. Kap. 8.7) mit einer Stellungnahme dazu von einer fachkundigen Stelle verlangt. Zu den anerkannten fachkundigen Stellen gehören die Berufsverbände, Kreditinstitute und unter Umständen auch Steuerberater und Unternehmensberater.

Bundesministerien

Das Bundesministerium für Wirtschaft und Technologie gibt einen Überblick über alle Fördermöglichkeiten, die von ihm selbst oder anderen angeboten werden.

> **Adressen**
> Unter http://www.foerderdatenbank.de/ besteht die Möglichkeit, gezielt nach Förderprogrammen und Finanzhilfen zu suchen, die von Bund, Ländern und EU angeboten werden.
> Unter http://www.existenzgruender.de/ betreibt das Ministerium ein Portal, das sich gezielt an Existenzgründer wendet.
> Unter http://www.existenzgruender.de/ selbstaendigkeit/entscheidung/branchen_zielgruppen/index.php werden spezifische Gegebenheiten und Fördermöglichkeiten für besondere Zielgruppen aufgezeigt. Für Hebammen relevant können dabei die Rubriken Existenzgründerinnen, Migrantinnen, ältere Gründer, Arbeitslose, freie Berufe, Re-Starter und Kleingründungen sein.

Das Bundesministerium für Wirtschaft und Technologie fördert aus Mitteln des „Europäischen Sozialfonds" **Beratungen für Unternehmen der Freien Berufe**. Zu diesen förderfähigen Beratungen gehören u. a. Qualitätsmanagementberatungen zur Einführung oder Anpassung eines Qualitätsmanagementsystems im Unternehmen, die durch selbständige Berater durchgeführt werden.

Kleinunternehmen wie **Geburtshäuser** sind antragsberechtigt, sofern sie kein gemeinnütziger Verein sind. Beantragt werden kann der Zuschuss innerhalb von drei Monaten nach Abschluss der Beratung. Der Zuschuss beträgt für Unternehmen im Geltungsbereich der alten Bundesländer einschließlich Berlin 50 %, in allen anderen Bundesländern 75 % der in Rechnung gestellten Beratungskosten, maximal bis zu 1500 Euro.

> **Adressen**
> Die genauen **Fördermodalitäten** sind in den Richtlinien über die Förderung von Unternehmensberatungen für kleine und mittlere Unternehmen sowie Freie Berufe vom 27. Juni 2008 beschrieben.
> http://www.drsm.de/newsletter/2010-06/BMWi-Richtlinien-Foerderung-Unternehmensberatungen-20080627.pdf
>
> Der Zuschuss kann unabhängig von der Branche oder Region, in der das Unternehmen tätig ist, bei einer der in der Anlage 1 der Richtlinien genannten Einrichtungen beantragt werden. Der **Antrag** kann schriftlich oder auch online gestellt werden unter: http://www.existenzgruender.de/beratung_und_adressen/unternehmensberatung/index.php
>
> Das Ministerium für Familie, Senioren, Frauen und Jugend betreibt unter www.frauenmachenkarriere.de ein Portal, das gezielt die **Existenzgründung von Frauen** thematisiert.
> Das Bundesministerium für Bildung und Forschung fördert Fort- und Weiterbildungen durch eine **Bildungsprämie**. Nach Antrag wird für eine Fortbildung bis zur Hälfte der Kosten mit der Bildungsprämie bezuschusst, höchstens jedoch 500 Euro.
>
> Die Bildungsprämie wird nur gewährt, wenn das Einkommen 25 600 Euro bei Alleinstehenden bzw. 51 200 Euro bei gemeinsam Veranlagten nicht übersteigt.
> Nähere Informationen gibt es unter: http://www.bildungspraemie.info/

Bundesagentur für Arbeit

Bei der Existenzgründung kommt eine Förderung durch das Arbeitsamt in Betracht, wenn vor Beginn der Selbstständigkeit Arbeitslosigkeit vorgelegen hat. Je nach Anspruchsvoraussetzung wird:
- ein Gründungszuschuss gezahlt
- Arbeitslosengeld in der ersten Zeit der Freiberuflichkeit weiter bezahlt
- die Zahlung der Sozialversicherungsbeiträge übernommen
- kostenlose Beratung und Fortbildung angeboten
- mehrwöchige Maßnahmen zur Existenzgründung angeboten

> **Praxistipps**
> - Unter http://www.arbeitsagentur.de/ finden Sie unter der Rubrik „Existenzgründung" alle aktuellen Förderleistungen sowie nützliche Broschüren als PDF-Dateien, z. B. „Existenzgründung – Wege in die Selbstständigkeit" und „Was? Wieviel? Wer? Finanzielle Hilfen auf einen Blick".
> - Beratungsleistungen stehen auch denen zur Verfügung, die nicht arbeitssuchend gemeldet sind.

Fort- und Weiterbildung

Unter www.kursnet.arbeitsagentur.de gibt es ein Portal für die berufliche Aus- und Weiterbildung. Insbesondere für die Unternehmensgründung und Führung, die Erweiterung der eigenen Beratungskompetenz, Qualitätsmanagement u. a. sind Angebote zu finden.

Arbeitslose erhalten unter bestimmten Voraussetzungen **Bildungsgutscheine** von den Agenturen für Arbeit. Die Bildungsgutscheine können bei Weiterbildungsträgern eingelöst werden, deren Angebote für die Förderung zugelassen sind.

Zuschuss zur Schaffung von Arbeitsplätzen

Die Bundesagentur für Arbeit fördert unter bestimmten Voraussetzungen die Anstellung von Personal. Übernommen wird ein Teil der Personalkosten für einen bestimmten Zeitraum. Die Förderungen können interessant sein für größere Hebammenpraxen und Geburtshäuser, die Personal für Hauswirtschaft, Verwaltung und Hebammen im Angestelltenverhältnis beschäftigen.

KfW Bankengruppe

Die KfW Bankengruppe ist eine Anstalt öffentlichen Rechts, deren Rechtsaufsicht beim Finanzministerium liegt. Der ursprüngliche Name bedeutet „Kreditanstalt für Wiederaufbau". Sie wurde nach dem zweiten Weltkrieg mit Startkapital als dem Europäischen Wiederaufbauprogramm (European Recovery Program oder ERP) gegründet. Heute ist die KfW für die Durchführung vieler Förderprogramme zuständig.

> **Adressen**
> Alle Förderprogramme der KfW, deren aktuelle Anspruchsvoraussetzungen, Förderumfang und Anträge finden sich unter:
> www.kfw-mittelstandsbank.de

Einer der Schwerpunkte der KfW ist die **Vergabe von Krediten**. Die Konditionen dieser Kredite sind oft besser als bei einer Hausbank. Mögliche günstige Konditionen:
- keine Bearbeitungsgebühr
- keine Rückzahlungen in der Anfangsphase
- günstige Zinsen
- Zinsbindung
- Kostenfreie Sondertilgungsmöglichkeit
- Haftungsbegrenzung/Ausschluss bei Ausfall

KfW- Startgeld
Kredit mit günstigen Konditionen für Existenzgründer und Unternehmen, die nicht länger als drei Jahre bestehen. Gefördert wird auch der Nebenerwerb, wenn er mittelfristig zum Haupterwerb werden soll.

KfW-Unternehmerkredit
Kredite für bereits bestehende Unternehmen bei Investitionen, die nachhaltige Erfolgsaussichten haben. Der Kredit ist mit anderen Förderungen kombinierbar und kann z. B. bei der Gründung einer Hebammenpraxis oder eines Geburtshauses in Anspruch genommen werden, auch wenn vorher bereits eine langjährige freiberufliche Existenz bestand.

ERP-Regionalförderprogramm
Kredite für Unternehmen in strukturschwachen Gebieten werden zinsverbilligt vergeben. Die Förderung ist mit anderen Förderungen kombinierbar.

Gründungscoaching

Die Inanspruchnahme der Förderung des Gründungscoachings ist von der Gründung bis fünf Jahre nach der Gründung möglich. Der Förderungsumfang beträgt zwischen 50 und 90 % des Beraterhonorars. Anspruchsvoraussetzung ist eine Vollexistenz.

> **Adressen**
>
> Auf der Internetseite www.existenzgruender.de/beratung-und-adressen/gruendercoaching/index.php finden Sie einen Zuschussrechner und eine Datenbank mit zugelassenen Beratern, die je nach Problemstellung gezielt ausgewählt werden können.

Europäischer Sozialfond für Deutschland (ESF)

Der Europäische Sozialfond fördert Programme zur Existenzgründung, Weiterbildung, sozialen Integration, Gleichstellung und Beratung bei Schwierigkeiten in der Unternehmensführung.

> **Adressen**
>
> Alle Programme finden Sie unter www.esf.de

Beispiele:

Mikrokreditfonds Deutschland
Gefördert werden Kredite bis 20 000 Euro, die Kleinstunternehmen unterstützen. Zielgruppe sind Frauen und Menschen mit Migrationshintergrund. Die Kredite sollen insbesondere an Personen vergeben werden, die über ihre Hausbank keine Kredite erhalten. Bankübliche Sicherheiten sind in der Regel nicht erforderlich.

Turn-Around-Beratung
Ist ein Unternehmen in wirtschaftlichen Schwierigkeiten, werden Zuschüsse für Beratungsleistungen gezahlt mit dem Ziel, die Wettbewerbs- und Leistungsfähigkeit des Unternehmens wiederherzustellen.

Weiterbildung
Der ESF fördert Weiterbildungen, die die betriebswirtschaftlichen Kenntnisse für kleine und mittlere Unternehmen verbessern sollen, sowie die Bereitschaft zur Existenzgründung unterstützen und die Chancen auf den Erfolg der Unternehmung erhöhen.

Regionale Förderungen

In den einzelnen Bundesländern werden **Programme zur Unterstützung von Existenzgründern** durch Unternehmen angeboten. Leider sind weder die Bezeichnungen der Förderprogramme noch die der Anbieter einheitlich. Neben der Förderdatenbank http://www.foerderdatenbank.de/ informieren die Gründerportale der Länder und Gemeinden über die regionalen Möglichkeiten.

In fast jeder größeren Stadt gibt es **Beratungsstellen**, die zur Existenzgründung beraten. Sie sind häufig bei der Industrie- und Handelskammer angesiedelt, beraten jedoch auch, wenn keine Kammerzugehörigkeit gegeben ist. Die Beratungsleistungen sind bis zu einem bestimmten Umfang unentgeltlich.

> **Praxistipps**
> - Weitere Schlüsselbegriffe für die Internetrecherche sind Start-up, Spin-off, Startercenter, Gründer-Agentur. Ein Blick ins Impressum der Internetpräsenz zeigt, ob es sich um das Angebot eines öffentlichen Trägers oder eines kommerziellen Anbieters handelt.
> - Eine Übersicht der Kontaktstellen, die Informationen zur Beratungsförderung der Länder geben können, ist abrufbar unter: http://www.kfw-mittelstandsbank.de/DE_Home/Beratungsangebot/Beratungsfoerderung/index.jsp

 Literatur

Es gibt zahlreiche Literatur zum **Thema Betriebswirtschaft**. Diese ist ohne Vorkenntnisse oder begleitende Fortbildung zum Thema nicht leicht verständlich. Unter Eingabe des jeweiligen Stichwortes in eine Suchmaschine im Internet oder bei Wikipedia finden Sie leicht verständliche Texte, die die gewünschte Thematik vertiefen.

Bei betriebswirtschaftlichen **Fort- und Weiterbildungsangeboten** besteht die Möglichkeit, sich umfassend mit der wirtschaftlichen Betriebsführung zu befassen und diese durch die Bearbeitung eigener Zahlen zu vertiefen.

Zu allen angegebenen **Fördermöglichkeiten** gibt es Broschüren, die unter den im Text angegebenen Internetadressen bestellt werden können.

Da die umfangreichen Fördermöglichkeiten wechseln, lohnt sich auch hier die zeitnahe Information im Internet und bei Beratungsstellen sowie die Nutzung von Fortbildungsangeboten.

9 Wie kann ich meine betriebswirtschaftliche Situation optimieren?

Monika Selow

Optimierung bedeutet Verbesserung. Die ständige Verbesserung ist eine **Aufgabe des Qualitätsmanagements**, die unabhängig von einer aktuellen Problemlage im Idealfall kontinuierlich erfolgt und so bereits vor dem Auftreten von Problemen die betriebswirtschaftliche Situation stabilisiert (s. ▶ Kap. 13).

Unabhängig davon gibt es Situationen, in denen sich ein **dringlicher Optimierungsbedarf** aus einem als unbefriedigend erlebten Zustand heraus ergibt. Akute Situationen erfordern ein sofortiges Handeln. Dabei entsteht leicht der Eindruck, es würde an Zeit mangeln und nur das Nötigste wäre möglich.

> ❗ Um für die Zukunft akuten Handlungsbedarf unter Druck zu vermeiden, ist es nötig, sich die Zeit zu nehmen, vorausschauend zu planen und in Ruhe zu optimieren.

Die in Kapitel 8 genannten Maßnahmen und Instrumente aus der Betriebswirtschaft (Rentabilitätsberechnung, Liquiditätsplanung, Businessplan, Nutzung von Fördermöglichkeiten) unterstützen den langfristigen Erfolg des bereits bestehenden Unternehmens. Das in ▶ Kap. 13.5 beschriebene Ishikawa-Diagramm (▶ Abb. 13.4) eignet sich auch für die Problemlösung im betriebswirtschaftlichen Bereich.

In scheinbar ausweisloser Situation oder um zu vermeiden, dass es dazu kommt, kann es helfen, quasi „**ganz von vorne anzufangen**" unter der Fragestellung: „Wie würde ich mich organisieren, wenn ich unter heutigen Bedingungen gerade neu anfangen würde?". Unter diesem Aspekt können auch die Inhalte dieses Buches einen „Neustart" wirkungsvoll unterstützen.

Eines der Grundprobleme der freiberuflichen Tätigkeit liegt im **niedrigen Niveau der Vergütung** der Hebammenarbeit. Dem liegt eine jahrzehntelange Vernachlässigung der Hebammentätigkeit im Gesundheitssystem durch Politik und Krankenkassen zu Grunde. Den Rückstand aufzuholen ist nach der Entlassung in die Selbstverwaltung bisher nicht gelungen.

In anderen selbstständigen Berufen kann von einer gewissen Homogenität in der Berufsausübung ausgegangen werden. **Merkmale von Freiberuflern im Gesundheitswesen** sind z. B.:
- Praxis oder Praxisgemeinschaft als zentraler Arbeitsort
- Deckung des Lebensunterhaltes aus der freiberuflichen Tätigkeit
- umfassendes Leistungsangebot entsprechend dem Berufsbild
- Beschäftigung von Hilfskräften
- gesetzliche Verankerung im Sozialgesetzbuch
- Zusatzangebot mit Zusatzqualifikationen
- Zulassungsbeschränkung z. B. durch Verkammerung
- ärztliche oder ärztlich verordnete Leistungen
- Zuzahlung der Versicherten
- Möglichkeit der privaten Rentenversicherung, wenn sozialversicherungspflichtige Angestellte beschäftigt werden
- Qualitätsanforderungen

Zwar kommt es durch Gesundheitsreformen und Sparmaßnahmen im Gesundheitswesen auch bei anderen Gesundheitsberufen zu Veränderungen, diese erfolgen jedoch von einem, in Relation zum Hebammenwesen, höheren Niveau aus.

Das **Hebammenwesen** hat eine gänzlich andere Entwicklung durchlaufen. Bis in die 80er-Jahre des vergangenen Jahrhunderts war eine Reduzierung der Hebammentätigkeit und deren Verlagerung in den ärztlichen Bereich und an Kliniken politisch gewollt. Die von der Mangelversorgung mit Hebammenhilfe betroffenen Frauen ersetzten einen Teil der Hebammenaufgaben engagiert in Eigeninitiative, z. B. durch die Übernahme von Geburtsvorbereitung und Stillberatung. Die üblich gewordene Klinikgeburt mit 10 Wochenbetttagen in der Klinik wurde in Frage gestellt. Durch die Verkürzung der Verweildauer in der Klinik und ambulante Geburten stieg der Bedarf an Hebammenhilfe wieder an. Auch die Gründung der ersten Geburtshäuser erfolgte mit starker Unterstützung der Eltern, die eine andere Form der Betreuung forderten.

Auf Seiten der Hebammen ist zu beobachten, dass nach und nach verlorene Aufgabengebiete wieder zurückerobert werden konnten. Diese Entwicklung spiegelt sich in den erweiterten Abrechnungsmöglichkeiten gegenüber den gesetzlichen Krankenkassen wider, nicht jedoch in der Vergütungshöhe. Unter anderem deshalb haben Hebammen sehr unterschiedliche Arbeitsmodelle entwickelt, die jedoch sehr häufig von einer Strategie zur **Kompensation der schlechten Verdienstmöglichkeiten** geprägt sind.

Mögliche Strategien sind:
- Verzicht auf eine eigene Praxis zur Reduzierung der Fixkosten
- Beschränkung auf ein enges Tätigkeitsspektrum (z. B. nur Wochenbettbetreuung oder nur Beleghebamme im Schichtdienst)
- Besondere Anforderungen an die Frauen (im engeren Umkreis wohnend, bestimmtes Klientel, Betreuung nur, wenn die Frau bei der Hebamme im Kurs war, usw.)
- Verzicht auf Geburtshilfe, um die teure Haftpflichtversicherung zu sparen
- Zu versteuerndes Einkommen unter 400 Euro, um Sozialversicherungsbeiträge zu sparen
- Zusätzliche angestellte Tätigkeit
- Ergänzung des Einkommens, z. B. durch eine Handelstätigkeit
- Konkurrenzkampf statt Zusammenarbeit

Durch diese Strategien ist ein sehr inhomogenes Berufsbild entstanden. Dabei sind **zwei grundsätzliche Tendenzen** zu beobachten. Die eine geht mit einer starken Reduzierung einher, die andere mit einer Ausweitung des Tätigkeitsrahmens bzw. des Zeitkontingentes.

❓ Bei den Überlegungen zur Verbesserung der wirtschaftlichen Situation muss daher zunächst überprüft werden:
- Wurde eine der oben genannten Strategien (bewusst oder unbewusst) gewählt?
- Ist diese noch zeitgemäß?
- Werden Veränderungen innerhalb der eigenen Strategie angestrebt?
- Ist ein Strategiewechsel nötig?

❗ Es gibt kein Patentrezept zur Erreichung einer betriebswirtschaftlich optimalen Situation.

Dieses Kapitel kann daher nur Anregungen geben, deren Umsetzungsmöglichkeit von der Region und der persönlichen Situation der Hebamme abhängt. Aus den Zielen, die für den Berufsstand angenommen werden, können **eigene Ziele** abgeleitet werden, die dem eigenen Tätigkeitsbereich und den eigenen Möglichkeiten entsprechen.

Ziele für den Berufsstand sind:
- mit angemessenem Aufwand ein Einkommen zu erzielen, das dem Stand (Freiberuflichkeit) und der Verantwortung entspricht
- Beruf und Privatleben in Einklang zu bringen, z. B. auch durch (zeitweise) Teilzeittätigkeit
- eine umfassende Versorgung der Frauen und Familien mit Hebammenhilfe zu gewährleisten

Optimierungsbemühungen lohnen sich auch, wenn kein akuter Handlungsbedarf vorliegt. Damit wird einer akuten Situation vorgebeugt und langfristig die Arbeitszufriedenheit gesteigert.

🅿 Praxistipp

Als **Bereiche zur regelmäßigen Optimierung** eignen sich:
- die Organisation der freiberuflichen Tätigkeit
- die Überprüfung des eigenen Leistungsangebotes
- die Überprüfung der betriebswirtschaftlichen Situation
- Werbemaßnahmen

9.1

Analyse der eigenen beruflichen Situation

Am Beginn der Optimierung steht die Analyse der eigenen beruflichen Situation. Je nach Ursachenkomplex ist eine unterschiedliche Strategie zur Verbesserung der betriebswirtschaftlichen Situation nötig. Eine einfache Form der Analyse ist die Betrachtung der möglichen Ursachen für die als unbefriedigend erlebte Situation (s. Checkliste 9.1).

▶ **Checkliste 9.1** Analyse der Ursachen einer unbefriedigenden wirtschaftlichen Situation

Zu wenig Umsatz
- ☐ Entspricht das Leistungsangebot der Nachfrage?
- ☐ Welche Alleinstellungsmerkmale habe ich?
- ☐ Kann die Werbung optimiert werden?
- ☐ Bin ich gut erreichbar?
- ☐ Werden alle erbrachten Leistungen abgerechnet?
- ☐ Mit wem stehe ich in direkter Konkurrenz?
- ☐ Sind Kooperationen möglich?
- ☐ Ist mein Kommunikationsstil mit den Frauen und Kooperationspartnern verbesserungsbedürftig?

Zu wenig Gewinn im Verhältnis zum Zeiteinsatz
- ☐ Stimmt das Zeitmanagement?
- ☐ Sind die Kosten zu hoch?
- ☐ Bestehen Einsparmöglichkeiten?
- ☐ Werden die Möglichkeiten außerhalb der HebVV genutzt (z. B. Kurse auf Selbstzahlerbasis)?
- ☐ Ist die Situation auf eine Teilzeitarbeit zurückzuführen?

▶ **Checkliste 9.1** Fortsetzung.
- ☐ Ist der Verwaltungsaufwand zu groß?
- ☐ Gibt es zu viele Wegezeiten?
- ☐ Verkaufe ich meine Leistungen unter Wert?

Persönlicher Bereich
- ☐ Entspricht meine Einkommenserwartung den Möglichkeiten des Berufes?
- ☐ Entsprechen meine inhaltlichen Erwartungen an den Beruf der Realität?
- ☐ Biete ich meine Arbeit am richtigen Standort an?
- ☐ Sollte ich zusätzlich zur freiberuflichen Arbeit eine angestellte Tätigkeit suchen?
- ☐ Ist eine nur geringfügige Tätigkeit für mich möglich oder sinnvoll?
- ☐ Kann ich aufgrund fehlender Kenntnisse nicht alle Leistungen anbieten, die von den Frauen nachgefragt werden?
- ☐ Behindern mich Denkmuster oder Glaubenssätze?
- ☐ Habe ich persönliche Probleme, die sich auf meine Arbeit negativ auswirken?

❗ **Nach der Identifikation der möglichen Ursachen der unbefriedigenden Einkommenssituation werden Maßnahmen überlegt: Welche Möglichkeiten habe ich, um diesen Punkt zu verbessern?**

Als Methode zur Bearbeitung eignet sich das **Brainstorming**. Dabei werden alle Maßnahmen aufgeschrieben, die möglich wären, um die in Frage kommenden Ursachen zu verbessern. Auf Bewertungen der Maßnahmen wird zunächst verzichtet, es werden also auch die Punkte aufgeschrieben, bei denen zunächst Bedenken bezüglich der Umsetzung bestehen.

Anschließend wird überlegt:
- Was könnte ich unternehmen, um die Maßnahme umzusetzen?
- Welche Vorraussetzungen sind nötig?
- Welche Erfolgsaussichten bestehen?

Priorität	Maßnahmen	Beteiligte	Bis wann?	Kosten	Ergebnisse
1					
2					
3					
4					
5					

▶ **Muster 9.1** Maßnahmenplan

Erst zum Schluss wird eine **Rangfolge der Maßnahmen** festgelegt und mit der Umsetzung der wichtigsten Maßnahmen begonnen. Erleichtert wird die Umsetzung von Veränderungen durch einen **Maßnahmenplan**. (▶ Muster 9.1 und ▶ Tab. 13.1).

SWOT-Analyse

Ein gängiges Analyseverfahren, das verschiedene Perspektiven einbezieht, ist die SWOT-Analyse oder Potenzialanalyse. Sie kommt aus dem strategischen Management und vereinigt die Stärken/Schwächen-Analyse mit der Chancen/Risiken-Analyse. Stärken und Schwächen beleuchten überwiegend die interne Sicht, Chancen und Risiken die externe Sicht.

❗ SWOT steht für:
- **S** Strength (Stärken)
- **W** Weaknesses (Schwächen)
- **O** Opportunities (Chancen)
- **T** Threats (Bedrohung bzw. Risiko)

❓ Fragen, die zu den einzelnen Bereichen gestellt werden können:

Stärken
- Was läuft gut?
- Was motiviert mich?
- Worauf bin ich stolz?
- Wo stehe ich derzeit?

Schwächen
- Was ist schwierig?
- Wo liegen Barrieren?
- Was behindert mich?
- Was fehlt?

Chancen
- Welche konkreten Verbesserungsmöglichkeiten bestehen?
- Worin liegen Zukunftschancen?
- Was kann ausgebaut werden?
- Wie lässt sich das Umfeld nutzen?
- Welcher Bereich liegt noch brach?

Risiken
- Welche Schwierigkeiten kommen auf mich zu?
- Worin sehe ich Bedrohungen?
- Mit welchen negativen Entwicklungen muss ich rechnen?

Nach der Beantwortung dieser Fragen werden die Bereiche nach folgendem Schema zueinander in Bezug gesetzt:

	Stärken	Schwächen
Chancen	Wie kann ich die Stärken einsetzen, um die Chancen zu nutzen?	Wie kann ich an den Schwächen arbeiten, um die Chancen zu nutzen?
Risiken	Wie kann ich die Stärken einsetzen, um die Risiken zu meistern?	Wie kann ich an den Schwächen arbeiten, um den Gefahren vorzubeugen?

9 – Wie kann ich meine betriebswirtschaftliche Situation optimieren?

Die SWOT-Analyse eignet sich besonders für die **Durchführung im Team**. Externe Berater können dabei helfen, subjektive Einschätzungen zu hinterfragen und die Durchführung der Analyse unterstützen.

Finanzielle Analyse

Zur Analyse der Finanzen bilden die in Kapitel 8 näher beschriebenen Berechnungen die Grundlage. Bei der Berechnung von Einkommensbedarf, Kosten, Umsatz, Rentabilität und Liquidität können sowohl die **derzeitigen tatsächlichen Beträge** berechnet werden, als auch vergleichende **Schätzungen, wie sich die Finanzen ändern würden**, wenn eine Veränderung der Tätigkeit vorgenommen würde oder sich die Lebensumstände gravierend ändern, z. B. bei Erziehungsurlaub, Scheidung oder Arbeitslosigkeit des Partners.

Statt des derzeitigen Einkommensbedarfs kann auch eine **Berechnung des „schlimmsten Falles"** erfolgen, statt der tatsächlichen Kosten können die Kosten berechnet werden, die sich z. B. beim Kauf eines neuen Autos ergeben oder mit der Änderung des Tätigkeitsortes bei gleichbleibendem Wohnsitz.

Wird die Freiberuflichkeit in **Nebentätigkeit zu einer angestellten Tätigkeit** ausgeübt oder erfolgt die Freiberuflichkeit im Rahmen einer geringfügigen Beschäftigung, so steht der Gewinn aus der Freiberuflichkeit oft in einem ungünstigen Verhältnis zum Zeitaufwand bzw. zum Umsatz. Hier lohnt sich ein Vergleich der derzeitigen Zahlen und Kennzahlen (s. ▶ Kap. 8) mit der Situation, die sich ergeben würde, wenn eine der Tätigkeiten zugunsten der anderen ganz aufgegeben würde. Hierbei sind auch die Auswirkungen auf die steuerliche Belastung und die Renten- und Krankenversicherungsbeiträge zu beachten.

9.2
Problem: Zu wenig Umsatz

Liegen die Hauptgründe für die unbefriedigende wirtschaftliche Situation darin, dass zu wenig Umsatz erzielt wird, die Hebamme also zu wenig zu tun hat, so wird zunächst überprüft, ob die Werbemöglichkeiten (s. ▶ Kap. 12) ausgeschöpft werden und ob das eigene Leistungsangebot aus der Perspektive der Frauen deren Bedarf trifft.

> **Beispiele**
>
> Wird bisher z. B. überwiegend **Wochenbettbetreuung** angeboten, kann überlegt werden, ob die Frauen mit zusätzlichen Angeboten früher und besser erreicht werden.
>
> Gehört **Geburtshilfe** zum Angebotsspektrum, so können evtl. alleine mit Hausgeburtshilfe nicht genügend Frauen erreicht werden, um die Kosten zu decken und noch genügend Einkommen zu erzielen. Das zusätzliche Angebot von Beleggeburten in 1:1-Betreuung oder die Mitarbeit in einem Geburtshaus kommen hier als mögliche Maßnahmen in Betracht.

❗ Eine weitere Möglichkeit besteht darin, das eigene Angebot bei bislang vernachlässigten Zielgruppen gezielt anzubieten.

Die Erweiterung der eigenen **Sprachkenntnisse** mit dem Angebot fremdsprachlicher Betreuung kann z. B. zu einer erhöhten Inanspruchnahme beitragen.

Möglichkeiten der Umsatzsteigerung innerhalb der HebVV

- Wochenbettbesuche ausschöpfen, angemessen lange Betreuung bis zur 8. Woche p.p.
- Spezialisierung, z. B. Rückbildung, Stillberatung
- Betreuung von Migrantinnen
- Betreuung in Spezialkliniken (z. B. Herzklinik)
- Betreuung nach Frühgeburten
- Betreuung von Müttern mit Schreibabys
- Arbeit im ländlichen Bereich
- Hausgeburt in einer unterversorgten Region
- Betreuung bei und nach Fehlgeburten

- Spezielle Kurse und Nachbetreuung bei Mehrlingen
- Betreuung verwaister Eltern
- Kooperation mit Krankenkassen
- Betreuung in Gefängnissen

Neben den Kernleistungen der Hebamme, die über die Krankenkassen abgerechnet werden, gibt es die **Möglichkeit zusätzlicher Einnahmen**, die außerhalb des HebVV gegenüber den Eltern oder anderen Kostenträgern berechnet werden können. Dadurch wird auch ein größerer Bekanntheitsgrad erreicht, der mittelbar zu einer erhöhten Inanspruchnahme im Kernbereich der Hebammentätigkeit führt.

Beim **Angebot von Zusatzleistungen** ist darauf zu achten, dass diese Leistungen zu marktüblichen Preisen angeboten werden, die im Allgemeinen **über** der Vergütung der Tätigkeiten nach HebVV liegen.

> Nicht zielführend ist das Angebot unentgeltlicher Zusatzleistungen. Damit würde nur die Arbeitsbelastung gesteigert, ohne dass die Umsatzerhöhung in einem angemessenen Verhältnis zum Aufwand stünde.

Möglichkeiten der Umsatzsteigerung außerhalb der HebVV

Als **Orientierung für die Preisgestaltung** von Zusatzangeboten können die Preise für vergleichbare Leistungen anderer Anbieter gelten. Im Präventionsbereich sind derzeit für Kurse in Kleingruppen 9–10 Euro je Stunde und Teilnehmerin üblich. Bei Vorträgen oder laufenden Gruppen mit wechselnder Teilnehmerinnenzahl (z. B. Müttertreff, Stillcafe) berücksichtigt die Preiskalkulation das eigene Honorar, Kosten und erwartete Teilnehmerinnenzahl:

> **Beispiel**
> Eigenes Honorar
> + Raumkosten
> + Bewirtungskosten
> + Skripte, die ausgehändigt werden
> + sonstige Kosten
> geteilt durch die erwartete Teilnehmerinnenzahl

Für einen **offenen Termin in einer Gaststätte** entfallen die Raumkosten und der Verzehr wird von den Teilnehmerinnen selbst bezahlt. Hier ist lediglich das eigene Honorar festzulegen.

Bei Leistungen, die **nur für eine Person** erbracht werden, kann entweder ein Pauschalpreis oder ein Preis pro Stunde vereinbart werden. Preise zwischen 45 Euro/Stunde und 100 Euro/Stunde sind, je nach Art der Leistung und dafür benötigter Zusatzqualifikation, üblich.

In die Überlegungen zur Preisgestaltung muss mit einbezogen werden, ab welchem Preis die Inanspruchnahme der Zusatzleistung derart sinkt, dass zu wenige Frauen sich für sie interessieren (weil das Angebot zu teuer ist).

Im Idealfall ergänzt das Zusatzangebot den Bereich der Hebammentätigkeit, der bereits ausgeübt wird. Es ist wichtig, dass die Eltern **zusätzliche Angebote als Unterstützung** empfinden, deren Inanspruchnahme ihnen freigestellt ist.

Folgende Angebote und Möglichkeiten kommen in Betracht:
- Professionelle Raucherentwöhnung
- Mädchensprechstunde zu Aufklärung und Empfängnisverhütung
- Angebote im Bereich der Familienplanung
- Kinderwunschsprechstunde
- Einführung von Beikost
- Hebammen an Schulen
- Vorbereitung auf das Leben mit dem Neugeborenen
- Kurse zum „Baby verstehen"
- Offene Müttergruppe
- Sicherheit für Kinder (Kurse oder Einzelberatung zur Unfallvermeidung)
- Kurse für Sanitäter
- Yoga
- Elternbildung (Das Chaos mit dem ersten Kind)
- Angebote nach Zusatzausbildung (z. B. Familienhebamme, Akupunktur, Osteopathie)
- Wellnessangebote für Schwangere und junge Mütter (z. B. Bodypainting, Gipsabdruck, Massagen)
- Stillcafé

Bei einer gelungenen Vernetzung mit Kolleginnen oder der Integration des eigenen Angebotes in eine bestehende Hebammenpraxis, ein Geburtshaus oder eine andere Einrichtung, kann eine **gute Bewerbung des Angebotes** durch gegenseitige Verweisung erreicht werden. Wichtig für eine nachhaltige Zusammenarbeit ist es, der Versuchung des „Abwerbens" zu widerstehen.

An manchen Orten gibt es Modellprojekte oder Wohnortprojekte, bei denen eine Teilnahme sinnvoll und möglich ist. Von einigen Krankenkassen werden die Kosten für bestimmte Zusatzangebote übernommen. Nähere Informationen dazu sind auf den Seiten der entsprechenden Krankenkassen zu finden oder auch auf den Homepages der Hebammenverbände.

Bei der **Arbeit an Belegkliniken** muss verhandelt werden, wie der (Ruf-) Bereitschaftsdienst und Leistungen, die zwar erbracht werden, in der Vergütung über den Vertrag mit Hebammenhilfe jedoch nicht mit abgedeckt sind, vergütet werden. Größere Aussichten auf eine angemessene Vergütung dieser Leistungen bestehen, wenn sich die Hebammen eines Teams bzw. die Hebammen, die einzeln an einer Klinik arbeiten, untereinander einigen und die Verhandlungen mit gemeinsamer Stimme durch ein oder zwei Vertreterinnen führen lassen. Zusatzvergütungen durch die Klinik können pro Geburt oder pauschal im Monat/Jahr für ein Team vereinbart werden.

> **P Praxistipp**
> Aufgrund der zeitintensiven Dokumentation und Abrechnung sollte eine Abrechnung pro Stunde Arbeitsleistung vermieden werden.

Tätigkeiten, für die ein **Zusatzentgelt mit der Klinik** vereinbart werden kann, sind z. B.
- Allgemeine Dienst- und Fallbesprechungen
- Allgemeine Hol- und Bringdienste (Labor, Betten)
- Aufnahmezettel zur Anmeldung oder zur Station bringen
- Anmeldung auf Station
- Information des diensthabenden Arztes (wenn sie über die Berufspflichten hinausgeht)
- Präsenz/Assistenz bei ärztlichen Untersuchungen
- Putzarbeiten
- Stationskurve
- Kinderkurve
- Peri-Bogen (+ Computer)
- Arzt-Fax
- Karte mit Foto für die Eltern
- CTG- Hefter
- Kennzeichnung des Kindes
- Wartung medizinischer Geräte, insbesondere wenn diese nicht zum Tätigkeitsfeld der Hebamme gehören
- Anleitung von Schülerinnen

Ein Zusatzverdienst ist auch durch den **Verkauf von Waren** möglich bzw. durch **Provisionen** für die Vermittlung von Dienstleistungen anderer oder Versicherungen. Hierbei ist jedoch schnell die Grenze überschritten, ab der sich Frauen und Paare zu einem Vertragsabschluss gedrängt fühlen.

> **❗ Bei einem Zusatzverdienst außerhalb der HebVV besteht Umsatzsteuerpflicht und ggf. muss ein eigenes Gewerbe angemeldet werden. (Siehe ▶ Kap. 7.)**

Standortwahl

Eine der wesentlichen Ursachen für einen zu geringen Umsatz kann im gewählten Standort liegen. Hebammen, die nicht ortsgebunden sind oder erst einen Ort für die zukünftige Freiberuflichkeit suchen, sollten gut überlegen, wo sie sich selbstständig machen möchten.

Mögliche **Kriterien für die Standortauswahl** können sein:
- Allgemeines Kostenniveau am Standort
- Preise von Gewerberäumen
- Nähe von Kliniken
- Einstiegsmöglichkeit in eine gut funktionierende Praxis/Geburtshaus
- Hebammendichte
- Verkehrsverbindungen
- Parkplatzsituation
- Bevölkerungsstruktur

> **✉ Adressen**
> Einen guten Überblick über die Hebammendichte finden Sie unter:
> http://www.hebrech.de/160/article/hebammendichte-in-deutschland.html

Auch in **Regionen mit einer relativ hohen Hebammendichte** gibt es meist Stadtteile oder Orte, in denen es zu wenige Hebammen gibt. Hier lohnt es sich darüber nachzudenken, diese Gebiete gezielt zu versorgen bzw. die eigene Tätigkeit dort bekannt zu machen. In der Regel ist es zwar günstiger, in der Nähe des Tätigkeitsortes zu wohnen, um Fahrtzeiten zu vermindern. Es kann sich jedoch auch rechnen, die Praxis an einem anderen Standort zu betreiben bzw. Frauen in bestimmten Bezirken zu versorgen, in denen ein Mangel besteht. (S. auch ▶ Kap. 3.)

Beratungskompetenz

Beratung ist ein wesentlicher Bestandteil der Hebammenarbeit. Der erste Kontakt findet meistens telefonisch statt und schon hierbei werden die Weichen für eine vertrauensvolle und erfolgreiche professionelle Beziehung gestellt. Daher ist es wichtig, alle Formen der Kommunikation mit den Frauen **einfach, zuverlässig und freundlich** zu gestalten.

Zur Kommunikation gehören:
- persönliche Gespräche
- Telefon- und E-Mail-Kontakte
- Homepage
- Flyer
- Behandlungsverträge

Verbesserungsbedarf in der Kommunikation besteht:
- Wenn sich aus vielen Telefonaten nur wenige Vorgespräche/Kursanmeldungen ergeben
- Wenn Frauen, die sich telefonisch angemeldet haben, häufig wechseln
- Wenn Beschwerden direkt oder über Dritte geäußert werden
- Wenn nur wenige Frauen angeben, über eine Empfehlung den Kontakt zur Hebamme gesucht zu haben

Für jede Hebamme lohnt es sich, regelmäßig **Fortbildungen über Kommunikation und Gesprächsführung** zu besuchen. Diese sind besonders effektiv, wenn nicht nur vorgetragen wird, sondern auch die Möglichkeit zum Training/Rollenspiel besteht. Es gibt spezielle Trainings zum Führen von Telefongesprächen.

> **P Tipps zur Verbesserung der Kommunikation**
> - Sorgfältige Besprechung des **Anrufbeantworters** (den Text vorher überlegen, auf eine sympathische Stimmlage achten)
> - **Familienangehörige** sollten entweder gut geschult sein oder nicht an den beruflichen Telefonanschluss der Hebamme gehen
> - „Aktives Zuhören"
> - **Auf die Frau eingehen**, Erwartungen an die Hebamme erfragen und wichtige Modalitäten der eigenen Arbeit bereits beim Erstkontakt erläutern (evtl. Merkblatt)
> - Realistische und authentische Darstellung der eigenen Arbeit und Vorgehensweisen, **keine „leeren Versprechungen"**
> - **Offen sein** für andere Weltanschauungen und Lebensweisen
> - **Strikte Einhaltung der Schweigepflicht**. Auch bei anonymisierten Darstellungen glauben die Frauen oft zu wissen, um wen es sich handeln könnte und fürchten die Preisgabe eigener privater Details durch die Hebamme
> - Wenn keine eigene Kapazität vorhanden ist oder wenn die nachgefragte Leistung nicht angeboten wird, **konkrete Tipps geben**, an wen sich die Frau wenden kann
> - Erkunden, wie die Frau auf die Hebamme aufmerksam wurde
> - **Feedback** anregen und auswerten
> - **Beschwerden ernst nehmen** und als Anstoß für Verbesserungsmaßnahmen behandeln

> **! Die wichtigste Werbung für eine Hebamme ist die Weiterempfehlung. Eine Frau, die Schlechtes zu berichten weiß, wiegt schwerer als zahlreiche Weiterempfehlungen.**

Vor diesem Hintergrund sollten die eigenen Vorgehensweisen gut überdacht werden. Besonders negativ wird empfunden, wenn sich Frauen ungerecht behandelt fühlen.

Die schlechte Verdienstsituation in der Freiberuflichkeit und Absagen von Frauen, mit denen ein Behandlungsvertrag geschlossen wurde, verleiten dazu, Behandlungsverträge abzuschließen, die Kündigungsausschlüsse, Vorauszahlungen und Zahlungen für nicht in Anspruch genommene Leistungen enthalten. Hierbei muss gut auf eine **Verhältnismäßigkeit der Vergütung** und deren Nachvollziehbarkeit geachtet werden.

Beispiele

Anmeldung zu einem Kurs
- Gut nachvollziehbar ist, dass in einem laufenden Kurs der bereits gebuchte Platz nicht nachbesetzt werden kann.
- Weniger gut nachvollziehbar ist, wenn die Frau sich bereits für einen anderen Kurs entschieden hat, nachdem sie bis kurz vor dem geplanten Kursanfang auf eine Bestätigung gewartet hat, ob sich genügend Teilnehmerinnen für einen Kurs finden bzw. ob der Kurs, zu dem sie sich angemeldet hat, überhaupt stattfinden kann.

Rufbereitschaftspauschale
- Gut nachvollziehbar ist, dass die Rufbereitschaftspauschale auch dann gezahlt werden muss, wenn die Geburt letztendlich wegen Übertragung in der Klinik eingeleitet werden muss.
- Weniger gut nachvollziehbar ist, wenn die Hebamme zur tatsächlichen Geburt (ohne Vertretung) nicht erreichbar war, sie die Rufbereitschaftspauschale jedoch trotzdem verlangt, weil sie an allen anderen Tagen erreichbar gewesen wäre.

Entschädigung für Verdienstausfall
- Gut nachvollziehbar ist, dass der entgangene Verdienst geltend gemacht wird, wenn eine Frau zu einem vereinbarten Hausbesuch ohne Absage nicht anwesend war.
- Weniger gut nachvollziehbar ist, wenn der Verdienstausfall gegenüber einer Frau mit geplanter Geburtsbetreuung geltend gemacht wird, deren Schwangerschaft lange vor Beginn der Bereitschaft als Fehlgeburt endete.

„Knebelverträge" mit Kündigungsausschluss oder vorgesehener Zahlung von nicht in Anspruch genommenen Leistungen sind juristisch nur in sehr begrenztem Umfang durchsetzbar. Unabhängig davon sollte überprüft werden, ob die eigenen Behandlungsverträge von den Frauen als **„gerecht und verhältnismäßig"** empfunden werden können.

❗ **Eine erfolgreiche Kundenbindung erfolgt durch eine kundenorientierte Arbeitsweise.**

Kommt es häufiger zu Absagen oder nicht in Anspruch genommenen Leistungen, so ist zu überlegen, ob Fortbildungs- und Veränderungsbedarf zum Thema **Kundenorientierung/Kundenbindung** besteht. Unabhängig davon empfiehlt es sich, Klientinnen „über den Bedarf" anzunehmen, so dass aus wichtigem Grund wegfallende Leistungen ausgeglichen werden können.

Konfliktfeld Erreichbarkeit

❗ **Beim Thema Erreichbarkeit geht es meistens um einen Kompromiss zwischen dem notwendigen Schutz des Privatlebens der Hebamme und dem Wunsch der betreuten Frauen nach einer ständig erreichbaren Hebamme.**

Aus der Perspektive der Frau ist die Erreichbarkeit der Hebamme ein wichtiges Kriterium bei der Hebammenwahl. Dabei geht es weniger darum, dass die Hebamme jederzeit zur Verfügung steht, als dass sie der Frau schon beim Erstkontakt durch den Anrufbeantworter oder auf der eigenen Webseite **verlässliche Informationen** zu den Bedingungen der eigenen Erreichbarkeit bietet. Dies kann durch feste telefonische Sprechzeiten zu unterschiedlichen Zeiten erfolgen oder durch die Angabe einer ungefähren Rückrufzeit (z. B. spätestens innerhalb des nächsten Tages).

Sollte die **eigene Kapazitätsgrenze** für Neuanmeldungen bereits erreicht sein, kann der Hinweis auf eine Kollegin schon durch den Anrufbeantworter erfolgen.

Siehe auch ▶ Kap. 4 und ▶ Kap. 18.

Verbesserung der Kooperation mit anderen

Der Kooperation mit anderen Hebammen und mit anderen Berufsgruppen kommt zunehmende Bedeutung zu. Bietet eine Hebamme nur ein **eingeschränktes Angebot** an Leistungen an, so kann die Zusammenarbeit mit anderen Hebammen dafür sorgen, dass die Frau trotzdem alle Hebammenleistungen in Anspruch nehmen kann.

Bei der Arbeit im Netzwerk unterschiedlicher Organisationen und Berufsgruppen führen **gegenseitige Empfehlungen** zu einem hohen Bekanntheitsgrad. Am Beginn der Tätigkeit ist es sinnvoll, die eigene Arbeit an den Nahtstellen zur Tätigkeit Anderer bekannt zu machen (s. auch ▶ Kap. 11).

Als **Mittel zur Kooperation** kommen folgende Maßnahmen in Betracht:
- Versorgung an Feiertagen und in Ferienzeiten, Urlaubsvertretung
- Gemeinsamer Hebammennot-/Bereitschaftsdienst
- Arbeit im Geburtshaus/Hebammenpraxis
- Kooperation zwischen angestellten und freiberuflichen Hebammen
- Kooperation mit ÄrztInnen/Kliniken
- Gemeinsamer Einkauf von Materialien
- Qualitätszirkel
- Besuch von Stammtischen
- Verbandsarbeit

9.3 Problem: Zu wenig Gewinn

Während die Ursachen für einen zu geringen Umsatz bzw. zu wenig Arbeit leicht nachzuvollziehen sind, ist es schwieriger zu erkennen, auf welche Ursachen ein zu geringer Gewinn im Verhältnis zum Umsatz zurückzuführen ist. Insbesondere bei einer Teilzeitarbeit steht der Zeitaufwand häufig nicht im angemessenen Verhältnis zum Gewinn.

Beim Beginn der Freiberuflichkeit kann besonders im dritten Jahr ein Liquiditätsengpass entstehen, wenn Einkommensteuernachzahlungen mit Vorauszahlungen zusammen treffen und zusätzlich ein erhöhter Beitrag zur Rentenversicherung fällig wird (s. auch ▶ Kap. 7).

▶ **Checkliste 9.2** Möglichkeiten zur Kostensenkung

Eine Kostensenkung kann durch folgende Maßnahmen möglich sein:

☐ Renten- und Krankenversicherungsbeiträge entsprechend dem Gewinn statt Regelbeitrag (s. ▶ Kap. 5)

☐ Überprüfung der Einkaufsquellen für Materialien und Arzneimittel (s. ▶ Kap. 4)

☐ Gemeinschaftlicher Einkauf mit anderen Hebammen (s. ▶ Kap. 4)

☐ Nutzung eines Lieferservice bei Bürobedarf (Internetbestellung)

☐ Nutzung von Laserdrucker statt Tintenstrahldrucker zur Senkung der Patronenkosten

☐ Untervermietung eigener Praxisräume bzw. gemeinsame Nutzung (s. ▶ Kap. 3)

☐ Ggf. Wechsel des Anbieters für Telekommunikationsdienste

☐ Gesammelte Versendung von Unterlagen an Krankenkassen durch kassenspezifische Abrechnung

☐ Zeitnahe Rechnungsstellung

☐ Abschluss von Behandlungsverträgen mit Privatversicherten und Stellen von Zwischenrechnungen während der Betreuungszeit, um Zahlungsausfälle zu reduzieren (s. ▶ Kap. 6)

☐ Überprüfung der in Anspruch genommenen Regelung für die Absetzbarkeit der Kfz-Kosten von der Steuer (s. ▶ Kap. 7)

☐ Nutzung eines kostenlosen oder kostengünstigen Kontos

☐ Inanspruchnahme von Skonti bei der Rechnungsbegleichung

☐ Vermeidung von Überziehungszinsen, z. B. durch eine zeitnahe Rechnungsstellung und Liquiditätsplanung (s. ▶ Kap. 8.5)

☐ Regelmäßige Kostenkontrolle

☐ Bewertung der eigenen Ergebnisse mithilfe von Kennzahlen (▶ Kap. 8.4 und 13.4)

> **!** Für jede Hebamme stellt die Überprüfung der Möglichkeiten zur Kostensenkung eine wichtige Maßnahme zur Steigerung des Gewinns dar.

Eine Möglichkeit der Steigerung des Gewinns kann auch darin liegen, **zusätzliche Leistungen** anzubieten, die höher vergütet werden (s. ▶ Kap. 9.2).

9.4 Aspekte aus dem persönlichen Bereich

Eine als unbefriedigend erlebte betriebswirtschaftliche Situation hat nicht selten ihre Ursache im privaten Bereich. Eigene Annahmen und Glaubenssätze können die optimale Berufsausübung ebenso behindern wie psychische und private Probleme.

Verdiensterwartungen

In die persönliche Abwägung, ob sich die Freiberuflichkeit lohnt, fließen nicht nur finanzielle Erwägungen ein, sondern auch **subjektive Faktoren** wie Arbeitszufriedenheit, Erwartungen an die Berufsausübung, Betreuungsqualität, Vereinbarkeit mit Kindererziehung u. v. m.

Ob die freiberufliche Tätigkeit den Lebensunterhalt gewährleisten kann, hängt unter anderem davon ab, wie hoch die Erwartungen an den Verdienst sind. Nach der Ermittlung des privaten Finanzbedarfs auf der einen Seite und der Kalkulation der tatsächlichen wirtschaftlichen Verdienstmöglichkeiten der Hebamme in der Freiberuflichkeit auf der anderen Seite kann eine **Diskrepanz** zwischen dem „gerechten Lohn" und dem tatsächlichen privaten Bedarf bestehen, bzw. eine Differenz zwischen dem kalkulierten gerechten Lohn und den tatsächlichen Gegebenheiten (s. ▶ Kap. 8.1).

Sollte der **private Bedarf höher** sein als die tatsächliche Verdienstmöglichkeit in der Freiberuflichkeit, dann müssen Sie entscheiden, ob das Verbesserungspotenzial ausreicht, um zu einer befriedigenden Arbeitssituation zu gelangen oder Sie stattdessen lieber eine andere Tätigkeit aufnehmen wollen.

Eine **frühzeitige, gründliche Planung** der wirtschaftlichen und betrieblichen Belange trägt entscheidend zum wirtschaftlichen bzw. finanziellen Erfolg der Freiberuflichkeit bei. Dies außer Acht zu lassen, führt möglicherweise zur Zahlungsunfähigkeit der Unternehmerin und damit zur betrieblichen und schlimmstenfalls auch zur privaten Insolvenz.

Psychische Probleme

Psychische Probleme können dazu führen, dass der Beruf nur eingeschränkt oder gar nicht mehr ausgeübt werden kann. Da auch die eigene Biografie die Berufsausübung beeinflusst, ist es wichtig, sich damit auseinanderzusetzen und sich bewusst zu sein, dass die **eigenen Erfahrungen** nur in begrenztem Ausmaß auf andere übertragen werden können.

Auch ohne dass psychische Probleme mit Krankheitswert vorliegen, tragen Selbsterfahrung und die **Auseinandersetzung mit der eigenen Biografie** zu einem professionellen Umgang mit den betreuten Frauen und Familien bei. Schon eigene un- oder vorbewusste Erfahrungen bei der Geburt sowie von den eigenen Eltern vermittelte Glaubenssätze prägen die Vorstellung von Geburt und dem Umgang mit dem Neugeborenen. Für manche Frauen mag eine überwiegend die eigenen Vorstellungen berücksichtigende Betreuung genau richtig sein, sie verhindert jedoch, dass alle Frauen gleichermaßen als Kundinnen in Frage kommen und schränkt somit ggf. die Möglichkeiten der Freiberuflichkeit ein.

Folgende **eigene Erfahrungen** können sich traumatisierend auswirken und die berufliche Tätigkeit stören:
- Ungewollte Kinderlosigkeit
- Fehl- und Totgeburten
- Kaiserschnitt
- Schwere Stillprobleme
- Eigene Geburtserfahrung
- Weiteres (z. B. Unfall, schwere Krankheit, Gewalterfahrung)

Gut integriert in die eigene Persönlichkeit stellen auch negative Erfahrungen in der eigenen Biografie eine große Ressource dar, welche die Hebamme in ihrer beruflichen Tätigkeit unterstützen.

9.4 Aspekte aus dem persönlichen Bereich

⚠ **Immer dann, wenn im Umgang mit Frauen und Familien starke Emotionen ausgelöst werden, ist zu überprüfen, ob die Ursache evtl. in einem selbst liegt.**

Hinweise auf den Verlust der **professionellen Distanz** im Kontakt mit Frauen und Paaren können sein:

- **Wut und Ärger** (z. B. auf Frauen, die einen anderen Weg wählen als den von der Hebamme vorgeschlagen)
- **Starke Trauer** (z. B. beim Anblick von glücklichen Frauen, die ihr Kind normal und gesund bekommen haben)
- **Neid** (z. B. im Zusammenhang mit eigenen Fragestellungen wie: „Warum bekommt diese Frau ein Kind nach dem anderen und ich nicht?")

Im Zusammenhang mit der Berufsausübung können **Burnout und Depressionen** entstehen (s. auch ▶ Kap. 19). Frühzeitig in Anspruch genommene Hilfe durch Supervision, psychologische oder psychiatrische Unterstützung beugt lang anhaltenden Auswirkungen auf den beruflichen Bereich vor. Sie kann bei einer als unbefriedigend erlebten beruflichen Situation sinnvoll sein, insbesondere wenn andere Ursachen auszuschließen sind.

Werden bereits vorhandene eigene Probleme durch die Ausübung des Berufes wesentlich verstärkt, so muss ein (vorübergehender) Ausstieg aus dem Beruf/dem belastenden Tätigkeitsfeld in Erwägung gezogen werden.

Überschuldung

Überschuldung und (drohende) Insolvenz können beruflich und privat begründet sein. Im Zusammenhang mit der beruflichen Tätigkeit können insbesondere **Nachzahlungen für die Steuer und die Rentenversicherung** zur Zahlungsunfähigkeit führen.

Möglich sind auch **Rückforderungen der Krankenkassen**, wenn sich nachträglich herausstellen sollte, dass die Hebamme der Kasse zu viel in Rechnung gestellt hat. Dies ist häufiger der Fall, wenn irrtümlich z. B. Wege in Rechnung gestellt wurden, die nicht berechnungsfähig sind. Es ist dringend erforderlich, die Bestimmungen des Vertrages genau zu kennen, um solche Rückforderungen zu vermeiden.

Wurden **keine Rücklagen gebildet**, können auch unerwartete große Ausgaben, z. B. der Totalschaden des Autos, zu ernsthaften Zahlungsschwierigkeiten führen.

Im **privaten Bereich** kann Zahlungsunfähigkeit durch länger dauernde Krankheit, Arbeitslosigkeit des Partners verbunden mit größeren Verpflichtungen (Immobiliendarlehen) oder Scheidungsstreitigkeiten eintreten.

Gerade Frauen sind häufig von Ansprüchen betroffen, die aufgrund einer **Bürgschaft** gegen sie geltend gemacht werden. Kann der Hauptdarlehensnehmer mehrere Raten nicht bezahlen, so wird die bürgende Person für die gesamte Restforderung in Anspruch genommen. Bei der Aufnahme eigener Darlehen zählt die Bürgschaftsverpflichtung wie eine eigene Verbindlichkeit. Inzwischen wurde gerichtlich entschieden, dass manche der abgeschlossenen Bürgschaftsverträge sittenwidrig oder nichtig sind. Siehe hierzu: http://www.wiwo.de/finanzen/buergschaft-hoffnung-fuer-frauen-93142/

Eine Bürgschaft sollte nur in sehr begrenztem Umfang unterzeichnet werden, z. B. für ein eigenes Kind gegenüber dessen Wohnungsvermieter in Höhe von zwei Monatsmieten.

⚠ **Richtwert: Die Bürgschaft sollte die Summe nicht übersteigen, die Sie sofort und jederzeit begleichen können, ohne selbst in Zahlungsschwierigkeiten zu geraten.**

✉ **Adressen**
Weiterführende Informationen:
http://www.meine-schulden.de/ueberschuldung/schulden_durch_mithaftung

Bei allen gravierenden Änderungen der Lebensverhältnisse sowie bei bestehender Überschuldung und Zahlungsunfähigkeit gilt es, sich sofort und gründlich mit der Thematik auseinanderzusetzen. Auf der Internetseite der Bundesarbeitsgemeinschaft Schuldnerberatung (www.meine-schulden.de) finden Sie unter anderem folgende **Informationen:**

9 – Wie kann ich meine betriebswirtschaftliche Situation optimieren?

- Was ist Überschuldung?
- Schulden durch Mithaftung (Bürgschaft)
- Schritte der Gläubiger
- Schuldenregulierung
- Insolvenzverfahren
- Selbstständige im Insolvenzverfahren

Außerdem **Musterbriefe an Gläubiger**, z. B.
- Bitte um Stundung
- Antrag auf einen Ratenzahlungsvergleich
- Antrag auf Erledigung von Forderungen bei Vergleichszahlung
- Antrag auf Forderungsverzicht bei bleibend niedrigem Einkommen
- Bitte um Verzicht auf Vollstreckungsmaßnahmen
- Ist die Forderung verjährt? Ihr Recht auf Einrede der Verjährung

Sowie nützliche **Rechenhilfen und Übersichten** wie:
- Haushaltsplan
- Forderungsübersicht
- Berechnung des pfändbaren Einkommensanteils
- Tabelle zur Berechnung des Kindesunterhaltes
u. v. m.

9.5
Wo kann ich mich beraten lassen?

Grundsätzlich besteht immer die Möglichkeit, alleine an Verbesserungen zu arbeiten. Oft ist jedoch der **Blick von außen** hilfreich, um über den eigenen Tellerrand schauen zu können und alle Optionen auszuschöpfen.

Es gibt Möglichkeiten der **kostenlosen Beratung** oder der Förderung von Beratungsleistungen (s. ▶ Kap. 8.8).
- Allgemeine Beratung und Hilfestellung zur beruflichen Situation erhalten Sie über die **Hebammenverbände** per E-Mail, schriftlich und telefonisch.
- Individuelle Beratung bei einem gemeinsamen Termin erhalten Sie durch einzelne Personen und Organisationen, die **themenspezifische Angebote** bereithalten.

- Im Preis für die Erstellung der Steuererklärung ist evtl. eine ausführliche Beratung zum Verbesserungspotenzial durch den **Steuerberater** enthalten.
- In allen Städten und Regionen werden kostenlose **Schuldnerberatungen** angeboten.

> ✉ **Adressen**
> Die Adresse einer Beratungsstelle in der Nähe erhalten Sie unter:
> http://www.forum-schuldnerberatung.de/
> http://www.meine-schulden.de/schuldnerberatung

Supervision und Coaching durch professionelle Berater sind weitere Möglichkeiten der Unterstützung. Hier sind zwar hohe Stundensätze zu zahlen, diese rentieren sich jedoch, wenn sich dadurch die eigene Situation wesentlich verbessert. Die erste Beratungsstunde wird oft kostenlos oder für einen ermäßigten Satz angeboten.

> ❓ **Wie finde ich eine gute Beratung?**
> - Empfehlung durch Kolleginnen, Freunde und Verwandte
> - Kann ich mich mit dem Internetauftritt/Flyer identifizieren?
> - Ist das erste Telefonat harmonisch?
> - Habe ich beim ersten Termin eine fundierte Rückmeldung erhalten?
> - War die Beratung auf aktuellem Wissensstand?
> - Ist der Zeitaufwand angemessen? (Für das Lesen und die Rückmeldung zum Businessplan können z. B. ca. zwei Stunden veranschlagt werden.)

Literatur

[1] **Welge MK, Al-Laham A.** Strategisches Management. Grundlagen – Prozess – Implementierung. Betriebswirtschaftlicher Verlag Gabler, 5. Aufl. 2007

[2] **Haunerdinger M, Probst H-J.** BWL visuell: Basiswissen für Fortbildung und Praxis. Cornelsen Verlag, 2006

[3] **Rosenberg MB.** Gewaltfreie Kommunikation: Eine Sprache des Lebens. Jungfermannsche Verlagsbuchhandlung, 9. Aufl. 2010

[4] **Schulz von Thun F.** Miteinander reden 1-3: Störungen und Klärungen. Stile, Werte und Persönlichkeitsentwicklung. Das "Innere Team" und situationsgerechte Kommunikation. Rowohlt Taschenbuch, 2011

[5] **Fischer-Epe M, Epe C.** Selbstcoaching: Hintergrundwissen. Anregungen und Übungen zur persönlichen Entwicklung. Rowohlt Taschenbuch, 3. Aufl. 2007

10 Welche Behördengänge und Formalitäten sind vor dem Start notwendig?

Regine Knobloch

Wenn Sie sich entschlossen haben, den Schritt in die Freiberuflichkeit zu wagen, müssen Sie einige Anmeldungen und Behördengänge erledigen.

10.1 Versicherungen abschließen

Die Versicherungen, die Sie abschließen müssen, sind in Kapitel ▶ Kap. 5 ausführlich besprochen.

Rentenversicherung

Innerhalb von 3 Monaten nach Aufnahme der Freiberuflichkeit müssen Sie sich bei der Deutschen Rentenversicherung anmelden. Sie schätzen Ihren erwarteten Gewinn ein und bezahlen davon die monatlichen Beiträge von 19,9 %. Ein Antragsformular kann telefonisch angefordert oder auf der Website der Deutschen Rentenversicherung heruntergeladen werden (Formular V 020 Fragebogen zur Feststellung der Pflichtversicherung kraft Gesetzes als selbständig Tätiger). Siehe ▶ Kap. 5.1.

Krankenversicherung

Eine freiberufliche Hebamme hat grundsätzlich die Wahl, ob sie einer privaten oder einer gesetzlichen Krankenversicherung beitreten möchte. Die Überlegungen, wo und wie Sie sich versichern möchten, sollten vor Beginn der Tätigkeit abgeschlossen sein. Ein Wechsel ist wie bei der gesetzlichen Rentenversicherung innerhalb von 3 Monaten zu beantragen. Siehe ▶ Kap. 5.3.

Berufshaftpflichtversicherung

❗ **Die Berufshaftpflichtversicherung muss immer so rechtzeitig abgeschlossen werden, damit Sie bei der Aufnahme der freiberuflichen Arbeit auch tatsächlich versichert sind. Versicherungsbeginn ist häufig mittags um 12 Uhr.**

Welche Folgen sich daraus ergeben, zeigt das folgende **Beispiel**: Eine Hebamme möchte ihre Tätigkeit am 1.4.2011 aufnehmen. Sie hat ihre Versicherung mit Beginn 1.4.2011 abgeschlossen. Die Versicherung tritt ab 12 Uhr in Kraft.

Besucht die Hebamme bereits am Morgen Schwangere und Wöchnerinnen, ist sie dafür nicht versichert! Ihre ersten Hausbesuche sollte sie deshalb auf den Nachmittag verlegen.

Wenn die Versicherung schon ab dem 1.4.2011 morgens gelten soll, muss sie sich ab dem 31.3.2011 versichern. In der Regel ist dann jedoch der volle Versicherungsbeitrag für den Monat Mai zu bezahlen. Aus Kostengründen empfiehlt sich deshalb, die Arbeitszeit am ersten Tag der Versicherung dem **Versicherungsbeginn anzupassen**. Siehe ▶ Kap. 5.5.

❗ **Wichtig: Die Berufshaftpflicht kann niemals rückwirkend beantragt werden.**

Gesetzliche Unfallversicherung

Die Anmeldung bei der **Berufsgenossenschaft für Gesundheitsdienst und Wohlfahrtspflege** erfolgt spätestens eine Woche nach der Eröffnung der Praxis. Sie ist formlos möglich. Die Berufsgenossenschaft schickt dann ein Formular zu, das ausgefüllt zurückgeschickt werden soll. Siehe auch ▶ Kap. 5.2.

Einfacher funktioniert die Anmeldung über das Internet; www.bgw-online.de/internet/generator/Inhalt/OnlineInhalt/Statische_20Seiten/Navigation_20links/Kundenzentrum/Versicherung/Anmeldung/Anmeldung.html

Freiwillige Arbeitslosenversicherung

Existenzgründerinnen haben die Möglichkeit, sich freiwillig in der Arbeitslosenversicherung zu versichern. Die Beiträge sind niedrig, 17,89 Euro (West) und 15,19 Euro (Ost) für selbständig Tätige.

Das im Falle einer Arbeitslosmeldung geleistete Arbeitslosengeld orientiert nach Qualifikationsstufen gemessen an der Ausbildung. Als Voraussetzung muss man in den vergangenen zwei Jahren mindestens 1 Jahr lang regulär bei der Arbeitslosenversicherung angemeldet gewesen sein. Außerdem muss die Tätigkeit mehr als 15 Stunden pro Woche einnehmen. Der Antrag muss innerhalb von 4 Wochen nach der Aufnahme der Tätigkeit gestellt werden.

Näheres erfahren Sie bei Ihrer Arbeitsagentur bzw. unter www.arbeitsagentur.de. Siehe auch ▶ Kap. 5.7.

10.2 Anmeldung beim Gesundheitsamt

Das örtliche Gesundheitsamt ist die fachvorgesetzte Stelle der Hebamme. Die Aufnahme und die Beendigung sowie der Umfang der Tätigkeit muss dem Gesundheitsamt schriftlich mitgeteilt werden. Eine formlose Bekanntgabe der Praxiseröffnung ist ausreichend.

Hiermit teile ich Ihnen mit, dass ich .... (Name), wohnhaft in .... am .... meine freiberufliche Tätigkeit als Hebamme aufnehme. Meine Tätigkeitsfelder sind die Betreuung von Schwangeren, Hausgeburten und die Betreuung nach der Geburt.

▶ **Muster 10.1** Bekanntgabe der freiberuflichen Hebammenarbeit.

Hiermit teile ich Ihnen mit, dass wir .... (Name) und .... (Name) am .... in .... (genaue Adresse) eine Hebammengemeinschaftspraxis eröffnen. Unsere Tätigkeitsfelder sind die Betreuung Schwangerer und Mütter bis zum Ende der Säuglingszeit.

▶ **Muster 10.2** Bekanntgabe der Eröffnung einer Hebammenpraxis.

Eine Kopie der **Berufs-Anerkennungsurkunde** ist der Anmeldung beizufügen. Die Anmeldung beim Gesundheitsamt erfolgt mit Aufnahme der Tätigkeit. Sinnvollerweise sollten Sie eine Kopie des Anmeldungsschreibens aufbewahren.

Wenn Sie zunächst nur die Betreuung von Schwangeren und Wöchnerinnen angegeben haben und Ihren Arbeitsbereich später ausweiten möchten, geben Sie z. B. die Aufnahme von außerklinischen oder Beleggeburten **als Änderung** bekannt. Ebenso geben Sie dem Gesundheitsamt bekannt, wenn Sie ein Geburtshaus eröffnen bzw. Geburten in Ihrer Hebammenpraxis durchführen wollen.

Betreibt eine Hebamme **keine Praxis**, ist das Gesundheitsamt zuständig, an dem sich der gewöhnliche Aufenthaltsort bzw. die Wohnung der Hebamme befindet. Gibt es am Wohnort kein Gesundheitsamt, ist in der Regel das Gesundheitsamt des nächst größeren Ortes innerhalb des gleichen Bundeslandes zuständig.

> ⚠️ **Führt eine Hebamme eine Praxis, ist das Gesundheitsamt zuständig, in dessen Bereich die Hebammenpraxis liegt.**

Das Gesundheitsamt hat das Recht, jedes Jahr die **Dokumentation** und die **Ausrüstung** der Hebamme zu prüfen. Ob tatsächlich eine Prüfung stattfindet, hängt von den einzelnen Gesundheitsämtern ab. In den Berufsordnungen bzw. Hebammengesetzen der Länder ist geregelt, welche Pflichten die Hebamme dem Gesundheitsamt gegenüber hat.

Laut ihrer Berufsordnung müssen sich Hebammen regelmäßig fortbilden. Auch darüber kann das Gesundheitsamt einen Nachweis verlangen.

Will eine Hebamme eine Praxis eröffnen, kann das Gesundheitsamt eine **Nachschau in der Praxis** durchführen und vor Ort eventuell notwendige Auflagen erteilen. In erster Linie wird es hierbei um Hygienevorschriften, sanitäre Einrichtungen und um Fluchtwege im Brandfall gehen, die für die Schwangeren oder Mütter mit Säuglingen auf dem Arm ohne Gefahr begehbar sind. Es ist allerdings sehr unterschiedlich, wie ernst die Gesundheitsämter diese Fachaufsicht wahrnehmen. In vielen Fällen unterbleibt eine Besichtigung ganz. Manche Gesundheitsämter nehmen die Meldung einfach nur zur Kenntnis. Eine formale Bestätigung oder Genehmigung durch das Gesundheitsamt ist bei der Praxisgründung nicht erforderlich.

10.3 Information des Finanzamts

Das Finanzamt sollte **innerhalb eines Monats** nach Beginn der freiberuflichen Tätigkeit formlos darüber informiert werden. Das Finanzamt teilt Ihnen dann eine Steuernummer zu und schickt einen Fragebogen. Der Fragebogen kann auch gleich online auf der Website des Bundesministerium für Finanzen unter https://www.formulare-bfinv.de/ffw/form/display.do?%24context=1 ausgefüllt werden.

> **📋 Praxistipp**
> Auf dem Fragebogen wird u. a. nach den erwarteten Umsätzen und Gewinnen gefragt. Hier sollten die Angaben nicht zu großzügig sein, häufig sind in der Anfangsphase die Kosten höher als die Gewinne. Bei Unsicherheit kann auch der Steuerberater bei der Beantwortung der Fragen hinzugezogen werden.

Für die Meldung erforderlich sind:
- Fragebögen zur steuerlichen Erfassung (Aufnahme einer gewerblichen, selbständigen (freiberuflichen) oder land- und forstwirtschaftlichen Tätigkeit)
- Nachweis der beruflichen Tätigkeit (Hebammenanerkennung)

Haben Sie eine **Gemeinschaftspraxis** gegründet, benötigen Sie auch den Fragebogen zur steuerlichen Erfassung/Gründung einer Personengesellschaft/-gemeinschaft und legen den Nachweis zur Gründung der GbR oder Partnerschaftsgesellschaft (Verträge) bei.

Die Steuernummer wird auf jeder Rechnung angegeben.

10.4 Voraussetzungen für die Abrechnung mit den Krankenkassen

Siehe auch Kap. 6.

Institutionskennzeichen beantragen

Alle Vertragspartner, die für die Sozialversicherungsträger Leistungen erbringen, also auch die freiberufliche Hebamme, benötigen ein Institutionskennzeichen (IK) für die Abrechnung mit den Krankenkassen. Dieses IK ist bei der Arbeitsgemeinschaft Institutionskennzeichen zu beantragen. Über diese Einrichtung wird der Name, die Anschrift, der Beruf und die Bankverbindung des Leistungserbringers bei den Krankenkassen erfasst.

! Möchten Sie mehrere Bankverbindungen für die Abrechnung nutzen, müssen Sie für jede Bankverbindung eine gesonderte IK-Nummer beantragen.

Hebammen, die in einer **Hebammengemeinschaft** arbeiten und in einem Pool abrechnen und zusätzlich außerhalb der Gemeinschaft freiberuflich arbeiten, benötigen ein IK für die gemeinschaftliche Abrechnung und ein eigenes für die Tätigkeiten außerhalb der Gemeinschaft.

> **Beispiel**
> Eine Beleghebamme arbeitet in der Klinik innerhalb eines Hebammenteams, das sich als Gesellschaft bürgerlichen Rechts (GbR) zusammengeschlossen hat. Sämtliche Leistungen, die das Team erbringt, sollen zunächst in einem Pool abgerechnet werden. Dafür wurde ein Gemeinschaftskonto eingerichtet. Von diesem Konto wird dann nach einem festgelegten System die erhaltene Vergütung an die einzelne Hebamme überwiesen.
> Für das Gemeinschaftskonto beantragt das Team ein IK. Will die Hebamme Schwangere und Wöchnerinnen zu Hause außerhalb des Teams betreuen, benötigt sie ein eigenes IK mit ihrer persönlichen Bankverbindung. In diesem Fall benutzt die Hebamme also je nach Tätigkeit 2 verschiedene IK.

Bei einem **Umzug in ein anderes Bundesland** müssen Sie ein neues IK beantragen. Ein IK verliert seine Gültigkeit nicht, auch wenn es mehrere Jahre nicht genutzt wurde.

Das IK wird schriftlich beantragt. Ein Erfassungsbeleg kann unter www.arge-ik.de unter Download heruntergeladen werden. Der Antrag kann auch formlos erstellt werden.

✉ **Adressen**
Arbeitsgemeinschaft Institutionskennzeichen (SVI)
Alte Heerstraße 111
53757 St. Augustin
Fon 02241/231-1800
Fax 02241/231-1334
www.arge-ik.de

Beitritt in den Vertrag mit den Krankenkassen

Als Vertragspartner muss die Hebamme dem Vertrag nach § 134a SGB V Versorgung mit Hebammenhilfe beitreten. Dafür muss sie ein Formular ausfüllen. Für Mitglieder der Hebammenverbände ist dies die Anlage 4.2, „Abfrageformular für die Vertragspartnerliste Hebammen", des oben genannten Vertrags. Auf dem Formular gibt die Hebamme ihre Kontaktdaten an, also ihr Institutionskennzeichen und ihre Adresse. Außerdem wird die Art der Tätigkeit abgefragt und, falls Rechnungen über eine Hebammengemeinschaft wie Geburtshaus, Hebammenpraxen, Beleghebammenteam u. ä gestellt werden sollen, die Adresse und das IK der Einrichtung.

Als **Mitglied des DHV** schickt die Hebamme das Abfrageformular an die Geschäftsstelle des DHV, als Mitglied des BfHD an die Geschäftsstelle des BfHD.

Ist die Hebamme in **keinem der Hebammenverbände Mitglied,** verwendet sie die Anlage 4.1 „Beitrittserklärung zum Vertrag über die Versorgung von Hebammenhilfe" und sendet sie direkt an den GKV-Spitzenverband. Die Adressen sind auf den Formularen angegeben.

Auch für die **Angabe von Änderungen** wird dieses Formular ausfüllt: Wenn die Tätigkeit nach einer Abmeldung, z. B. wegen einer eigenen Schwangerschaft und Kindererziehung, wieder aufgenommen wird oder wenn das Tätigkeitsfeld um Hausgeburten erweitert wird, oder wenn die Hebamme in ein anderes Bundesland gezogen ist und ein neues IK bekommen hat. Dazu kreuzen Sie auf dem Formular „Änderung" an und füllen das Formular noch einmal vollständig aus.

Diese beiden Formulare, Anlage 4.1 und Anlage 4.2 des Vertrags, sind unter www.vdek.com – Vertragspartner – sonstige Vertragspartner – Hebammenhilfe zu finden.

Mitglieder der Hebammenverbände finden das passende Formular, Anlage 4.2, auf den entsprechenden Websites oder können in den Geschäftsstellen der Hebammenverbände angefordert werden.

Hebammen, die elektronisch abrechnen wollen, müssen sich zum Datenaustausch erstmalig anmelden. Das Anmeldeformular wird an den Verband der Ersatzkassen (vdek) geschickt. Es gilt dann für alle Kassen.

> ✉ **Adressen**
> Unter www.vdek.com – Vertragspartner – sonstige Vertragspartner – Abrechnungsverfahren findet sich ein Anmeldeformular zum Datenaustausch. Es kann auch online ausgefüllt werden.
> www.vdek.com/vertragspartner/sonstige-vertragspartner/Abrechnungsverfahren/anmeldung_zum_datenaustausch.pdf

10.5
Rechnungserstellung

Hat die Hebamme nun ihr IK erhalten und ist dem Vertrag mit den Krankenkassen beigetreten, muss sie überlegen, welche Art der Rechnungserstellung für sie am besten geeignet ist (siehe auch Tab. 6.1).

Es gibt **Abrechnungsprogramme**, mit denen man zu Hause leicht und unkompliziert Rechnungen erstellen kann, z. B. HebRech, luno, Babybamme oder Lucky midwife.

Eine andere Möglichkeit ist die **Nutzung eines Rechenzentrums** wie die Hebammen-Abrechnungszentrale (Hebammen-AZH), das Rechenzentrum für Heilberufe (RZH) oder das Deutsche Medizinrechenzentrum (DMRZ). Dabei gibt die Hebamme die Abrechnungsziffern dem Rechenzentrum bekannt, das dann die Rechnung erstellt. Die Verantwortung für die korrekte Rechnungserstellung bleibt bei der Hebamme.

Hebammen sind verpflichtet – wie andere Leistungserbringer im Gesundheitswesen auch – **elektronisch abzurechnen**. Die gesetzliche Grundlage dafür findet sich im § 301a SGB V. Danach sind sowohl Krankenkassen als auch Hebammen zum elektronischen Datenaustausch verpflichtet. Sobald eine Krankenkasse in der Lage ist, Hebammenrechnungen elektronisch zu bearbeiten, darf die Kasse für den Mehraufwand der manuellen Erfassung bis zu 5 % des Rechnungsbetrags abziehen, wenn die Hebamme trotzdem noch eine Papierrechnung schickt.

10.6
Anmeldungen bei einer Praxiseröffnung

Werden Praxisräume gemietet, muss der Vermieter über den **Verwendungszweck der Räume** informiert werden.

> ❗ Räume, die bisher als Wohnung genutzt wurden, können nicht einfach in Praxisräume umgewandelt werden. Der Eigentümer muss sich beim zuständigen Bauamt erkundigen, ob einer Nutzung der Wohnräume als Praxis nichts entgegensteht.

Welche konkreten Verpflichtungen bestehen, richtet sich nach dem Landesbaurecht und nach den örtlichen Satzungen des Wohnortes. Das **Bauamt** prüft dann, ob das Gebäude in einer reinen Wohngegend liegt und, falls dies der Fall ist, ob diese Wohngegend bereits durch andere freiberuflichen Praxen (z. B. Arztpraxen, Physiotherapeutenpraxen, Logopädenpraxen, Rechtsanwaltskanzleien) mit Publikumsverkehr so stark belastet wird, dass eine weitere Zulassung von Freiberuflern nicht mehr möglich ist. Außerdem prüft es, ob die beabsichtigte Nutzung der vorhandenen Räumlichkeiten der baulichen Gestaltung nach zulässig ist.

Zusätzlich ist in manchen Orten zu überprüfen, ob für regelmäßigen Publikumsverkehr wie bei Kursen **Stellplätze** zu schaffen sind. Ob dies der Fall ist, richtet sich nach dem örtlichen Satzungsrecht der Gemeinde.

Auch wenn die Hebamme **Eigentümerin der Räume** ist, in der sie ihre Praxis eröffnen möchte, muss sie dies der Baubehörde anzeigen. Welche exakten Anzeigenpflichten bestehen, richtet sich nach dem Landesbaurecht und nach den örtlichen Satzungen des Wohnortes. Genaue Auskünfte können auch Architekten erteilen.

In den Verträgen zur Berufshaftpflicht ist in der Regel das **Betriebsstättenrisiko** mitversichert. Die Hebamme sollte dies jedoch unbedingt prüfen, bevor eine Besucherin zu Schaden kommt. Sind die verschiedenen Risiken bei unterschiedlichen Versicherern abgedeckt, kann es zur Verweisung des einen Versicherers auf den anderen kommen. Beispielsweise könnte die Berufshaftpflichtversicherung behaupten, die Hebamme habe die Verkehrssicherungspflicht als Gebäudeeigentümer zu erfüllen, während die private Haftpflichtversicherung behauptet, der eingetretene Schaden sei der Berufshaftpflicht zuzuordnen. Ein solches gegenseitiges Verweisen ist nicht möglich, wenn die berufliche und die private Versicherung bei derselben Versicherung abgeschlossen sind. (Siehe auch ▶ Kap. 3.)

10.7
Verkauf von Waren

Manche Hebammen möchten gerne den Frauen nützliche Artikel zu einem günstigen Preis anbieten, z.B. Stilleinlagen, Babymützchen, Trage- und Stillhilfen. Viele Hersteller gewähren Hebammen nach Vorlage der Hebammenanerkennung spezielle Rabatte.

Grundsätzlich ist es möglich, in den eigenen Räumen einen kleinen Shop einzurichten. Ob dies im Einzelfall sinnvoll ist oder mehr eine zusätzliche Last bedeutet, hängt vom Einzelfall ab. Einerseits laden die eigenen Räume dazu ein, den Frauen zusätzliche Angebote zu machen. Schwangere und Mütter mit ihren Babys halten sich oft gerne in den Räumen zu einem Plausch mit anderen Müttern auf, so dass sie sicher auch die Angebote eines Lädchens nutzen würden. Andererseits findet hier eine nicht unproblematische Verknüpfung zwischen unabhängiger Beratung und Verkauf statt.

Für den Verkauf von Waren sollte sich die Hebamme der **Hilfe eines Steuerberaters** bedienen. Hier ist es nämlich unbedingt erforderlich, beide Einkommensbereiche in der Buchführung strikt zu trennen, damit exakt nachvollziehbar ist, welche Gewinne der freiberuflichen Tätigkeit und welche Gewinne den gewerblichen Einnahmen zuzuordnen sind. Die beiden Bereiche sollten sauber getrennt werden.

Besonders kritisch kann der Handel mit Waren werden, wenn sich mehrere Hebammen als **Gesellschaft bürgerlichen Rechts** oder **Partnerschaft** zusammengeschlossen haben. Werden nämlich in einer solchen Personengesellschaft teilweise gewerbliche und teilweise freiberufliche Tätigkeiten ausgeübt, gilt der gesamte Gewinn aus den beiden Bereichen als einheitlicher Gewinn eines Gewerbebetriebs (§ 15 Abs. 3 Nr. 1 EstG). Um dies zu vermeiden, sind 2 Gesellschaften zu gründen und 2 Gesellschaftsverträge abzuschließen: einen Gesellschaftsvertrag mit dem Zweck der gemeinsamen Ausübung des Hebammenberufs in einer Gemeinschaftspraxis und einen Gesellschaftsvertrag mit dem Zweck des gemeinsamen Handels mit Waren. Die unterschiedlichen Geschäftsbereiche sollten sich auch durch jeweils eigene Briefköpfe, Werbeflyer, Rechnungsformulare und Bankkonten unterscheiden.

Solange der **Umsatz nicht höher als 17 500 Euro** pro Jahr ist, muss keine Umsatzsteuer entrichtet werden (Kleinunternehmerregelung). Bei **Überschreitung von 24 000 Euro** Umsatz muss auch Gewerbesteuer entrichtet werden.

Der Handel wird als Gewerbe beim **Gewerbeamt** der Gemeinde bzw. Stadt, in der die Praxis und das Geschäft eröffnet werden, angemeldet. Das Gewerbeamt stellt einen so genannten Gewerbeschein aus. Bei Vorlage des Gewerbescheins können Waren häufig zu günstigeren Bedingungen eingekauft werden.

10.8
Mietvertrag abschließen

Mit dem Anmieten der Räume sind einige Überlegungen verbunden (s. auch ▶ Kap. 3). Die wichtigste Frage ist sicher die, ob die Miete überhaupt bezahlbar ist. Um dies beantworten zu können, hilft die Überlegung, wie die Räume genutzt werden sollen (Kurse? Einzelbetreuung?) und welche

10 – Welche Behördengänge und Formalitäten sind vor dem Start notwendig?

▶ **Checkliste 10.1** Mietvertrag.

Ist der Standort günstig?	☐ ja	☐ nein
Mit öffentlichen Verkehrsmitteln gut erreichbar?	☐ ja	☐ nein
Im Erdgeschoss oder mit Fahrstuhl?	☐ ja	☐ nein
Ist die Miete nach vorheriger Planung bezahlbar?	☐ ja	☐ nein
Wie soll die Miete aufgeteilt werden, wenn die einzelnen Hebammen die Räume unterschiedlich nutzen?		
Wie viel Miete soll für einen Kurs bezahlt werden?		
Wie viel für die Nutzung der Räume bei Schwangerenbetreuung oder Stillberatung?		
Ist die Miete vergleichbar mit den Mietpreisen in der Umgebung?	☐ ja	☐ nein
Führen die Preissteigerungsklauseln zu einem höheren Mietpreis als in der Umgebung üblich?	☐ ja	☐ nein
Werden die Nebenkosten korrekt und nachvollziehbar erhoben (nach der Nebenkostenverordnung von 2004)	☐ ja	☐ nein
Lässt die Stadt- bzw. Gemeindeplanung keine zukünftigen Nachteile des Praxisstandortes erwarten (z. B. Gastronomie im gleichen Haus oder unmittelbarer Nachbarschaft, dadurch störende Essensgerüche oder Lärm in den Kursräumen, oder durch Verkehrberuhigung Abschneiden von Zufahrtswegen)	☐ ja	☐ nein
Ist der Vertrag noch haltbar, wenn sich die Lebensplanung der einzelnen Kolleginnen verändert?		
Was ist die Mindestvoraussetzung für die Weiterführung der Praxis?		
Kann der Vertrag in einem überschaubaren Zeitrahmen aufgelöst werden?	☐ ja	☐ nein
Ist der Mietvertrag befristet? Hat er eine Optionsklausel auf Verlängerung des bestehenden Mietvertrags?	☐ ja	☐ nein
Was spricht für einen langfristigen Mietvertrag?		
Was spricht für einen kurzfristigen Mietvertrag?		

Einnahmen für die entsprechende Nutzung möglich ist.

Als Orientierung können ca. 10–20 % der erzielten Einnahmen aus der jeweiligen Raumnutzung als Grundlage dienen. Dabei wird in der Regel ein fester monatlicher Betrag vereinbart. Miete wird also auch in Urlaubs- und Krankheitszeiten fällig, wie bei einer normalen Mietwohnung.

Möchte die Hebamme die Praxis mit anderen Kolleginnen oder auch anderen Berufsgruppen mieten, ist zuerst ist zu klären, **wer** die Praxis mietet.

Haben sich die Hebammen zu einer **Gemeinschaftspraxis** zusammengeschlossen, ist die Gemeinschaft, also die GbR oder Partnerschaft, der Mieter. Ist in dem Gesellschaftsvertrag, den die Hebammen untereinander geschlossen haben, nicht anderes vereinbart, unterschreibt jede Hebamme den Mietvertrag. Ist in dem Gesellschaftsvertrag geregelt, dass jeweils 2 Gesellschafterinnen vertretungsberechtigt sind, genügt es, wenn 2 den Vertrag unterschreiben.

> **P Praxistipp**
> Dabei empfiehlt es sich, bereits vor dem Abschluss des Vertrags mit dem Vermieter zu klären, welche Konsequenzen sich für die verbleibenden Gesellschafterinnen ergeben, wenn eine Kollegin aus der Praxis aussteigt. Bleibt der Mietvertrag für die anderen dabei unberührt?

Gewerbliche Mietverträge können auf den Internetseiten der Handwerkskammern heruntergeladen werden.

10.9
GEMA

> **P Praxistipp**
> Wer Musik in seinen Kursen nutzt, etwa zur Entspannung, muss dies bei der „Gesellschaft für musikalische Aufführungs- und mechanische Vervielfältigungsrechte" (GEMA) anzeigen.

Die GEMA fordert eine Meldung für das **Abspielen von Musik in öffentlichen Räumen**. Die Anmeldung kann online vorgenommen werden (www.gema.de). Für eine Praxis mit einer Größe bis 100 m² liegt die Jahresgebühr etwa bei 85,68 Euro für das Abspielen von Original-CDs in den Kursen. Das Hören selbst gebrannter CDs oder MP3 kostet 128,52 Euro (Stand 2010).

Es gibt auch **GEMA-freie Musik**. Auf Internetseiten wie www.soundtaxi.net und www.gema-frei.net kann man sich solche Musik downloaden. Wem das Angebot zusagt, kann sich die GEMA-Gebühren sparen.

10.10
GEZ

> ❗ **Freiberuflerinnen müssen für alle Rundfunkgeräte in ihren Arbeitsräumen, zusätzlich zu den privat genutzten Geräten, Rundfunkgebühren bezahlen.**

Grundsätzlich ist jedes Radio, jedes Fernsehgerät und ein sogenanntes „neuartiges Rundfunkgerät" bei der GEZ anzumelden. Neuartige Rundfunkgeräte sind internetfähige Computer oder internetfähige Mobiltelefone. Auch für ein Radio in einem Auto, das die Freiberuflerin für ihre beruflichen Fahrten nutzt, sind Gebühren an die GEZ zu bezahlen.

Die Geräte werden bei der Gebühreneinzugszentrale (GEZ) angemeldet. Ein Radio und ein internetfähiger PC kosten monatlich 5,76 Euro, ein Radio, ein TV-Gerät (auch wenn es nur für das Zeigen von Videos in Kursen verwendet wird) und ein internetfähiger PC kosten 17,98 Euro. Nutzt die Hebamme weder Radio noch Fernsehgerät, sondern nur ein „neuartiges Rundfunkgerät", zahlt sie für dieses monatlich 5,76 Euro wie für ein Radio. Bei der GEZ kann man sich auch **online** anmelden (www.gez.de).

10.11
Telefon/Telefax

Siehe auch ▶ Kap. 4 und Checkliste 4.2.

Haben Sie keine eigenen Praxisräume und nehmen Sie Anmeldungen an Ihrem Telefonanschluss zu Haus entgegen, sollten Sie sich überlegen, ob die Beantragung einer **zusätzlichen Telefonnummer** bzw. eines **zusätzlichen Telefons** nicht eine Erleichterung bringt, indem bereits beim Klingelton erkennbar ist, ob Kundinnen anrufen oder Familienmitglieder und Freunde.

Das Trennen von privat und geschäftlich kann eine Burnoutprophylaxe für die freiberufliche Hebamme sein. Der geschäftliche Telefonanschluss sollte mit einem Anrufbeantworter verbunden sein.

> **🅿 Praxistipp**
> Für die neuen Praxisräume sollte ein Telefonanschluss möglichst bald nach der Unterzeichnung des Mietvertrages beantragt werden. Durch die frühzeitige Beantragung einer Praxistelefonnummer wird gesichert, dass Sie schon vor der Aufnahme Ihrer freiberuflichen Tätigkeit oder der Eröffnung Ihrer Praxis Ihr Briefpapier, Ihre Visitenkarten, Flyer usw. drucken lassen können.

10.12

Zuschüsse beantragen

❗ Grundsätzlich müssen Zuschüsse und Fördergelder vor der Gründung der Praxis und vor der Aufnahme der freiberuflichen Tätigkeit beantragt werden.

Gründungszuschuss

Der von Hebammen am häufigsten genutzte Zuschuss ist der sogenannte Gründungszuschuss. Wenn eine Hebamme sich als arbeitsuchend gemeldet und Anspruch auf Arbeitslosengeld hat, kann sie bei der örtlichen Arbeitsagentur einen Gründungszuschuss beantragen. Voraussetzung dafür ist, dass die Tätigkeit der **Haupterwerb** sein soll. Für die Existenzgründerin bedeutet Haupterwerb, dass sie mindestens 15 Wochenstunden dieser Tätigkeit nachgehen muss. Insgesamt werden 15 Monate lang Fördergelder gezahlt. Dann muss die Gründerin auf eigenen Füßen stehen.

In den **ersten 9 Monaten** wird der Zuschuss in Höhe des zuletzt bezogenen Arbeitslosengeldes zur Sicherung des Lebensunterhalts und 300 Euro zur sozialen Absicherung gewährt.

Nach 9 Monaten muss die Gründerin der Arbeitsagentur die Geschäfts- und Tragfähigkeit ihres Unternehmens nachweisen. Der Arbeitsvermittler entscheidet dann, ob noch weitere 6 Monate gefördert wird. Die Gründerin erhält dann aber nur noch eine Pauschale von 300 Euro als Zuschuss zur Kranken-, Pflege- und Rentenversicherung.

Für die Bearbeitung des Antrags sind folgende **Unterlagen erforderlich**:

- Aussagefähige Beschreibung des Existenzgründungsvorhabens zur Erläuterung der Geschäftsidee (Businessplan, s. ▶ Kap. 8.7)
- Nachweis der Kenntnisse und Fähigkeiten der selbständigen Tätigkeit (Hebammenanerkennung, Fortbildungen, Berufserfahrung, ggf. Teilnahme an Maßnahmen zur Vorbereitung der Existenzgründung)
- Die Anmeldung der selbständigen Tätigkeit beim Finanzamt und dem Gesundheitsamt
- Stellungnahme einer fachkundigen Stelle zur Tragfähigkeit der Existenzgründung (Mitglieder der Hebammenverbände können sich die fachliche Stellungnahme von ihren Verbänden ausfüllen lassen)

❗ Arbeitnehmerinnen, die selbst gekündigt haben, können innerhalb einer Karenzzeit von 3 Monaten keinen Antrag auf Gründungszuschuss stellen. Die Förderdauer wird zudem um diese Zeit gekürzt.

Junge Hebammen, die gerade ihre Ausbildung beendet haben und gleich in die Freiberuflichkeit starten wollen, können **noch vor Ausbildungsende** einen Antrag auf Arbeitslosengeld und Gründungszuschuss stellen.

❗ Auch angestellte Hebammen, deren Arbeitsvertrag gekündigt wurde und die die Möglichkeit haben, zukünftig als Beleghebammen zu arbeiten, haben Anspruch auf einen Gründungszuschuss.

Einstiegsgeld

Das Einstiegsgeld kann als Zuschuss zum Arbeitslosengeld II gezahlt werden. Einstiegsgeld kann beantragen, wer Anspruch auf Arbeitslosengeld II hat, sich selbstständig machen will und wenn die Tätigkeit einen hauptberuflichen Charakter hat. Die Förderungsdauer beträgt maximal 24 Monate. Ob und in welcher Höhe das Einstiegsgeld bewilligt wird, entscheidet die persönliche Ansprechpartnerin bei der Arbeitsagentur. Der Grundbetrag des Einstiegsgeldes wird auf der Grundlage der monatlichen Regelleistung errechnet. Ergänzende Leistungen, die die Größe des Haushalts oder besondere persönliche Umstände berücksichtigen, sind möglich.

Existenzgründungshilfen

Über die aktuellen Existenzgründungshilfen des Staates kann man sich bei Sparkassen, Banken, Wirtschaftsförderungsstellen der Städte, Gemeinden und Landkreisen, beim Regierungspräsidium, den Industrie- und Handelskammern und Unternehmensberatern erkundigen.

Die Praxisgründerin kann sich z. B. bei ihrer **Hausbank** erkundigen, ob öffentliche Mittel für die Praxis zur Verfügung stehen. Die KfW-Mittelsstandsbank bietet Gelder zur Unterstützung des Eigenkapitals an. Die Kredite können nur in Anspruch genommen werden, wenn sie vor Beginn des Vorhabens bei einem Kreditinstitut beantragt werden.

Regionale Ämter für Wirtschaftsförderung bieten kostenlosen Rat und Unterstützung an. Die Ämter beraten über Fragen des Standorts und welche Fördergelder und Zuschüsse beantragt werden können. Das Angebot und die Inhalte der Beratung sind regional verschieden. Die Beratungsstellen finden Sie leicht im Internet auf den Seiten der (nächst größeren) Stadt, in der Sie wohnen. Oder Sie geben in einer Suchmaschine „Amt für Wirtschaftsförderung" und den nächst größeren Ort ein.

Bei der Vorbereitung der freiberuflichen Arbeit können sich Hebammen auch von **Unternehmens- bzw. Existenzgründungsberatern** helfen lassen. Die Existenzgründungsberatung umfasst alle Bereiche der Unternehmensgründung und kann Ortsbesichtigungen und Gespräche mit Kreditinstituten und Verkäufern einschließen. Die Berater sind neutral und zur Vertraulichkeit verpflichtet. Das Gespräch mit einem Existenzgründungsberater hilft, Fehler zu vermeiden, die einem Anfänger unterlaufen können. Es kann besonders dann wichtig sein, wenn die zukünftige Freiberuflerin finanzielle Verpflichtungen mit ihrer Praxisgründung eingeht. Diese Beratungsleistungen sind kostenpflichtig. Eine Reihe von Bundesländern bietet einen Zuschuss zu den Beratungskosten an.

Adressen
Welche Bundesländer die Beratung fördern, kann nachgelesen werden unter www.foerderdatenbank.de

Unterstützung aus dem Europäischen Sozialfond (ESF)

Beim Bezug eines Gründungszuschusses kann die selbstständige Tätigkeit im ersten Jahr nach der Gründung durch ein **Coaching** begleitet werden. Zuschüsse zu den Kosten können im Rahmen des „Gründercoaching Deutschland" durch die KfW Mittelstandsbank gewährt werden. Ziel des Coachings ist es, Existenzgründer bei der Bewältigung und Lösung von Problemen in der Anfangsphase der selbstständigen Tätigkeit zu unterstützen. Eine individuelle, zielgerichtete Einzelberatung soll helfen, die neue berufliche Situation erfolgreich zu meistern.

Auskünfte über **weitere Förderprogramme** erteilen auch die jeweiligen Landesministerien oder können auch beim jeweiligen Hebammen-Landesverband erfragt werden.

Informationen und Kontaktmöglichkeiten

Adressen
- **Broschüren zum Thema Existenzgründung und Förderung**
  „Durchstarten – Existenzgründung", Herausgeber: Bundesagentur für Arbeit 2009
  www.arbeitsagentur.de
  „Hinweise und Hilfen zur Existenzgründung – Gründungszuschuss", Herausgeber: Arbeitsagentur 2009
  www.arbeitsagentur.de
  „Wirtschaftliche Förderung – Hilfen für Investitionen und Innovationen, Herausgeber: Bundesministerium für Wirtschaft und Technologie 2009
  www.bmwi.de
  „Starthilfe – Der erfolgreiche Weg in die Selbständigkeit", Herausgeber: Bundesministerium für Wirtschaft und Technologie 2009
  www.bmwi.de
  „Checkliste für Existenzgründer", Herausgeber: Deutscher Sparkassenverlag (kostenpflichtig)
  www.sparkassen-shop.de/sfp/shop/existenzgruendung,194/
▼

10 – Welche Behördengänge und Formalitäten sind vor dem Start notwendig?

▼
- **Existenzgründung im Internet**
  www.existenzgruender.de, eine hervorragende informative Seite des Bundesministeriums Wirtschaft und Technologie für Existenzgründer von den ersten Schritten über die Vorbereitung, Finanzierung und den Start mit zahlreichen Übersichten und Checklisten
  www.existenzgruender-netzwerk.de, eine Kommunikations- und Informationsplattform für Existenzgründer
  www.gruendungszuschuss.de mit vielen interessanten Tipps und Hilfestellungen
  www.gruender-coaching-deutschland.de, Informationen rund um den Zuschuss für das Existenzgründer-Coaching
  www.gruendungsstarter.de, hier kann ein Existenzgründungsberater in der Nähe gefunden werden.

- **Weitere Informationen**
  Förderberatung des Bundesministerium für Wirtschaft und Technologie zu KMU (kleine und mittlere Unternehmen) und Mittelstand
  Tel.: 0 3018 – 6 15-80 00
  E-Mail: foerderberatung@bmwi.bund.de
  Infotelefon des BMWi für Existenzgründerinnen Tel. 01805-615-0012
  www.existenzgruendung.de
  Checklisten, Tipps und Tricks, Beratungszentren und Existenzgründer-Links unter:
  www.kfw-mittelstandsbank.de Suchwort: Gründerzentrum
  Bundessteuerberaterkammer
  Tel. 030-240087-0, Gründungsberatung durch den Steuerberater
  www.bstbk.de
  Informationen der Arbeitsagentur:
  www.arbeitsagentur.de

10.13
Zusammenarbeit mit dem Standesamt

Hebammen, die **außerklinische Geburten** betreuen, müssen die Geburt in dem Formular „Geburtsbescheinigung" bestätigen. Die Hebamme füllt das Formular aus, mit dem die Eltern dann persönlich mit den weiteren erforderlichen Unterlagen das Kind beim zuständigen Standesamt anmelden können.

Hat die **Geburt in einer Hebammengeleiteten Einrichtung** stattgefunden, ist die Einrichtung verpflichtet, die Geburt anzuzeigen. Es empfiehlt sich, vor der ersten Geburt Kontakt mit dem örtlichen Standesamt aufzunehmen, um sich ein solches Formular zu besorgen bzw. die Vorgehensweise in der Hebammengeleiteten Einrichtung zu besprechen.

10.14
Kontaktaufnahmen für eine erfolgreiche Zusammenarbeit

Die Aufnahme von Kontakten mit Einrichtungen und interdisziplinären Fachkräften ist zwar keine Formaliät, die erfüllt werden muss, sie ist jedoch für die Arbeitsqualität der Hebamme von großer Bedeutung. Eine gute Kommunikation, Informationsweitergabe und ein guter Austausch sind für die Freiberuflerin essenziell. (Siehe auch ▶ **Kap. 11**)

Bereits vor der Aufnahme Ihrer freiberuflichen Arbeit sollten Sie darüber nachdenken und festlegen, wie eine effektive Zusammenarbeit mit Kolleginnen, Ärztinnen, Krankenhäusern, Laboren und Apotheken hergestellt werden kann.

Sinnvoll für eine zukünftigen Zusammenarbeit ist die Kontaktaufnahme mit
- Kolleginnen
- FrauenärztInnen
- KinderärztInnen
- mindestens einer Klinik in der Umgebung
- einem Labor
- einer Apotheke
- der Rettungsleitstelle

Ob Bedarf an Vereinbarungen mit anderen Berufsgruppen besteht, hängt vom konkreten Tätigkeitsfeld der Hebamme ab (z. B. ggf. Austausch mit der Physiotherapeutin, Heilpraktikerin oder dem Jugendamt).

Die Zusammenarbeit mit **Kolleginnen** ist bedeutsam für den fachlichen Austausch und für die Vertretung in Urlaubs-, Krankheits- und Überlastungszeiten. Sinnvoll ist festzulegen, in welcher Form Informationen wie Patientendaten und Betreuungsverläufe an die weiterbetreuende Hebamme weitergegeben werden. (Siehe auch ▶ **Kap. 15**.)

Ob ein persönliches Kennenlernen der **Frauen- und Kinderärzte** sinnvoll ist, hängt von den Gegebenheiten vor Ort ab. In einer ländlichen Gegend, in der es nur 2 oder 3 Ärzte gibt, ist dies auch leichter zu bewerkstelligen als in einer Stadt mit einer Vielzahl von Ärzten. Grundsätzlich ist zu überlegen, in welcher Form Informationen an die mitbetreuende Gynäkologin oder Kinderärztin weitergegeben werden, wann telefonisch, wann schriftlich oder mit welchem Formular. (Siehe auch ▶ **Musterbriefe 11.1 und 11.2**)

Die Kontaktaufnahme mit **Kliniken** ist insbesondere für Hebammen, die Haus- und Geburtshausgeburten betreuen wollen, empfehlenswert. Sinnvoll ist eine persönliche Vorstellung nach Terminvereinbarung mit der Leitenden Hebamme und dem Chefarzt. So können Vorstellungen und Erwartungen für Verlegungssituationen ebenso ausgetauscht werden wie Telefonnummern für eine direkte Kontaktaufnahme.

Manche **Apotheken** sind gerne bereit, enger mit Hebammen zusammenzuarbeiten. Es kann z. B. vereinbart werden, dass die speziellen Mittel, die die freiberufliche Hebamme verwendet, wie Teemischungen, Arzneimittel und Stillhilfen, immer vorrätig sind. Auch lohnt es sich, mit der Apothekerin über einen Rabatt (5-10%) zu verhandeln, wenn die Hebamme regelmäßig bei ihr einkauft. Auch die Vereinbarung einer monatlichen oder quartalsmäßigen Rechnungsstellung der Apotheke ist möglich, damit die Hebamme nicht bei jedem einzelnen Einkauf direkt bezahlen muss. (Siehe auch ▶ **Kap. 4**.)

Labore sind in der Regel gern bereit, mit Hebammen zusammenzuarbeiten. Auch hier kann sich die Hebamme persönlich vorstellen und offene Fragen klären (z. B. ist das Labor am Wochenende für eine Blutgruppenbestimmung des Neugeborenen nach der Geburt oder eine evtl. Bilirubinbestimmung in den ersten Lebenstagen erreichbar?). Das Labor stellt alle erforderlichen Materialien wie Blutröhrchen und Überweisungsscheine zur Verfügung.

> **Praxistipp**
> Ein Auswahlkriterium kann auch die Bereitschaft der Laborärzte sein, die Hebamme zu Befunden zu beraten.

> ⚠ Wenn Sie außerklinische Geburten begleiten, ist eine Kontaktaufnahme mit der örtlichen **Rettungsleitstelle** sinnvoll.

Begleitet eine Hebamme Geburten in ihrer Praxis oder ihrem Geburtshaus, stellt sie der Rettungsleitstelle einen **Plan für den Anfahrtsweg** zur Verfügung. Auch hier können in einem persönlichen Gespräch Vorstellungen und Erwartungen dargestellt und Fragen geklärt werden, z. B. welche Hilfe in welcher Situation wie angefordert werden soll (in manchen ländlichen Gegenden ist in einem Notfall wie bei einer Blutung unter der Geburt die Anforderung eines Hubschraubers erforderlich).

Eine solche Kontaktaufnahme ist ein guter Anlass für eine gegenseitige Fortbildung. Die Hebamme kann z. B. erklären, warum die Frau in bestimmten Situationen mit hochgelagertem Becken zu transportieren ist und die Rettungsleitstelle zeigt auf, wie dies bewerkstelligt werden kann. Dankbar sind die Rettungssanitäter oft auch für eine Erklärung, was bei einer normalen Geburt zu tun ist.

10.15 Qualität aufbauen

Der Deutsche Hebammenverband hat das Konzept „Qualität in der Freiberuflichkeit" herausgegeben. Es gibt der Hebamme zahlreiche Hinweise, wie sie die Qualität ihrer Arbeit erfassen, dokumentieren und weiterentwickeln kann. Dieses Dokument sollte jede freiberufliche Hebamme kennen und aktiv nutzen. Einzelne Themen sind besonders geeignet, um sie in Hebammen-Qualitätszirkeln gemeinsam zu erarbeiten. Das Dokument kann auf der Homepage des DHV im Mitgliederbereich heruntergeladen oder bestellt werden.

✉ **Adressen**
www.hebammenverband.de – Mitgliederbereich – Qualität in der Freiberuflichkeit

10.16
Werbung machen

Bei der Praxiseröffnung bietet sich an, Schwangere, Kolleginnen, Frauen- und Kinderärzte, evtl. die lokale Presse und alle weiteren interessierten Menschen zu einem **Tag der Offenen Tür** einzuladen (s. auch ▶ **Kap. 12**). Ein solcher Tag erfordert eine Menge an Vorbereitung. Er kann genauso gut auch nach der Praxiseröffnung stattfinden, wenn dies besser in den Zeitplan der Hebamme passt.

Andere Werbemaßnahmen wie **Visitenkarten** oder **Faltblätter**, in denen die Hebamme ihre Arbeit vorstellt, sollten frühzeitig, am besten 6–8 Wochen einkalkulieren, in Auftrag gegeben werden, damit sie gleich zu Beginn zur Verfügung stehen und jeder Schwangeren oder Wöchnerin übergeben werden können.

Auch eine **eigene Webseite** ist eine gute Werbemöglichkeit (s. auch ▶ **Kap. 12**).

▶ **Checkliste 10.2** Anmeldung vor dem Start.

- ☐ **Rentenversicherung**: Anmeldung innerhalb von 3 Monaten nach Aufnahme der Tätigkeit
- ☐ **Krankenversicherung**: fließender Übergang
- ☐ **Berufsgenossenschaft (BGW)**: spätestens 1 Woche nach Aufnahme der Tätigkeit
- ☐ **Berufshaftpflichtversicherung**: rechtzeitig mit Beginn der Tätigkeit
- ☐ **Gesundheitsamt**: mit Beginn der Tätigkeit
- ☐ **Finanzamt**: Steuer-Nummer beantragen oder online-Formular ausfüllen innerhalb eines Monats nach der Aufnahme der Tätigkeit und vor der ersten Rechnungserstellung
- ☐ **Institutionskennzeichen**: so frühzeitig beantragen, dass es 6 Wochen vor der ersten Rechnungserstellung mit dem Beitritt zum Vertrag mit den Krankenkassen dem Berufsverband oder dem GKV-Spitzenverband übermittelt werden kann.
- ☐ **Beitritt zum Vertrag mit den Krankenkassen**: Mitglieder eines Hebammenverbandes füllen das Abfrageformular Hebammen, Anlage 4.2 des Vertrags nach §134a SGB V aus, Nicht-Mitglieder die Anlage 4.1 des Vertrags. Das Formular sollte 6 Wochen vor der ersten Rechnungserstellung den entsprechenden Stellen übermittelt werden.

▶ **Checkliste 10.2** Fortsetzung.

- ☐ **Arbeitsagentur**: Beantragung von Gründungszuschuss oder Einstiegsgeld vor der Aufnahme der Tätigkeit
- ☐ **Ggf. Telefonanschluss oder** zusätzliche Nummer als Geschäftsnummer vor dem Druck von Visitenkarten und Flyern
- ☐ **Ggf. Standesamt**: möglichst vor der ersten außerklinischen Geburt
- ☐ **GEZ**: Gebühren sind ab dem Monat zu zahlen, an dem die geschäftlich genutzten Geräte bereitgestellt sind.
- ☐ **Zuschüsse, Kredite und Förderungsgelder**: grundsätzlich vor dem Start
- ☐ **Netzwerk der Zusammenarbeit knüpfen**: am besten vor dem Start beginnen
- ☐ **Qualitätsmanagement aufbauen**: mit Beginn der Tätigkeit
- ☐ **Werbung** wie Visitenkarten, Faltblätter möglich bei Beginn der Freiberuflichkeit, Briefpapier und eigene Website haben ggf. noch etwas Zeit

Zusätzlich für die Praxiseröffnung

- ☐ **Baubehörde**: wegen Parkplätzen und Standort, Umwandlung von Wohnraum
- ☐ **GEMA**: ab dem Monat der Nutzung von Musik etc. für gewerbliche Zwecke

Literatur

[1] **Eder B.** Existenzgründung für Frauen. Die Entscheidungshilfe für einen erfolgreichen Start. Hannover: humboldt / Schluetersche; 2010

[2] **Hofert S.** Praxisbuch für Freiberufler: Alles, was Sie wissen müssen, um erfolgreich zu sein. Frankfurt: Eichborn; 2007

[3] **Homburg E.** Zurück in den Job. So meistern Mütter ihr berufliches Comeback /Wiedereinstieg planen / Professionell bewerben /Familie managen. Frankfurt: Redline Wirtschaft; 2005

[4] **Sichtermann B.** Den Laden schmeißen. Ein Handbuch für Frauen, die sich selbständig machen wollen. München: Frauenoffensive; 2005

[5] **Torbrügge B.** Teilzeit Selbständigkeit: Das Handbuch für die Kleinunternehmerin. München: Frauenoffensive; 2009

11 Kooperation und Netzwerkbildung

Anke Wiemer

Kooperation und Netzwerkbildung bedeuten, aus der einzelnen isolierten Arbeitsposition heraus in eine **komplexe Arbeitsstruktur** zu treten, die verschiedene Themen und Ansichten mit anderen Menschen, Fachpersonen und Gruppierungen in Verbindung bringt.

Diese Komplexität erzeugt zu Beginn bzw. im Aufbau Unsicherheit, braucht Zeit und etwas Engagement. Oft denken wir: „An wen soll ich mich wenden?" „Mache ich das richtig?" „Soll ich anrufen oder die Sache im Sand verlaufen lassen?" „Könnte ich einen anderen Kooperationspartner finden?" „Soll ich mich in dieses Netzwerk einbringen oder nicht?" usw.

Eine zu starke Unsicherheit jedoch erzeugt **Angst**. Da wir uns vor dieser Angst schützen wollen, blendet unser Gehirn all das Komplizierte, Undurchschaubare, Unberechenbare aus, übrig bleibt ein Ausschnitt – das, was wir schon kennen.

Bleiben wir an diesem Punkt stehen, gehen wir nicht über unsere Grenze und suchen wir keine Kooperationen, mag es recht bequem erscheinen. In Wirklichkeit sind so aber viel mehr **Konflikte vorprogrammiert** und das kostet am Ende mehr Zeit, führt eventuell sogar zu Frustration und weiterer Abschottung. Man wird zu einer Alleinkämpferin und brennt irgendwann aus.

Damit Ihnen dies nicht passiert, sollten Sie sich in Ihrem Arbeitskreis nach möglichen Kooperationen und vorhandenen Netzwerken umsehen und aktiv werden. Einem offenen Menschen fällt dieses in der Regel leichter als einem ruhigen eher zurückhaltenden Menschen. Der Besuch einer Kommunikationsfortbildung kann hilfreich sein, wenn man sich dieser Aufgabe nicht ganz gewachsen fühlt.

> **Fallbeispiel**
> Beginnen möchte ich dieses Kapitel mit einem Fallbeispiel aus der Praxis – mit meinem eigenen beruflichen Weg. Nach der Ausbildung, voll angestellter Tätigkeit und Kinderpause bin ich durch einen Umzug in ein völlig neues Arbeits- und Lebensumfeld eingestiegen. Dort suchte ich schnell den Kontakt zu Kolleginnen außerhalb der Klinik, in der ich als **angestellte Hebamme** arbeitete. Der Hebammenstammtisch war meines Erachtens dafür genau richtig. Bei diesen Treffen fand ein sehr guter, offener und konkurrenzfreier Austausch statt und ich konnte viel über die Arbeitsweise der freiberuflichen Hebammen hören und lernen.
> Nur ein Jahr später bekam ich das Angebot einer Kollegin, mit ihr die Praxis einer Kollegin zu übernehmen. So kam es zur ersten Kooperation – eine **kleine Gemeinschaftspraxis**. Wir verkürzten unsere Arbeitszeit in der Klinik und verlagerten einen guten Teil in die Freiberuflichkeit. Sukzessive wurde dann aus der Klinikhebamme eine **freiberufliche Landhebamme**. Ich sage mit Absicht Landhebamme, weil ich zunehmend beobachte, dass sich Hebammen nur selten abseits von großen Städten niederlassen und viele Kolleginnen beklagen, keine Mitstreiterin oder Nachfolgerin in ländlichen Gebieten zu finden. Diese meine Entwicklung wurde von Menschen geprägt, die mir in diesen Jahren begegneten, u. a. viele Hebammen, die ich auf Fortbildungen zur freiberuflichen Arbeit traf, engagierte Frauen aus dem Berufsverband, niedergelassene Frauen- und Kinderärzte sowie andere Fachleute aus der Medizin.
> Sieben Jahre später erfolgte wieder ein Umzug und die Eröffnung einer **eigenen Praxis im eigenen Haus** auf einer separaten Etage. Wohnen und arbeiten kombiniert, super – dachte ich. Das Angebot reichte nun von der Vorsorge bis zum Ende der Stillzeit ohne Geburtshilfe und fand schnell wachsenden Zuspruch. Auf Nachfragen der Frauen wagte ich dann auch den Einstieg in die Hausgeburtshilfe.
> ▼

▼

In all den Jahren der Freiberuflichkeit gab es den regelmäßigen Austausch mit den Kolleginnen im Kreis, bei den Hebammenstammtischen oder Kreisversammlungen des Berufsverbandes oder regionalen Fortbildungen. Dort fand ich auch Vertreterinnen für Urlaubs- und Ausfallzeiten. Nichts desto trotz fand ich keine Kollegin, die als Partnerin in meine etablierte Praxis einsteigen wollte.

Die chronische Überarbeitung führte dazu, dass ich meine berufliche Situation noch einmal grundlegend änderte. Heute arbeite ich in einer **Gemeinschaftspraxis mit anderen Hebammen (Partnerschaft)**, in der ich Arbeit, Freizeit und Austausch sehr gut mit einander verbinden kann.

Die Treffen beim Hebammenstammtisch und die Kontakte zu anderen Hebammen haben damals – zu Beginn noch unbewusst, später sehr bewusst – bei mir zu einem kontinuierlichen **Überdenken meiner Arbeit** geführt:
- Möchte ich so, wie ich heute arbeite, bis zur Rente weiter arbeiten?
- Kann ich die Arbeit leisten, so wie sie mich gerade fordert?
- Bin ich damit zufrieden?
- Welche Aus- oder Weiterbildung könnte ich noch schaffen?
- Möchte ich neue Herausforderungen oder eine Veränderung?
- Wann möchte ich etwas erreicht haben? usw.

Es ist wichtig, immer wieder zu reflektieren und die **eigene Zufriedenheit** in der täglichen Arbeit zu prüfen. So kam es zu meiner stetigen beruflichen Weiterentwicklung und zu der einen oder anderen Umstrukturierung bzw. Umorientierung in meiner Arbeit als Hebamme.

Das Fallbeispiel zeigt:

❗ Sind wir mit unserer beruflichen Situation zufrieden und ausgefüllt, spüren das auch die betreuten Frauen und spiegeln uns eine hohe Betreuungszufriedenheit wider. Das wiederum befruchtet unsere Arbeit und lässt neue Kräfte wachsen.

Da die Frauen in einer hochsensiblen Lebensphase den Kontakt zu uns suchen, sollten wir Hebammen den von uns betreuten Frauen unsere ganze Aufmerksamkeit widmen. Dafür lohnt es sich meines Erachtens:
- eigene Unzufriedenheiten aus dem beruflichen Alltag fern zu halten oder sogar zu entfernen, d. h. **eine Veränderung wagen**
- die Arbeit mit anderen Hebammen zu teilen – **sich zu entlasten**
- ggf. an andere Fachleute verweisen und mit diesen zusammenzuarbeiten – andere Kompetenzen und Alternativen suchen und den Frauen anbieten – **Abgrenzung**.

Zeigt eine Hebamme offen, wie sie arbeitet und geht sie offen auf die Kooperationspartner und Frauen zu, wird diese **Offenheit** die Zusammenarbeit verbessern. Geht sie außerdem mit offenen Augen und Ohren an die Arbeit, hört den betreuten Frauen und ihren Kooperationspartnern zu, gelingt ein guter Austausch, gelingen gute Kontakte. Diese dürfen sich nach und nach entwickeln und können auch aufgegeben werden, wenn sie nicht (mehr) funktionieren.

❗ Eine gute Kooperation stärkt die eigene Arbeit und bringt für die Hebamme nur Vorteile.

Der Grundgedanke der Kooperation ist: Eine Hebamme muss nicht alles wissen und können, sie kann sich auf ihre originäre Arbeit konzentrieren und erreicht so eine hohe Betreuungsqualität. Diese wiederum sichert ihre Arbeit und Akzeptanz und (die oft unbegründete) Angst vor Konkurrenz kann von ihr abfallen.

Die Kooperationspartner für die freiberufliche Hebammenarbeit können sein:
- andere freiberufliche Hebammen
- organisierte Treffen durch den Berufsverband (Fortbildungen, Versammlungen, Aktionstage)
- Hebammenstammtisch (regionale Hebammenliste)
- Gesundheits- und Jugendamt, Amtsarzt/-ärztin
- Gemeindevertretung, Stadthaus, Sozialstation (Gemeindeschwester), Kirche
- niedergelassene Frauen- und Kinderärzte
- Geburtskliniken in der Umgebung
- Rettungsdienst
- Physiotherapeut/in
- Heilpraktiker/in

- Logopäde/in
  - Yoga-Lehrer/in
  - Frauenhaus
  - Sporteinrichtung für bestimmte Kursangebote
  - Hallenbad für eventuelle Aqua-Angebote
  - Selbsthilfegruppen, Elterninitiativen
  - Pflegedienste
  - Schulen …

❗ Startregeln für alle Kooperationen oder Kontakte vor Ort
ICH
- bin hier neu und sage zuerst einmal allen für meine Arbeit wichtigen Kontakten, dass ich da bin (z. B. mit einem Rundbrief oder einem Besuch)
- beschreibe, wie meine Angebote aussehen und auch, wie ich mir eine Zusammenarbeit vorstellen kann
- gebe zumindest meine Kontaktdaten weiter, signalisiere damit meine Ansprechbarkeit und Offenheit für den/die andere/n
- äußere Wünsche (z. B. für die Auslage von Flyern, einen Gesprächstermin erbitten) und stelle, wo möglich/nötig, auch Forderungen
- wertschätze dabei die bisherige Arbeit und berufliche Kompetenz der möglichen neuen Kooperationspartner

11.1

Gesundheits- und Jugendamt, Amtsarzt/in

Da Sie sich als freiberufliche Hebamme bei der Aufnahme Ihrer Tätigkeit sowieso bei dem für Sie zuständigen Gesundheitsamt anmelden müssen, können Sie damit auch gleich die Frage nach **sozialen Netzwerken für Familien** verbinden. Seit einigen Jahren wird die Zusammenarbeit zwischen freiberuflichen Hebammen und den Ämtern vor Ort intensiviert sowie mit allen Akteuren rund um Kinder und Familien vernetzt. Ziel ist es, Kindswohlgefährdung zu vermeiden, indem rechtzeitig mögliche Hilfen bekannt gemacht und wo nötig zur Verfügung gestellt werden können.

Solche sozialen Netzwerke und andere Aktionen zum Wohl der Familien gibt es in allen Bundesländern und zunehmend in allen Landkreisen. Je nach Aktivität und Größe des Netzwerkes in ihrer Region kann die Hebamme mit folgenden Stellen **Kontakt aufnehmen**:
- Sachbearbeiter Jugendamt
- Gesundheitsamt
- Familienhebammen
- Leiter/innen von Kindertagesstätten
- Schulen
- Tagesmütter
- Familienpflege
- Kinder- und Zahnärzte
- Sozialpädagogen
- soziale Kinder- und Familienprojekte (z. B. auch kostenfreie Freizeitangebote)
- Frauenhaus
- Polizei

Soziales Engagement gehört zum Hebammenberuf. Haben Sie eine besondere Affinität zu dieser Arbeit, können Sie über eine Weiterbildung zur Familienhebamme nachdenken. Familienhebammen finden zunehmend eine Anstellung im Gesundheits- oder Jugendamt.

11.2

Gemeindevertretung, Stadthaus, Sozialstation, Kirche

Ein Besuch im **Bürgerbüro** der Gemeinde oder Stadt kann nicht nur dazu dienen, die Anwesenheit einer Hebamme im Ort bekannt zu machen, sondern auch um zu schauen, **welche Werbemöglichkeiten** sich hier ergeben können. Es gibt inzwischen immer auch eine Homepage, auf der neben Ärzten auch soziale Berufe aufgelistet werden.

> **P Praxistipps**
> - Fragen Sie nach dem Betreuer der Homepage und welche Bedingungen für einen Eintrag bestehen.
> - Fragen Sie auch, wo Sie Ihre eigene Werbung auslegen können.

Sozialstationen oder Gemeindeschwestern sind ebenfalls in fast jedem Ort zu finden. Diesen Einrichtungen stehen neben Haushaltshilfen oft auch qualifizierte Familienpflegerinnen zur Verfügung. Wenn wir bei unserer Hebammenarbeit Familien kennen lernen, die ihren Alltag nicht alleine meistern können, übernimmt insbesondere die Familienpflegerin die Aufgaben der Mutter (auch des Vaters), wenn diese durch Krankheit, Unfall oder andere Notfälle die Familie nicht mehr selber ausreichend umsorgen können. Die Haushaltshilfe kümmert sich vorwiegend um die Hausarbeit, z. B. die Wäsche und das Putzen.

Die **Kosten für Haushaltshilfe oder Familienpflegerin** übernehmen auf Antrag mit Bescheinigung durch den betreuenden Arzt (in Schwangerschaft und Wochenbett auch durch die betreuende Hebamme) die gesetzlichen Krankenkassen. Privat versicherte Frauen haben einen solchen Anspruch leider nicht.

Neben dem privaten Kontakt zur eigenen **Kirche**, wenn man einer Konfession angehört, kann auch jede konfessionslose Hebamme die Kirchen im Ort besuchen und den zuständigen Pfarrer/die Pfarrerin sprechen. Die Pfarrer führen mit heiratswilligen Paaren sogenannte Ehevorbereitungsgespräche, in denen es unter anderem auch um den zukünftigen Kinderwunsch geht. Weiß er von der Hebamme im Ort, kann er auf diese Hilfe hinweisen, wenn die Zeit der Elternschaft kommt.

11.3 Frauenarzt/-ärztin

Ein professioneller, sachbezogener Austausch mit den GynäkologInnen vor Ort erleichtert den Einstieg in die Kooperation ebenso wie das Vermeiden von Schuldzuweisungen. Bemerken Sie bei einem solchen **Kennenlern-Gespräch**, dass das Interesse nicht auf Gegenseitigkeit beruht, sollten Sie trotzdem die Zeit nutzen und über Ihre Arbeit informieren. Das Motto für diesen Kontaktaufbau und die -pflege kann leider noch viel zu oft lauten: denn sie wissen nicht, was Hebammen tun.

Es gibt inzwischen auch **bewährte** Kooperationen. Zunehmend führen Hebammen in Arztpraxen die Schwangerenvorsorgen durch. Nur noch bei Problemen oder zu den Ultraschallterminen geht die Schwangere ins Sprechzimmer des Arztes. Vielleicht sucht ja gerade eine gynäkologische Praxis in der Nähe eine Hebamme für die Vorsorge? Insbesondere wenn die Hebamme keine eigenen Praxisräume zur Verfügung hat, könnte dieses Modell eine gute Alternative sein (s. auch ▶ Kap. 1.13).

> ❗ **Achtung vor vertraglichen Stolperfallen! Die Hebammenverbände bieten Musterverträge an.**

Absender/Logo

An
....
Stadt XY, den
....

Sehr geehrte/-r .... ,

verbunden mit diesem Brief möchte ich, Frau Muster Musterfrau, Sie über meine Niederlassung als freiberufliche Hebamme in XX informieren.

> **(Falls das zutrifft:** Meine Hebammenpraxis „Neu" befindet sich in ....
> Telefon . Fax ....**)**

Meine Tätigkeitsschwerpunkte sind
- Schwangerenvorsorge und Hilfe bei Schwangerschaftsbeschwerden
- Geburtsvorbereitungskurse für Frauen und Paare
- Babypflegekurs
- Hilfe bei fraglichem Geburtsbeginn und Hausgeburtshilfe
- Rückbildungsgymnastikkurse
- Gesunde Ernährung für das Baby

Akupunktur (oder Homöopathie oder Bachblüten oder ...) wird, wo es sinnvoll ist, zur Anwendung kommen, da ich darin eine Zusatzausbildung habe.

Ich lege Ihnen zur freundlichen Kenntnisnahme und zur Weitergabe an interessierte Frauen/Eltern einige meiner Flyer und Visitenkarten bei.

> **(Anmerkung:** Wenn Sie keinen persönlichen Kontakt herstellen möchten, kann der nächste Absatz entfallen. Dann schließt der Brief bereits hier.**)**

Ich würde mich sehr freuen, Sie einmal persönlich kennen zu lernen. Deshalb möchte ich Sie fragen, ob Sie an einem Gespräch in Ihrer Praxis / bei Ihnen / in Ihrem Kreißsaal / in Ihrem Büro ebenfalls interessiert sind, damit wir uns über die Zusammenarbeit in der Zukunft austauschen können.

Themen können dabei sein: je nach angesprochener Person (gemeinsame SS-Vorsorge, Neugeborenen-Screening, Beleggeburten usw.).

Ich freue mich auf Ihre Rückantwort, gern per Telefon oder E-Mail: ....

> **(Alternative:** eine Antwortpostkarte beilegen, auf der bereits ein oder zwei Terminvorschläge zum Ankreuzen stehen und ein freies Feld für einen neuen Vorschlag oder/und die Telefonnummer für andere Terminvorschläge bzw. zum Absagen). Bekommt man darauf gar kein Feedback, ist die künftige Zusammenarbeit eventuell schwieriger oder es gab einfach keine Zeit, sich um die Beantwortung zu kümmern.**)**

Auf gute Zusammenarbeit!
Mit vielen Grüßen

............(Datum)   ....(Unterschriften)

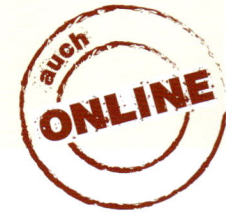

▶ **Musterbrief 11.1** Information über die Niederlassung als freiberufliche Hebamme

Absender/Logo

An   Stadt XY, den
....
....

Sehr geehrte/-r .... ,

verbunden mit diesem Brief möchte ich mich für die bisherige sehr gute Zusammenarbeit bedanken und Sie über die Eröffnung der Hebammenpraxis „Neu" in ....
Telefon .... Fax .... informieren.

Meine Tätigkeitsschwerpunkte sind weiterhin
- Schwangerenvorsorge und Hilfe bei Schwangerschaftsbeschwerden
- Geburtsvorbereitungskurse für Frauen und Paare
- Hilfe bei fraglichem Geburtsbeginn und Hausgeburtshilfe
- Rückbildungsgymnastikkurse

Akupunktur wird, wo es sinnvoll ist, zur Anwendung kommen, da ich darin eine Zusatzausbildung habe.

Die weiteren Kursangebote oder Vorträge in meiner Praxis werden von verschiedenen Anbietern geleistet
- Schwangeren-Yoga (Frau ....)
- Fitness in der Schwangerschaft (Frau ....)
- Kurse für Babymassage und Babyschwimmen (Frau Hebamme ....)
- PEKiP (Frau ....)
- Bauch-Beine-Po nach der Rückbildungszeit (Herr ....)
- dem Stress die Stirn bieten – Meditation und Entspannung (Frau ....)
- Babypflege (Frau Hebamme ....)
- Gesunde Ernährung für das Baby (Herr ....)
- Baby- und Kindernotfälle (DRK, Herr ....)

Freie Gruppentreffen
- Allein erziehend und nun?
- Stillgruppe
- Krabbelgruppe

Ich lege Ihnen zur freundlichen Kenntnisnahme und zur Weitergabe an interessierte Frauen/Eltern einige Flyer meiner Hebammenpraxis „Neu" bei.

Zum Tag der offenen Tür anlässlich der Praxiseröffnung am ...... von 14.00 bis 20.00 Uhr möchte ich Sie herzlich einladen.

(**Anmerkung**: Das Beilegen einer Einladungskarte, auf der der Termin separat noch einmal steht und/oder eine Rückantwortkarte mit Porto zur besseren Planung ist sinnvoll).

Mit vielen Grüßen

.... (Datum)   .... (Unterschriften)

▶ **Musterbrief 11.2** Information über die Neu-Eröffnung einer Hebammenpraxis

Absender/Logo

An   Stadt XY, den
....
....

Sehr geehrte/-r .... ,

Bezug nehmend auf unser Telefonat von heute betreffend Frau ...... aus . . . g/. . p

Nach der Feststellung der Schwangerschaft in meiner Praxis hat Frau ....
sich für eine gemeinsame Schwangerenvorsorge bei Hebamme und Arzt entschieden und möchte dabei überwiegend die Hebammenvorsorge nutzen. Deshalb habe ich mit ihr gemeinsam einen Betreuungsplan aufgestellt, den sie Ihnen heute vorlegt.

Voraussichtlicher ET .... (nach Naegele) entspricht 8.+3 SSW
- Datum/heute – Beratungsgespräch (Hebamme), Ausstellung Mutterpass und Labor-Erstuntersuchung lt. Mu-scha-Ri-li abgenommen (ich arbeite mit dem Labor .... in .... zusammen), Gespräch zu möglicher Pränataldiagnostik ist erfolgt
- Anfang Juli (12. Woche) – Besuch Frauenarzt / US erbeten mit ärztlicher Vorsorge
- Zum Ende jeden Monats Vorsorge bei der Hebamme
- Ende August (20. Woche) und Ende November (32. Woche) US-Untersuchungen durch den Arzt, zusätzliche US nur bei Indikation gewünscht

Sollten sich besondere Labor- oder andere Befunde ergeben, werde ich Sie informieren, ansonsten erfolgen alle Eintragungen im Mutterpass.
Auch wenn sich Frau .... für den oben aufgezeigten Weg der Begleitung der Schwangerschaft entschieden hat, so hat sie natürlich trotzdem jederzeit die Möglichkeit, stattdessen die ärztliche Vorsorge in Anspruch zu nehmen.
Bei einem pathologischen Verlauf der Schwangerschaft werde ich die Vorsorge in die ärztliche Betreuung übergeben.

Ich freue mich auf eine gute Zusammenarbeit.

Mit vielen Grüßen

............(Datum)   .... (Unterschrift)

▶ **Musterbrief 11.3** Gemeinsame Schwangerenvorsorge von Anfang an

Absender/Logo

An die Praxis   Stadt XY, den
....
....

Betrifft: gemeinsame Betreuung von Frau .... aus .... g/ ... p
voraussichtlicher ET ...... (nach Naegele), korrigiert nach erstem US mit der SSL
von .... auf den .... entspricht heute 18.+3 SSW

Sehr geehrte/-r .... ,

nach der bisherigen Vorsorge in Ihrer Praxis hat sich Frau .... nun für eine gemeinsame Schwangerenvorsorge bei Hebamme und Arzt entschieden. Sie möchte dabei im Wechsel von Arzt und Hebamme betreut werden. Die in den entsprechenden Wochen nötigen Laboruntersuchungen kann ich vornehmen, ich arbeite mit dem Labor .... in .... zusammen.

Der gemeinsame Betreuungsplan nach Absprache mit Frau .... sähe so aus:
- Datum/heute – Beratungsgespräch (Hebamme),
- Anfang Juli (20. SSW) – ärztliche Vorsorge und 2. US gewünscht
- Anfang August (24. SSW) – Vorsorge bei der Hebamme
- Anfang September (28. SSW) – Vorsorge bei der Hebamme
- Anfang Oktober (32. SSW) – Vorsorge beim Arzt und 3. US gewünscht. (Wenn dies aus Ihrer Sicht für den US sinnvoller ist, können die Vorsorgen 28. SSW und 32. SSW gern auch getauscht werden.)
- Anfang November (34. SSW) – Vorsorge bei der Hebamme
- Mitte November (36. SSW) – Vorsorge beim Arzt
- Anfang Dezember (38. SSW) – Vorsorge bei der Hebamme
- Am Termin (40. SSW) – Vorsorge beim Arzt
- Bei Terminüberschreitung zweitägliche Kontrollen durch die Hebamme
- Bei ET +10 Vorstellung bei Ihnen mit Bitte für US (Plazenta-Funktion und FW-Menge)

Darüber hinaus möchte Fr. .... kein CTG vor dem Termin und keine vaginalen Untersuchungen, außer wenn vorzeitige Wehen auftreten sollten.

Sollten sich besondere Labor- oder andere Befunde ergeben, werde ich Sie informieren, ansonsten erfolgen alle Eintragungen im Mutterpass.

Auch wenn sich Frau .... für den oben aufgezeigten Weg der Begleitung der Schwangerschaft entschieden hat, so hat sie natürlich trotzdem jederzeit die Möglichkeit, sich für einen anderen Betreuungsmodus zu entscheiden.
Bei einem pathologischen Verlauf der Schwangerschaft werde ich die Vorsorge in ärztliche Betreuung übergeben.

Ich freue mich auf eine gute Zusammenarbeit.

Mit vielen Grüßen

............(Datum)   ....(Unterschrift)

▶ **Musterbrief 11.4** Gemeinsame Schwangerenvorsorge im Wechsel

11.4 Kinderarzt/ärztin

Kinderärzte sind leider sehr dünn gestreut und gerade deshalb ist eine gute Kooperation vor Ort unabdingbar. Neben den oben genannten grundsätzlichen Startregeln und Tipps ist ein **Besuch in der Kinderarztpraxis** ein Muss. Rufen Sie zuvor an. Machen Sie einen Termin aus und benennen Sie dabei bereits Ihr Anliegen (z. B. Räume anschauen, sich vorstellen, Infomaterial abgeben usw.).

Zu dem Termin mit dem Kinderarzt sollten Sie Stichpunkte mitnehmen, was Sie als Informationen transportieren und welche Fragen Sie klären möchten:

> **? Häufige Fragen bei einer ambulanten Wochenbettbetreuung**
> - Ist die Abnahme von Blut für das Stoffwechselscreening durch die Hebamme selbst gesichert oder soll sie bei der U2 durch den Kinderarzt erfolgen? (Die U2 müsste dann schon am 3. LT sein)
> - Kann und wird der Arzt bereits vor der Geburt des Kindes über das Neugeborenen-Screening aufklären? (Gen-Diagnostik-Gesetz beachten)
> - Erfolgen Hausbesuche zur U2? Wenn nein, können Sie eventuell darum bitten, den U2-Termin in der Praxis möglichst spät (8.–10.LT) zu vergeben, wenn die Eltern anfragen, solange keine Probleme beim Kind vorliegen.
> - Welche Urlaubs- und Feiertagsregelung gilt? Wer ist der Vertretungsarzt?
> - An wen erfolgt die Überweisung für einen ambulanten Hörtest und in welchem Zeitraum?
> - Wenn ein Neugeborenen-Ikterus auftritt, wie erfolgen die Blutwert-Kontrollen (ambulant beim Arzt oder per Kliniküberweisung)? Welche Therapien empfiehlt der Mediziner?
> - Welche Still-/Ernährungsempfehlungen erfolgen ärztlicherseits?
>
> Sprechen Sie dabei durchaus Ihre eigenen Empfehlungen und Therapien an.
> - Mit welchen Kooperationspartnern arbeitet der Kinderarzt zusammen? (HNO-Arzt, Orthopäde, Physiotherapeut, Logopäde, Zahnarzt, ambulanter Kinder-/Familien-Pflegedienst). Sie können im Wartezimmer auch nach entsprechenden Flyern Ausschau halten und dann speziell nachfragen.

> - Rezeptverschreibung durch den Kinderarzt, z. B. für Hebammenhilfe bei Spätentlassung von extremen Frühchen, für Milchpumpe und Zubehör, für zusätzliche Hausbesuche wegen Kind mit Entwicklungsverzögerungen oder Stillproblemen (wenn 16-mal nach dem 10. Tag ausgeschöpft)

Wenn möglich, sollten Sie die auch in der Fachwelt **kontrovers diskutierten Themen** beim ersten Besuch außen vor lassen, um den Beginn der Zusammenarbeit nicht zu belasten. Wenn sich ein solches Thema aber doch ergibt, muss sich die Hebamme sehr sicher sein, welche Empfehlungen sie gegenüber den Eltern aussprechen wird und warum (z. B. weitergehende Fragen zu den Themen Flour- und Vitamin D-Prophylaxe, Gabe von Paracetamol, Alternativen vor der Gabe von Antibiotika, welche Impfungen, andere Zusatzuntersuchungen).

11.5 Geburtsklinik

Haben Sie keine Kontakte zu einer oder mehreren Kliniken mit Geburtshilfe in Ihrer Nähe, sollten Sie versuchen, einen **Termin mit der leitenden Hebamme** für ein persönliches Gespräch auszumachen. In diesem können Sie neben der Übergabe der eigenen Flyer oder Visitenkarten und der Vorstellung Ihrer eigenen Arbeit die folgenden Fragen klären:

> **? Häufige Fragen an die Geburtsklinik**
> - Wann finden die Informationsabende für die werdenden Eltern statt?
> - Gibt es eine Elternschule, wenn ja, welche Angebote gibt es dort?
> - Könnte man dort ebenfalls noch neue/andere Angebote einbringen?
> - Gibt es Werbematerial der Klinik, das man Interessierten weitergeben kann?
> - Was wird an geburtshilflicher Unterstützung durch Hebammen und Ärzte angeboten?
> - Gibt es ein Elternzimmer bei Einleitungen oder für die Zeit nach der Geburt?

- Gibt es eine Hebammenliste, in die man sich aufnehmen lassen kann?
- Gibt es eine Statistik, die zeigt, wie häufig welche Eingriffe stattfinden (Rate der Geburtsverletzungen, der angewandten Gebärpositionen, der Sectiones, der PDA, der Verlegung Neugeborener in die Kinderklinik usw.)?
- Welche Stillhilfen finden Anwendung?
- Finden bereits Beleggeburten statt und wenn ja, wie bekommt man einen Vertrag? Wenn nein, welche Philosophie des Hauses steht dahinter?
- Wie heißen die Chefärzte der Geburtsklinik und der Kinderklinik? Könnte ein Gespräch mit diesen sinnvoll sein bzw. wird es eventuell sogar erwartet?
- Gibt es ein regelmäßiges Treffen von Klinikhebammen und freiberuflichen Hebammen der Region zusätzlich oder außerhalb eines Hebammenstammtisches?

Die so gewonnenen Informationen können Sie in Ihren Geburtsvorbereitungskursen weitergeben. Bitten Sie beim Abschluss des Gespräches darum, über entscheidende Veränderungen in der Klinik informiert zu werden (z. B. neuer Chefarzt, Einstellung einer Stillschwester, Schließung der Kinderklinik), damit Sie keine veralteten Informationen in Ihren Kursen weitergeben.

11.6 Die Kontaktpflege

Haben Sie sich nach und nach Kontakte und ein Netzwerk verschiedener Fachleute um sich herum aufgebaut, sollten diese entsprechend gepflegt werden.

P Praxistipps
- Organisieren Sie mit Hilfe Ihres Gesundheitsamtes/Amtsarztes eine **Berufsgruppen- und fachübergreifende Fortbildung** zu einem Thema, das alle verbindet (z. B. die praktische Anwendung des Hygienegesetzes, Zahnpflege und -hygiene in der Schwangerschaft und beim Säugling/Kleinkind, Infektionskrankheiten in der Schwangerschaft und bei Kindern).
- Führen Sie **ein gemeinsames Gespräch pro Jahr** mit den engsten Kooperationspartnern, um den Austausch zu erhalten oder um Fallbesprechungen vorzunehmen. Dieses Gespräch sollte auf neutralem Boden und möglichst nicht in den Praxisräumen von Hebamme oder Arzt/Ärztin stattfinden. (Dies geht z. B. gut in der Vorweihnachtszeit bei einem Adventessen.
- **Telefonieren** Sie (fällt uns oft noch zu schwer, geht aber gut!), wenn es z. B. unklare oder fehlende Befunde im Mutterpass gibt oder die Frau nur unklare Aussagen zu den erfolgten ärztlichen Untersuchungen machen kann, aber eine zeitnahe Abklärung nötig ist (z. B. bei einer Infektion mit Ringelröteln).
- Wenn Sie einen **unerwarteten, evtl. auch vorwurfsvollen Anruf** von einem Kooperationspartner erhalten, sollten Sie ruhig bleiben und sich einen Telefontermin erbitten, bei dem das Thema in Ruhe besprochen werden kann. Sie können auch einen persönlichen Termin vereinbaren, wenn die Angelegenheit nicht einer sofortigen Klärung bedarf.
- Haben Sie eine eigene Praxis oder ein Geburtshaus, sollten Sie möglichst einmal im Jahr einen **Tag der offenen Tür** oder ein Sommerfest organisieren, möglichst an einem Wochenende, da Ihre Kooperationspartner unter der Woche in der Regel ebenfalls gut mit Arbeit ausgelastet sind. Oder Sie laden sie einfach einmal zu einem kollegialen Austausch bei Brunch oder Kaffee ein.
- Senden Sie einmal im Jahr einen **Rundbrief oder Weihnachtsgruß** und legen Sie diesem neue Flyer und/oder Visitenkarten bei. Wenn Sie bei Ihren Hausbesuchsfahrten an den Einrichtungen/Praxen vorbei kommen, können Sie diese auch persönlich abgeben.
- Wenn Sie **außerklinische Geburten** betreuen, ist es außerdem sinnvoll, dem betreuenden oder mitbetreuenden Frauenarzt eine **Epikrise** über die erfolgte Geburt per Fax oder Brief zu senden, so wie er es von Klinikgeburten gewöhnt ist (s. Musterbrief 11.5).

Absender/Logo

Stadt XY, den

An die Praxis
....
....

Epikrise nach außerklinischer Geburt am: ....

Hiermit möchte ich Sie informieren über die Geburt des Kindes .... Name von Frau ....
aus .... PLZ, Ort, Straße

Mutter:	38 J. II g./II p.
ET	nach US oder nach L.R. oder nach Naegele entspricht: 40+3 SSW
Blutgruppe	AB / Rh positiv
Anamnese, Befunde und Risiken	V.a. Retardierung nach Doppler-Sono am .... (geschätztes Gewicht .... g), lt. S-F-A Kurve nicht bestätigt
Geburtsverlauf:	Hausgeburt
Modus, Geb.-Datum/Zeit	spontan .... / .... Uhr
Lage des Kindes	I. HHL
Besonderheiten s.p.	keine, unauffällige Herztöne im gesamten Geburtsverlauf
Verletzungen	keine
Besonderheiten p.p.	keine
Kind (Name):	
Geschlecht	männlich
Körpermaße	3050g, 51 cm, KU 35,5 cm, term eutrophes Neugeborenes, Retardierung nicht bestätigt
Outcome	Apgar 9 / 10 / 10
Besonderheiten, Verletzungen	eine NSU Nacken, sonst keine

Mit vielen Grüßen

.............(Datum)   ....(Unterschrift)

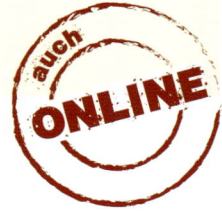

▶ **Musterbrief 11.5** Information des Arztes nach einer außerklinischen Geburt (Fallbeispiel)

11.6 Die Kontaktpflege

▼

- Wenn weiter entfernt Hausgeburten stattfinden oder eine weiter entfernt wohnende Frau in einem Geburtshaus entbindet und diese danach durch eine andere Hebamme im Wochenbett betreut wird, sollten Sie eine **persönliche Übergabe** an die Kollegin am Telefon oder bei einem gemeinsamen Hausbesuch am Bett der Frau machen.

✉ Hilfreiche Internetadressen

http://www.fruehehilfen.de/
http://www.bzga.de/
http://www.bmfsfj.de/
http://www.socialnet.de/
http://www.allein-erziehend.info/
www.anthroposophischeaerzte.de/

◆ Literatur

[1] **Deutscher Hebammenverband.** Empfehlung zur Zusammenarbeit von Hebamme und Ärztin/Arzt in der Geburtshilfe. Selbstverlag

[2] **Schmid R.** Eltern-Selbsthilfegruppen – Wer hilft weiter? Ein bundesweiter Wegweiser. Die Logik des Misslingens. Strategisches Denken in komplexen Strukturen. Verlag Schmidt-Römhild; 2009

[3] **St. Pierre M, Hofinger G, Buerschaper C.** Notfallmanagement: Human Factors in der Akutmedizin. Berlin: Springer; 2005

[4] **Bärsch T, Rohde M.** Kommunikative Deeskalation: Praxisleitladen zum Umgang mit aggressiven Personen im privaten und beruflichen Bereich. Books on Demand; 2009

[5] **Hofinger G.** Kommunikation in kritischen Situationen. Verlag für Polizeiwissenschaft; 2005

[6] **Dörner D.** Die Logik des Misslingens. Strategisches Denken in komplexen Situationen. Reinbek: rororo; 2003

12 Keine Angst vor guter Werbung!

Henriette Thomas

12.1 Die Bedeutung einer guten Werbung

> Eine gute Werbung ist für eine wirtschaftlich erfolgreiche Arbeit außerordentlich wichtig. Dies gilt insbesondere für Hebammen, die in Städten arbeiten, in denen es zahlreiche Kolleginnen gibt.

Nehmen Sie grundsätzlich jede Gelegenheit wahr, um auf Ihr Angebot, Ihre Leistungen und Services hinzuweisen. Wenn Sie es nicht tun, dann tun es Ihre Berufskolleginnen.

> **Praxistipps**
> - Lassen Sie **Flyer** oder **Faltblätter** gestalten und drucken und legen Sie diese auch in anderen Praxen (z. B. Kinderarzt, Frauenarzt, Physiotherapeuten, Heilpraktiker) oder in Kliniken, Kindergärten, Kindertagesstätten, Apotheken aus. Fragen Sie auch bei Ihrem Friseur oder in der örtlichen Volkshochschule nach, ob Sie Ihre Flyer/Faltblätter auslegen können. (Siehe auch ▶ Kap. 11.)
> - Laden Sie zu einem **Tag der offenen Tür**, einem Sommerfest oder einem Babyfest in Ihre Hebammenpraxis ein. Nutzen Sie auch Stadtteil- oder Straßenfeste, um auf Ihre Leistungen hinzuweisen.
> - Veranstalten Sie zu **Themenwochen** (z. B. Weltstillwoche, Internationaler Hebammentag am 5. Mai) Seminare oder Vorträge oder präsentieren Sie sich dazu auf dem Markt oder gestalten Sie ein Schaufenster einer Apotheke (diese sind erfahrungsgemäß oft bereit, eines für ein Gesundheitsthema zur Verfügung zu stellen).
> - Halten Sie **Seminare in Frauenzentren**.
> - Leiten Sie **Stillgruppen** oder ein **Stillcafé**.
> - Lassen Sie ein ansprechendes **Praxisschild** anfertigen. Hierbei müssen Sie auf entsprechenden Paragrafen Ihrer Berufsordnung und auf die Außenwirkung je nach Rechtsform achten.
> - Lassen Sie ein **Logo** entwickeln und verwenden Sie dieses auf Ihrem Praxisschild, evtl. Ihrer Praxistür, Ihren Praxisfenstern, Ihrer Webseite, Ihren Flyern/Faltblättern und Anzeigen.
> - Erstellen Sie sich ein **Leitbild** und hängen Sie diesen Text in Ihrer Praxis aus.
> - Lassen Sie sich in die **Hebammenliste** Ihres Kreis- oder Landesverbands aufnehmen.
> - Gestalten Sie eine eigene **Webseite** (s. ▶ Kap. 12.3).
> - Knüpfen Sie **Kontakte** zur Gemeindeverwaltung, zu Kirchengemeinden, sozialen Einrichtungen wie Caritas, Diakonie, Arbeiterwohlfahrt, Jugend- und Gesundheitsamt u. a.
> - Lassen Sie sich sowohl auf der **Webseite der Gemeinde** als auch auf deren regelmäßig erscheinenden Printausgaben eintragen.

12.2 Berufsunwürdige Werbung

> Nach der Berufsordnung ist es der freiberuflich tätigen Hebamme verboten, „in berufsunwürdiger Weise" zu werben.

Grundsätzlich ist Werbung im Bereich des Gesundheitswesens erlaubt und Information erwünscht. Denn in jeder Information steckt auch etwas Werbung und Werbung kann im Bereich des Gesundheitswesens nicht ohne Information auskommen.

Die Beschränkung auf das Verbot „**in berufsunwürdiger Weise**" richtet sich nach dem Verbot des unlauteren Wettbewerbs im allgemeinen Wettbewerbsrecht und nach dem Heilmittelwerbegesetz. Diese Gesetze sollen im Bereich des Gesundheitswesens vor unsachlicher oder gar irreführender oder suggestiver Werbung schützen.

Für eine freiberuflich tätige Hebamme hat als zuständige Behörde das **Gesundheitsamt** und dort der zuständige Amtsarzt die Aufgabe, darüber zu wachen, dass freiberuflich tätige Hebammen nicht in berufsunwürdiger Weise werben. Jedoch können sich auch Kolleginnen oder ein Arzt/eine Ärztin Anstoß an der Werbung nehmen und vor dem zuständigen Landgericht eine Unterlassung dieser Werbung fordern.

Die Hebamme kann dann, wenn ihre Werbung berufsunwürdig war, zur Unterlassung verurteilt werden, was in der Regel relativ hohe Gerichts- und Anwaltskosten nach sich zieht, die durch keine Versicherung abgedeckt sind.

Inzwischen gibt es sogar Vereine, die gezielt die Werbung von Freiberuflern durchforsten. Hier handelt es sich meist um Rechtsanwälte, die solche Vereine gründen. Vereinszweck ist die Überwachung der „Sauberkeit des Rechtsverkehrs von Freiberuflern". Nach der Rechtsprechung ist es diesen Vereinen ebenfalls gestattet, Abmahnungen an Freiberufler zu erteilen, die gegen Werbeverbote verstoßen. Diese **Abmahnvereine** können ebenso kostenpflichtige Unterlassungsklagen erheben.

Gesetz gegen den unlauteren Wettbewerb

Das Wettbewerbsrecht versucht einen schrankenlosen Wettbewerb, bei dem jedes Mittel erlaubt ist, zu verhindern. Es geht dabei im Wesentlichen um zwei Regeln, die der Gesetzgeber zur Verhinderung eines unlauteren Wettbewerbs herangezogen hat. Diese sind in den §§ 1 und 3 UWG (Unlauteres Wettbewerbsgesetz) ausgedrückt:

> § 1 Gesetz gegen den unlauteren Wettbewerb:
> „Wer im geschäftlichen Verkehr zu Zwecken des Wettbewerbs Handlungen vornimmt, die **gegen die guten Sitten** verstoßen, kann auf Unterlassung und Schadenersatz in Anspruch genommen werden."
> ▼

> ▼
> § 3 Gesetz gegen den unlauteren Wettbewerb:
> „Wer im geschäftlichen Verkehr zu Zwecken des Wettbewerbs über geschäftliche Verhältnisse, insbesondere über die Beschaffenheit, den Ursprung, die Herstellungsart oder die Preisbemessung einzelner Waren oder gewerblicher Leistungen oder des gesamten Angebots, über Preislisten, über die Art des Bezugs oder die Bezugsquelle von Waren, über die Menge der Vorräte **irreführende Angaben** macht, kann auf Unterlassung der Angaben in Anspruch genommen werden."

Es dürfen also in Ihrer Werbung **keine reißerischen Äußerungen** enthalten oder herauszulesen sein, z. B. dass es nur bei Ihnen die beste Betreuung gibt oder dass Sie die Spitzenhebamme der ganzen Stadt sind.

Irreführend könnte z. B. die Bezeichnung Ihrer Praxis sein, wenn Sie diese „Hebammenpraxis Köln" nennen. Irreführend deshalb, weil Ihre Hebammenpraxis sicher nicht die einzige in Köln ist.

> ❗ Eine Praxisbezeichnung muss generell wettbewerbsrechtlichen Gesichtspunkten standhalten.

Das Oberlandesgericht Celle hatte über die zulässige Verwendung des **Begriffs „Zentrum"** zu entscheiden und stellte fest, dass „es sich um eine (…)-einrichtung von besonderem Gewicht handeln (müsse), sei es, was die Methoden (Spezialeinrichtung), den Umfang der angebotenen Tätigkeitsbereiche oder die Größe der Einrichtung angehe. Bei der Verwendung der Bezeichnung „Zentrum" wird von Gerichten geprüft, ob sich die Praxis auch wirklich an Grundfläche, mitwirkendem Personal, Angebotsleistungen etc. gegenüber anderen ortsnahen Betrieben heraushebt, so dass der gewählte Begriff dies auch tatsächlich verdient.

Selbstdarstellungen, z. B. auf einem Faltblatt oder auf Ihrer Webseite, sind zulässig, wenn sie sich auf sachliche Informationen sowie die Tätigkeiten und Schwerpunkte Ihrer Tätigkeit beschränken und keine unzulässigen werblichen Elemente wie Preise enthalten.

Es ist daher ganz wichtig, auf den **Inhalt der Werbeaussage** zu achten. Denn ob eine Werbung zulässig ist oder nicht, entscheiden der Werbeinhalt und die Werbeaussage und nicht das Medium, in dem die Werbung erscheint. Eine unzulässige Aussage bleibt unzulässig, gleichgültig, ob die Werbung auf der Kinoleinwand oder im Radio, im Internet, in Zeitungsanzeigen, Faltblättern oder Hauswurfsendungen zu lesen ist. Umgekehrt wird eine zulässige Werbung dadurch nicht unzulässig, dass sie auf eine der genannten Arten veröffentlicht wird (1).

Heilmittelwerbegesetz

Das Heilmittelwerbegesetz (HWG) betrifft alle Angehörigen der Heilberufe, des Heilgewerbes, alle Einrichtungen, die der Gesundheit von Mensch und Tier dienen, und alle Personen, die mit Heilmitteln, Verfahren, Behandlungen, Gegenständen und anderen Mitteln Handel treiben oder diese Dinge in Ausübung ihres Berufs anwenden. Der Personenkreis, der hiermit erfasst wird, ist sehr groß und schließt die Hebammen mit ein.

Beim Heilmittelwerbegesetz ist grundsätzlich folgende Unterscheidung wichtig: Wendet sich die Werbung an **Fachkreise** oder an Personen außerhalb der Fachkreise, also an die Öffentlichkeit (**Publikumswerbung**)? Die einzelnen Verbote des Heilmittelwerbegesetzes lassen Werbeaussagen, die sich nur an Mitglieder der Fachkreise richten, in erhöhtem Maß zu. Die Einschränkungen betreffen hauptsächlich die Werbung außerhalb der Fachkreise, also die Publikumswerbung.

> **Fallbeispiel**
> Der häufigste Verstoß gegen das Heilmittelwerbegesetz entsteht meist ganz harmlos. Ein Journalist möchte über eine Hebamme berichten und seinen Artikel durch einige Fotos beleben. Was liegt hier näher, als die Hebamme um ein Foto zu bitten, damit der Artikel noch authentischer wirkt? – Am besten in Berufskleidung oder mit berufsbezogenen Gegenständen oder eine Aufnahme, die die Hebamme bei der Tätigkeit an der Frau zeigt?
> Und genau dies ist nach dem HWG nicht erlaubt.

❗ Nach § 11 Ziffer 4 HWG (Heilmittelwerbegesetz) ist es verboten, mit der bildlichen Darstellung von Personen in der Berufskleidung oder bei der Ausübung der Tätigkeit von Angehörigen des Heilberufs zu werben.

Dieses Verbot gilt auch, wenn das Werbemedium (z. B. ein Faltblatt, die Visitenkarte, der Briefkopf, ein Sonderdruck, Prospekt oder eine Zeitungsanzeige) ein **Foto** der Hebamme **in Berufskleidung oder bei der beruflichen Betätigung** zeigt. Selbst eine verzerrte oder nur als Strichmännchen angedeutete Betätigung im heilberuflichen Umfeld oder eine Darstellung in Berufskleidung ist unzulässig.

Es verstößt auch gegen § 11 Abs. 1 Nr. 6 des HWG, wenn in der Publikumswerbung mit Bezeichnungen wie z. B. „TCM", „Craniosacral", „Qi-Gong" geworben wird, ohne diese gleich an Ort und Stelle allgemein verständlich zu erklären (Urteil des Landgerichtes Düsseldorf vom 24.7.2006).

§ 11 Abs. 1 Nr. 6 HWG verbietet, dass außerhalb der Fachkreise für **Verfahren mit fremd- oder fachsprachlichen Bezeichnungen** geworben wird, soweit diese noch nicht in den deutschen Sprachgebrauch eingegangen sind. Der Grund des Verbotes liegt in der suggestiven Wirkung, die von solchen nicht näher erklärten Fremdwörtern oder Fachbegriffen ausgeht. Durch die Verwendung dieser Begriffe wird der Anschein von Wissenschaftlichkeit erweckt. Dem will das Werbeverbot entgegenwirken.

❗ Erklären Sie daher in jedem Medium, in dem Sie in der Öffentlichkeit werben (z. B. Faltblatt, Webseite), jeden Ihnen noch so selbstverständlich erscheinenden fachsprachlichen oder fremdsprachlichen Ausdruck.

„Fremdsprachliche oder fachsprachliche Bezeichnungen sind dann **nicht verboten**, wenn diese Bezeichnungen in ausreichender Weise verständlich gemacht werden, was einmal durch den erläuternden Zusatz von gleichbedeutenden deutschsprachigen Bezeichnungen geschehen und sich zum anderen aus dem Gesamtzusammenhang der Werbung ergeben kann." (BGH in GRUR 1970, S. 558 ff).

Nach dem Heilmittelwerbegesetz ist es außerdem verboten, **Werbegaben** (Waren oder Leistungen) anzubieten, anzukündigen oder zu gewähren, es sei denn, es handelt sich um Gegenstände von geringem Wert, die durch eine dauerhafte und deutlich sichtbare Bezeichnung des Werbenden oder des Arzneimittels oder beider gekennzeichnet sind, um geringwertige Kleinigkeiten oder um Werbegaben, die als Zugaben zulässig wären. Der „geringe Wert" wird bei 0,25 bis 0,5 Euro erreicht bzw. überschritten.

❗ **In der Publikumswerbung darf auch nicht mit Gutachten, Zeugnissen, wissenschaftlichen oder fachlichen Veröffentlichungen oder Hinweisen darauf, mit Hinweisen auf eine anderweitig ausgesprochene Empfehlung, Prüfung oder Anwendbarkeit geworben werden.**

Man darf also nicht werben mit „Niederländische Studien haben bestätigt …"

> 🅿 **Beachten Sie:**
> - Die Werbeaussage muss einer kritischen Wahrheitsprüfung unterzogen werden und darf keine irreführenden Angaben enthalten.
> - Keine Abbildung in Berufskleidung und bei der beruflichen Betätigung.
> - Keine Werbung mit nichterläuterten fachsprachlichen oder fremdsprachlichen Begriffen.
> - Keine Werbegaben versprechen.
> - Keine Hinweise auf Gutachten, Studien u. ä. geben.

Da der **Amtsarzt** des für Sie zuständigen Gesundheitsamtes darüber wachen sollte, dass Sie als freiberuflich tätige Hebamme nicht in berufsunwürdiger Weise werben, können Sie Ihre Werbung auch dem Amtsarzt vorab vorlegen, wenn Sie Zweifel haben. Ansonsten haben Sie auch die Möglichkeit, sich zur Beratung an Ihren Hebammenverband zu wenden.

12.3 Die eigene Webseite

❗ **Die beste Werbung ist die persönliche Empfehlung, die zweitbeste eine gute Webseite.**

Auch Hebammen, die nicht mit dem Internet aufgewachsen sind, sollten bedenken: Die meisten jungen Frauen suchen ihre Hebammen heute im Internet. Und die Entscheidung, ob sie sich mit einem Angebot näher beschäftigen möchte oder nicht, wird von der schwangeren Frau in aller Regel auf den ersten Seiten einer Homepage getroffen. Deshalb ist es so wichtig, eine **möglichst professionelle und möglichst sympathische Webseite** zu haben.

Sie haben inzwischen die Möglichkeit, bei verschiedenen Anbietern selbst eine Webseite zu erstellen. Es gibt auch Angebote speziell für Hebammen. Schauen Sie sich die Angebote genau an und entscheiden Sie sich für die Variante, die Ihren Bedürfnissen am nächsten kommt. Dabei sollten Sie Ihre Wahl nicht ausschließlich von den Kosten abhängig machen, sondern vor allem auch von den Leistungen und dem Serviceangebot, das Ihnen geboten wird.

Ein nicht zu unterschätzender Gesichtspunkt sind dabei die enthaltenen Maßnahmen zur **Suchmaschinenoptimierung**, d. h. die Unterstützung des Anbieters, wenn es darum geht, dass Ihre Webseite auf einer Suchmaschine (z. B. Google) möglichst weit oben angezeigt wird.

Rechtliche Vorgaben

Wenn Sie eine eigene Webseite erstellen wollen, so besteht neben der Achtsamkeit bzgl. der Werbeaussage und den bereits beschriebenen Werbeverboten eine **Impressumspflicht nach dem Teledienstgesetz**.

Nach §6 des Teledienstgesetzes (TDG) haben sogenannte Dienstanbieter bestimmte Informationspflichten auf ihrer Webseite zu erfüllen. Dienstanbieter sind nach §3 Teledienstgesetzes jede natürliche oder juristische Person, die eigene oder fremde Teledienste zur Nutzung bereithält oder den Zugang zur Nutzung vermittelt. Eine Hebamme fungiert also dann als Dienstanbieterin, wenn sie entweder eine eigene Möglichkeit zur Kommunikation eröffnet oder wenn sie Links auf andere Personen oder Einrichtungen ermöglicht.

Dienstanbieter müssen folgende **Informationen auf der Webseite** bieten:
1. Den **Namen** und die **Anschrift**, unter der sie niedergelassen sind (also Praxisadresse oder Wohnadresse),
2. Angaben, die eine schnelle elektronische Kontaktaufnahme und unmittelbare Kommunikation mit Ihnen ermöglichen, einschließlich der Adresse der elektronischen Post, also die **E-Mail-Adresse**, die **Telefon**- und die **Telefaxnummern**,
3. soweit der Teledienst im Rahmen einer Tätigkeit angeboten oder erbracht wird, die der behördlichen Zulassung bedarf, Angaben zur **zuständigen Aufsichtsbehörde**, also die Angabe, dass bei freiberuflich tätigen Hebammen als Aufsichtsbehörde das Gesundheitsamt des jeweiligen Landkreises fungiert,
4. bei einer Partnerschaft das **Partnerschaftsregister**, in das die Hebammen als Partnerschaft eingetragen sind. Alle anderen Formen bedürfen keiner Darstellung, also weder die Zusammenarbeit mit anderen Hebammen in der Rechtsform einer Gesellschaft bürgerlichen Rechts (GbR) noch die Einzeltätigkeit als freiberuflich tätige Hebamme,
5. soweit der Teledienst in Ausübung eines Berufs im Sinne bestimmter Richtlinien der EWG ausgeübt werden (wozu die Hebammen gehören), die **gesetzliche Berufsbezeichnung (Hebamme)** und den **Staat**, in dem die Berufsbezeichnung verliehen worden ist sowie die Bezeichnung der **berufsrechtlichen Regelungen** und wie diese zugänglich sind (also die Bezeichnung des Hebammengesetzes vom 4.7.1985/Bundesgesetzblatt 1985 I Seite 902).

Musterbeispiel s. ▶ **Kap. 16.4**. Weitere Vorgaben des §6 sind für Hebammen nicht anwendbar und brauchen daher auch nicht erfüllt zu werden.

> **Praxistipps**
> - Wenn Sie eine **Praxis** haben, geben Sie am besten nur die Praxisadresse an, um Ihre Privatsphäre zu schützen.
> - Haben Sie eine **Praxisgemeinschaft mit Kolleginnen** und eine gemeinsame Webseite, achten Sie bitte auf die Außenwirkung, damit ersichtlich wird, dass jede Hebamme im eigenen Namen und auf eigene Rechnung tätig wird.
> - Haben Sie ein **Gästebuch** auf Ihrer Webseite, sollten Sie dieses so einrichten, dass vor der Veröffentlichung eines Kommentars eine Freigabe durch Sie erfolgen muss. So haben Sie die Möglichkeit, einen Beitrag z. B. gleich zu kommentieren.

12.4

Hebammensuchmaschinen

Im Internet werden verschiedene Hebammensuchmaschinen angeboten, die es Ihnen ermöglichen, offiziell in Erscheinung zu treten. Es gibt auch kostenfreie Eintragsmöglichkeiten. Dabei sollten Sie jedoch darauf achten (unabhängig ob es sich um ein kostenfreies oder ein kostenpflichtiges Angebot handelt), **welche Angaben** Sie veröffentlicht haben wollen. Denken Sie daran, dass Sie damit für ein sehr weites Publikum erreichbar sind, also auch für Firmen, die Sie aus eigenen Werbezwecken erreichen wollen.

Die Suche mit einer solchen Hebammensuchmaschine erfolgt nach **Postleitzahl und Leistungsangebot**. Von daher sind nur Ihr Arbeitsbereich mit Postleitzahl und Ihr Leistungsangebot (Betreuung während Schwangerschaft, unter der Geburt, im Wochenbett, im ersten Lebensjahr, Kursangebote) als Angaben erforderlich. Damit eine Kundin Sie erreichen kann, sind eine E-Mail-Adresse und Telefonnummer völlig ausreichend.

12.5 Typische Rechtsfragen zum Thema Werbung

Muss ich auf meiner Webseite auch Begriffe wie Homöopathie, Akupunktur und Fußreflexzonenmassage erklären?

Ja, auch diese Begriffe werden als fremd- bzw. fachsprachliche Bezeichnungen angesehen und müssen kurz allgemein verständlich erläutert werden. Sie können auf Ihrer Webseite z. B. eine Definitionsliste erstellen, in der die Begriffe erklärt werden und innerhalb Ihrer Webseite jeweils auf diese verlinken.

Warum empfehlen Sie, auf Hebammensuchmaschinen nicht die komplette Anschrift und auf der eigenen Website nur die Praxisadresse anzugeben?

Um einen gewissen Schutz für die Privatsphäre zu haben. Zum einen gibt es im Internet bei mehreren Anbietern auch die Möglichkeit, dass die Klienten eine Leistungsbewertung abgeben. Diese kann auch unfair sein. Natürlich haben Sie das Recht, ggf. Ihren Eintrag löschen zu lassen, doch dies dauert unter Umständen eine Zeit und vor allem müssen Sie erst einmal von einem solchen Eintrag erfahren. Zum anderen nutzen auch Firmen diese Suchmaschinen, um kostenfrei an Anschriften von Hebammen zu kommen und Sie werden dann mit ungewollter Werbung überschwemmt.

Haben freiberuflich tätige Hebammen ein Widerrufsrecht für Verkaufsgeschäfte?

Beim Abschluss sogenannter Haustürgeschäfte, die auch telefonisch abgeschlossen werden können, haben freiberuflich tätige Hebammen kein Widerrufsrecht. Nach §355 des Bürgerlichen Gesetzbuches sind Freiberufler und Selbstständige, also auch Hebammen, vom Widerrufsrecht ausgenommen.

Der Gesetzgeber geht davon aus, dass Selbstständige, Freiberufler und Unternehmen mit den üblichen Geschäftspraktiken vertraut sind und nicht auf Tricks hereinfallen. Beim Abschluss eines sogenannten Haustürgeschäfts gilt dann das übliche Vertragsrecht, das besagt, dass Verträge bindend sind.

Wir möchten gerne die Bilder, die nach der Geburt von den Babys für die Erinnerungskarte gemacht werden, auch auf unsere Webseite laden. Dürfen wir das?

Ja, jedoch sollten Sie sich vorher unbedingt eine Einverständniserklärung der Eltern unterschreiben lassen. Diese kann z. B. lauten:

„Ich bin damit einverstanden, dass das Foto meines Kindes .... für die Erinnerungskarte auf der Website der Hebammenpraxis .... veröffentlicht werden darf."

Datum und Unterschrift der Erziehungsberechtigten ....

Bitte prüfen Sie grundsätzlich bei **Veröffentlichungen von Fotos** immer, ob diese auch nach Heilmittelwerbegesetz, s. ▶ Kap. „Heilmittelwerbegesetz", erlaubt sind und ob fremde Urheberrechte (z. B. Fotografen, Verlage) damit verbunden sind, die vorher einer Genehmigung und evtl. einer Honorarzahlung bedürfen.

Weitere Fragen siehe ▶ Kap. 16.4.

Literatur

[1] **Boxberg E, Rosenthal F.** Selbständig im Gesundheitswesen. München-Jena: Urban und Fischer / Elsevier; 2005

[2] **Boxberg E.** Homepage www.dr-boxberg.de

[3] **Bundesministerium für Wirtschaft und Technologie.** Homepage www.existenzgruender.de

[4] **Bundesjustizministerium.** Homepage www.bmj.de/musterimpressum

[5] **Horschitz H.** Werbung auf der Website. www.hebammenverband.de

[6] **Horschitz H.** Teledienstgesetz und Hebammen. Hebammenforum 2005; 02

13 Qualitätsmanagement: kein Buch mit sieben Siegeln

Monika Selow

13.1 Was ist Qualität?

Der Begriff Qualität ist von dem lateinischen Wort „Qualis" abgeleitet, das bedeutet „wie beschaffen". Zunächst ist die Beschreibung der Qualität neutral. Um beurteilen zu können, ob die Qualität gut oder schlecht ist, bedarf es einer Definition dessen, was unter guter oder schlechter Qualität verstanden wird. Mit dem Vergleich von erwarteter und erfüllter Qualität kann dann erkannt werden, ob ein Verbesserungspotenzial besteht.

Die Beurteilung der Qualität durch andere ist davon abhängig, inwieweit die vorher vorhandenen **Erwartungen erfüllt** wurden.

> **Gute Qualität** = Erwartungen erfüllt
> **Sehr gute Qulität** = Erwartungen übertroffen
> **Schlechte Qualität** = Erwartungen nicht/ nur zum Teil erfüllt

Bei der Beurteilung der Qualität der Hebammenarbeit spielen die Erwartungen unterschiedlicher Interessengruppen eine Rolle. **Interessengruppen** sind z. B.:
- Frauen und Paare
- Krankenkassen
- Gesetzgeber
- Haftpflichtversicherer
- Gesellschaft
- Kooperationspartner
- Vertragspartner
- Ämter

Von einer Hebamme wird erwartet, dass sie dem aktuellen Stand der Erkenntnisse entsprechend handelt. Die **gute fachliche Qualität** wird erreicht durch eine gute Ausbildung, Erfahrung und eine ständige berufliche Weiterentwicklung in Form von Fortbildungen, Selbststudium, Supervision und Evaluation der Ergebnisse des eigenen beruflichen Handelns.

Neben der fachlichen Qualität sind bei der Beurteilung der von den einzelnen Interessengruppen wahrgenommenen Qualität weitere Faktoren ausschlaggebend, die sich z. B. in der **Zufriedenheit mit der Betreuung** widerspiegeln.

> **Eine hohe Zufriedenheit wird erreicht, wenn die Betreuung so verläuft, dass sie weitgehend den Erwartungen entspricht. Die Organisation der Hebamme trägt wesentlich zur Zufriedenheit aller Beteiligten bei.**

Aspekte, die bei der **Beurteilung der Betreuung** eine Rolle spielen, sind z. B.:
- Erreichbarkeit
- Zuverlässigkeit
- Pünktlichkeit
- Professionelles Auftreten
- Angemessene Kommunikation
- Vollständigkeit und Einsatzbereitschaft der Ausrüstung
- Gute Dokumentation
- Gesetzestreue
- Umfassende Aufklärung und Information
- Individuelles Vorgehen
- Gutes Management bei unvorhergesehenen Ereignissen
- Fehlerfreiheit
- Hygiene
- Wirtschaftlichkeit

13.2 Geschichte der Qualitätsentwicklung

Die theoretische Auseinandersetzung mit Qualitätsaspekten geht auf Prozesse in der Industrie zurück. Dabei wurde eine Entwicklung vollzogen, die von einer reinen **Qualitätskontrolle** über **Qualitätssicherung** und Fehlermanagement bis zu den heutigen **umfassenden Qualitätsmanagementsystemen** führte. Die früheren Ansätze haben sich dadurch nicht erübrigt, sie wurden vielmehr in die modernen Qualitätsmanagementsysteme integriert bzw. bestehen unabhängig davon weiter (s. ▶ Abb. 13.1).

Die Hebamme kann heute Schwerpunkte setzen, ob sie sich primär mit Fehler-, Beschwerde- und Risikomanagement beschäftigt, ob sie an einem Qualitätszirkel teilnimmt oder ob sie von Grund auf ein umfassendes Qualitätsmanagementsystem aufbauen möchte.

13.3 Rechtliche Grundlagen

In §135a SGB V hat der Gesetzgeber alle Leistungserbringer im Gesundheitswesen zur Weiterentwicklung der Qualität ihrer Arbeit verpflichtet. Darin heißt es:

> „Verpflichtung zur Qualitätssicherung
> (1) Die Leistungserbringer sind zur Sicherung und Weiterentwicklung der Qualität der von ihnen erbrachten Leistungen verpflichtet. Die Leistungen müssen dem jeweiligen Stand der wissenschaftlichen Erkenntnisse entsprechen und in der fachlich gebotenen Qualität erbracht werden."

Darüber hinaus verpflichtet Abs. 2 insbesondere Ärzte und medizinische Einrichtungen:
> „1. sich an einrichtungsübergreifenden Maßnahmen der Qualitätssicherung zu beteiligen, die insbesondere zum Ziel haben, die Ergebnisqualität zu verbessern und
> 2. einrichtungsintern ein Qualitätsmanagement einzuführen und weiterzuentwickeln."

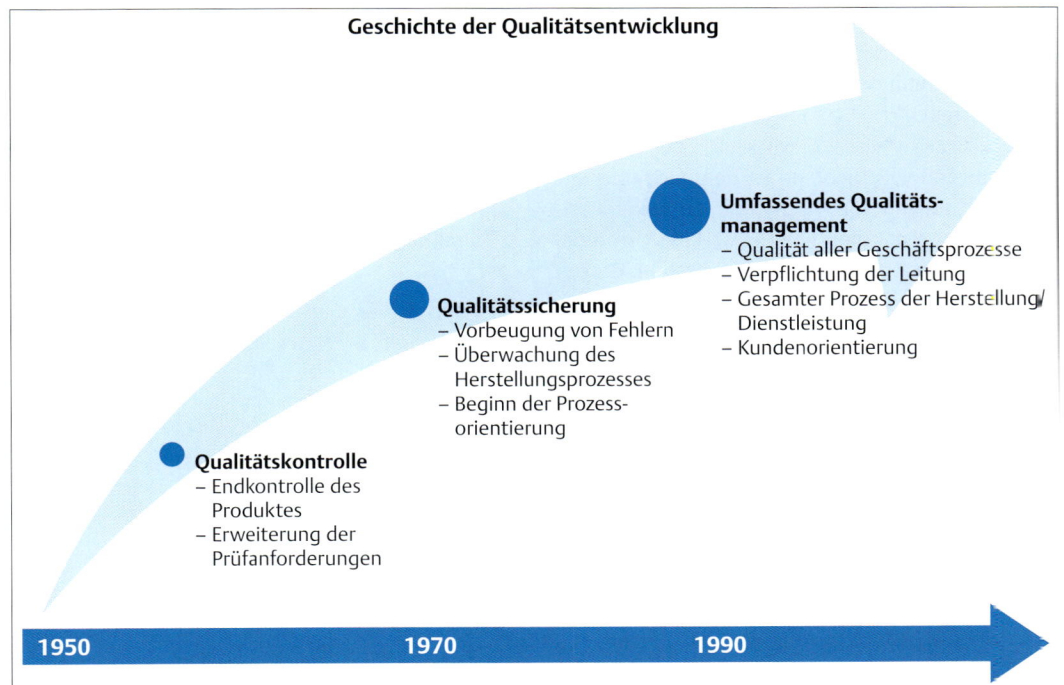

▶ **Abb. 13.1** Geschichte der Qualitätsentwicklung (nach Westerbusch, 2003).

Einige **Berufsordnungen** sehen die Teilnahme der Hebamme an qualitätssichernden Maßnahmen (z. B. Datenerhebung der außerklinischen Geburten durch Quag e. V.) vor (www.quag.de).

Im **Vertrag über die Versorgung mit Hebammenhilfe** nach § 134a SGB V, der zwischen dem Deutschen Hebammenverband, dem Bund freiberuflicher Hebammen in Deutschland und den Krankenkassen geschlossen wird, werden die unterschiedlichen Dimensionen der Qualität benannt als Struktur-, Prozess- und Ergebnisqualität. Im Ergänzungsvertrag zur Übernahme der Betriebskosten für Geburtshäuser ist die Einführung eines umfangreichen Qualitätsmanagementsystems Voraussetzung für die Übernahme der Betriebskosten.

In diesem Vertrag werden Vorgaben zur Struktur-, Prozess- und Ergebnisqualität detailliert aufgeführt.
- **Strukturqualität** beschreibt die Rahmenbedingungen, z. B. Ausbildung, Ausstattung, organisatorische, räumliche und finanzielle Gegebenheiten.
- In der **Prozessqualität** werden die Prozesse der Berufsausübung bei der Betreuung und bei den Verwaltungstätigkeiten beschrieben.
- In der **Ergebnisqualität** werden die Erreichung und Evaluation (Bewertung) der Ergebnisse entsprechend der vorgegebenen Zielsetzung dargestellt.

Überwiegend verpflichtend ist demnach über die Berufsordnungen die Teilnahme an qualitätssichernden Maßnahmen wie QUAG. Eine Verpflichtung zum Qualitätsmanagement besteht derzeit nur für Geburtshäuser.

Neben den rechtlichen Grundlagen, die sich speziell auf die Qualitätsentwicklung beziehen, gibt es eine ganze Reihe von Bestimmungen, die die Hebamme kennen und beachten muss, darunter z. B. Bestimmungen zu Datenschutz, Schweigepflicht, Medizinproduktegesetz, Arzneimittelrecht, Meldepflichten, Arbeitsschutz und Haftungsrecht (s. ▶ Kap. 17).

13.4 Qualitätsverbesserung

Nicht alle Erwartungen und Anforderungen, die an die Hebamme gestellt werden, können immer erfüllt werden. Manchmal müssen die Erwartungen unterschiedlicher Interessengruppen oder Personen auch gegeneinander abgewogen werden.

> ❗ Ob die Erwartung der Frau mit den Möglichkeiten der Berufsausübung der Hebamme in Einklang gebracht werden kann, kann durch frühzeitige Kommunikation geklärt werden.

Als **Formen der Kommunikation** kommen in Betracht:
- Information (Flyer, Homepage, Gespräche, Aufklärung)
- Verträge
- Supervision
- Feedback
- Befragungen
- Leitbild

Auf der anderen Seite verbessert die Hebamme die Qualität ihrer Arbeit so, dass die Erwartungen im Rahmen des Möglichen erfüllt werden. Dies erfolgt durch:
- Umsetzung der Erwartungen in eigene Qualitätsziele
- Ständige Verbesserung
- Lernen aus Fehlern und Beschwerden
- Aufeinander abgestimmtes Management der Qualität

> **Fallbeispiel: Zeitmanagement**
> **Erwartung:** Die Frau erwartet Pünktlichkeit und ständige Erreichbarkeit der Hebamme.
> **Qualitätsziel der Hebamme:** Angemessenes Zeitmanagement, gute Versorgung der Frauen unter Berücksichtigung von eigener Freizeit. Messbar: Rückruf innerhalb von 24 Stunden an Werktagen, Terminvereinbarung plus/minus eine Stunde, Benachrichtigung bei Verschiebung.
> Die Hebamme legt für sich selbst die Vorgehensweise für unterschiedliche Situationen fest, z. B. Erstkontakt, nach erstem Termin, bei fester Buchung, mit Rufbereitschaft usw.
> ▼

Die eigene Vorgehensweise wird gegenüber den Frauen transparent gemacht. Der **Anrufbeantworter** gibt die wesentlichen Eckpunkte der Erreichbarkeit insbesondere für den Erstkontakt an, sowie Hinweise auf das Vorgehen im Notfall. Die Frau erhält mit dem ersten persönlichen Kontakt Information über die Erreichbarkeit und Arbeitsweise der Hebamme (nicht alles ist planbar, dringende Besuche zuerst, Zeitrahmen wegen nicht exakt planbarer Dauer eines Besuches).
Erreichbarkeit, Vertretung und Modalitäten bei Terminvereinbarungen können zusätzlich in einem **Merkblatt** festgehalten werden, das die Frau erhält.
Positive Effekte: Die Frau fühlt sich gut informiert, evtl. vorhandene überzogene Erwartungen werden frühzeitig gebremst, Rechtfertigungen im Nachhinein werden überflüssig.

Die Hebamme kann durch eine **transparente Vorgehensweise** und eine **frühzeitige Kommunikation** die Zufriedenheit mit der Betreuung steigern und damit eine höhere Bewertung der Qualität ihrer Arbeit erfahren.

Der PDCA-Zyklus

Der Vorgang der Qualitätsverbesserung kann anhand eines einfachen Schemas dargestellt werden, das von dem Physiker und Statistiker William Edwards Deming beschrieben wurde (s. ▶ Abb. 13.2).

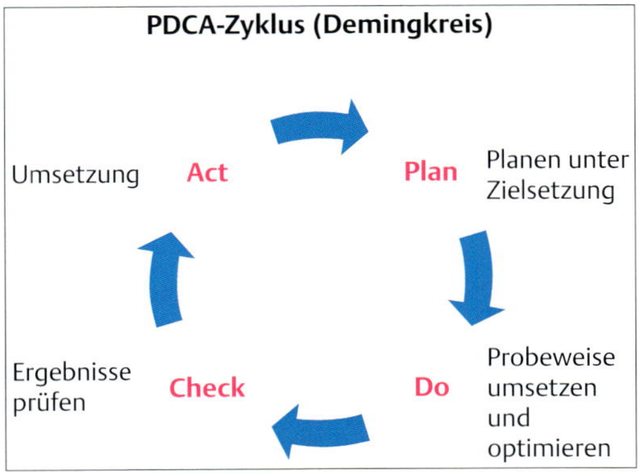

Der PDCA-Zyklus kann angewendet werden auf:
- Vorgehensweisen
- Dokumente (Formulare, Checklisten, Merkblätter usw.)
- komplexe Prozesse
- Produkte

Plan (P): Etwas wird geplant. Dabei werden Ziele definiert, anhand derer das Ergebnis beurteilt werden kann.
Do (D): Die erste Umsetzung erfolgt probeweise. Dabei werden Erfahrungen gewonnen und erste Optimierungen erfolgen.
Check (C): Es erfolgt eine Evaluation (Bewertung) und sorgfältige Prüfung. Letzte Anpassungen werden vorgenommen.
Act (A): Das Neue wird festgeschrieben und als Standard eingeführt.

PDCA-Zyklus und Abwandlungen davon liegen vielen Methoden zugrunde, die sich mit Qualitätsverbesserung beschäftigen.

Ziele definieren

Die Ziele, die mit einer Neuerung oder Verbesserung verfolgt werden, werden anhand der Erwartung an die Qualität der Arbeit festgelegt. Um die Zielerreichung möglichst gut feststellen zu können, sind **messbare Qualitätsziele** besonders geeignet. Messbar sind:
- Größen, die in Maßeinheiten (Anzahl, Stunden) benannt werden können
- Verhältniszahlen (z. B. von 10 Frauen, mit denen die Hebamme einen Erstkontakt hatte, haben sich 8 fest angemeldet)
- feste Zuordnungen (erfüllt/nicht erfüllt/teilweise erfüllt oder auch ja/nein)
- subjektive Einschätzungen durch Selbst- oder Fremdbewertung, die in Skalen eingetragen werden

▶ Abb. 13.2 Deming-Kreis

13.5 Risiko-, Fehler- und Beschwerdemanagement

Risiko, Fehler und Beschwerden stehen in einem gewissen Zusammenhang.

❗ Beschwerden sind oft ein Frühindikator, bevor es zu Fehlern kommt.

Daher ist es sinnvoll, in der eigenen Praxis die **Möglichkeit für Beschwerden** vorzusehen. Dies kann durch eine Analyse jeder zufällig eingehenden Beschwerde erfolgen oder systematisiert und angeregt durch ein Feedbackformular, das zurückgesandt oder eingeworfen werden kann.

Es besteht ein gewisses Risiko, durch einen Fehler zu Schaden zu kommen. Fehler- und Beschwerdemanagement sind daher durchaus auch **Risikomanagement**. Eine Gemeinsamkeit liegt darin, dass der Prävention durch Qualitätsverbesserung eine hohe Bedeutung zukommt. Fehler- und Beschwerdemanagement sind Bestandteil jedes Qualitätsmanagement-Systems (QM). In der Medizin gehört das Risikomanagement ebenso unverzichtbar ins QM-System. Es wird jedoch auch häufig alleine angeboten, da es sich besonders für den Beginn der Qualitätsverbesserung eignet.

❗ Die größten Chancen für Qualitätsverbesserungen liegen in Fehlern und Beschwerden!

Definition „Risiko"
- umgangssprachlich = Gefahr (gefühlte Gefahr)
- arabisch = rizq, der von Gottes Gnade oder Geschick abhängige Lebensunterhalt
- chinesisch = Schriftzeichen für „Chance" und „Gefahr"
- ist die kalkulierte Prognose eines möglichen Schadens bzw. Verlustes im negativen Fall

Definition „Risikomanagement": Planvoller Umgang mit Risiken

Der Begriff Risiko bezeichnet eine statistische Wahrscheinlichkeit, die in der Versicherungswirtschaft als Rechengröße eine Rolle spielt. Für den Einzelfall kann jedoch z. B. alleine aufgrund eines vorhandenen anamnestischen Risikos nicht vorhergesagt werden, wie der individuelle Ausgang sein wird.

Fehler vermeiden – aus Fehlern lernen

Während auf die Risiken, die sich für Frau und Kind aus der Anamnese und dem Verlauf ergeben, in der Medizin großes Augenmerk gelegt wird, werden Fehler und der Umgang mit ihnen häufig nicht thematisiert. Dabei kommen Fehler überall vor.

❗ Risiko und Fehler lassen sich nicht gänzlich ausschließen. Es besteht jedoch die Möglichkeit, aus Fehlern zu lernen und damit die Fehlerhäufigkeit zu reduzieren oder deren Folgen zu mindern.

Aufgabe des **Risikomanagements** ist es, die Rahmenbedingungen so zu gestalten, dass für die Einzelne eine Verringerung der Gefahr erreicht wird.

Fehlermöglichkeiten
- Richtig geplant, falsch ausgeführt
- Falsch geplant, „richtig ausgeführt"
- Richtig geplant, richtig ausgeführt, aber etwas funktioniert nicht so, wie es sollte

Fehler können sehr oft auftreten, bis sie sich tatsächlich negativ auswirken.

❗ Meist ist es erst eine Kette von Fehlern, die zu einem Schaden führt (s. ▶ Abb. 13.3).

Qualitätsmanagement hat das Ziel, dass Fehler auf der einen Ebene auf einer anderen bemerkt oder ausgeglichen werden, so dass Fehler nicht dazu führen, dass ein Unfall oder eine Komplikation daraus entsteht.

Während früher hauptsächlich die von der Frau ausgehenden Risikofaktoren im Vordergrund standen, wendet sich heute das Interesse zunehmend den nicht von der Frau ausgehenden Risiken zu.

Risiken für Frau und Kind bestehen:
- aus der Anamnese
- aus dem Verlauf
- durch Fehler des Personals
- durch Organisationsmängel

Mögliche Schäden können entstehen durch:
- überflüssige Eingriffe
- Ausbleiben eines indizierten Eingriffes
- mangelndes Wissen
- Fehleinschätzung einer Situation
- Übersehen einer Erkrankung

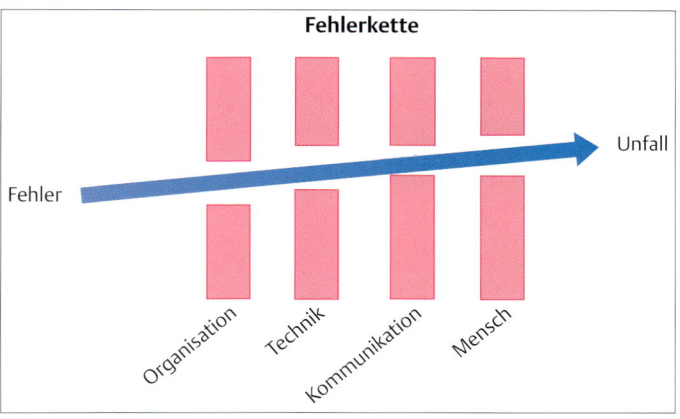

▶ **Abb. 13.3** Fehlerkette: Meist müssen mehrere Fehler zusammenkommen, bevor ein Schadensfall entsteht.

- Keimübertragung durch mangelnde Hygiene
- schlechte Kommunikation
- Unverträglichkeit/Allergie
- Verwechslung
- Dosierungsfehler
- Fehlfunktion von Geräten
- fehlende oder funktionsuntüchtige Geräte
- mangelhafte Organisation.

Organisationsmängel können eine zu späte Verlegung sein, eine lückenhafte Übergabe, z. B. bei einer Vertretungssituation, mangelhafte Geräte, mangelhafte Aufklärung und Dokumentation.

Mögliche Fehler- und Unfallursachen werden im **Risikomanagement** bedacht und es werden Vorkehrungen zu deren Vermeidung getroffen.

Jedoch stehen auch die **unvermeidbaren Situationen**, z. B. der geburtshilfliche Notfall, im Zentrum der Betrachtung und es wird überlegt, wie das Vorgehen optimiert werden kann. Damit wird sowohl zur Sicherheit von Mutter und Kind als auch zur Vermeidung von Haftpflichtfällen beigetragen. Insbesondere im Hinblick auf die steigenden Haftpflichtprämien trägt das Risikomanagement zur Existenzsicherung der Hebammen bei.

CIRS: Anonyme Fehlermeldesysteme

Beschwerden, Beinahe-Fehler und Fehler geben gute Hinweise auf **Verbesserungspotenzial**.

> Gute Qualität wird dort erreicht, wo eine Kultur des offenen Umgangs mit Fehlern und Beschwerden herrscht. Ein solch offener Umgang ist nicht möglich, solange Schuldzuweisungen und Sanktionen die Folge sind.

Seit einigen Jahren gibt es daher **anonyme Fehlermeldesysteme**, die unter dem Namen **CIRS** (Critical Incident Reporting System) bekannt sind. Vor kurzem wurde auch ein Fehlermeldesystem für Hebammen „Fälle-für-alle" gegründet. Die Fehlermeldesysteme werden im Internet betrieben. Dort besteht die Möglichkeit der anonymen Fallschilderung. Dabei werden auch Hinweise auf die Fehlerursache mit aufgenommen. Besucher der Website haben die Möglichkeit, durch Studium der Fehler anderer selbst zu lernen.

✉ **Adressen**
www.cirsmedical.de
www.cirs.ch
www.faelle-fuer-alle.org

Ishikawa-Diagramm

Das Ishikawa-Diagramm (s. ▶ **Abb. 13.4**) ist auch bekannt unter den Bezeichnungen Fischgrät-Diagramm oder **Ursache-Wirkungs-Diagramm**. Es wurde in den 1940er-Jahren von dem japanischen Wissenschaftler Kaoru Ishikawa entwickelt. Sein Zweck ist es, den Ursachen von Qualitätsproblemen systematisch auf den Grund zu gehen.

13 – Qualitätsmanagement: kein Buch mit sieben Siegeln

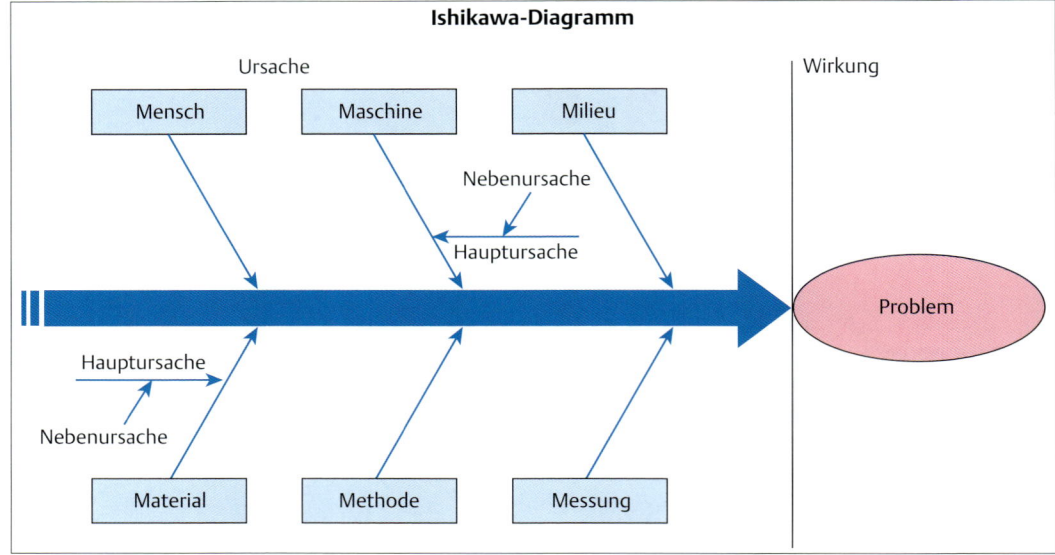

▶ **Abb. 13.4** Ishikawa-Diagramm.

Vorgehensweise
1. **Benennung des Problems**
2. **Zeichnen des Hauptdiagramms** mit 4–6 möglichen Haupteinflussgrößen
   - Mensch
   - Maschine
   - Milieu (Umwelt)
   - Material
   - Methode
   - Messung
   - Management
   - Money (Geld)
3. **Eintragung der möglichen Hauptursachen**, die mit einem Pfeil direkt auf den Pfeil der entsprechenden Haupteinflussgröße zeigen. In einem weiteren Schritt werden Nebenursachen bzw. Ursachen, die das darauf folgende Problem begründen, eingetragen.
4. **Überprüfung** auf Vollständigkeit
5. **Diskussion**
6. **Auswahl** der **wahrscheinlichsten** potenziellen Ursachen
7. **Überprüfung** der wahrscheinlichsten Ursache(n) auf Richtigkeit
8. **Maßnahmenplan** zur Abstellung der Problemursachen

> **Fallbeispiel: Hebamme schlecht erreichbar**
> Ab und an gibt es Beschwerden, dass die Hebamme nicht erreichbar war, bzw. erst spät auf einen Anruf der Frau reagiert hat. Hilfreich kann es in diesem Fall sein, auch die Frauen danach zu fragen, worin für sie das Problem lag.
> In das Ishikawa-Diagramm (s. ▶ **Abb. 13.5**) werden die wesentlichen Bereiche eingetragen, die als Ursache in Frage kommen. Für jeden Bereich stellt sich die Frage: **Was im Bereich „Mensch" könnte die Hauptursache für die schlechte Erreichbarkeit sein?** Antwort: Der Anrufbeantworter wird zu selten abgehört.
> Frage zu den Nebenursachen: **Warum** wird der Anrufbeantworter selten abgehört? Antwort: Nach dem Eintreffen zu Hause fehlt die Zeit fürs Abhören bzw. für einen Rückruf.
> Oft kann eine Ursache mehreren Bereichen zugeordnet werden bzw. weist die Nebenursache in einen anderen Bereich. Die genaue Zuordnung ist nicht wichtig.
>
> ❗ **Wesentlich ist jedoch, dass ein Problem meist mehrere Ursachen hat und dass deshalb systematisch nach möglichen Ursachen in verschiedenen Bereichen gesucht werden sollte.**
> ▼

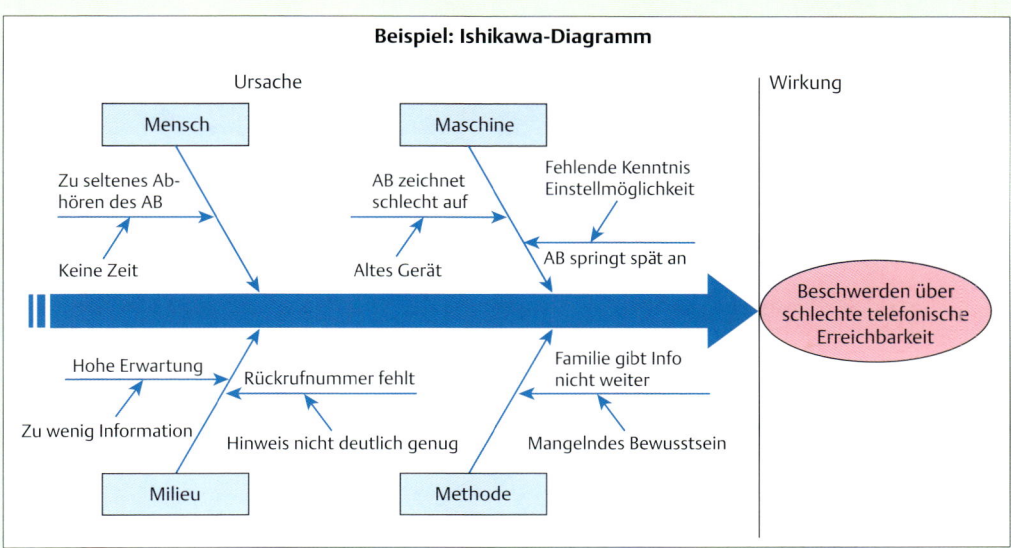

▶ Abb. 13.5 Ishikawa-Diagramm: Fallbeispiel aus der Hebammenarbeit.

Die möglichen Gegenmaßnahmen zur Problembehebung werden erst nach der vollständigen Aufnahme aller Ursachen in einem **Maßnahmenplan** festgehalten. Dabei stellt sich die Frage: **Was kann ich tun, um Zeit für Telefonabhören und Rückrufe zu haben?**
Auch bei der Erstellung des Maßnahmenplans werden zuerst alle möglichen Maßnahmen aufgeschrieben.

▶ Tab. 13.1 Beispiel Maßnahmenplan.

	Priorität (1–5)	Wie?	Bis wann
Bereich Mensch			
Abfrage von unterwegs	4	mittags	sofort
SMS-Benachrichtigung bei Anrufeingang	0		gar nicht
Zeit einplanen für Abhören und Rückrufe	4	Montag–Freitag, abends 30 min., Mittags 30 min.	14 Tage
Fristsetzung für eigene Rückrufe	4	Dringend: am gleichen Tag, Nicht dringend 24 Std.	sofort
Bereich Maschine			
Austausch des Anrufbeantworters	0		
Inanspruchnahme eines Dienstes des Telefondienstleisters (z. B. T-Netbox)	5	Beauftragung	7 Tage
Gebrauchsanleitung lesen und die optimale Einstellung vornehmen oder beauftragen	5	Wird an....delegiert	7 Tage

▶ **Tab. 13.1** Fortsetzung.

	Priorität (1–5)	Wie?	Bis wann
Bereich Milieu			
Überprüfung der eigenen Aussagen auf Homepage, Flyern, im Kurs (wecke ich Erwartungen, die ich später nicht einhalte), ggf. Änderung	3		Bei nächster Überarbeitung
Merkblatt für die Frauen zur eigenen Erreichbarkeit	4		14 Tage
AB neu besprechen ganz zum Schluss „Bitte nennen Sie langsam und deutlich Ihre Telefonnummer, damit ich Sie zurückrufen kann."	5		sofort
Bereich Methode			
Eigene Nummer für berufliche Anrufe	0		gar nicht
Familienmitglieder nehmen keine Anrufe entgegen	0		gar nicht
Genaue Instruktion der Familienmitglieder zur Entgegennahme von Anrufen	4		sofort
Hilfsmittel bereitstellen für vollständige Informationsannahme z. B. Telefonheft mit Spalten: Zeit des Anrufs, Name, Rückrufnummer	4		3 Tage

ℙ Praxistipp

Das Ishikawa-Diagramm eignet sich gut zur **Problembearbeitung im Team**. Dabei ist es wichtig, mögliche Ursachen nicht vorschnell auszuschließen. Alle von den Teilnehmerinnen benannten möglichen Ursachen werden eingetragen und erst am Ende bewertet bzw. auf das Zutreffen überprüft.

Ein **Maßnahmenplan** kann aus einer einzigen Maßnahme bestehen, aber auch mehrere Maßnahmen enthalten, wenn die Ursachen des zugrunde liegenden Problems vielschichtig sind.

In Teams erhält der Maßnahmeplan die zusätzliche Spalte Verantwortlichkeit. Statt eines Zeitraumes wird ein Datum für die Umsetzung festgelegt. Nach der Umsetzung des Maßnahmenplans wird nach einer festgelegten Zeit (z. B. 6 Monate) überprüft, ob die Maßnahmen den gewünschten Erfolg gebracht haben.

13.6
Das QM-Handbuch

In einem QM-Handbuch werden alle Unterlagen gesammelt, die im Rahmen der Arbeit erstellt oder verwendet werden. Jedes QM-Handbuch ist anders. Trotzdem gibt es gemeinsame Grundlagen der Berufsausübung und Ähnlichkeiten bei der Darstellung von Prozessen, Formularen und Checklisten. Die Erarbeitung im Team oder in einem Qualitätszirkel kann wichtige Anregungen für die eigene Arbeit geben.

Wichtig ist, dass Darstellung und reale Tätigkeit in Einklang miteinander sind. Ist dies nicht der Fall, so ist es notwendig, das eine oder andere zu überdenken und anzupassen. Ein QM-Handbuch ist **nie „fertig"**, da von außen Änderungen eintreten, die eine Anpassung notwendig machen und bei jeder Hebamme eine Weiterentwicklung stattfindet, die in das QM-Handbuch Eingang findet.

Je nach Organisationsform und Vorlieben kann das QM-Handbuch als Papierordner oder in Dateiform auf dem Computer vorliegen. Je größer das Team und das angebotene Leistungsspektrum, desto umfangreicher ist das Handbuch.

Beispiel für die Grobgliederung eines QM-Handbuchs
- Inhaltsverzeichnis
- Leitbild
- Organisation, Organigramm (in Teams)
- Satzung, Gesellschaftsvertrag, Geschäftsordnung (in Teams)
- Qualitätspolitik
- Prozessdarstellungen
  - Risikomanagement
  - Personalwesen
  - Kernprozesse
- Unterstützungsprozesse
- Checklisten
- Arbeitsanleitungen
- Formulare
- Merkblätter für Eltern

Im Konzept **„Qualität in der freiberuflichen Hebammentätigkeit"**, herausgegeben vom Deutschen Hebammenverband, finden Sie für alle Tätigkeitsbereiche der Hebamme eine Zusammenstellung der bereits vorhandenen Materialien, die die Qualitätsentwicklung unterstützen, sowie zahlreiche Vorschläge zur Umsetzung von QM in der eigenen Praxis. Das Konzept kann im DHV-Shop unter www.hebammenverband.de bestellt werden.

Der **Schweizer Hebammenverband** gibt eine Broschüre mit dem Titel „Qualitätsordner für die freipraktizierende Hebamme" heraus, in dem weiterführende Angebote benannt werden. Bezugsadresse: www.hebamme.ch

Insbesondere bei der **Arbeit im Team** hat die Einführung von Qualitätsmanagement zahlreiche Vorteile, wenn die Zeit der Erstellung eines QM-Handbuches überwunden ist. Vorteile sind:
- erleichterte Einarbeitung neuer Kolleginnen
- abgestimmtes Erscheinungsbild nach außen
- Konsens im Team zur Vorgehensweise, dadurch Zeitersparnis für immer wiederkehrende Absprachen
- Nachweis über die Qualität der eigenen Arbeit
- Reflektion der eigenen Arbeit

Wenn in einer Einrichtung bereits ein QM-System existiert, ist es wichtig, sich an den Verbesserungsprozessen zu beteiligen.

Leitbild

Leitbilder sind „idealhafte, richtungweisende Vorstellungen" (Brockhaus). Bei einem Leitbild handelt es sich um eine schriftlich fixierte, grundlegende Willensbekundung und die höchste Verdichtungsstufe einer übergeordneten Zielsetzung.

> ⚠ Ein Leitbild stellt den Handlungsrahmen für die Tätigkeit der Hebamme oder Organisation dar, an dem gegenwärtige und zukünftige Entscheidungen und Maßnahmen überprüft werden. Es enthält jedoch auch Visionen für zukünftiges Handeln.

Für die Hebamme oder Organisation bietet ein Leitbild die **Chance zur Weiterentwicklung**, da es einen Orientierungsrahmen liefert, der von allen getragen wird. Für die Mitarbeiterinnen, Mitstreiterinnen oder beteiligten Akteure werden die Aufgaben, Anforderungen und Ziele klar. Das Leitbild weist die Richtung und definiert die Idealgestaltung der Zukunft, welche durch gemeinsames Handeln erzielt werden kann. Für das Umfeld wird die Zielsetzung der Organisation verständlich. Die Organisation gewinnt an Profil.

Voraussetzung für die Kraftentfaltung eines Leitbildes ist, dass alle betroffenen Akteure in die Leitbildentwicklung eingebunden sind. Nach der Erstellung des Leitbildes sichert dessen Einbindung in alle anderen Aktivitäten, dass die konkrete Umsetzung der formulierten Ziele beachtet wird.

Anforderungen an die Leitbildgestaltung

Das Leitbild
- deckt die wesentlichen Themen und Handlungsfelder der Organisation ab
- verwendet eine verständliche Sprache

- ist einerseits langfristig angelegt, gleichzeitig aber an veränderte Anforderungen anpassbar
- ist möglichst allgemein gehalten, jedoch auch hinreichend spezifisch (knapp und prägnant)
- kommuniziert das Selbstverständnis und die Zukunftsvorstellungen
- richtet sich sowohl nach innen als auch nach außen
- weist eine handlungsleitende Orientierungsfunktion auf
- steckt den Rahmen für konkrete Planungen, Vorhaben und Maßnahmen ab
- verwendet positive Formulierungen

> **P Praxistipp**
> Da das Leitbild eine Funktion nach außen hat, sollte es sichtbar in der Praxis ausgehängt und/oder auf der eigenen Homepage veröffentlicht werden.

Organisation

Die Hebamme /das Team /die Organisation benennt die **Rechtsform** (Einzelunternehmerin, Verein, GbR, Partnerschaftsgesellschaft) und ggf. das Verhältnis der Hebammen zum Träger. Die **Verantwortlichkeiten** werden aufgezeigt. Eine einzeln arbeitende Hebamme kann hier ihre Vertretungsregelungen und Kooperationen darstellen.

Komplexere Organisationen können die Zusammenhänge, Verantwortlichkeiten und ggf. Weisungsbefugnisse in einem **Organigramm** verdeutlichen. Arbeitsorganisation und Aufgabenverteilung werden erläutert.

Qualitätspolitik

Die Beschreibung der Qualitätspolitik enthält Ziele, Bestandteile und Instrumente der Qualitätspolitik. Die Qualitätspolitik festzulegen ist Aufgabe der Leitung. Die Einführung und Umsetzung von QM-Maßnahmen liegt in größeren Organisationen bei der **Qualitätsbeauftragten**.

Bestandteile und Instrumente der Qualitätspolitik sind z. B.:
- Qualitätsziele
- Angaben zu Aufbau und Stand des QM-Systems
- Ermittlung von Kennzahlen
- Befragung von Kundinnen, Mitarbeitern, Kooperationspartnern
- Datenanalyse und Statistiken
- Bewertung und Optimierung des QM-Systems

Prozessdarstellungen

Dargestellt werden die wesentlichen Steuerungsprozesse, Kernprozesse und Unterstützungsprozesse.

Steuerungsprozesse sind alle Prozesse, die die Hebamme in ihrer Eigenschaft als Unternehmerin durchführt. In Organisationen sind dies Aufgaben des Trägers bzw. der Geschäftsführung, z. B.:
- Finanzplanung
- Finanzkontrolle
- Rechnungsstellung
- Jahresziele
- Qualitätspolitik
- Teamsitzung
- Öffentlichkeitsarbeit

Risikomanagement, enthält je nach Tätigkeitsfeld z. B.:
- Notfallplan
- Kooperationen mit Rettungsdienst, Kliniken, Ärzten
- Verlegungsorganisation
- Hinzuziehung der 2. Hebamme oder des Arztes
- Arbeitsanleitungen für Notfallsituationen (z. B. Reanimation, Blutungen)
- Aufstellung der Notfallausrüstung (z. B. Sauerstoff, Arzneimittel) und Sicherstellung der Wartung und Verfügbarkeit
- Kriterien für die Wahl des Geburtsortes
- Fallbesprechung (Organisation einer regelmäßigen Fallbesprechung mit dem eigenen Team und der Verlegungsklinik zu besonderen Fällen)
- Brandschutz
- Formulare, z. B. Übergabebericht bei Verlegung

Das **Personalmanagement** ist ein Element der Steuerungsprozesse im QM-Handbuch, sofern Personal beschäftigt wird. Ergänzend können dann z. B. folgende Dokumente erstellt werden:
- Prozessbeschreibung für die Personalsuche
- Kriterien zur Auswahl von Bewerberinnen
- Einarbeitungsplan

13.6 Das QM-Handbuch

- Muster von Arbeits-, Honorar-, Gesellschaftsvertrag
  - Schweigepflichts- und Datenschutzerklärung
  - Mitarbeiterentwicklung
  - Stellenbeschreibungen
  - Personalakte

Als **Kernprozesse** werden die Prozesse verstanden, die den Kern der eigentlichen Hebammenarbeit bilden. Typische Kernprozesse einer Hebamme sind z. B.:
- Anmeldung
- Schwangerenvorsorge
- Hinzuziehung eines Arztes/einer Ärztin
- Geburt
- Verlegung in Ruhe
- Verlegung als Notfall
- Kursdurchführung
- Wochenbettbetreuung
- Stillberatung

Unterstützungsprozesse sind notwendig, um die eigentliche Arbeit erledigen zu können. Dies sind z. B.
- Bestellung und Kontrolle von Arzneimitteln und Verbrauchsmaterial
- Gerätewartung
- Laboranforderung
- Dokumentation
- Hygiene und Desinfektion
- Arbeits- und Gesundheitsschutz
- Umgang mit klientenbezogenen Daten (Aufbewahrung, Archivierung, Vernichtung)

Größere Organisationen benötigen zur Sicherstellung der Datenschutzrichtlinien eine Datenschutzbeauftragte.

Dokumentenarten

Für unterschiedliche Sachverhalte sind unterschiedliche Dokumentenarten geeignet. Eine klare Benennung verhindert Unklarheit über Inhalt und Form. Möglich sind z. B. die Begriffe:
- Formular
- Checkliste
- Arbeitsanleitung
- Prozessbeschreibung
- Merkblatt
- Konzept

Formulare, Checklisten und Arbeitsanleitungen ergänzen häufig eine Prozessbeschreibung. Merkblätter werden den betreuten Frauen ausgehändigt, um einen Sachverhalt, der erklärt wurde, noch einmal zu verdeutlichen oder um für komplizierte Sachverhalte eine Gedächtnisstütze zur Verfügung zu stellen.

Formulare
Sie eignen sich z. B. für:
- Anamneseerhebung
- Statistische Angaben
- Abrechnungsdaten
- Verlegungsbericht
- Laborbuch
- Bestellwesen
- Vertragliche Vereinbarungen
- Fehlermeldungen
- Befragungen

Checklisten
Checklisten eignen sich als Hilfsmittel für einfache Arbeitsschritte, bei denen es darum geht, nichts zu vergessen. Im Wesentlichen ist die Checkliste eine Aufzählung. Sie wird abgehakt und zu den Akten genommen oder als wieder verwendbare Gedächtnisstütze verwendet. Sie eignet sich z. B. für:
- Richten zur Geburt
- Papiere nach der Geburt
- Entlassungsgespräch bei ambulanter Geburt
- Aufklärungsgespräche
- Inhalt des Hausgeburtskoffers, Wochenbettkoffers
- Beratungsinhalte in der Schwangerschaft und im Wochenbett

Arbeitsanleitungen
Arbeitsanleitungen eignen sich für alle Vorgänge, bei denen die Anleitung zu einem speziellen Handeln im Vordergrund steht. Arbeitsanleitungen, bei denen die fachliche Expertise der Hebamme im Vordergrund steht, müssen regelmäßig an den aktuellen Stand der Wissenschaft angepasst werden. Dabei werden Richtlinien und Empfehlungen der Fachverbände berücksichtigt. Dies trifft z. B. zu für das Vorgehen bei:
- Wassergeburt
- Reanimation
- Schulterdystokie

- Übertragung
- Vorzeitigem Blasensprung
- Milchstau

Vom **Deutschen Hebammenverband** werden folgende Empfehlungen unter http://www.hebammenverband.de/index.php?id=787 bereitgestellt:
- Umsetzung der Berufspraktischen Ausbildung im außerklinischen Bereich
- Akupunktur
- Gemeinsame Empfehlung zur Identifikation Neugeborener
- Klassische Homöopathie
- Stillbegleitung durch Hebammen
- Schwangerenvorsorge durch Hebammen
- Zusammenarbeit von Hebamme und Ärztin/Arzt in der Geburtshilfe
- Arbeitshilfe zur Zusammenarbeit zwischen angestellten Hebammen und Beleghebammen
- Empfehlungen zur Dokumentation der Schulterdystokie

Der **gemeinsame Bundesausschuss** veröffentlicht unter www.g-ba.de/informationen/richtlinien/ folgende Richtlinien:
- Richtlinien zur Früherkennung von Krankheiten bei Kindern bis zur Vollendung des 6. Lebensjahres
- Richtlinien über die ärztliche Betreuung während der Schwangerschaft und nach der Entbindung
- Vereinbarung über Maßnahmen zur Qualitätssicherung der Versorgung von Früh- und Neugeborenen

Die **Fachgesellschaften** geben ebenfalls Leitlinien und Empfehlungen heraus, die leider nur selten unter Beteiligung von Hebammen erstellt werden. Alle medizinischen Empfehlungen finden Sie unter: http://www.awmf.org/leitlinien.html.
Für Hebammen relevant können die **Leitlinien folgender Fachgesellschaften** sein:
- Gesellschaft für Gynäkologie und Geburtshilfe
- Deutsche Gesellschaft für Perinatale Medizin
- Deutsche Gesellschaft für Kinder- und Jugendmedizin e. V.
- Deutsche Gesellschaft für Psychosomatische Frauenheilkunde und Geburtshilfe e. V.
- Gesellschaft für Neonatologie und pädiatrische Intensivmedizin

Neu gegründet hat sich die **Gesellschaft für Hebammenwissenschaft**, die perspektivisch Leitlinien und Empfehlungen für die Hebammenarbeit erstellen wird http://www.dghwi.de/.

Prozessbeschreibung

Die Prozessbeschreibung eignet sich für die Schilderung von Prozessen, die regelmäßig zum Aufgabengebiet gehören oder die besonders relevant in Bezug auf das Risikomanagement sind. Schon bei der Erstellung wird die Komplexität eines Prozesses deutlich.

> ⚠ Fehler in den Prozessen und unklare Verantwortlichkeiten werden mithilfe einer Darstellung oft frühzeitig erkannt und können im Rahmen der Prozesserarbeitung behoben werden.

Die Einarbeitung neuer Mitarbeiterinnen wird erleichtert. Bei der Erstellung wirken alle am Prozess Beteiligten mit.
Prozessbeschreibungen können in Form von **Fließtext oder als Flussdiagramm** erstellt werden (s. ▶ Abb. 13.6). Die Darstellung in Form von Flussdiagrammen ist übersichtlich und zeigt für jeden Prozessschritt die Verantwortlichkeiten und Begleitdokumente auf den ersten Blick an.

Konzepte

Konzepte eignen sich z. B. für die Kursarbeit. Für die Anerkennung eines Kurses als Präventionsleistung nach § 20 SGB V ist die Vorlage eines Konzeptes Voraussetzung.

Merkblätter

Merkblätter sind geeignet, um der Frau einen komplizierten Sachverhalt, der schon mündlich vermittelt wurde, zum Nachlesen zu überlassen. Es gibt Merkblätter z. B. von der Bundeszentrale für gesundheitliche Aufklärung (www.bzga.de) und vom gemeinsamen Bundesausschuss (www.g-ba.de) (z. B. Merkblatt zur HIV-Untersuchung).
Eigene Merkblätter können z. B. zu folgenden Themen erstellt werden:

- Erreichbarkeit
- Hausgeburtsvorbereitungen/Kliniktasche/ Ins Geburtshaus mitbringen
- Tipps in der Schwangerschaft
- Laufzettel für Eltern
- Nach der Geburt zu beachten
- Neugeborenenscreening

Unter http://www.gesundfuchs.de/fortpflanzung finden Sie einige Merkblätter, die vom Institut für Qualität und Wirtschaftlichkeit im Gesundheitswesen erstellt wurde, u. a. zu den Themen
- HIV Untersuchung in der Schwangerschaft
- Überschreitung des Geburtstermins
- Geburtseinleitung, Kaiserschnitt
- Geburtsschmerz
- Frühgeburt
- Depressionen nach der Geburt

Broschüren sind umfangreicher, verfolgen jedoch denselben Zweck. Broschüren zum Aushändigen an die Frauen werden außer von der BzgA herausgegeben vom DHV (z.B. Stillbroschüre) und Quag (Informationsbroschüre für die Eltern zur Wahl des Geburtsortes – unter www.quag.de).

Formale Kriterien

In der Regel wird bei dem Bestreben, ein eigenes Dokument für das Qualitätshandbuch zu erstellen, im Wesentlichen an den Inhalt gedacht. Mindestens ebenso wichtig ist jedoch die **Form**, da sie entscheidend zu einer guten Handhabbarkeit eines Dokumentes beiträgt.

Die formalen Angaben bilden den **Kopf des Dokumentes**, der folgende Angaben enthalten kann (s. ▶ Tab. 13.2):
- genaue Bezeichnung
- Datum der Erstellung/Verabschiedung (sind mehrere Personen, z. B. ein Hebammenteam, an der Erstellung beteiligt, so wird die letzte Fassung verabschiedet)
- Versionsnummer oder Datum der letzten Änderung (Sammlung in einem Handbuch mit Inhaltsverzeichnis und Durchnummerierung bietet sich an)
- Befristung der Gültigkeit (nach höchstens zwei Jahren sollte ein QM-Dokument überprüft und ggf. überarbeitet werden)
- In Teams: Namen der Verantwortlichen
- Standort von Kopien: Reanimationsplatz, am Telefon (wichtig, um sicherzustellen, dass bei Änderungen auch Kopien ausgetauscht werden)

▶ **Tab. 13.2** Beispiel für die Beschriftung (Kopf) eines Dokuments

Geburtshaus .... Datum der Freigabe 01.12.2010	Arbeitsanleitung	Stand: 20.10.2010 verantwortlich: Regina S.
Gültig bis: 01.12.2012	Übertragung	Standort von Kopien: Schwangerenvorsorge

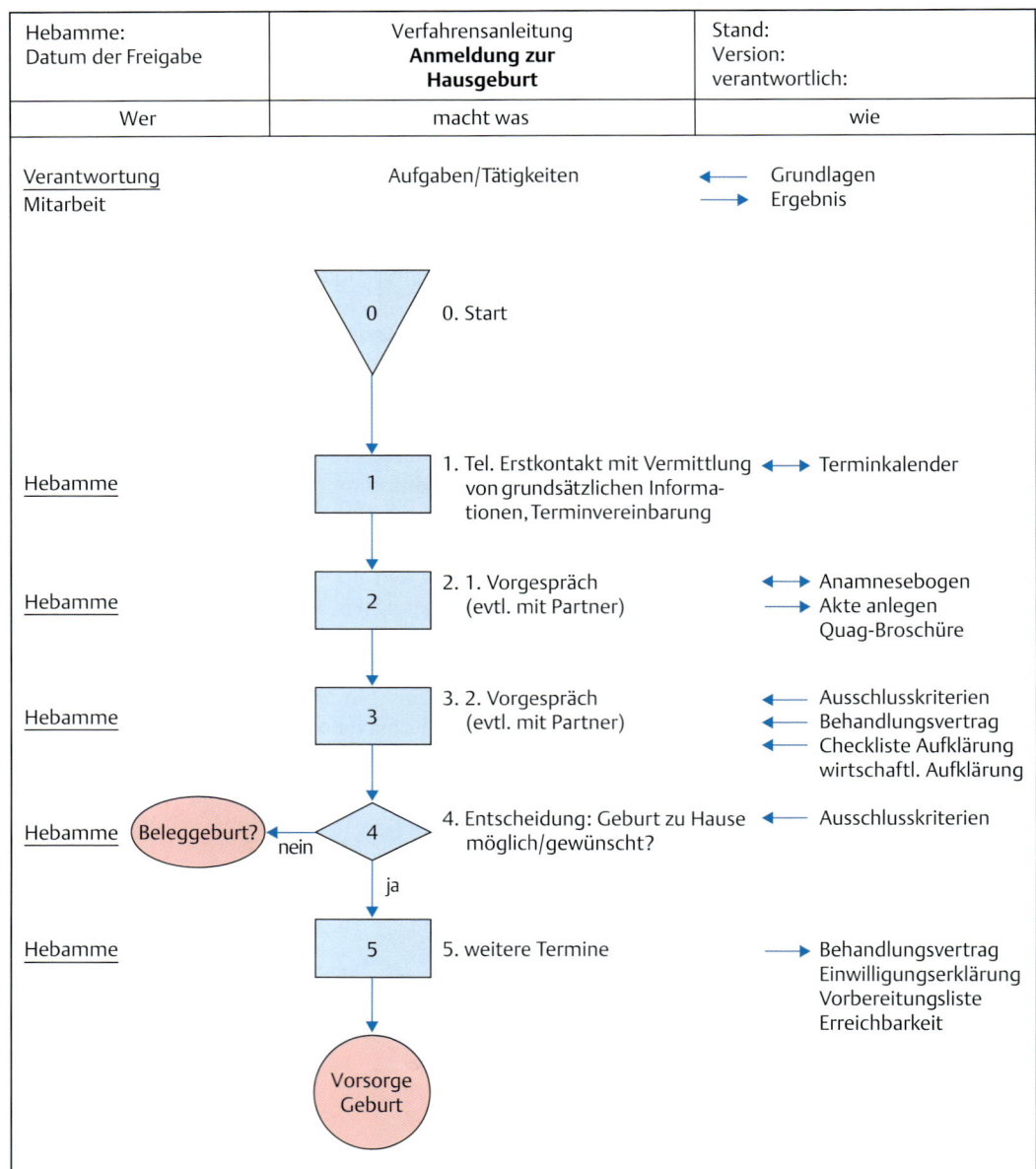

▶ **Abb. 13.6** Beispiel: Anmeldung zur Hausgeburt, Prozessbeschreibung als Flussdiagramm.

13.7 Qualitätsmanagementsysteme

Die systematische Arbeit an der Qualität erfolgt durch Qualitätsmanagement.

> **Qualitätsmanagement (QM)** bezeichnet alle organisierten Maßnahmen, die der kontinuierlichen Verbesserung von Produkten, Prozessen oder Leistungen jeglicher Art dienen.

In einem Qualitätsmanagementsystem (s. ▶ Abb. 13.7) werden alle qualitätsrelevanten Unterlagen in einem **QM-Handbuch** gesammelt und Prozessen zugeordnet. Damit abgedeckt sind auch rechtliche Vorgaben.

International bekannt und umfassend sind die QM-Systeme nach Iso und das EFQM-Modell. Bei beiden Modellen ist eine Bewertung von außen vorgesehen, die eine **Zertifizierung** beinhaltet. Auch wenn die Hebamme keine Zertifizierung vornehmen möchte, lohnt sich für die Erstellung eines Handbuches die Orientierung an anerkannten Modellen.

Das **Iso-Modell** wird von der „International Organization for Standardization" vorgegeben. Die Standardisierung hat das Ziel, vergleichbare und übertragbare Ergebnisse und Produkte zu erreichen. Von der Iso werden die übergeordneten Inhalte sowie die Grobgliederung eines QM-Handbuches strukturell vorgegeben und stetig weiterentwickelt. Für den Dienstleistungsbereich ist derzeit die Iso-Norm 9001:2008 gültig, was bedeutet, dass sie zuletzt im Jahr 2008 überarbeitet wurde.

Die **8 Grundsätze des Qualitätsmanagements nach Iso** sind:
1. Kundenorientierung
2. Verantwortlichkeit der Führung
3. Einbeziehung der beteiligten Personen
4. Prozessorientierter Ansatz
5. Systemorientierter Managementansatz
6. Kontinuierliche Verbesserung
7. Sachbezogener Entscheidungsfindungsansatz
8. Lieferantenbeziehungen zum gegenseitigen Nutzen

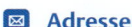 **Adressen**
Nähere Informationen finden Sie unter
http://de.wikipedia.org/wiki/Qualitätsmanagementnorm.

Die EFQM (European Foundation for Quality Management) ist eine gemeinnützige Organisation, die sich für die Verbreitung und Anwendung von Qualitätsmanagement-Systemen nach dem **EFQM-Modell** einsetzt. Das wichtigste Element des EFQM-Modells ist die Selbstbewertung und der Vergleich mit anderen.

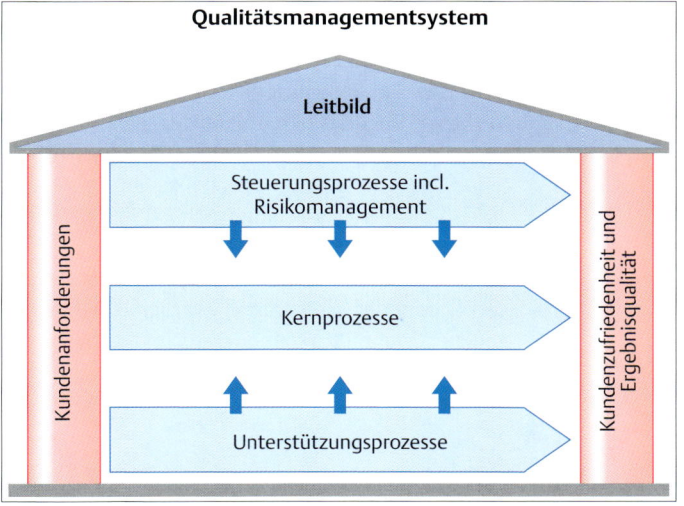

▶ **Abb. 13.7** Qualitätsmanagementsystem.

Die **8 Grundprinzipien des EFQM-Modells** 2010 lauten:
1. Ausgewogene Ergebnisse erzielen
2. Kundennutzen mehren
3. Mit Vision, Inspiration und Integrität führen
4. Mittels Prozessen lenken
5. Durch Menschen erfolgreich sein
6. Innovation und Kreativität fördern
7. Partnerschaften aufbauen
8. Verantwortung für eine nachhaltige Zukunft übernehmen

Beide Systeme sind prozessorientiert und ähneln sich in wesentlichen Grundsätzen. Für den Einstieg in ein Qualitätsmanagement bietet die Iso eine gute Struktur, um den Ist-Stand darzustellen und erste Verbesserungen einzuleiten. Im Verlauf der Beschäftigung mit QM kann es sein, dass das Bewertungssystem des EFQM mehr Motivation für Verbesserungen bietet (siehe auch www.efqm.org).

Beide Modelle sind nicht speziell auf das Gesundheitswesen bzw. die Hebammentätigkeit ausgerichtet und ohne Schulung bzw. Adaptation der Begriffe und Beschreibungen auf das Gesundheits- und Hebammenwesen schwer verständlich. Inzwischen werden von den Hebammenverbänden und durch freie Anbieter **Schulungen für Angehörige des Gesundheitswesens** und auch speziell für Hebammen durchgeführt.

Neben den beiden großen QM-Modellen gibt es eine Vielzahl von weiteren QM-Systemen, die sich auf Teilbereiche der umfassenden QM-Systeme beschränken oder inhaltliche Ausführungen für bestimmte Bereiche festlegen.

KTQ (Kooperation für Transparenz und Qualität im Gesundheitswesen) und **QEP** (Qualität und Entwicklung in Praxen) sind eigene Systeme mit eigenem Vokabular, die auf die Bedürfnisse von Kliniken (KTQ) bzw. Arztpraxen (QEP) zugeschnitten sind.

> ✉ **Adressen**
> Nähere Informationen finden Sie unter www.ktg.de und www.kbv.de/themen/qualitaetsmanagement

Qualitätssiegel

Es gibt verschiedene Anbieter von Qualitätssiegeln. Diese haben **eigene Qualitätsanforderungen** festgelegt, die teilweise strukturelle Anforderungen vorsehen, wie sie auch in den QM-Systemen gefordert werden. Teilweise werden jedoch auch inhaltliche Vorgaben gemacht.

Je nach Konzeption ist der Verbesserungsprozess in der eigenen Praxis schwerfällig, wenn er von der Anerkennung durch den „Siegelgeber" abhängig ist. Ein Anbieterwechsel ist in den großen Systemen leichter, da dort vergleichbare Vorgehensweisen vorausgesetzt werden können. Die Anforderungen für eine externe Anerkennung des QM-Handbuches gehen dabei nicht über das allgemein übliche Maß hinaus.

Die **Berufsgenossenschaft für Gesundheitsdienst und Wohlfahrtspflege** (BGW) bietet Qualitätsmanagement mit dem Schwerpunkt Arbeitsschutz, Brandschutz und Hygiene an, das ein guter Baustein im Risikomanagement ist. Auf der Internetseite der BGW finden sich nützliche Tools, um in diesem Bereich die Qualität zu verbessern und den gesetzlichen Anforderungen gerecht zu werden (www.bgw-online.de).

Alle genannten Qualitätskonzepte werden durch Dienstleister der Organisationen überprüft und erhalten nach erfolgreicher Prüfung eine Zertifizierung bzw. ein Qualitätssiegel.

13.8 Qualitätszirkel

Ursprünglich in Japan entstanden, ist der Qualitätszirkel ein **Instrument der kontinuierlichen Verbesserung**, das sich Anfang der sechziger Jahre in der Industrie etablierte. Seit Anfang der 1990er-Jahre stieg die Anzahl medizinischer Qualitätszirkel in Deutschland hauptsächlich in der Ärzteschaft kontinuierlich, und lag 1999 bei ca. 2 000 alleine im ambulanten Bereich. Von den Berufsverbänden der Hebammen werden Fortbildungen zur Qualitätszirkelmoderatorin angeboten. Es wurden auch zahlreiche regionale Qualitätszirkel gegründet.

13.8 Qualitätszirkel

Funktionen eines Qualitätszirkels
- Qualitätsverbesserung der eigenen Arbeit
- Erfahrungsaustausch
- Fortbildung

Beim Qualitätszirkel handelt es sich um eine **Gruppe von 8 bis 12 festen Teilnehmerinnen**. Die Abstände zwischen den Treffen sollten nicht zu lang sein, so dass eine kontinuierliche Arbeit möglich ist, ohne andererseits ein Überforderungsgefühl der Teilnehmerinnen zu verursachen. Die Festlegung auf einen bestimmten Termin erleichtert die individuelle Arbeitsplanung (Kurse, Sprechstunden).

Im Qualitätszirkel aktivieren die Teilnehmerinnen zuerst ihr Wissen und ihre eigene Erfahrung. Insbesondere, wenn sich hierbei unterschiedliche Standpunkte der einzelnen Teilnehmer offenbaren, werden zur Evaluierung weitere Quellen herangezogen (Referenten, Literatur, Internetrecherche, Leitlinien). Auf dieser Basis können die Gruppenteilnehmerinnen zu einer **neuen gemeinsamen Vorgehensweise** kommen, deren praktische Erprobung und Verbesserung wiederum in der Gruppe besprochen wird.

Merkmale eines Qualitätszirkels
- auf Dauer angelegt (mindestens 2 Jahre)
- regelmäßige Termine
- fester Personenkreis, deren Mitglieder freiwillig, aber verbindlich teilnehmen
- gemeinsame Erfahrungsgrundlage
- selbst gewählte Themen des Arbeitsalltags
- strukturiertes, zielbezogenes Vorgehen
- Dokumentation
- Unterstützung durch Moderation

Aufgabe der Moderatorin im Qualitätszirkel ist es, den Gruppenprozess zu fördern und methodische Hilfestellungen bei der Problemfindung und -lösung zu geben, ohne inhaltlich einzugreifen oder Entscheidungen zu fällen. Die Gruppe ist voll für das inhaltliche Ergebnis verantwortlich und die Moderatorin die alleinige Methodenspezialistin.

Die **Qualität der Moderatorin** beeinflusst wesentlich die Qualität der Gruppenarbeit. Durch die Beschaffung von Arbeitsmaterial und eines hinreichenden Background-Wissens bereitet sich die Moderatorin auf die Moderation vor. Von zahlreichen Anbietern werden Seminare veranstaltet, in denen Basiswissen über Moderation vermittelt wird. Um neben allgemeinen Methodenkenntnissen der Moderation auch Wissen über den Aufbau eines Qualitätszirkels zu erwerben, kommen zurzeit eher Fortbildungen der Ärztekammern, Hebammenverbände oder anderer medizinischer Anbieter in Frage.

Literatur

[1] **Selow M.** Qualitätszirkel. Hebammenforum 2003; 7: 449-450

[2] **Knobloch R, Selow M.** Dokumentation im Hebammenalltag. Elsevier; 2010

14 Fortbildungspflicht und fachliche Voraussetzungen

Regine Knobloch

„Wir müssen bei uns selbst anfangen, müssen unermüdlich danach streben, uns durch Fortbildungen ein gründliches Wissen zu erringen. Dann wird dem Hebammenstande Ansehen und Achtung nicht versagt werden können." *(Olga Gebauer, 1885)*

Bereits bei der Gründungsversammlung des ersten Hebammenvereins in Berlin hatte Olga Gebauer, dessen Führung sie kurze Zeit später übernahm, benannt, welche Bedeutung Fortbildung für die Qualität der Arbeit einer Hebamme hat. Fort- und Weiterbildung unterstützt Hebammen darin, fachlich nach den neuesten Erkenntnissen zu handeln, das eigene Handeln zu reflektieren, sich mit Kolleginnen auszutauschen und kann durch ein besonderes Angebot einen Wettbewerbsvorteil bedeuten.

> ❗ Wer gute Arbeit macht, wird durch Mundpropaganda weiterempfohlen.
> Wer ein besonderes Angebot machen kann, hat die Möglichkeit, Kolleginnen in deren Tätigkeit zu ergänzen.

Jeder Leistungserbringer im Gesundheitswesen ist nach § 135a SGB V verpflichtet, die Qualität seiner Leistungen zu sichern und weiterzuentwickeln und sich auf dem neuesten wissenschaftlichen Stand zu halten. Dies bedeutet nichts anderes, als die **Verpflichtung, sich kontinuierlich fortzubilden**.

Näheres ist in den **Berufsordnungen** und Hebammengesetzen der einzelnen Bundesländer festgeschrieben. Worin und in welchem Umfang sich Hebammen fortzubilden haben, ist ganz unterschiedlich geregelt. In den meisten Berufsordnungen sind Formulierungen allgemeiner Art zu finden wie in der **Berufsordnung von Baden-Württemberg** von 1998:

> **§ 6 Fortbildung**
> (1) Hebamme und Entbindungspfleger haben sich beruflich fortzubilden und müssen dies gegenüber dem Gesundheitsamt nachweisen können.
> (2) Geeignete Mittel der Fortbildung sind insbesondere die Teilnahme an Fortbildungsveranstaltungen der Hebammenschulen und der Hebammenverbände sowie das Studium der Fachliteratur. Hebamme und Entbindungspfleger haben in dem Umfang von den Fortbildungsmöglichkeiten Gebrauch zu machen, wie dies zur Erhaltung und Entwicklung der zur Berufsausübung notwendigen Fachkenntnisse erforderlich ist.

Konkretere Vorgaben macht die **Berufsordnung in Nordrhein-Westfalen** aus dem Jahr 2002:

> **§ 7 Fortbildung**
> Hebammen und Entbindungspfleger haben sich beruflich fortzubilden. Innerhalb eines Zeitraums von 3 Jahren müssen der zuständigen Behörde mindestens 60 Unterrichtsstunden nachgewiesen werden. Geeignete Maßnahmen zur Fortbildung sind insbesondere Fortbildungsveranstaltungen von Hebammenlehranstalten und Hebammenverbänden.

Das **Niedersächsische Hebammengesetz** von 2004 bestimmt, neben der Pflicht zur Fortbildung, dass die Hebamme auch eine Verpflichtung zur Qualitätssicherung hat:

§ 2 Allgemeine Berufspflichten
(1) Hebammen sind verpflichtet, ihren Beruf entsprechend dem jeweiligen Stand der Erkenntnisse auf dem Gebiet der Geburtshilfe und der medizinisch-wissenschaftlichen Erkenntnisse gewissenhaft auszuüben und dabei Qualitätssicherungsmaßnahmen durchzuführen. Soweit für die Qualitätssicherung anerkannte fachliche Regeln vorhanden sind, müssen die Maßnahmen diesen entsprechen.
(2) Hebammen sind verpflichtet, sich über die für die Ausübung ihres Berufs geltenden Vorschriften zu unterrichten und in höchstens dreijährigem Abstand an Fortbildungsveranstaltungen teilzunehmen. Diese Veranstaltungen müssen wissenschaftliche Themen zur Schwangerschaftsbetreuung, zur Geburtshilfe und zur Wochenpflege umfassen.

Da die **Fortbildungsverpflichtung in allen Berufsordnungen der Länder** nach und nach überarbeitet und konkretisiert wird, sollte die Hebamme mit ihrer Berufsordnung vertraut sein und sich auf dem neuesten Stand halten. Bundesweit einheitliche Qualitätskriterien, die u. a. Lerninhalte und -formen, Stundenumfang oder Pflichtbereiche wie Notfallmanagement beschreiben, bestehen bislang noch nicht.

Das Angebot an Fort- und Weiterbildungsmaßnahmen wächst zunehmend, so dass für Hebammen mittlerweile vielfältige Möglichkeiten zur beruflichen und persönlichen Weiterentwicklung bestehen. Sich auf dem neuesten Stand des fachlichen Wissens zu halten, **schützt auch vor ungerechtfertigten Vorwürfen.** Sowohl aus zivilrechtlicher als auch aus strafrechtlicher Sicht kann es relevant sein, ob eine Hebamme sich an die Empfehlungen der Hebammenverbände oder eines Anbieters zur Aus- und Weiterbildung gehalten hat.

> **Fallbeispiel**
> Die Hebamme betreut Frau A im Wochenbett. Frau A hat von Beginn an Schwierigkeiten beim Stillen. Sie leidet unter wunden Brustwarzen und hat mehrmals einen Milchstau. 8 Wochen nach der Geburt muss Frau A ins Krankenhaus, weil sich ein Abszess gebildet hat. Frau A fühlt sich von der Hebamme nicht korrekt behandelt.
> ▼
>
> ▼
> Diese habe ihr, neben einem anderen homöopathischen Mittel, Phytolacca verabreicht, das sie mehrmals täglich einnehmen solle. Frau A liest zufällig auf einer Internetseite, dass Phytolacca, und insbesondere in niederen Potenzen, keinesfalls einer Stillenden gegeben werden solle, da es dem Säugling schade.
> Die Hebamme hatte zwar dokumentiert, dass sie der Frau die Hochpotenz C 30 gegeben hatte, jedoch nicht, wie häufig die Frau dieses Mittel einnehmen sollte. Die Hebamme führte als Grundlage ihres Wissens mehrere, jedoch bereits ältere (ca. 10–15 Jahre alte) Literatur an. In die neuere Literatur war jedoch aufgenommen worden, dass Phytolacca nicht (mehr) in tiefen Potenzen gegeben werden soll. So konnte die Hebamme nicht belegen, dass sie bei der homöopathischen Behandlung nach dem aktuellen Stand des Wissens gehandelt und sich entsprechend ausgebildet bzw. fortgebildet hatte.

14.1 Welche Fortbildung soll ich wählen?

Welche Fortbildungen **im Einzelfall** sinnvoll sind, hängt von verschiedenen Faktoren ab.
- Eine Freiberuflerin, die vor noch nicht allzu langer Zeit ihr Examen gemacht hat, möchte vielleicht zunächst ihre Kenntnisse vertiefen.
- Eine Hebamme, die schon länger im Berufsleben steht, möchte sich neue Tätigkeitsfelder erschließen.
- Eine Hebamme nach einer längeren Arbeitspause möchte sich auf den neuesten Stand der Erkenntnisse bringen.

Die Frage, ob eine bestimmte Fortbildung sich auch finanziell auszahlt, ist zu einer existenziellen Frage geworden. Vor wenigen Jahren noch war die **Akupunktur** eine Fortbildung, die auch Hebammen deshalb gemacht haben, um mit der Konkurrenz „mithalten" zu können. Wer sich heute für Akupunktur entscheidet, sollte sich darüber im Klaren sein, welchen Aufwand dies erfordert und ob man bereit ist, sich regelmäßig darin fortzubilden. Akupunktur kann nicht mit den Krankenkassen abgerechnet werden. Die Hebamme kann jedoch einen Behandlungsvertrag mit den Frauen abschließen und die Höhe der Kosten im Rahmen der Privatgebührenordnung selbst bestimmen.

Für **Akupunktur und Homöopathie** hat der DHV Empfehlungen für die Ausbildung herausgegeben. Sie können nachgelesen werden unter www.hebammenverband.de – Service & Fortbildung – Empfehlungen.

▶ **Checkliste 14.1** Welche Fortbildung soll ich wählen?

Um eine Auswahl zu treffen, können Sie zunächst einmal folgende Überlegungen anstellen:

- ☐ Liegt mir das Thema?
- ☐ Habe ich Freude daran, mich tiefer mit dem Thema zu beschäftigen?
- ☐ Nützt es meiner persönlichen Weiterentwicklung?
- ☐ Machen die erweiterten Kenntnisse mein Angebot für die Frauen attraktiver?
- ☐ Werden die neuen Erkenntnisse als besondere Qualität in meine Arbeit einfließen?
- ☐ Benötige ich die Fortbildung, um mich auf den neuesten Wissensstand zu bringen?
- ☐ Ist die Fortbildung nach der Berufsordnung meines Bundeslandes eine empfohlene Fortbildung? Erreiche ich damit das Ziel der geforderten Stundenanzahl an Fortbildung in meinem Bundesland?
- ☐ Wie umfangreich ist die Fortbildung? Wie viele Ausbildungstage muss ich einkalkulieren? Kommen neben den Kosten für die Fortbildung weitere Kosten für Fahrten und Übernachtung hinzu?
- ☐ Kann ich mit der Fortbildung etwas anbieten, das mich von meinen Kolleginnen unterscheidet?
- ☐ Erwarte ich eine Verbesserung meines Einkommens?
- ☐ Wird sich die Fortbildung „auszahlen"? Wenn ja, wie könnte das aussehen?
- ☐ Möchte ich/kann ich die neuen Kenntnisse privat mit den Frauen abrechnen?

14.2
Wiedereinstieg in die Hebammenarbeit

❗ **Es gibt keinerlei gesetzliche Vorschriften, nach denen die Berufsunterbrechung einen gewissen Zeitraum nicht überschreiten darf.**

Auch nach einer langjährigen Berufsunterbrechung kann eine Hebamme sofort wieder in ihren Beruf einsteigen. Damit keine Fehler durch Unwissenheit entstehen, wäre es vernünftig, in einer „Wiedereinsteigerphase" sich zunächst auf das zukünftige Arbeitsfeld vorzubereiten.

Ideal wäre es zunächst, eine **Fortbildung** zu besuchen, in der Themen des zukünftigen Arbeitsbereiches aufgefrischt bzw. bearbeitet und gelernt werden können. Dies ist jedoch nicht immer möglich, da spezielle Fortbildungen für Wiedereinsteigerinnen nur in unregelmäßigen Abständen angeboten werden.

Kann keine spezielle Fortbildung besucht werden, bietet es sich an, bei einer anderen freiberuflichen Hebamme zu **hospitieren**, um sich auf den aktuellen Wissensstand und bei der Abrechnung der Leistungen auf den neuesten Stand zu bringen.

Ist ein Hospitieren nicht möglich, ist zumindest eine **befreundete Kollegin** eine große Hilfe, die man bei Unsicherheiten anrufen kann. Auch eine gute Zusammenarbeit mit einer Frauen-, einer Kinderärztin und einer Klinik sind eine große Hilfe.

Die **Hebammenverbände** bieten Beratung zu allen beruflichen Fragen an. Mit einem Anruf oder einer E-Mail kann manche Frage sofort geklärt werden oder Sie werden an eine Stelle weitergeleitet, die Antwort weiß.

Um sich auf dem Laufenden zu halten, ist das Lesen einer **Fachzeitschrift** wie „Hebammenforum", „Hebammeninfo", „Deutsche Hebammenzeitschrift" oder „Die Hebamme" immer sinnvoll, aber nicht in jedem Fall ausreichend.

> **P Praxistipp**
> Es lohnt sich, **Mitglied** in einem **Hebammenverband** zu sein, da der Deutsche Hebammenverband bzw. die Hebammen-Landesverbände zahlreiche Fortbildungen mit für Mitglieder deutlich reduzierten Kosten anbieten.

Wer sich zusätzlich auf dem Laufenden halten will, aus familiären Gründen keine Möglichkeit hat, ein Seminar zu besuchen oder einfach gerne am Computer lernt, für den ist das **E-Learning** eine komfortable Methode, sich Wissen anzueignen. Der DHV unterhält eine Lernplattform unter www.hebammen-fortbildung.de. Hier können Sie aus einer Reihe von Artikeln ein Thema, das Sie interessiert, auswählen und aufmerksam lesen. Danach werden Fragen zur Überprüfung gestellt. Hat man alle Fragen richtig beantwortet, kann man sich ein Zertifikat über den erfolgreichen Abschluss der Lerneinheit und die Bestätigung einer Fortbildungsstunde (= 45 Minuten = 1 Fortbildungspunkt) ausdrucken.

14.3
Wie finde ich gute und kostengünstige Angebote?

Ankündigungen berufsrelevanter Fortbildungen sind in den **Hebammenzeitschriften** und auf den **Internetseiten des DHV und der Landesverbände** zu finden. Die Internetseiten bieten den Vorteil, dass aktuelle Angebote zeitnah veröffentlicht werden können. Im Hebammenforum können Sie die aktuellen Fortbildungsangebote der Landesverbände und der Kreise unter der Rubrik „Aus den Landesverbänden" nachlesen.

Umfang und Vielfalt des Fortbildungsangebotes sind regional sehr unterschiedlich. Grundsätzlich können auch Angebote von anderen Landesverbänden genutzt werden. **Hebammen aus Nordrhein-Westfalen** müssen darauf achten, dass das Fortbildungsangebot die Anforderungen von § 7 Berufsordnung für Hebammen in NRW erfüllt.

14.4
Fortbildung dokumentieren: das Hebammen-Kompetenzprofil

Die Nachweise über Fortbildungen sollten Sie **systematisch sammeln**. Besonders geeignet ist hierzu das Portfolio Hebammen-Kompetenzprofil. Dieser Ordner bietet Platz und Struktur für alle relevanten Informationen über den beruflichen Werdegang und die berufliche Praxis. Neben aktuellen persönlichen Daten wie Lebenslauf, Ausbildung und Berufserfahrung können Hebammen hier auf strukturierten Einlegeblättern ihre Praxis reflektieren, Fortbildungen dokumentieren, Informationen zu berufsbezogenen Aktivitäten notieren, Rückmeldungen von Frauen und Kolleginnen ablegen und ihre Berufs- und Entwicklungsziele formulieren.

Der Ordner dient als
- Fortbildungsnachweis
- Instrument und Nachweis der Qualitätssicherung
- Bewerbungshilfe
- Struktur zur kritischen Selbstreflexion.

Die ausgefüllten Einlegeblätter können mit ausdrücklicher Empfehlung des Deutschen Hebammenverbandes als Fortbildungsnachweis anerkannt werden. Er ist ganz besonders für Neueinsteigerinnen empfehlenswert.

> **Adressen**
> Zu bestellen ist er beim Elwin Staude Verlag unter www.staudeverlag.de. Hier kann man sich auch ausgefüllte Beispielseiten anschauen.

14.5
Ergänzende Schlüsselqualifikationen

Neben der Erweiterung der fachlichen Kenntnisse werden sogenannte Schlüsselqualifikationen immer wichtiger. Schlüsselqualifikationen, manchmal auch Soft Skills genannt, sind fachübergreifende Qualifikationen, die Berufstätigen helfen, flexibel auf verschiedene Anforderungen im Beruf

zu reagieren. Sie ergänzen das in Ausbildung und Studium erworbene Fachwissen um **soziale Kompetenz**. Beispiele sind:
- Arbeitsmethodik
- Zeitmanagement
- Kommunikationsfähigkeit
- Konfliktmanagement
- Teamfähigkeit
- Teamführung
- Organisationsvermögen
- Projektmanagement
- Problemlösefähigkeit
- Interkulturelle Kompetenz
- Argumentieren
- Verhandlungen führen und gewinnen
- Belastbarkeit
- Burnout vermeiden
- Vortragen und Präsentieren
- Umgang mit PC und Internet

Es gibt viele Gründe, sich mit Schlüsselqualifikationen zu befassen. In der **interdisziplinären Zusammenarbeit** werden Fähigkeiten wie Kommunizieren und die Fähigkeit, Konflikte zu lösen, zunehmend wichtiger. Die Fähigkeit zum Argumentieren und Verhandlungen führen, ist für **Beleghebammen** von besonderer Bedeutung. Zusätzliche, in der Klinik erforderliche Tätigkeiten, die nicht im Leistungskatalog des Vertrags nach § 134a geregelt sind, wie z. B. Bereitschaftsdienst und Reinigung des Kreißsaals, oder die Aufnahme weiterer Beleghebammen müssen vertraglich vereinbart werden. Auf die häufig zähen Verhandlungen mit der Krankenhausverwaltung kann sich die Hebamme mit einer guten Kommunikationsfähigkeit, Argumentationstechnik und Verhandlungstaktik vorbereiten.

In Regionen mit einem **hohen Anteil von Migrantinnen** ist ein kultursensibler Umgang mit den Familien erforderlich, um effektive Hilfestellungen zu geben.

Ein guter **Umgang mit den eigenen Ressourcen**, die Überprüfung der Arbeitsmethodik und des Zeitmanagements, die eigenen Grenzen anzuerkennen und sich genügend Pausen zu gönnen, sind eine gute Burnout-Prophylaxe (s. auch Kap. 18 und 19).

PC und Internet sind heute nicht mehr wegzudenkende Arbeitsmittel geworden. Der Gesetzgeber fordert nach § 301a SGB V, dass Hebammen, wie andere Leistungserbringer im Gesundheitswesen auch, mit den gesetzlichen Krankenkassen elektronisch abrechnen. Der Umgang mit Abrechnungsprogrammen ist selbstverständlich geworden. Das Internet bietet neue Chancen der Information und des Austausches untereinander. In Zukunft wird auch die elektronische Dokumentation außerhalb der Klinik eine größere Rolle spielen.

Private Anbieter von 2- bis 3-tägigen Kursen für Schlüsselqualifikationen sind nicht selten sehr kostenintensiv. Günstige und nicht weniger qualifizierte Angebote bieten die Volkshochschulen (VHS). Die Preise für einen Tag liegen dort in der Regel unter 100 Euro.

> ✉ **Adressen**
> Eine Übersicht über **Angebote zu Schlüsselqualifikationen** ist zu finden in der Broschüre „Stiftung Warentest Spezial Karriere" und kann unter www.test.de bestellt werden.

Auch die Hebammen-Landesverbände und Hebammen-Fortbildungszentren bieten immer wieder Fortbildungen zu diesen Themen an.

14.6
Das Qualitätssiegel

In Niedersachsen bietet der Landesverband des DHV die **Fortbildung „Qualität im Wochenbett"** an. Es handelt sich dabei um eine Kombination aus Schulungen (zu den Themen Hebammenwissen, Psychosoziale Betreuung, Zuverlässigkeit, Zeit, Stillen und Dokumentation), Anleitung in Form eines Handbuches, Arbeit in Qualitätszirkeln und Vernetzung über eine spezielle Homepage.

Die Hebamme erwirbt dadurch ein Qualitätssiegel. Sie kann damit ihren (zukünftigen) Kundinnen zeigen, wie sie ihren Auftrag in der Wochenbettbetreuung versteht. Leistungen können so verglichen und dargestellt werden. Das Qualitätssiegel wurde durch ein unabhängiges Institut, das ZQ Hannover, zertifiziert. Es kann auch von Hebammen, die in anderen Bundesländern leben, erworben werden.

(Quelle: www.qualitätimwochenbett.de).

14.7 Beispiele für Weiterbildungen

Familienhebammen

Eine Familienhebamme ist **eine Hebamme mit einer Zusatzqualifikation**, deren Tätigkeit die Gesunderhaltung von Mutter und Kind fördert. Dabei liegt der Schwerpunkt der Arbeit auf der psychosozialen, medizinischen Beratung und Betreuung von Familien in belasteten Lebenslagen durch aufsuchende Tätigkeit. Die Familienhebamme arbeitet interdisziplinär und ist eng vernetzt mit anderen Berufsgruppen und Institutionen. Die Familienhebamme betreut schwangere Frauen, Mütter und Kinder bis zum 1. Geburtstag des Kindes. Ziel ihrer Arbeit ist die körperliche und seelische Gesundheit der Familien unter besonderer Berücksichtigung des Kindes.

Die Familienhebamme arbeitet in der Regel freiberuflich auf Honorarbasis. Einen **Vertragsentwurf** finden Sie im Mitgliederbereich des DHV unter www.hebammenverband.de – Downloads – Familienhebammen – Vertragsentwurf zwischen Projektträger und Familienhebamme.

Mit dem Träger des Projekts wird ein Honorar vereinbart. Der DHV empfiehlt ein Honorar von etwa 44 Euro die Stunde (Stand Mai 2010).

Die Weiterbildung zur Familienhebamme ist noch nicht bundesweit einheitlich strukturiert. In Niedersachsen wird 2011 die erste Weiterbildung zur staatlich anerkannten Familienhebamme starten.

 Adressen
Weitere Informationen, Ansprechpartner und relevante Links finden Sie unter
www.hebammenverband.de – Beruf Hebamme – Familienhebamme.

Qualitätsmanagementbeauftragte/Auditorin

Je nach dem Umfang der Schulung kann man sich von der Qualitätsbeauftragten einer Hebammengeleiteten Einrichtung bis zur internen Auditorin qualifizieren.

Qualitätsmanagementbeauftragte können mit Qualitätsmanagement-Werkzeugen umgehen und Qualitäts-Handbücher erstellen. Sie wissen, welche Maßnahmen zum Arbeitsschutz, Brandschutz, zu Hygiene und Sicherheit erforderlich sind und worauf es bei Dokumentation, Datenschutz, Schweigepflicht, Aufklärung und im Haftungsrecht ankommt und haben sich in Kommunikation geübt.

Die Fortbildung (12 Tage, ca. 100 Stunden) befähigt nach dem Abschluss zur aktiven Qualitätsentwicklung in Geburtshäusern und Hebammenpraxen. Mit dem Abschluss sind Hebammen in der Lage, in allen Einrichtungen des Gesundheitswesens tätig zu werden, insbesondere in Geburtshaus, Belegklinik, Hebammenpraxis, Hebammenqualitätszirkel und Frauenarztpraxis. Sie können sowohl zu allen Fragen des Qualitätsmanagements beraten und als Auditorin ein internes Adit durchführen.

Die **Auditorin** überprüft dabei durch Befragen, Beobachten und Zuhören, wie sich das Qualitätsmanagement im System und in den Prozessabläufen entwickelt und ob Vorgaben eingehalten werden. Die Fortbildung als Gesamtes ist bildungsprämienfähig.

Adressen
Nähere Informationen finden Sie unter
www.hebammenverband.de.

Hebammen an Schulen

Hebammen sind in der Schule begehrte Expertinnen, wenn es um Schwangerschaft, Geburt und das Neugeborene geht. Häufig werden Hebammen-Mütter von den Lehrkräften ihrer Kinder eingeladen, eine Unterrichtseinheit zum Thema zu gestalten. Dies kann ein Einstieg in eine ganze Reihe von Einsätzen sein.

Damit verbunden sind aber auch Fragen wie: Wie macht man das? Wie sieht eine Unterrichtsvorbereitung aus? Was muss im Vorfeld geklärt werden? Was brauche ich an Informationen? Welches Anschauungsmaterial ist geeignet? Welches Honorar ist angemessen?

Hebammen, die gerne diesen Unterricht gestalten möchten, müssen keine Weiterbildung nachweisen können. Sie ist jedoch sehr sinnvoll. Der DHV bietet 2 Fortbildungen zu dem Thema an:

Hebammen an Grundschulen: Ziel dieser Fortbildung ist es, das Hebammenwissen für die

14 – Fortbildungspflicht und fachliche Voraussetzungen

Unterrichtsgestaltung kindgerecht zu bearbeiten und qualifizierten Unterricht bis zur 6. Klasse zu den Themen Schwangerschaft, Geburt, Wochenbett und Elternsein zu gestalten (6 Tage).

Hebammen an weiterführenden Schulen: Wer lieber Unterricht mit älteren Schülern hält, erfährt bei dieser Fortbildung, welche Anforderungen an die Hebamme in diesen Klassen gestellt werden. Themen sind die Entwicklungspsychologie und Pubertät (3 Tage). Voraussetzung ist die Fortbildung „Hebammen an Grundschulen"

> ✉ **Adressen**
> Nähere Informationen unter
> www.hebamme-an-schulen.de oder
> www.hebammenverband.de.

> 🅿 **Büchertipp**
> Eva Schneider: Hebammen an Schulen, 2008, Mabuse Verlag. Ein Handbuch für Hebammen, die den Schritt in den Klassenraum planen.

Praxisanleiterin

Nach der EU-Ausbildungsrichtlinie soll die praktische Hebammenausbildung nicht nur in Kliniken, sondern auch in ambulanten Versorgungseinrichtungen stattfinden. Das Hebammengesetz von 1985 sieht jedoch nur eine Ausbildung in einer Klinik vor. In Zukunft soll die Arbeit in der Freiberuflichkeit in der praktischen Ausbildung ein stärkeres Gewicht bekommen. Bisher haben Hebammenschülerinnen die Möglichkeit, in einem 2- bis 10-wöchigen **Externat** das freiberufliche Tätigkeitsfeld kennenzulernen. Um die Qualität der Ausbildung zu fördern und interessierte freiberufliche Hebammen für die Anleitung in der Praxis zu gewinnen, bietet der DHV eine neue Fortbildung an.

Der **Praxisanleiterinnenkurs** beinhaltet 5 Blöcke mit insgesamt 210 Fortbildungsstunden. Die Fortbildung ist bildungsprämienfähig. Inhalte sind u.a. Gesellschafts-, Berufs-, Verbandspolitik, Biografiearbeit, Grundlagen der Kommunikation, Einführung in wissenschaftliches Arbeiten, Pädagogik, Lern- und Arbeitstechniken, Grundregeln des Lernens, Dokumentation und Haftungsrecht, Notfallsituationen, Vorbereitung und Planung von Anleitungssituationen, Anleitungs- und Beurteilungsprozess, Notfallmanagement in der Anleitung, Gesprächsformen und Fallstricke in der Anleitesituation.

Die **Bezahlung** für die Ausbildungsleistung ist noch offen. Deshalb kann diese Fortbildung zurzeit vor allem Hebammen empfohlen werden, die ein Interesse an den Inhalten haben und einen Wert für sich selbst erkennen können. Der DHV hat zur Umsetzung der berufspraktischen Ausbildung im außerklinischen Bereich Empfehlungen ausgesprochen. Sie können nachgelesen werden unter www.hebammenverband.de – Service & Fortbildung – Empfehlungen.

14.8

Studiengänge für Hebammen

Mit der Entwicklung von Studienangeboten für Hebammen hat sich in jüngster Zeit ein zweiter Weg der beruflichen Qualifizierung eröffnet. Er wird vor allem in Managementpositionen wichtiger werden. Leitende Positionen sind in der Regel mit einem Anstellungsverhältnis verbunden. Möglich ist jedoch auch, das Gelernte freiberuflich als Beraterin oder Dozentin anzubieten.

> ✉ **Adressen**
> Einen Blog zum Thema Hebammenstudium
> gibt es unter:
> www.hebammeforscht.wordpress.com/

Bachelor für Hebammen
(Bachelor of Science in Midwifery)

Im Wintersemester 2008/2009 hat die **Hochschule Osnabrück** für Hebammen den ersten Studiengang Bachelor of Science in Midwifery gestartet. Die Regelstudienzeit beträgt 6 Semester und ist in 2 Lernabschnitte unterteilt.

Wer die Hebammenausbildung bereits abgeschlossen hat und eine Eignungsprüfung bestanden hat, kann in den **zweiten Lernabschnitt** einsteigen. Er beinhaltet Themen wie wissenschaftliche Grundlagen, empirische Hebammenforschung, evidenzbasierte klinische Entscheidungsfindung, Familien- und klientinnenorientierte Versorgungskonzepte, Professionalisierung, Interdisziplinarität, Versorgungsstrukturen im Gesundheitswesen, ethische Entscheidungsfindung, Kommunikation, Beratung und Anleitung, Personal- und Organisationsentwicklung, Qualitätsmanagement, wissenschaftliches Praxisprojekt.

Absolventinnen können in allen Handlungsfeldern des Hebammenwesens arbeiten, und darüber hinaus in den Bereichen Praxisanleitung, Konzeptentwicklung für die Praxis, Mitarbeit im Qualitätsmanagement, Mitarbeit auf Leitungsebene, Berufs- und Gesundheitspolitik und Mitarbeit in der Hebammenforschung.

Die **Semestergebühren** für den zweiten Abschnitt betragen pro Semester 500 Euro plus 226 Euro für Verwaltung und Semesterticket.

Im Anschluss an den ersten akademischen Grad (**Bachelor**) kann ein zweiter akademischer Grad (**Master**) erworben werden.

> ✉ **Adressen**
> Mehr Infos über
> Hochschule Osnabrück
> Fakultät Wirtschafts- und Sozialwissenschaften
> Postfach 1940
> 49009 Osnabrück
> Tel. 0541/969-2120
> E-Mail: midwifery@hs-osnabrueck.de
> www.wiso.hs-osnabrueck.de

Europäischer Masterstudiengang für Hebammenwissenschaft

Der European Masters of Science in Midwifery an der Medizinischen Hochschule Hannover soll besonders für Leitungsfunktionen, Hebammenforschung, Lehrtätigkeiten und neu entstehende Berufsfelder qualifizieren. Im Vordergrund stehen die Stärkung persönlicher Fachkompetenzen, die berufsbezogene Weiterbildung und die immer wichtiger werdende Auseinandersetzung mit evidenzbasierten Erkenntnissen auf dem eigenen Fachgebiet.

Die Studiendauer beträgt regulär vier Semester, ein Teilzeitstudium ist möglich. Nach erfolgreichem Abschluss des Masterstudiengangs sind weitere wissenschaftliche Qualifikationen (z.B. Promotion) möglich.

> ✉ **Adressen**
> Mehr Infos unter
> Hebammenstudiengang@mh-hannover.de
> Tel. 0511-532-6971
> Fax 0511-532-6191
> www.mh-hannover.de

Midwifery (Master of Science)

Zielgruppe dieser Weiterbildung an der Donau-Universität Krems in Österreich sind Hebammen mit **mindestens 5 Jahren Berufserfahrung**, die sich auf Führungsaufgaben in Einrichtungen des Gesundheitswesens vorbereiten, als selbstständige Unternehmerinnen tätig werden oder sich persönlich weiterentwickeln möchten. Der Lehrgang zum „Master of Science" (MSc) dauert 4 Semester und kann parallel zum Berufsalltag absolviert werden.

Auch eine 3-semestrige Kurzvariante mit dem Abschluss „Akademische/r Health and Social Services Manager/-in" wird an der Donau-Universität Krems angeboten.

> ✉ **Adressen**
> Mehr Infos unter
> Donau-Universität Krems
> Department für Klinische Medizin
> und Biotechnologie
> Zentrum für Management und Qualität im Gesundheitswesen
> Dr.-Karl-Dorrek-Straße 30
> A-3500 Krems
> Tel. +43 (0)2732 893-2817
> www.donau-uni.ac.at/zqsg

14.9

Finanzielle Unterstützung

Bildungsprämie und Bildungsscheck bieten eine Möglichkeit, einen Zuschuss zu Fort- und Ausbildungskosten zu bekommen.

Bildungsprämie

Die Bildungsprämie ist ein Förderprogramm des Bundesministeriums für Bildung und Forschung. Die Begünstigten erhalten einen **Prämiengutschein über maximal 500 Euro**, wenn mindestens die gleiche Summe als Eigenbeitrag zur Finanzierung der Fortbildung geleistet wird. In einem obligatorischen Beratungsgespräch wird geklärt, ob eine Qualifizierungsmaßnahme für die ausgeübte Tätigkeit von Bedeutung ist und ob sie hilft, die Arbeitsplatzsicherheit zu erhöhen. Die Beratungsstelle berät in allen Fragen der Bildungsprämie. Beziehen können die Bildungsprämie u. a.
- Erwerbstätige, also Selbstständige und Arbeitnehmerinnen
- Mütter in Elternzeit
- Berufsrückkehrende, wenn die Unterbrechung der Berufstätigkeit länger als ein Jahr gedauert hat.
- Die Einkommensgrenzen betragen seit dem 1. Januar 2010 25 600 Euro für Alleinstehende bzw. 51 200 Euro für gemeinsam Veranlagte.

> 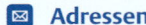 **Adressen**
> Auf dieser Website sind die Beratungsstellen zu finden:
> www.bildungspraemie.info

Der Bildungsscheck

Der Bildungsscheck kann u. a. von **jungen Existenzgründerinnen** und **Berufsrückkehrerinnen**, in Anspruch genommen werden, jedoch nur, wer im laufenden und vergangenen Jahr an keiner beruflichen Weiterbildung teilgenommen hat.

Gefördert werden berufliche Weiterbildungen, die der beruflichen Qualifizierung und dem Erhalt der Beschäftigungsfähigkeit dienen. Die Ausgabe des Bildungsschecks findet nur nach einer Beratung durch zugelassene Beratungseinrichtungen statt. Das zuständige Ministerium für Arbeit gibt Auskunft darüber, welche Bundesländer den Bildungsscheck anbieten.
- Der Bildungsscheck ist für Freiberufler, die noch nicht länger als 5 Jahre tätig sind, und für Mitarbeiter von kleinen bis mittelgroßen Unternehmen gedacht. Mit dem Bildungsscheck wird die Hälfte der Fortbildungskosten „bezahlt", allerdings nur bis zu einem Betrag von 500 Euro.
- Sind die Fortbildungskosten höher, erhält der Antragsteller einen fixen Betrag von 500 Euro.
- Der Bildungsscheck kann alle 2 Jahre beantragt werden.

> **Adressen**
> Kontakt
> Bundesministerium für Arbeit und Soziales
> Gruppe Soziales Europa (GS 1)
> Tel. 030 18 527-4376
> oder www.bildungsscheck.com (für NRW)

Stipendien

Die **Stiftung Begabtenförderungswerk berufliche Bildung** (SBB) vergibt Weiterbildungsstipendien an junge Menschen aus Betrieben, Praxen, Krankenhäusern und Verwaltungen, die einen Fachberuf im Gesundheitswesen erlernt haben und sich weiterbilden wollen. Voraussetzungen sind:
- ein Abschluss der Ausbildung mit der Note 1,9 oder besser oder der Nachweis einer besonderen Eignung durch den Arbeitgeber
- zum Aufnahmezeitpunkt jünger als 25 Jahre
- beschäftigt oder arbeitssuchend gemeldet.

Mit dem Stipendium kann sich die Hebamme nach eigener Wahl berufsfachlich und fachübergreifend weiterqualifizieren, um in ihrem Beruf noch besser voranzukommen. Für die Förderung kommen infrage:
- fachbezogene und fachübergreifende Kurse und Lehrgänge
- Berufsbegleitende Studiengänge und persönlichkeitsbildende Seminar.

Hierfür gibt es bis zu 5 100 Euro in maximal 3 Jahren – bei einem Eigenanteil von höchstens 180 Euro pro Jahr. Die Förderung muss vor Beginn jeder Weiterbildung bei der SBB beantragt werden.

✉ Adressen

Stiftung Begabtenförderungswerk berufliche Bildung
Gemeinnützige Gesellschaft mbH
Lievelingsweg 102 -104
53119 Bonn
Tel.: 0228 62931-0
Fax: 0228 62931-11
E-Mail: info@begabtenfoerderung.de
Internet: www.begabtenfoerderung.de

Literatur

[3] **Deutscher Hebammenverband.** Konzept Qualität in der Freiberuflichkeit. Download unter www.hebammenverband.de – Mitgliederbereich - Qualität in der Freiberuflichkeit oder als Druck zu bestellen im DHV-Shop unter www.hebammenverband.de Mitgliederbereich - DHV-Shop

[4] **Deutscher Hebammenverband.** Empfehlung zur Umsetzung der berufspraktischen Ausbildung im außerklinischen Bereich im Rahmen der Novellierung der Ausbildungs- und Prüfungsordnung für Hebammen und Entbindungspfleger. Download unter www.hebammenverband.de – Service & Fortbildung - Empfehlungen

[5] **Hartmann M, Röpnack R, Funk R.** Kompetent und erfolgreich im Beruf: Wichtige Schlüsselqualifikationen, die jeder braucht. Weinheim und Basel: Beltz; 2005

[6] **Hofert S, Nommensen U.** Wiedereinstieg in den Beruf. Berufsbilder und Stellensuche, Bewerbung und Vorstellungsgespräch, Weiterbildung und staatliche Förderung. Hannover: humboldt; 2010

[7] **Stadler M, Hrsg.** Medienkompetenz. Handbuch zur Wissensverarbeitung für Pflegende und Hebammen. Bern: Hans Huber; 2008

[8] **Meiling A.** Alles aktuell zu Meister-Bafög & Co. Finanzierungsarten der Weiterbildung, Formulare, Tipps und Anlaufstellen. 2. Aufl. Norderstedt: Spareulenverlag; 2009

[9] **Stender-Monhemius K.** Schlüsselqualifikationen- Zielplanung, Zeitmanagement, Kommunikation, Kreativität. München: Deutscher Taschenbuch Verlag; 2006

[10] **Ternes D.** Kommunikation - eine Schlüsselqualifikation. Einführung zu wesentlichen Bereichen zwischenmenschlicher Kommunikation. Paderborn: Junfermannsche Verlagsbuchhandlung; 2008

15 Praxistipps zur Dokumentations- und Aufklärungspflicht

Regine Knobloch

Dokumentieren ist ein Begleiter der täglichen Hebammenarbeit. Wenn Sie Ihre Tätigkeit in der Freiberuflichkeit beginnen, stellen sich verschiedene Fragen:
- Welche Formulare soll ich verwenden?
- Gibt es geeignete und weniger geeignete?
- Empfehlen die Hebammenverbände ein bestimmtes Formular?
- Worin bestehen die Vor- und die Nachteile der verschiedenen Angebote auf dem Markt?
- Passen die Formulare zu meinem Arbeitsstil und zu meinem Tätigkeitsbereich?
- Wie kann ich die Formulare an meine Bedürfnisse anpassen?

Ein gutes Formular soll
- die Qualität der Tätigkeit der Hebamme sichern
- sie in ihrer Arbeit unterstützen und entlasten
- die Abrechnung erleichtern
- Schutz vor ungerechtfertigten Haftungsansprüchen bieten

> **!** In einer guten Dokumentation werden Befunde und Maßnahmen vollständig, nachvollziehbar, lesbar und verständlich dargestellt. Verläufe werden sichtbar gemacht.

Die Verwendung eines **Formulars mit vorgegeben Punkten** unterstützt die Hebamme dabei, nichts Wesentliches zu vergessen. Sie kann überprüfen, ob ihr Vorgehen und ihre Ratschläge Erfolg hatten. Sie kann auswerten, was sie besser machen kann, und sie kann aus Fehlern lernen. Ein gutes Formular schafft eine Struktur im Arbeitsalltag der Hebamme und entlastet sie dadurch. Es führt durch die Betreuung der Frau, so dass die Hebamme sich voll und ganz auf das Wesentliche ihrer Arbeit konzentrieren kann. In einer Hebammenpraxis oder in einem Geburtshaus wird der Betreuungsverlauf beispielsweise auch dann deutlich und nachvollziehbar, wenn mehrere Kolleginnen daran beteiligt sind.

Eine gute Systematik verkürzt die Zeit, die zur Abrechnung benötigt wird. Sie hilft dabei, erbrachte Leistungen später in Rechnung zu stellen. Es ist zeitsparend, wenn in das Dokumentationsformular die zutreffende **Abrechnungsziffer** gleich mit eingetragen werden kann.

Die AXA Versicherung hat vor einigen Jahren ermittelt, dass etwa die Hälfte der verlorenen Prozesse gegen Hebammen auf eine **nicht ausreichende Dokumentation** zurückzuführen ist.

> **!** Hat die Hebamme eine Untersuchung oder eine Maßnahme **nicht dokumentiert,** wird in einer juristischen Auseinandersetzung der Schluss gezogen, dass diese nicht erbracht wurde.

Mit einer **lückenhaften Dokumentation** manövriert sich die Hebamme von vornherein in eine vermeidbare benachteiligte Position. Das Formular soll also genügend Platz bieten, um eine Besonderheit nachvollziehbar beschreiben zu können.

Zwei Varianten von Formularen werden von Herstellern am Markt angeboten: Karteikarten für die Schwangerschafts- und Wochenbettbetreuung und Formulare für die einzelnen Tätigkeitsbereiche. Die Vorgaben auf den Formularen unterscheiden sich nicht wesentlich. Sie basieren auf dem Erfahrungswissen der Hebammen und wurden bisher nicht evaluiert.

Eine gute Dokumentation ist nicht zwangsläufig abhängig von der Form, in der sie erbracht wird. So kann in einem Formular mit vielen Vorgaben und viel Platz zum Beschreiben lückenhaft dokumentiert werden, während in einem Fließtext oder auf engem Raum der Verlauf nachvollziehbar dargestellt wird. Ein gutes Formular fördert jedoch eine gute Dokumentation.

Welches Format gewählt werden sollte, ob Karteikarte oder DIN-A4-Format, hängt vom persönlichen Arbeitsschwerpunkt und Dokumentationsstil ab.

Die Verwendung einer **Karteikarte** ist für diejenige gut geeignet, die keine allzu große Schrift hat und sich kurz und prägnant ausdrücken kann. Für eine unkomplizierte Betreuung in der Schwangerschaft reicht sie oft aus. Sie ist aber wenig geeignet, wenn die Frau eine außerklinische Geburt wünscht. Der Platz fehlt für eine ausführliche Anamnese, wie sie für außerklinische Geburtsbetreuungen sinnvoll ist. Außerdem ist die Handhabung schwierig, wenn zusätzliche Bögen zur Aufklärung oder ein Formular für den Geburtsverlauf (z. B. ein Partogramm) erforderlich sind, wenn Laborbefunde oder Papiere für das Standesamt beigelegt oder -geheftet werden sollen.

Bei Karteikarten ist für Besonderheiten ein **Einlegeblatt** unentbehrlich. Eine kombinierte Verwendung von Formularen unterschiedlichen Formats erschwert eine einheitliche, übersichtliche Archivierung.

Grundsätzlich wird eine **Kombination aus Formblatt und Fließtext** empfohlen. So kann es in der Schwangerenbetreuung sinnvoll sein, die medizinischen Aspekte in der Vorsorge in einem sogenannten Gravidogramm zu dokumentieren, das einen tabellarischen Überblick über den Schwangerschaftsverlauf gibt, während die Hilfe bei Beschwerden in einem Fließtext auf der Rückseite oder einem Einlageblatt beschrieben werden.

Modulare (aufeinander aufbauende) Dokumentationsformulare ermöglichen eine bedarfsgerechtere Dokumentation.

Welches Dokumentationssystem am besten geeignet ist, hängt von der eigenen Arbeitsweise und dem Tätigkeitsgebiet ab. Dies kann bedeuten, dass von Firma A das Blatt für die Stammdaten, von Firma B der Wochenbettsverlaufsbogen, von Firma C das Partogramm und für die Anamnese und die Stillbeobachtung ein eigenes Blatt verwendet werden.

> **Die beste Form ist diejenige, mit der die einzelne Hebamme am besten umgehen kann und die sie am besten in ihrer Arbeit unterstützt.**

Auch bei der Entscheidung für oder gegen ein bestimmtes Formular gilt: „**Probieren geht über Studieren**". ▶ Tab. 15.1 vergleicht die Vor- und Nachteile von Karteikarten und DIN-A4-Formularen.

Bezugsquellen

Der Deutsche Hebammenverband hat eine Karteikarte für die Schwangeren- und Wochenbettbetreuung (s. ▶ Abb. 15.1) herausgegeben, die über den Mabuse-Buchversand bestellt werden kann (www.mabuse-verlag.de).

Eine Auswahl verschiedener Dokumentationsformulare bietet der Elwin Staude Verlag an: von Karteikarten mit Einlageblättern, die nach Bedarf eingelegt werden können, bis zu einem Dokumentationssystem, bei dem jedem Tätigkeitsbereich ein Einzelformular zugeordnet ist (www.staude-verlag.de).

Die Formulare können zum Teil auf den Internetseiten der Anbieter angeschaut oder als Probeexemplar angefordert werden.

Auch die Anbieter von Abrechnungsprogrammen und Abrechnungszentralen bieten Formulare an, die in das System integriert sind und ausgedruckt werden können, z. B. bei HebRech (www.hebrech.de), iuno (www.novergo.de), Lucky Midwife (www.luckymidwife.de) oder Hebammen-AZH (www.hebammen-azh.de).

Entsprechen die standardisierten Formulare der Anbieter überhaupt nicht den Vorstellungen der Hebamme, kann sie ein eigenes erstellen. Dieses muss dann regelmäßig auf Aktualität und Vollständigkeit geprüft werden. In Zusammenarbeit und im Austausch mit anderen Hebammen – z. B. in Qualitätszirkeln – lassen sich wertvolle Hinweise zur Verbesserung gewinnen.

Vorsorgeuntersuchungen

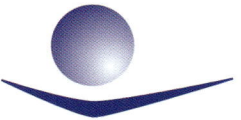

Datum	Schwangerschaftswoche	Symph.-Fundus-abstand/Fundus	Kindslage	Herztöne	Kindsbewegung	Ödeme	Varikosis	Gewicht	RR syst./diast.	Hb (Ery)	Eiweiß	Zucker	Nitrit	Blut	Sediment (ggf. bakteriol. Bef.)	Sonstiges/Therapie/Maßnahmen

Stillbeobachtung und Evaluation

			+	–	Maßnahmen	Kontrolle
Stillbeginn	mütterl. Haltung	entspannt				
		Schultern unten				
		Arme und Füße abgestützt				
	kindl. Haltung	eng am Körper der Mutter				
		Bauch an Bauch				
		Kopf zugewandt und direkt vor der Brust				
Anlegetechnik	Mutter	reagiert auf die Signale				
		hält die Brust im C-Griff				
		zieht das Kind schnell und eng an die Brust				
	Kind	Mund weit auf				
		Zunge unten und bedeckt die untere Zahnleiste				
		Kinn drückt in die Brust, Nase ist frei				
		Ober- und Unterlippe sind nach außen gestülpt				
Milchtransfer	Mutter	entspannt, Brustwarze schmerzlos				
		spürt evtl. Milchspendereflex				
	Kind	trinkt ruhig, Unterkiefer bewegt sich rhythmisch				
		schluckt hör- und sichtbar				
		Wangen sind rund und voll				
Ende der Stillmahlzeit	Mutter	Mamillen weder wund noch schmerzhaft				
		verteilt MM auf Warze und lässt diese antrocknen				
		Brust ist weicher und ohne Knoten				
	Kind	lässt die Brust spontan los				
		ist zufrieden, schläft evtl. ein				

▶ **Abb. 15.1** Auszug aus der DHV-Karteikarte.

▶ **Tab. 15.1** Vergleich: Karteikarten – DIN-A4-Formular.

	Vorteile	Nachteile
Karteikarte	• Klein und handlich • Passt in jede Tasche • Wenig empfindlich gegen „Eselsohren" • Jedes beliebige Blatt kann als Einlegeblatt benutzt werden • Geeignet für unkomplizierte Verläufe in der Schwangerschaft und im Wochenbett • Besonders geeignet für die Schwangerenvorsorge, wenn ein Gravidogramm enthalten ist	• Kann nicht so leicht erweitert werden • Für genaues Beschreiben fehlt Platz • Situation kann dadurch schlechter erinnert werden • Vorlagen für besondere Betreuungssituationen fehlen • Laborbefunde und andere Zusatzblätter müssen lose eingelegt werden • Wenig Platz für ausführliche Anamnese und frühes Wochenbett • Evtl. mangelnde Übersichtlichkeit
DIN-A4-Formular	• Einzelne Formulare für die individuelle Betreuungssituation • Mehr Platz für die Beschreibung besonderer Betreuungssituationen • Erfassung der Gesprächsinhalte wie Beratungsthemen, Aufklärung • Leichteres Erinnern an die Situation • Eine evtl. unbedruckte Rückseite kann für freien Text genutzt werden • Besonders geeignet bei Hilfe bei Beschwerden, präpartalen Situationen und Notfällen • Erforderlich für die Geburt • Gut geeignet als Partogramm	• Ordnungssystem erforderlich • Braucht mehr Platz in der Hebammentasche • Braucht mehr Platz bei der Archivierung

15.1 Wie muss dokumentiert werden?

❗ **Eine gute Dokumentation ist vollständig, klar und wahr.**

Eine **vollständige Akte** umfasst Bestandteile, die immer enthalten sind, und Bestandteile, die die konkrete Betreuung wiedergeben.

Immer enthalten sind:
- Sozialdaten
- Anamnese mit Laborbefunden
- Abrechnungsunterlagen

Zusätzliche Dokumente, die enthalten sein können, sind:
- Betreuung in der Schwangerschaft
- Betreuung im Wochenbett
- Dokumente über eine erfolgte Aufklärung
- Einwilligungserklärungen
- CTG-Streifen
- Geburtsverlaufsbogen
- Verlegungsbericht
- Perinatalerhebungsbogen
- Hebammenbriefe
- Behandlungsvertrag

Sämtliche angebotenen Formulare enthalten **Sozialdaten** und zumindest die Möglichkeit einer Kurzanamnese mit Laborbefunden. Für die jeweilige Betreuungssituation ist entweder Platz auf der Karteikarte vorgesehen oder es wird ein Extra-Formular dafür benutzt. Die Formulare für die Versichertenbestätigung, die für die Abrechnung mit den Kassen erforderlich sind, müssen zusätzlich beigelegt werden.

Ein **vollständiger Eintrag** gibt die Inhalte der konkreten Betreuung wieder. Er enthält:
- Datum, Uhrzeit
- bei der Arbeit im Team oder in der Klinik ein Namenskürzel

- den Befund
- Information und Aufklärung
- Rat und Empfehlungen
- Maßnahmen, Behandlung und Pflege
- den Verlauf
- die Dringlichkeit, mit der auf erforderliche Maßnahmen hingewiesen wird

Maßnahmen und Verläufe werden **nachvollziehbar, lesbar und verständlich** dargestellt. Dabei reicht es aus, wenn schlagwortartig dokumentiert wird und das Geschriebene für Fachpersonal verständlich ist.

> **Die Hebamme dokumentiert, was sie sieht, hört, spürt, fühlt, riecht und wahrnimmt.**
> **Wenn Maßnahmen eingeleitet werden oder Arzneimittel gegeben werden, wird dies begründet.**

Das Geschriebene enthält **Tatsachen** und **Messbares**. Daneben wird das **Befinden der Frau** beschrieben. Ausführungen über das seelische Befinden machen deutlich, wie die körperliche Gesundheit der Schwangeren und der Wöchnerin durch ihre psychische Verfassung mitbeeinflusst wird.

Wird ein Formular mit Vorgaben verwendet, werden die Angaben dort eingetragen, wo sie im Formular dafür vorgesehen sind. Bei Formularen, in denen Kästchen bzw. Felder auszufüllen sind, werden Angaben in den dafür bestimmten Kästchen gemacht, soweit dies vom Umfang her möglich ist.

Wenn **keine Untersuchung** stattgefunden hat, wird das Feld gestrichen. Ein leeres Feld lässt Fragen aufkommen: Wurde der Eintrag vergessen? War er kontrollbedürftig und sollte später eingetragen werden? Wurde er absichtlich nicht eingetragen?

> **P Praxistipps**
> Verwenden Sie **klare Formulierungen**!
> - Beschreiben Sie **Tatsachen** wie „Anleitung der Frau gelingt nicht", „Partner schrie mich an", und geben Sie Uhrzeiten und/oder Zeitintervalle an wie „Kind hat in den letzten 24 Stunden zweimal getrunken (19.00 Uhr, 5.00 Uhr)".
> - **Vermeiden Sie wertende und vage Formulierungen** wie „unkooperative Frau", „Partner ist aggressiv", oder „Kind hat selten getrunken".
> - Nicht aussagefähige Begriffe wie „HTs gut", „Frau geht's schlecht" können umgangen werden mit Aussagen wie: „HT 118-145 spm, 2 min gehört, Kind lebhaft, keine Wehentätigkeit" und „RR 90/70 P: 100, kaltschweißig, kontinuierlich leichte Blutung bei mäßig kontrahiertem Uterus, N +1".

Zum Schreiben eignen sich am besten **normale Kugelschreiber**. Filzstifte und Füller sind nur bedingt geeignet, weil sie verwischen können, wenn Flüssigkeit auf das Papier gerät. Ungeeignet sind Bleistifte, weil das Geschriebene nachträglich geändert werden kann. Streichungen müssen lesbar bleiben, Tintenkiller oder Tipp-Ex® sollten nicht verwendet werden und es sollte auch nichts überklebt werden.

Dokumentiert wird auf Formularen und Einlegeblättern, die mit dem **Namen der Frau** gekennzeichnet sind. Werden z.B. Notizen zu einer telefonischen Beratung auf einem Zettel oder im Kalender gemacht, weil die Akte der Frau sich woanders befindet, oder wird während einer Notsituation auf das nächst greifbare Papier, z.B. einem Handschuhpapier, geschrieben, so müssen diese Notizen später in die Akte der Frau übertragen werden. Werden Befunde und Maßnahmen auf dem CTG-Streifen notiert, werden diese Eintragungen vom CTG-Streifen zusätzlich in die Akte übergetragen.

> **Dokumentiert wird zeitnah, also während eines Hausbesuchs, nach jeder Untersuchung, nach jedem Telefonat und nach jeder anderen Tätigkeit.**

Während eines Notfalls sollten zumindest markante Uhrzeiten festgehalten werden. Diese können auf dem nächstbesten Zettel notiert und nach der Bewältigung des Notfalls in die Akte übertragen werden.

Wird eine Eintragung vergessen, wird sie als **Nachtrag** in die Akte mit Datum, Uhrzeit und Begründung eingefügt. Ein Nachtrag zeichnet sich durch einen zeitlich deutlichen Abstand zum Ereignis aus, etwa am nächsten Tag. Er ist als solcher kenntlich zu machen und zu begründen.

Beispiel: „12.5.10, 20.15 Uhr Nachtrag wegen Ruf zu einer Geburt, Maßnahmen wurden nicht konsequent von der Frau durchgeführt, da das ältere Kind viel Zuwendung eingefordert hat. Haushaltshilfe besprochen. Partner bleibt ab morgen zu Hause. Tel. mit Heb. Anna vereinbart, macht weiteren Besuch ca. 16.00 -17.00 Uhr. Ggf. Unterschrift der Verfasserin."

15.2 Aufbewahrung und Archivierung

In den jeweiligen Berufsordnungen bzw. Landeshebammengesetzen ist festgelegt, wie lange die Akten aufbewahrt werden müssen. In der Regel sind dies **10 Jahre**, in einzelnen Berufsordnungen **30 Jahre**.

> ❗ **Die Akten müssen so aufbewahrt werden, dass sie für andere nicht zugänglich sind.**

Hat eine Hebamme ihr Arbeitszimmer in der eigenen Wohnung, muss sie sicherstellen, dass Familienangehörige und Besucher keinen Zugang zur Dokumentation haben. Die Akten werden so aufbewahrt, dass sie so weit wie möglich gegen Zerstörung (Feuer, Wasser, Kleinkinder, Haustiere) und Diebstahl geschützt sind.

Beim **Verlust der Dokumentation** durch Zerstörung oder Diebstahl wird empfohlen, gleich eine neue Akte anzulegen und eine Zusammenfassung der bisherigen Betreuung aus dem Gedächtnis aufzeichnen. Hierbei werden Datum und Begründung der Neuanlage angegeben. Ein Diebstahl wird außerdem der Polizei angezeigt.

Beispiel:. 17.4.10: Neuanlage wegen Diebstahl der Akte aus PKW am 16.4.10, angezeigt bei Polizeistation Karlsruhe-West am 16.4.10

Damit die Akten bei einer weiteren Betreuung leicht aufgefunden werden können, sollten Sie von vornherein festlegen, wie die Dokumente **archiviert** werden sollen.

> ❗ **Sinnvoll ist eine Sortierung nach Jahrgängen und innerhalb eines Jahrgangs eine alphabetische Sortierung.**

Wird eine Frau ein weiteres Mal betreut, fügt die Hebamme die alte Akte einfach der neuen hinzu. So sind die verschiedenen Betreuungszeiträume einer Frau immer im Jahrgang des letzten Kontaktes zu finden.

Die Akten können auch **eingescannt archiviert** werden. Dies birgt jedoch ein gewisses Risiko, dass die Dokumente im Falle eines Prozesses nicht vollständig anerkannt werden, da digitale Dokumente nicht als Urkunde klassifiziert sind. Es ist darauf zu achten, dass sie in einem Format gespeichert werden, das versions- und plattformunabhängig lesbar und nicht veränderbar ist, z. B. als gesperrte PDF oder als JPG-Bilddatei. Die Dateibezeichnungen sollten so gewählt werden, dass sie eindeutig und leicht auffindbar sind (z. B. 2010_Maier_Marlene.jpg).

15.3 Anamneseerhebung

Wünscht die Frau eine Betreuung durch die Hebamme, erhebt sie zunächst eine Anamnese. Je nach Betreuungsart und Zeitraum kann dies eine Kurzanamnese oder eine ausführliche Anamnese sein.

Möchte die Frau zunächst nur an einem **Geburtsvorbereitungskurs** teilnehmen, sind neben den Daten, die für die Abrechnung erforderlich sind, auch Informationen über den bisherigen Schwangerschaftsverlauf und den persönlichen Hintergrund der Frau sinnvoll. Die Hebamme kann dann die besondere Situation einer Frau berücksichtigen, z. B. wenn die Frau vorzeitige Wehen hat oder in Partnerschaft mit einer Frau lebt.

Lernt die Hebamme die Frau erst im **Wochenbett** kennen, ist ebenfalls eine kurze Anamnese erforderlich. Die Hebamme sollte grundsätzlich auch in den Mutterpass schauen, auch dann, wenn die Hebamme nur eine Kollegin für ein Wochenende vertritt.

> **Fallbeispiel**
> Eine Hebamme macht am 2. Wochenbetttag ihren ersten Hausbesuch. Sie hat für ihre Kollegin am Wochenende die Vertretung übernommen. Die Frau hat ambulant entbunden, es ist das 3. Kind, die Geburt war rasch und unkompliziert. Bei der Übergabe berichtet die betreuende Hebamme, dass keine Besonderheiten vorlägen.
> ▼

> Am Vormittag des 2. Wochenbetttages erscheint das Neugeborene bereits deutlich gelb. Die Vertretungshebamme vereinbart am Nachmittag einen weiteren Termin. Das Neugeborene ist inzwischen apathisch und hat seit dem Vormittag nicht mehr getrunken. Sie weist das Neugeborene sofort in die Kinderklinik ein. Erst bei der Verlegung schaut sie in den Mutterpass und entdeckt, dass darin „Antikörper positiv" dokumentiert ist. Weder die übergebende Hebamme noch die Frau selbst hatten dies erwähnt.
> Hätte die übernehmende Hebamme Kenntnis von den Antikörpern gehabt, hätte sie eine Verlegung schneller veranlasst. So hätte der Kernikterus, den das Kind letztendlich erlitten hat, wahrscheinlich vermieden werden können.

Eine **ausführliche Anamnese** wird entweder mittels Interview erhoben oder die Frau erhält einen Fragebogen, den sie selbst ausfüllen kann.

Für das Interview benötigt die Hebamme mehr Zeit, da sie jeden einzelnen Punkt abfragen muss. Bei dieser Methode kann jedoch die Hebamme Fragen gezielt einsetzen. Der Fragebogen hat den Vorteil, dass sich die Frau beim Ausfüllen Zeit lassen kann. Manchmal kommen so Aspekte besser zum Vorschein, die der Frau bei der Betreuung wichtig sind.

Liebe Frau ....

Bitte nehmen Sie sich etwas Zeit für diesen Fragebogen. Ihre Vorgeschichte kann mir/uns wichtige Hinweise für die von Ihnen gewünschte Betreuung geben. Die Beantwortung der folgenden Fragen erfolgt freiwillig. Wenn Sie einzelne Fragen nicht oder lieber im persönlichen Gespräch beantworten möchten oder deren Beantwortung für nicht relevant halten, so lassen Sie die entsprechenden Fragen einfach aus. Wenn Sie wissen möchten, wozu einzelne Angaben nützlich sind, können wir Ihnen dies gerne erläutern.
Wir werden den Fragebogen gemeinsam durchgehen und alle Fragen besprechen. Sollte der Platz für einzelne Antworten nicht ausreichen, fügen Sie bitte ein Beiblatt an oder benützen die Rückseiten.

Vielen Dank!

Krankengeschichte der Familie
Gab oder gibt es bei Ihren Großeltern, Eltern, Geschwistern oder Kindern auffallende Krankheiten wie Erbkrankheiten, Allergien und/oder Behinderungen von Geburt an? Was? Bei wem?
....
....
Gab oder gibt es bei dem Vater Ihres Kindes, seinen Großeltern, Eltern, Geschwistern oder Kindern auffallende Krankheiten wie Erbkrankheiten, Allergien und/oder Behinderungen von Geburt an? Was? Bei wem? ....
....
Was wissen Sie über die Geburten Ihrer Mutter? Waren es schnelle oder lang dauernde Geburten, hat sie ihre Kinder stets nach oder vor dem errechneten Termin bekommen?
....
....

▸ **Muster 15.1** Fragebogen zur Anamnese (M. Selow).

Persönliche Krankengeschichte

Sind Sie allergisch gegen Medikamente, Lebensmittel oder sonstige Stoffe?
Ja ☐   nein ☐   Wenn „ja", welche? Und wie äußert sich die allergische Reaktion?
....

Haben Sie chronische Erkrankungen (z. B. Herz-Kreislauferkrankungen, Lungenerkrankungen, Diabetes, Nierenerkrankungen, Infektionskrankheiten, Aids)
Ja ☐   nein ☐   Wenn „Ja", welche?
....

Wie erfolgt die Behandlung?
....

Sind Sie schon einmal operiert worden? Wenn „ja", wann und weshalb ?
....

Welche Erkrankungen hatten Sie (außer banalen Infekten)?
....

Gynäkologische Vorgeschichte

Wie regelmäßig ist Ihr Zyklus? – Angabe in Tagen (jeweils vom ersten Tag der Regel an gerechnet)
....

Welche Dauer und Stärke hat Menstruationsblutung?..

Bitte führen Sie alle Infektionskrankheiten, Unregelmäßigkeiten, Operationen und Erkrankungen auf, die an Ihren Eierstöcken, Eileitern, der Gebärmutter, Brüsten, dem Muttermund oder der Scheide aufgetreten sind. Bitte nennen Sie Jahr und Behandlungsmethode.
....

Wie viele Schwangerschaften hatten Sie, einschließlich dieser?
....

Bisherige Schwangerschaften/Geburten/Wochenbetten

Hatten Sie Fehlgeburten oder Abbrüche? Wenn „Ja", wann und in welcher Schwangerschaftswoche?
....

Gab es bei früheren Schwangerschaften irgendwelche Besonderheiten oder Komplikationen?
....
....

Bitte geben Sie hier Ihre Geburten an:

Name	Datum	Abweichung vom Termin	Geburtsort	Geburtsgewicht	Besonderheiten

▶ **Muster 15.1** Fortsetzung.

Wie haben die Geburten begonnen? Falls bei einer der Geburten die Wehen eingeleitet wurden, wissen Sie den Grund?
....

Wie würden Sie Ihre Geburtserfahrungen beschreiben?
....

Gab es Besonderheiten im Wochenbett? Welche?
....

Wie lange haben Sie jeweils gestillt?
....

Derzeitige Schwangerschaft
Wie war der bisherige Schwangerschaftsverlauf?
....
Rauchen Sie?
Ja ☐   nein ☐   Wenn „ja", wie viele pro Tag?................................
Wie viel Alkohol trinken Sie? ....
Welche Medikamente oder Nahrungsergänzungsmittel nehmen Sie zurzeit ein?
....
Fällt Ihnen etwas aus Ihrer Vorgeschichte ein, was nicht gefragt wurde, das aber von Bedeutung sein kann?
....

Vielen Dank für die Beantwortung der Fragen.

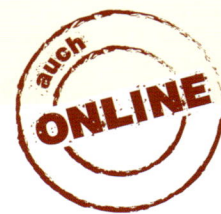

▶ **Muster 15.1** Fortsetzung.

15.4
Aufklärungspflicht

Der Begriff Aufklärung wird in der Medizin häufig im Zusammenhang mit haftungsrechtlichen Problemen genannt. Mangelhafte Aufklärung ist einer der häufigsten Vorwürfe gegen Ärzte und kann Schadenersatz und Schmerzensgeldforderungen mitbegründen. Meist ist damit die **Eingriffs- oder Risikoaufklärung** gemeint. Auch Hebammen können von dem Vorwurf mangelhafter Aufklärung betroffen sein, insbesondere bei außerklinischen Geburten.

❗ **Aufklärung heißt: über Sachverhalte, Zusammenhänge und/oder Gefahren informieren.**

Aufklärung dient der Wissensvermittlung und Entscheidungsfindung. In diesem Sinne ist Aufklärung eine **originäre Hebammenarbeit**. Die Befunde, die die Hebamme erhebt, und die Konsequenzen, die sich ggf. daraus ergeben, werden der Frau erklärt.

Hat die Frau eine Wahl (z. B. Wahl des Geburtsortes, Ablehnung von Vorsorgeuntersuchungen), kann sie nach einer Aufklärung über die bestehenden Fakten und Möglichkeiten entscheiden, was für sie richtig ist. Dabei werden die Alternativen vollständig und für sie verständlich formuliert gegenübergestellt. Man spricht dann von einer „informierten Einwilligung" oder **„informierten Entscheidung"**.

Auch **jede Behandlung,** z. B. die Gabe von homöopathischen Mitteln, der Einsatz von ätherischen Ölen oder Akupunktur, erfordert immer eine Aufklärung über die Wirkung und Nebenwirkungen bzw. evtl. damit verbundene Gefahren. Die Hebamme dokumentiert also nicht nur Beobachtungen und Maßnahmen, sondern auch die zuvor erfolgte Aufklärung.

Für die **Akupunktur** hat der DHV gemeinsam mit dem Ausbildungsinstitut Promedico ein Merkblatt erstellt, das die Frau umfassend über den Nutzen und die Risiken informiert. Die Frau bestätigt ihre Einwilligung in die Behandlung mit ihrer Unterschrift (www.hebammenverband.de).

> ❗ **Die Frau hat das Recht, jede Maßnahme abzulehnen.**

Lehnt die Frau jedoch Maßnahmen ab, die aus hebammenfachlicher Sicht erforderlich wären, um gesundheitlichen Schaden von der Frau oder dem Neugeborenen abzuwehren, hat die Hebamme darauf hinzuwirken, dass die Frau in die Maßnahme einwilligt. Solche Fälle sind **besonders sorgfältig zu dokumentieren**. Insbesondere sollte der Eintrag enthalten, mit welcher Dringlichkeit die Hebamme die Frau auf die erforderliche Maßnahme hingewiesen hat.

15.5 Aufklärung vor einer außerklinischen Geburt

Worüber vor einer außerklinischen Geburt aufgeklärt werden soll, hat seinen Niederschlag im Ergänzungsvertrag nach §134a zur Übernahme der Betriebskosten einer von Hebammen geleiteten Einrichtung gefunden. Grundsätzlich gliedert sich die Aufklärung vor einer Geburt in einer hebammengeleiteten Einrichtung oder zu Hause in die **Themenbereiche**:

- Ausschlusskriterien
- Ausstattung
- Möglichkeiten von geburtshilflichen Maßnahmen
- Verlegungsmanagement.

Die Hebamme bespricht **Gründe**, die im individuellen Fall dazu führen können, dass die Geburt **nicht außerklinisch** stattfinden kann. Aufgrund der Anamnese kann sich bereits beim ersten Gespräch mit der Frau zeigen, ob sie eine außerklinische Geburt planen kann oder nicht.

Die Hebamme zeigt auf, welche **Ausstattung und Mittel** sie für die Geburt zur Verfügung hat (z. B. Dopton oder CTG, Infusionen, Beatmungsmaske und -beutel, Homöopathie) und welche nur in einer Klinik zur Verfügung stehen (z. B. die Gabe von Antibiotika, Schmerz- und Wehenmittel, MBU, Kaiserschnittgeburt, Geburt mit Saugglocke, Bluttransfusionen, Narkose).

Sie erklärt, **welche geburtshilflichen Maßnahmen** sie treffen kann, z. B. die Durchführung eines Dammschnitts, bzw. -Naht, Arzneimittelgaben, Maßnahmen bei Notfällen wie Blutung, Schulterdystokie oder erforderliche Reanimationsmaßnahmen.

Sie stellt dar, **mit wem sie zusammenarbeitet** (Allein? Wer vertritt sie? Im Team? Aus welchen Kolleginnen besteht das Team? Wird eine zweite Hebamme zur Geburt gerufen? Grundsätzlich oder nach Bedarf? Gehört ein Arzt zum Team? Wann wird dieser gerufen, in jedem Fall oder nur in Notfällen?)

Der **Ablauf** einer möglichen **Verlegung** wird detailliert besprochen:
- Besteht eine (vertraglich) vereinbarte Zusammenarbeit mit einem Gynäkologen oder einer Klinik?
- Wie weit ist die nächste Klinik entfernt (km und zeitlich)?
- Wie ist diese ausgestattet (welches Level)?
- Wann kann in eine Wunschklinik gefahren werden, wann muss ein Perinatalzentrum angefahren werden?
- Besteht evtl. ein Vertrag als Beleghebamme mit einer Klinik?
- Wie wird verlegt in Ruhe, wie im Notfall?

> ❗ **Die Aufklärung findet im Rahmen eines persönlichen, vertrauensvollen Gesprächs statt. Es ist keinesfalls ausreichend, der Frau lediglich ein Aufklärungsformular zu überreichen (BGH VersR 95, 361,362).**

In einem **Gespräch** besteht die Möglichkeit, Fragen zu stellen und auf diese Antworten zu bekommen, so dass die Frau eine informierte Entscheidung über die weitere Vorgehensweise treffen kann.

Ein **Formular oder eine Checkliste** zu benutzen kann jedoch aus verschiedenen Gründen sinnvoll sein. Es hilft,
- das Gespräch strukturiert zu führen
- keine notwendigen Inhalte zu vergessen

- es unterstützt den Nachweis über die Aufklärung, falls Ansprüche an die Hebamme gestellt werden.

Ein Formular, das sich an die Schwangere/werdenden Eltern wendet, hilft auch der Frau/den Eltern, sich mit dem Thema intensiv auseinanderzusetzen und Fragen zu stellen.

Zusätzliche Gesprächsinhalte, die sich aus der Anamnese oder dem Informationsbedürfnis der Frau ergeben, dokumentiert die Hebamme in der Akte. Skizzen, mit deren Hilfe sie einen Sachverhalt verdeutlicht hat, fügt sie der Dokumentation bei.

Die **Unterschrift der Frau** ist nicht zwingend erforderlich, kann aber in einem Streitfall als Beweis dienen, dass die Aufklärung tatsächlich stattgefunden hat.

Zwischen Aufklärung und Einwilligung muss eine **Bedenkzeit** liegen, damit die Frau genügend Zeit hat, das Für und Wider abzuwägen. In der Rechtsprechung gilt: Die Aufklärung hat rechtzeitig zu erfolgen, wenn die Frau noch in der Lage ist, Art, Umfang und Tragweite ihrer Wahl und der damit ggf. verbundenen gesundheitlichen Risiken ohne psychischen Druck zu ermessen und sich entsprechend zu entscheiden und einzuwilligen (BGH Urteil vom 16.2.1993, Aktenzeichen VI ZR 300/91).

In den Ergänzungsvertrag nach § 134a wurden als Anlagen mit aufgenommen:
- Checkliste zur Aufklärung zum Geburtsort (Checkliste 15.1)
- Bestätigung über die Aufklärung
- Einwilligungserklärung
- Behandlungsvertrag
- Ausschlusskriterien

Vor einer außerklinischen Geburt sind mindestens **2 Vorgespräche** sinnvoll. Beim ersten Termin kann die Hebamme mit der Frau zunächst die Möglichkeiten einer außerklinischen Geburtsbegleitung besprechen und Unterschiede zu den Möglichkeiten in der Klinik benennen. Die Einwilligungserklärung für eine außerklinische Geburt lässt sie erst nach einer Bedenkzeit bei einem späteren Termin unterschreiben. Diese Bedenkzeit verschafft der Frau die Möglichkeit, inzwischen aufgetretene Fragen zu stellen.

▶ **Checkliste:** Aufklärung zum Geburtsort einer von Hebammen geleiteten Einrichtung Möglichkeiten und Grenzen

Name: .... Geb.-datum: .... Errechneter Termin: ....

1. Gründe, die Geburt nicht in von Hebammen geleiteten Einrichtungen anzufangen nach Vorauswahl gemäß den Auswahlkriterien zum Beispiel (Gründe, die noch in der Schwangerschaft auftreten können):	Datum	Handzeichen
• Frühgeburt vor abgeschlossener 37. SSW		
• Übertragung (Vorgehen ansprechen bei Überschreitung des ET)		
• Lageanomalien (BEL, Querlage)		
• HES		
• ggf. kurzfristige Umorientierung der Frau/des Paares		

▼

▶ **Checkliste 15.1** Aufklärung zum Geburtsort

15.5 Aufklärung vor einer außerklinischen Geburt

	Datum	Handzeichen

2. Gründe für Verlegungen in Ruhe, Komplikationen und Hauptverlegungsgründe
(Reihenfolge nach Häufigkeit der Bundesstatistik)
Vorgehen: vorhergehende Klinikauswahl, Begleitung ins Krankenhaus, Verl. in Absprache, siehe Verträge, Zeitbedarf, Krankentransport oder PKW/Taxi

- vorz. Blasensprung ohne ausreichende WT nach spät. 24h (Vorgehen bespr.)
- Geburtsstillstand in EP und AP aus unterschiedlichen Gründen (mütterl. Erschöpfung, Einstellungsanomalie, Muttermund öffnet sich nicht / Zervixdystokie, anhaltende Wehenschwäche im Geburtsverlauf)
- grünes Fruchtwasser (Hinweis: mit Abwägung der FHF und Geburtsfortschritt)
- Fieber unter der Geburt, evtl. Infektionssymptome bei Mutter oder Kind
- Bedarf an erweiterter Schmerztherapie
- Umentscheidung der Frau/des Paares
- Jegliche suspekte oder pathologische Veränderung aus Sicht der Hebammen
  - z.B. verstärkte Blutung
  - unklare Schmerzen
  - internistische, neurologische Symptomatik
- (z.B. Augenflimmern, Herzrasen, bedingte Ansprechbarkeit)
- Zusammenkommen mehrerer Faktoren

3. Gründe für Verlegungen in Eile (Unvorhersehbares und Notfälle)
Hinweis: auf Vorzeichen reagierende Handlungsweise, gemeinsames Handeln z.B. Arbeitsanleitung Blutung, selten, evtl. Häufigkeit erklären; QUAG (www.quag.de/content/publikationen), Hausstatistik, Situationen erfordern ggf. sofort intensivmedizinische Betreuung einer Klinik, die in von Hebammen geleiteten Einrichtungen nicht gegeben ist, Vorgehen: nächstgelegene Klinik, Zeitverlust, RTW

- Suspekte / path. Herztonveränderungen, z. B. bei Nabelschnurkomplikationen
- und verminderter Durchblutung der Plazenta
- Kindlicher Sauerstoffmangel während der Geburt und dessen mögliche Folgeschäden
- andere Notfälle, z. B. drohende Uterusruptur
- Blutungen unter der Geburt (Abgrenzung vorz. Lösung)
- Nabelschnurvorfall
- andere angesprochene Notfälle . . . .

4. Mögliche Komplikationen in der Austreibungsphase
- Herztonveränderungen, die eine rasche Geburt des Kindes erfordern z. B. Dammschnitt
- Schulterdystokie (Vorgehen erklären)

▼

▶ **Checkliste 15.1** Fortsetzung.

	Datum	Handzeichen

5. Mögliche Komplikationen und Verlegungsgründe nach der Geburt sind zum Beispiel:
- Placentalösungsstörung, mit und ohne Blutung
- Uterusatonie, Rissverletzung, die nicht in der Einrichtung versorgt werden können
- Kindliches Atemnotsyndrom nach der Geburt und dessen mögliche Ursachen (Maßnahmen)
- Kindliche Anpassungsstörungen (Maßnahmen)
- Krankheit des Kindes, z. B. Infektion, Behinderung

6. Unterschiede zur Klinik
- Ausstattung (z.B. Medikamente, CTG-Einsatz)
- Hebammenbetreuung, Arzt, ggf. Schülerin, bei Bedarf eines Arztes Klinik
- keine Möglichkeit von Sectio, *VE, Forceps*
- keine medikamentöse Wehenförderung vor und unter der Geburt z. B. keine Einleitung
- keine Gabe von Opiaten – dadurch weniger Anpassungsstörungen pp.
- keine PDA, Narkose, Bluttransfusionen

7. Sicherheitsfaktoren der von Hebammen geleiteten Einrichtungen
- Eins-zu-eins – Betreuung
- Hinzuziehung einer 2. Hebamme (eines Arztes)
- bei Verlegung angemessener gemeinsamer Entscheidungsprozess mit den Eltern
- Interventionsarme Geburt auch bei Verlegung (QUAG Zahlen, www.quag.de/content/publikationen)
- Methoden aus dem Bereich der Komplementärmedizin
- keine Gabe von Opiaten – dadurch weniger Anpassungsstörungen pp.
- geringe Infektionsgefahr – keine ortspezifischen Keime
- intensive Reflektion, Fortbildungen, Teamarbeit, kontinuierlicher
- Verbesserungsprozess, Qualitätsüberprüfung
- Kooperation mit Kliniken und Rettungsdiensten

8. Besonderes Risiko aus der Anamnese oder Befund:
- Welches, was besprochen?

9. Darüber hinausgehende Fragen, besonderer Aufklärungswunsch:

10. Benennung der nächstgelegenen Klinik und der Klinik in die die Versicherte eine Verlegung wünscht, wenn ausreichend Zeit für die Berücksichtigung des Wunsches vorhanden ist

_____
Unterschrift der aufklärenden Hebamme

_____
Ort, Datum

▶ **Checkliste 15.1** Fortsetzung.

⚠ Die **Einwilligung** zur außerklinischen Geburt kann jederzeit **rückgängig** gemacht werden.

15.6
Aufklärung vor einer Wehenbetreuung zuhause

Auch Hebammen, die mit Frauen eine Wehenbegleitung zuhause vereinbart haben, sollten ausführlich während der Schwangerschaft über die Besonderheiten der Betreuung zu Hause aufklären. (Unterschied der Überwachungsmöglichkeiten des Kindes im Vergleich zur Klinik, vorhandene Ausstattung der Hebamme, mögliche Auswirkungen einer späten Fahrt in die Klinik).

Eine **ungeplante Geburt zu Hause** sollte insbesondere aus haftungsrechtlichen Gründen vermieden werden (fehlende Aufklärung, fraglich anerkannte Einwilligung in eine Hausgeburt, wenn die Frau bereits kräftige Wehen hat, wenn eine Geburt in der Klinik geplant war).

⚠ Entscheidet sich die Frau, nicht mehr in die Klinik fahren zu wollen, wenn die Geburt bereits gut vorangeschritten ist, muss dies besonders sorgfältig dokumentiert werden.

Wie die Dokumentation bei gemeldeten Schadenfällen zeigt, fehlt häufig die **Darstellung der aufgezeigten möglichen Alternativen**.

15.7
Sicherungsaufklärung

⚠ Die **Sicherungsaufklärung** bezeichnet die Aufgabe der Hebamme, Schwangeren, Gebärenden und Wöchnerinnen auf bestimmte Maßnahmen zur Sicherung des Heilungserfolges (BGH NJW 1987, 705) hinzuweisen.

Eine Sicherungsaufklärung hat zum Ziel, der Frau Informationen darüber zu geben, was sie in der nächsten Zeit erwartet und wann sie sich an Hebamme, Ärztin oder eine Klinik wenden sollte. Ein häufiger Anlass für eine Sicherungsaufklärung ist kurz nach der Geburt bzw. in den **ersten Wochenbetttagen** gegeben. Gerade in den ersten Stunden und Tagen nach einer Geburt haben Frauen jedoch nur eine begrenzte Aufnahmefähigkeit für Informationen. Damit die Hebamme selbst nichts vergisst, kann sie eine **Checkliste** verwenden.

▶ **Checkliste 15.2** Für den ersten Besuch nach einer ambulanten Geburt

☐ Mutterpass und ggf. Entlassbrief vorhanden?

☐ evtl. erforderliche Anti-D-Gabe organisiert?

☐ Dokumentierte Besonderheiten und Empfehlungen der Klinik?

☐ Bericht der Frau

☐ Besonderheiten, die sich aus dem Geburtsverlauf aus Sicht der Frau ergeben

☐ Hinweis: Kinderarzt zu U2 anrufen

☐ Verhaltensmaßnahmen für die Zeit bis zum nächsten Wochenbettbesuch (lieber liegen, ausreichend trinken, Körperhaltung, Mobilisierung, Schonung)

☐ vorsichtig aufstehen, nicht alleine aufstehen, nicht länger allein in der Wohnung sein

☐ auf Blutung achten, Koagelbildung, regelmäßig Urin lassen

☐ Anlegen des Kindes

☐ Versorgung des Kindes (Windeln bis zum nächsten Besuch aufbewahren)

☐ Lagerung des Kindes (Erbrechen von FW, Vorwärmen des Bettchens, keine Wärmeflasche direkt ans Kind)

☐ Sind Helfer für Haushalt und Geschwisterkinder bei Bedarf erreichbar?

☐ Verhalten im Notfall, wen in welchem Fall anrufen? Erreichbarkeit

Datum, Uhrzeit, ggf. Namenskürzel der aufklärenden Hebamme

Hilfreich kann auch sein, mit den Eltern ein **Merkblatt** durchzusprechen und es ihnen anschließend auszuhändigen. Ein Merkblatt einfach nur auszuhändigen, reicht hingegen nicht aus, da so nicht sichergestellt ist, dass die Frau es liest bzw. daran denkt, es zu lesen, wenn Probleme auftauchen. Verwendet die Hebamme eine Checkliste oder ein Merkblatt, so reicht ein Hinweis in der Dokumentation darauf. Andernfalls dokumentiert die Hebamme alles, was besprochen wurde.

15.8
Aufklärung über die entstehenden Kosten

> ❗ Bieten Sie eine Leistung an, die nicht mit den Krankenkassen abgerechnet werden kann, müssen Sie die Frau vorab darüber informieren, welche Kosten auf sie zukommen.

Das **Honorar** wird vor der Behandlung schriftlich vereinbart. (Siehe auch ▶ Kap. 6.)

Beispiele sind die geburtsvorbereitende Akupunktur, der orale Glucosetoleranztest (oGTT), die Rufbereitschaftspauschale, Babymassage, zusätzliche Geburtsvorbeitungs- oder Rückbildungsgymnastikstunden (also mehr als 14 bzw. 10 Stunden) und Laborleistungen, die nicht in die Erstattungspflicht der Krankenkassen fallen.

Bei **Privatpatientinnen** empfiehlt es sich, darauf hinzuweisen, dass manche Privatkassen bestimmte Leistungen (z. B. die Geburtsvorbereitung oder das Vorgespräch) nicht oder nur den einfachen Satz bezahlen. Die Hebamme muss darüber eigentlich nicht aufklären, weil es das Vertragsverhältnis der Frau mit ihrer Kasse betrifft und nicht das Vertragsverhältnis zwischen Hebamme und Frau. Dadurch, dass die Frau Leistungen der Hebamme in Anspruch nimmt, entsteht ein, wenn auch nur mündlicher, Behandlungsvertrag, nach der die Frau sich verpflichtet, in Anspruch genommene Leistungen nach der Privatgebührenordnung zu bezahlen. Manchen Frauen ist gar nicht bewusst, welche Leistungen ihre Privatkasse übernimmt.

Da bei den Verträgen der Privatkassen Gestaltungsfreiheit herrscht, kann es möglich sein, dass Hebammenhilfe ausgeschlossen wurde. Die Frauen haben so die Möglichkeit, sich bei ihrer Kasse zu erkundigen, bevor die Hebamme tätig wurde und eine Rechnung geschrieben hat, die nicht bezahlt wird.

> ❗ Um Unklarheiten von vornherein auszuschließen, ist der Abschluss eines schriftlichen Behandlungsvertrags mit Privatversicherten besonders empfehlenswert.

Siehe auch Kap. 6.

15.9
Kursangebote

Meldet sich die Frau zu einem Kurs an, händigt die Hebamme ihr eine Vereinbarung über die Teilnahme am Kurs aus (s. ▶ Kap. 6) und erhebt eine kurze Anamnese.

Bei Kursen wie der Geburtsvorbereitung und der Rückbildungsgymnastik wird der **Nachweis der Anwesenheit** über die Versichertenbestätigungen für die Krankenkassen mit den Unterschriften der Frauen erbracht. Entweder werden die einzelnen Termine auch in die Akte der Frau eingetragen oder die Hebamme nimmt eine Kopie der Versichertenbestätigung in ihre Akte.

Die **Inhalte der einzelnen Stunden** müssen nicht in die Akte eingetragen werden. Sie sind über ein Kurskonzept nachvollziehbar, das die Hebamme in einem Ordner, bzw. ihrem Qualitätshandbuch archiviert. Es ist empfehlenswert, das Konzept etwa alle 5 Jahre zu prüfen bzw. nach Bedarf zu ändern.

15.10
Beratung

Bei einer Beratung werden das Thema und die gegebene Empfehlung benannt.

Beispiel: „Fahrradfahren bedenklich? Ist Radfahren gewöhnt, Strecken mit viel Autoverkehr und Überanstrengung vermeiden, sonst okay."

Manchmal ist eine **Abgrenzung zwischen Beratung und Hilfe bei Beschwerden** schwierig. Bei einer Formulierung wie „Varikose →Gymnastik" wird nicht deutlich, ob die Hebamme der Schwangeren nur Gymnastik empfohlen hat, was sie als

Beratung abrechnen kann, oder ob die Hebamme mit der Schwangeren eine ausführliche, individuelle Beratung durchgeführt und ihr Gymnastikübungen gezeigt hat, was sie als Hilfe bei Schwangerschaftsbeschwerden abrechnen kann.

Fragt nun die Krankenkasse anlässlich einer Rechnungsprüfung bei ihrer Versicherten nach und diese bestreitet, bestimmte Leistungen von der Hebamme erhalten zu haben, z. B. weil sie sich nicht mehr erinnert, kann die Hebamme durch eine konsequent nachvollziehbare Dokumentation ihre Leistung belegen.

> ▼
> **Maßnahme:**
> Beingymnastik gezeigt
> (Merkblatt Varikose)
> **Empfehlung:**
> morgens und abends nach Wechseldusche der Beine Einreibungen mit Krampfaderöl, bei Schmerzen Umschläge mit Quark/Krampfaderöl, Beingymnastik, oft Beine hochlegen, Stützstrümpfe konsequent tragen, möglichst auch nachts, Kontrolle in 2 Wo.

15.11 Hilfe bei Beschwerden

Liegen Schwangerschaftsbeschwerden vor, werden diese und die im Zusammenhang erhobenen Befunde und getroffenen Maßnahmen nachvollziehbar beschrieben. Bei Schwangerschaftsbeschwerden hilft bei der Dokumentation ein strukturiertes Vorgehen:
- **Welche Beschwerde** benennt die Frau?
  (= Subjektiver Bericht)
- **Wie ist die Situation?** (= Objektive Feststellungen der Hebamme, ggf. (Hebammen-) Diagnose)
- **Maßnahme?** (z. B. Gymnastik durchgeführt, Quarkwickel aufgelegt)
- **Empfehlung?** (z. B. für Entlastung sorgen)
- **Verlauf?** (z. B. welche Veränderungen sind seit der letzten Kontrolle eingetreten)

> **Fallbeispiel: Varikosis**
> Bei einer Varikose könnte die Dokumentation z. B. so aussehen:
> **Welche Beschwerde benennt die Frau?**
> Varikose am gesamten re Bein seit der letzten Schwangerschaft, seit 25. SSW deutliche Verschlimmerung (Verlauf), Bein schmerzt abends, Gyn. hat Stützstrümpfe verordnet, soll sie tags und nachts tragen, trägt sie nur tags wg. Schwitzens im Bett.
> **Wie ist die Situation?**
> Ausgeprägte Krampfadern über das gesamte Bein, um die Knöchel Besenreiser und Schwellung.
> ▼

Es gibt immer wieder Situationen, in denen es hilfreich ist, eine bestehende Problematik der Frau ausführlicher festzuhalten. Bei der Beschreibung soll berücksichtigt werden, dass die Frau ein **Einsichtsrecht in ihre Akte** hat. Sie hat das Recht auf Einsicht in alle sie betreffenden Befunde, Diagnosen und Behandlungen.

> ❗ Ihre Ausführungen und Bemerkungen sollten so formuliert sein, dass sie möglichst keine Bewertungen enthalten.

Manchmal berichtet eine Frau auch über **problematische und intime Dinge**, die Auswirkungen auf ihr Erleben der Schwangerschaft haben und sich auch in körperlichen Symptomen zeigen können. Der Aufbau einer Vertrauensbeziehung ist ein wesentliches Merkmal der Hebammenarbeit. In diese Vertrauensbeziehung fließt auch immer die subjektive Wahrnehmung der Hebamme und ihre persönliche Bewertung mit ein. Aufzeichnungen darüber können für die Frau kränkend und unverständlich sein.

Solche Aufzeichnungen sind, wie in psychotherapeutischen Sitzungen, als **persönliche Notizen** zu werten. Diese subjektiven Aufzeichnungen gehören nicht zur Dokumentation, die Frau hat also hier kein Einsichtsrecht. Aus diesem Grund empfiehlt es sich, die objektiven Befunde der Frau von den subjektiven persönlichen Wahrnehmungen der Hebamme zu trennen.

> ❗ Wenn subjektive Einschätzungen der Hebamme mit einfließen, gehören diese auf ein Extrablatt.

15.12 Besonderheiten bei der Schwangerenvorsorge

> ⚠ Bei der Schwangerenvorsorge wird **doppelt dokumentiert,** einmal im Mutterpass und einmal in der eigenen Akte.

Bei einer **Betreuung von Hebamme und Ärztin im Wechsel** trägt jede die von ihr durchgeführte Untersuchung in den Mutterpass ein und versieht sie mit ihrem Namenskürzel. Auf der ersten Innenseite des Mutterpasses finden sich Stempel von allen Fachkräften, die die Schwangerenvorsorge durchführen. Hat die Hebamme keinen Stempel zur Hand, trägt sie zumindest ihren Namen und ihre Telefonnummer in das für den Stempel vorgesehene Feld ein.

Werden **mehr als 14 Untersuchungen** durchgeführt (etwa beim Überschreiten des Geburtstermins) kann ein zusätzliches Blatt des Gravidogramms eingelegt werden. Weitere Untersuchungen auf einer anderen Seite in den Mutterpass einzutragen, ist wegen der fehlenden Übersichtlichkeit nicht sinnvoll.

Auch wenn die Hebamme die Frau in der Schwangerschaft betreut und dabei keine Vorsorgen durchführt, kann sie ihren Stempel in den Mutterpass einbringen. So hat die Frau die Kontaktdaten aller sie betreuenden Fachkräfte auf einen Blick zur Hand.

15.13 Besonderheiten bei der Dokumentation einer Geburt

Meist wird der Verlauf einer Geburt in Form eines **Berichts** protokolliert. Der freie Bericht lässt Raum für die Darstellung des Befindens der Frau und ggf. der pathologischen Situationen und ihrer Behandlung. Der fortlaufende Fließtext erschwert jedoch die Übersicht. Da allenfalls die Zusammenfassung der Geburt vorgegeben ist, kann es leichter zu Lücken kommen.

Eine andere Möglichkeit ist die Dokumentation in einem **Partogramm** (s. ▶ Abb. 15.2). Es ermöglicht die grafische Darstellung von Befunden. Geburtsverläufe können so schnell und übersichtlich dargestellt werden. Durch die darin enthaltenen Vorgaben entstehen weniger Lücken.

> ⚠ **Kritische Situationen und Notfälle erfordern jedoch eine exakte Beschreibung der getroffenen Maßnahmen und Entscheidungen (wer hat hier was getan?). Dies ist nur im Fließtext möglich.**

Arbeitet die Hebamme mit einer **2. Hebamme** bei der Geburt, sollten beide mit der gewählten Dokumentationsform vertraut sein. Bei der Arbeit in einem Team empfiehlt es sich grundsätzlich, sich auf eine Dokumentationsart festzulegen.

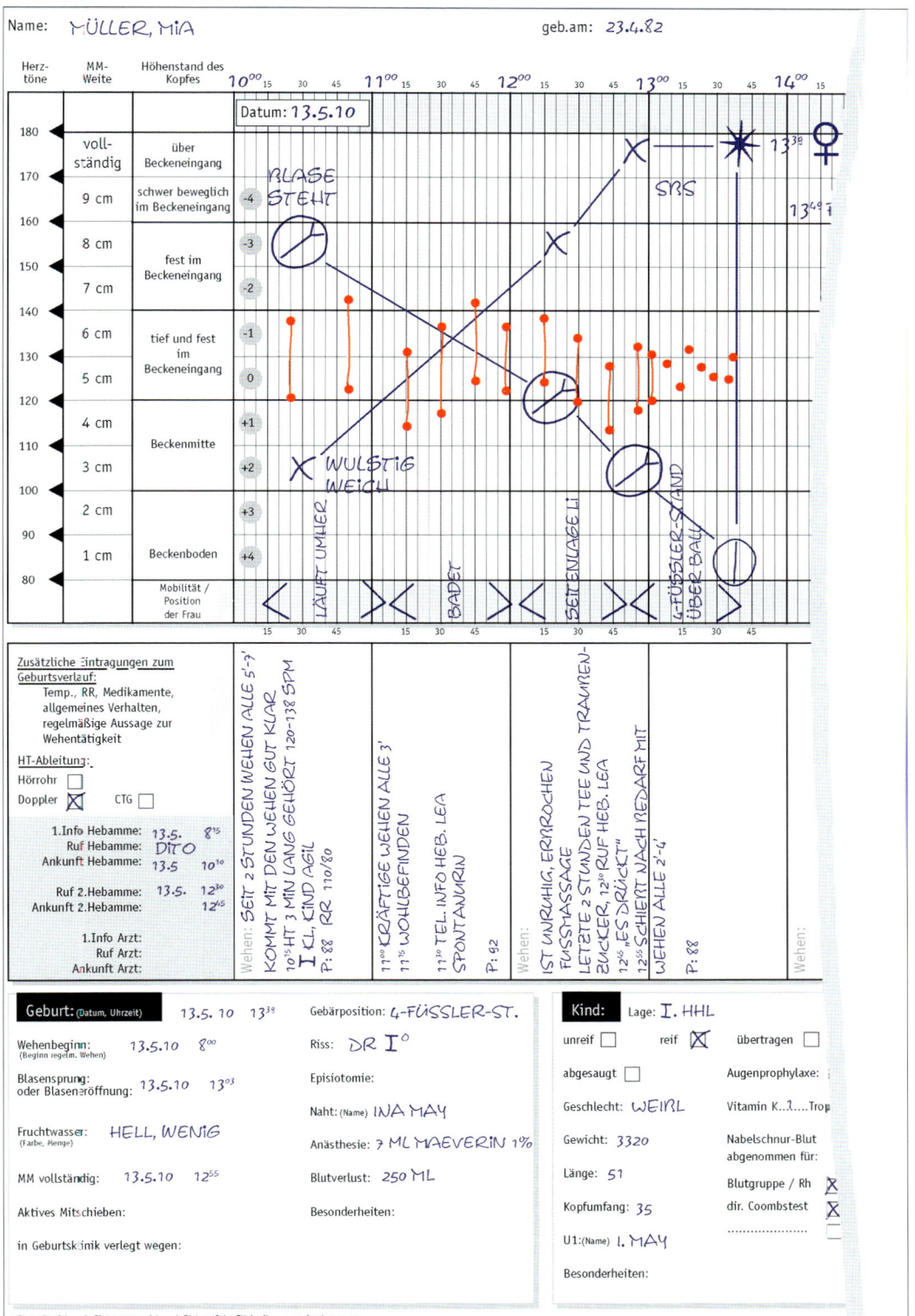

▶ Abb. 15.2 Auszug aus einem Partogramm.

15.14 Verlegung einer außerklinischen Geburt

Wenn eine Gebärende von zu Hause oder dem Geburtshaus ins Krankenhaus verlegt werden muss, ist die Verwendung eines Formulars sinnvoll. Es hilft, strukturiert alle wesentlichen Informationen an die Klinik weiterzugeben.

15.15 Besonderheiten bei der Wochenbettbetreuung

Für die Wochenbettbetreuung steht eine Vielzahl von Dokumentationsvorlagen zur Verfügung. Die meisten bieten keinen Platz zum freien Beschreiben einer Situation, weil die Kästchen zu klein sind. Sie erlauben nur eine äußerst knappe Aussage, jedoch

---

Übergabebericht verlegte Hausgeburt

Name, Vorname: *Mura, Maria*

geb. am: *3.4.79*

Grav/Para: *I/ 0*

ET: *15.7.10*

Wehenbeginn: *18.7.10, 4.00 Uhr*

Blasensprung: *18.7.10, 6.15 Uhr*

FW-Farbe, -Menge: *grünlich tingiert, wenig*

Geburtsverlauf: *6.55 Uhr Aufnahme, VU Portio noch sakral, wulstig, etwas straff, 1 cm, MM nicht erreicht, K im BE, rotiert, Wehen alle etwa 15 Min., Wehentätigkeit immer wieder nachlassend,*
18.00 Uhr MM 2 cm, regelmäßige, aber kurze Wehen alle 3 Min, die schlecht toleriert werden können, HT immer zwischen 120 und 135 spm.

Bisherige Maßnahmen: *Ruhen, BauchM mit Uterustonikum*

Hauptverlegungsgrund: *protrahierter Verlauf, Erschöpfung der Mutter, PDA-Wunsch, grünliches FW*

Verlegungsbefund: *MM 3 cm, zentriert, sehr straff! K schwer beweglich in BE, PN im 1.schr., es bildet sich eine Geb.geschwulst, HT 118-125 spm, im Doptone Undulation eingeengt, seit einer Stunde sporadisch frühe Dezelerationen auf 100 spm, keine späten Dezelerationen.*

Besonderheiten: psychische Belastung in der Anamnese

Betreuende Hebamme: *Doris Dahl*

Ankunft im Kreißsaal: *18.7.10, 22.45 Uhr*

Übergabe an: *Heb. Anne Braun*

Kopie des Geburtsberichts überlassen *X* ja ☐ nein.

Ich bitte um die Ausstellung eines Hebammenbriefs bzw. Kopie des Arztbriefes.

Sie erreichen mich persönlich unter Tel: *0151 - 2345678*

Karlsruhe, den *18.7.11* Unterschrift: *D. Dahl*

▶ **Muster 15.2** Beispiel Übergabebericht verlegte Hausgeburt (M. Selow, R. Knobloch)

keine Beschreibung eines Zustands oder einer Situation und welche Maßnahmen getroffen wurden.

Besonderheiten benötigen häufig eine ausführlichere Beschreibung im Fließtext, z. B. bei einer Entzündung der Naht, einem Milchstau, Saugproblemen oder Hyperbilirubinämie des Neugeborenen.

Allgemein gilt: Wenn Probleme auftauchen, ist es hilfreich, systematisch vorzugehen:
- Beschreibung des **Problems**, ggf. Ursache
- Beschreibung der **Ressourcen**
- Beschreibung der **Maßnahmen/Empfehlungen**
- **Häufigkeit**
- Form der **Hilfe**
- **Weiteres Vorgehen**

❗ Je begrenzter der vorgesehene Platz für Beschreibungen ist, desto ausführlich müssen die Probleme in einem Fließtext ergänzt werden.

Fallbeispiel
Problem: Schmerzen im Bereich der Naht, Spannungsgefühl. Schnitt wurde med.-lat. ausgeführt, etwa 8 cm lang, reicht bis in Pobacke. Naht subkutan ausgeführt, im gesamten Bereich der Naht leichte Rötung, Schwellung, deutlich wärmer als Umgebung, 2 Einziehungen der Haut durch Faden im oberen Drittel (Richtung Introitus) zu sehen.
Ressource: Frau fühlt sich sehr eingeschränkt durch Schmerz, fühlt sich aber insgesamt wohl, da Partner hilfreich empfunden wird.
Maßnahmen/Empfehlungen: Knoten kann noch nicht gelöst werden (3. Tag), Kühlen mit Eiskompresse, sitzen vermeiden.
Häufigkeit, Form der Hilfe: Erneuern nach Bedarf, Vorgehen auch Partner erklärt (Eiskompresse in Tuch einwickeln), Stillpositionen im Liegen und leicht aufrechte Position im Bett gezeigt.
Weiteres Vorgehen: → Bei Verschlimmerung melden, ggf. von Ärztin Medikament verschreiben lassen.

Wenn Schwierigkeiten beim Stillbeginn auftreten, ist ein **Stillbeobachtungsbogen**, wie er in der Karteikarte des DHV (s. ▶ Abb. 15.1) enthalten ist, hilfreich. Er hilft, den Stillvorgang strukturiert zu beobachten und einzuschätzen.

15.16
Dokumentation vereinfachen

Die Dokumentation kann vereinfacht werden, wenn die Hebamme einen **Ordner (Qualitätshandbuch)** anlegt, in dem sie ihre eigenen Standards als Arbeitsanleitungen oder Checklisten hinterlegt und am besten nummeriert. Geeignet sind alle Themen, die sich in der Beratung und Behandlung von Beschwerden und Störungen häufig wiederholen, z. B. Ischiasbeschwerden, Ernährungsberatung, begleitend bei SIH, Vorbereitung auf das Stillen, Milchstau, Ikterus.

Als Grundlage eignen sich die **Empfehlungen der Berufsverbände**. Die Erarbeitung in einem Qualitätszirkel stellt die standardisierte Vorgehensweise auf eine breite Basis. In unserem Fallbeispiel könnte dann stehen „…Haltung korrigiert (AA 5)", also AA für Arbeitsanleitung und die 5, weil die Arbeitsanleitung Ischiasbeschwerden die Nummer 5 im Ordner der Hebamme hat.

Checklisten eignen sich überall da, wo Beratungsthemen sich wiederholen.
Beispiele:
- Vorbereitung auf die ambulante Geburt
- Beratungsthemen in der Schwangerschaft
- Vorbereitung auf das Stillen
- Aufklärung zur außerklinischen Geburt
- Beratungsthemen im Wochenbett
  Siehe auch ▶ Kap. 13.

15.17
Hilfsmittel zur Einschätzung (Assessment-Instrumente)

Die Anforderungen an die Dokumentation werden häufig unter einem juristischen Blickwinkel beschrieben. Aufgezeichnet werden Befunde, Diagnosen, Intervention und Behandlung. Dabei wird nicht sichtbar, was eigentlich die Arbeit der Hebamme ausmacht. Der **Betreuungsprozess** in der Schwangerschaft, bei der Geburt oder im Wochenbett wird nicht sichtbar. Auch wird nur ein kleiner Teil dessen dokumentiert, was die Hebamme tatsächlich wahrnimmt.

Beim Abtasten des Bauches einer schwangeren Frau erspürt die Hebamme nicht nur die Stellung und Haltung des Kindes. Sie erspürt auch, wie die

Bauchdecken und die Gebärmuttermuskulatur geschaffen sind, sie ertastet die Fruchtwassermenge, die Beweglichkeit des Kindes und einiges mehr. Die Gesundheits- und Pflegewissenschaftlerin Kirstin Hähnlein hat ein **Einschätzungs-Instrument zur manuellen Schwangeren-Untersuchung** entwickelt. Eine wiederholte Dokumentation der Untersuchung bei derselben Frau erleichtert die Beratungs- und Versorgungsleistung und verbessert die Vorhersehbarkeit des Schwangerenverlaufs und der intrapartalen Betreuung.

> ✉ **Adressen**
> Assessment-Instrumente für die Schwangeren-Untersuchung:
> TaKE©ÄU – ergebnisorientierte äußerlich-abdominale Schwangeren-Untersuchung
> TaKE©VU – ergebnisorientierte vaginale Schwangeren-Untersuchung
> Die beiden Bögen können kostenfrei bezogen werden per E-Mail: kirstin.haehnlein@bfh.ch

In einer Studie der Universität Osnabrück wird derzeit eine handlungsorientierte **Dokumentation im Hebammenkreißsaal** erprobt.

15.18

Typische Fehler und Mängel bei der Dokumentation

Ungenügende Dokumentation aus Platzmangel

> ❗ **Fehlende Eintragungsmöglichkeiten** und zu wenig Platz in einem Formular verleiten dazu, notwendige Angaben nicht oder nicht ausführlich genug vorzunehmen.

Bei Formularen, in denen Kästchen oder Felder auszufüllen sind, werden Angaben in den dafür bestimmten Kästchen gemacht, soweit dies vom Umfang her möglich ist. Reicht der Platz nicht aus, wird zusätzlich im Fließtext dokumentiert. Dies kann, je nach Formular, im dafür vorgesehenen Bereich, auf einer freien Rückseite oder einem zusätzlichen Einlegeblatt erfolgen. Wichtig ist, diese zusätzlichen Einträge zuordnen zu können.

Auf jeden Fall werden sie mit Datum und Uhrzeit gekennzeichnet, ein Extra-Einlegeblatt mit dem Namen und Geburtsdatum der Frau ist ebenfalls wichtig, um Verwechslungen auszuschließen.

Telefonische Beratung nicht dokumentiert

Eine typische Lücke bei der Dokumentation sind die fehlenden Aufzeichnungen von telefonischen Beratungen.

> **Fallbeispiel**
> Eine Wöchnerin ruft auf dem Mobiltelefon die Hebamme an, die gerade mit dem Auto unterwegs ist, um private Einkäufe zu erledigen und anschließend ihr Kind vom Kindergarten abzuholen.
> Die Wöchnerin klagt über Gliederschmerzen, friert und hat 38,2° C Temperatur. Die eine Brust schmerzt leicht, nicht mehr als gestern, eine Rötung ist nicht zu sehen. Die Hebamme hört, dass die Wöchnerin möglicherweise einen Milchstau hat. Sie gibt ihr erste Anweisungen. Da sie jedoch unter Zeitdruck ist, weil sie ihr Kind rechtzeitig vom Kindergarten abholen will, verschiebt sie ihre Aufzeichnung auf später.
> An diesem Fall wird nachvollziehbar, dass die später nachgeholte Dokumentation von Beratungen häufig verkürzt wird oder ganz untergeht. Abgesehen davon, dass diese erbrachten Leistungen, wenn sie nicht dokumentiert sind, nicht abgerechnet werden können, entstehen so Lücken in der Dokumentation des Verlaufs.

> 🅿 **Praxistipp**
> Haben Sie die Akte der Frau bei einer Beratung nicht zur Hand, sollten Sie den wesentlichen Inhalt des Gesprächs in Ihren Terminplaner oder auf einem Extrablatt notieren, versehen mit dem Namen der Frau, dem Datum und der Uhrzeit. Zu Hause sollten Sie diese Aufzeichnungen dann **konsequent** in die Akte der Frau übertragen.

Zustand der Brust nicht ausreichend beschrieben

Bei **Milchstau/Mastitis** wird häufig der Zustand der Brust und deren Behandlung nur mangelhaft beschrieben. In den meisten Formularen sind nur Kästchen vorhanden und kein weiterer Platz zum Beschreiben. Dies verführt leicht zu einer viel zu knappen Aussage.

Zum Beispiel ist die **Aussage „rot"** im Kästchen für die Brust kein vollständiger Befund. Besser ist die Beschreibung, wo die Rötung zu sehen ist, wie rot, welche Größe die Rötung hat, weitere Auffälligkeiten und welche Maßnahme daraus resultiert.

Besser ist: „Linke Brust, bei 3 h (Außenseite), nahe BW, pflaumengroße intensive Rötung, darunter knotig, stark druckdolent, Schwellung, dadurch BW für das Kind schwer zu fassen. Mutter schafft Anlegen selbstständig, Kind in Rückengriff angelegt. Nach 10 Min. guten Saugens Brust deutlich weicher, Knoten kleiner geworden, Brustmassage zur Entleerung gezeigt.

Empf.: übliche Maßnahmen bei Milchstau (Wärme vor BruMa, entsprechendes Anlegen, ggf. weitere Entleerung, Kühlung nach dem Stillen, Quarkumschläge" oder: „übliche Maßnahmen bei Milchstau (AA 2)."

Abweichungen müssen benannt werden. Empfiehlt die Hebamme üblicherweise Quarkumschläge, schlägt in diesem Fall aber die Verwendung von Retterspitz vor, weil die Frau dieses bereits zu Hause hat, lautet der Eintrag: „Maßnahmen bei Milchstau nach AA 2 mit Retterspitz statt Quark."

Hilfreich kann auch eine **Zeichnung** sein, auf der die Hebamme Ort und Größe der Rötung markiert. Die Dokumentation kann mit verständlichen Abkürzungen verkürzt werden. Einige Formulare haben bereits Brüste eingezeichnet, die markiert werden können.

Unvollständige Dokumentation bei Hyperbilirubinämie

Bei Hyperbilirubinämie fehlen häufig die Inhalte der Beratung der Eltern, neben der Beschreibung der Hautfarbe, des Verhaltens und der Ausscheidungen des Kindes.

Besonders schwierig ist die **Situation bei Konflikten**. Wenn Eltern sich trotz dringender Empfehlung der Hebamme weigern, einen Kinderarzt oder die Kinderklinik zur Blutentnahme aufzusuchen oder nicht der empfohlenen Dringlichkeit folgen, sollte dieser Sachverhalt **unbedingt ausführlich** notiert werden.

> **Fallbeispiel**
> „4. Lebenstag. Neugeborenes wirkt leicht apathisch, deutlich gelb am ganzen Körper, saugt alle 2–3 Stunden etwa 5 Minuten, schläft dann ein, wenig dunkelgrüner Stuhlgang, 3 nasse Windeln in 24 Stunden, Urin wenig, deutlich gelb.
> Empf.: Dringend Blutentnahme in Kinderklinik, Gefahr Kernikterus besprochen. Eltern wollen lieber zum Kinderarzt in Praxis. Tel. mit Kinderarzt: können gleich kommen (12.00 Uhr). Sollen sich melden, wenn Wert bekannt.
> Anruf 15.00 bei den Eltern zu Hause, nicht erreicht, Mann erreicht auf dem Handy, sind gerade beim Kinderarzt eingetroffen! Kinderarzt schickt gleich in die KiKlinik.,
> Anruf 18.30 bei den Eltern (Handy), Mann berichtet, Bili 31 mm/dl , Vorbereitung zum Blutaustausch. Kamen erst 18.15 in KiKlinik an, weil es Betreuungsprobleme mit dem älteren Geschwisterkind gab."

Literatur

[1] **Cignacco E., Hrsg.** Hebammenarbeit. Assessment, Diagnosen und Interventionen bei (patho)physiologischen und psychosozialen Phänomenen. Bern: Huber; 2006

[2] **Deutscher Hebammenverband e. V.** Empfehlungen zur Dokumentation von Geburten mit Schulterdystokie. Karlsruhe: DHV; 2009. Als Download unter www.hebammenverband.de

[3] **Deutscher Hebammenverband, Hrsg.** Stillbegleitung durch Hebammen. Frankfurt: Mabuse Buchversand; 2009. Auch als Download unter www.hebammenverband.de

[4] **Deutscher Hebammenverband, Hrsg.** Stillen - Der beste Start ins Leben. Frankfurt: Mabuse Buchversand; 2010

[5] **Deutscher Hebammenverband, Hrsg.** Schwangerenvorsorge durch Hebammen. Frankfurt: Mabuse Buchversand; 2011. Auch als Download unter www.hebammenverband.de

[6] **Deutscher Hebammenverband e.V.** Qualität in der freiberuflichen Hebammentätigkeit. Frankfurt: Mabuse Buchversand; 2010. Auch als Download unter www.hebammenverband.de

[7] **Fey C.** Hebammenarbeit optimieren, Dokumentation erleichtern. In: Hebammenforum 2008; 8

[8] **Fey C.** Dokumentation von Schwangerschaft, Geburt und Wochenbett. In: Hebammenforum 2005; 8: 573 - 576

[9] **Knobloch R, Selow S, Hrsg.** Dokumentation im Hebammenalltag, München: Elsevier; 2010

[10] **Krahl A, Bauer N, zu Sayn-Wittgenstein F.** Neue Pfade der Betreuung gehen. In: Deutsche Hebammenzeitschrift 2009; 9: 9-13.

[11] **Fey C, Gruber P.** Die häufigsten Fehler aus gutachterlicher Sicht. In: Deutsche Hebammenzeitschrift 2009; 9: 6–9

[12] **Gruber P.** Kühler Kopf im Notfall. In: Hebammenforum 2008; 6: 431

[13] **Gruber P.** Noch mal gut gegangen (?).In: Hebammenforum 2009; 4: 270-277

[14] **Piechotta B, Meier U.** Zwischen Scylla und Charybdis - Dokumentation psychotherapeutischer Sitzungen. In: Forum Psychotherapeutische Praxis 2002; 2: 158 – 164

[15] **Selow M.** Richtlinien, Leitlinien, Empfehlungen, Standards. In: Hebammenforum 2003; 7: 449 –450

[16] **Selow M.** Qualitätszirkel. In: Hebammenforum; 2003; 7: 467 -468

[17] **Wieteck P, Velleuer H.-J.** Pflegeprobleme formulieren, Pflegemassnahmen planen. Leitfaden zur Dokumentation pflegerischer Interventionen. Kassel: Recom; 2000

[18] Ergänzungsvertrag nach § 134a SGB V über Betriebskostenpauschalen bei ambulanten Geburten in von Hebammen geleiteten Einrichtungen und die Anforderungen an die Qualitätssicherung in diesen Einrichtungen Anlage 1 Qualitätsvereinbarung

16 Typische Rechtsfragen in der freiberuflichen Hebammenarbeit

Regine Knobloch

Die Bundesgeschäftsstelle des Deutschen Hebammenverbandes bietet eine **Hebammen-Sprechstunde** an. Die beratenden Hebammen informieren, geben Tipps zu allen Fragen rund um das Berufsfeld der Hebamme. Die folgenden Fragen werden am häufigsten gestellt:

16.1 Ausstellen von Bescheinigungen

> **Fallbeispiel**
> Eine Wöchnerin ist geschwächt von der Geburt. Sie hat Zwillinge geboren und ihr Partner hat gerade eine neue Arbeitsstelle angetreten, so dass er nur 2 Tage frei bekommt. Die Großeltern stehen nicht zur Verfügung. Die Wöchnerin möchte stillen. Sie weiß nicht, wie sie den Alltag bewältigen soll ohne Hilfe im Haushalt. Sie hat sich den Antrag auf Haushaltshilfe von ihrer Krankenkasse besorgt, den die Hebamme ausfüllt und unterschreibt. Die Krankenkasse weigert sich, den Antrag anzuerkennen, weil die Hebamme den Antrag unterschrieben hat.

Darf ich als Hebamme die Schwangerschaft bzw. den Geburtstermin bescheinigen?

Bescheinigungen nach § 200 RVO und dem § 5 MuSchG können auch von einer Hebamme ausgestellt werden. Eine Schwangere soll ihrem Arbeitgeber ihre **Schwangerschaft** mitteilen, sobald sie ihr bekannt ist. Verlangt der Arbeitgeber eine schriftliche Bestätigung, muss er die Kosten dafür übernehmen. Die Hebamme kann der Schwangeren Kosten dafür in Rechnung stellen, die sie dann mit der Bescheinigung bei ihrem Arbeitgeber einreicht.

Damit die Schwangere **Mutterschaftsgeld** beantragen kann, benötigt sie eine Bescheinigung über den „mutmaßlichen Entbindungstermin". Diese Bescheinigung darf frühestens eine Woche vor Beginn der Schutzfrist ausgestellt werden. Auch diese Kosten trägt der Arbeitgeber. Die Gebühr, welche die Hebamme in Rechnung stellen kann, ist nicht in der HebVV geregelt. Ärzte verlangen in der Regel ca. 5 Euro. Wenn die Hebamme der Schwangeren Kosten in Rechnung stellt, stellt sie ihr eine Quittung über den Betrag aus.

Immer wieder stellen einzelne Sachbearbeiter von Krankenkassen infrage, ob eine Hebamme die Notwendigkeit einer Haushaltshilfe bescheinigen kann. Es gibt **2 Voraussetzungen**, nach denen Haushaltshilfe für eine Schwangere von den Krankenkassen übernommen wird.

1. Nach § 38 SGB V kann einer Schwangeren oder Wöchnerin Haushaltshilfe **aufgrund einer Erkrankung** gewährt werden. Ist eine Erkrankung der Grund für die Notwendigkeit, muss eine Ärztin den Antrag auf Haushaltshilfe mit der Diagnose der Erkrankung begründen und unterschreiben.
2. Nach § 199 RVO kann der Frau Haushaltshilfe **aufgrund ihrer Schwangerschaft oder Geburt** gewährt werden. In diesem Fall kann auch die Hebamme die Notwendigkeit einer Haushaltshilfe bescheinigen. Die Hebamme gibt eine „Hebammendiagnose" im Antrag an, z. B.: „schwere Erschöpfung, Anämie mit Milchmangel, Geschwisterkinder 14 Monate alt (Zwillinge)".

Manche Krankenkassen argumentieren, dass aus der Begründung hervorgehen sollte, dass mit dem Einsatz von Haushaltshilfe ein Krankenhausaufenthalt vermieden werden kann. Wenn die Wöchnerin einen Milchstau hat, sollte nicht „Brustentzündung" oder „Mastitis" im Antrag stehen, da sich die Krankenkasse hier auf den Standpunkt stellen könnte, der Frau stehe Haushaltshilfe nach § 38 SGB V zu und müsse daher vom Arzt bescheinigt werden.

> **🅿 Praxistipp**
> Anträge über die Notwendigkeit von Haushaltshilfe können online bei den meisten Krankenkassen-Websites heruntergeladen werden.

Manchmal kann auf dem Antrag die Notwendigkeit der Haushaltshilfe ausgefüllt werden, manchmal ist eine Extra-Bescheinigung erforderlich. Eine **zeitliche Begrenzung** der Haushaltshilfe ist in § 199 RVO nicht vorgesehen.

> **Fallbeispiel**
> **Urteil des Sozialgerichts München** vom 7.5.2008 (S 29 KR 1040/05):
> „Die Versicherte der Krankenkasse hatte am 25.5.2005 entbunden. Sie hatte noch 4 weitere Kinder, darunter ein damals 20 Monate altes Kind. Zunächst stellte die Versicherte einen Antrag auf Haushaltshilfe vom 25. bis 31. Mai 2005. Die Notwendigkeit hatte ihre Hebamme bescheinigt. Dieser Antrag wurde durch die Krankenkasse bewilligt. Danach stellte die Versicherte einen weiteren Antrag für den Zeitraum vom 1. bis 14.6.2005. Auch die Notwendigkeit der Haushaltshilfe für diesen Antrag hatte die Hebamme bescheinigt. Die Krankenkasse lehnte eine Erstattung der Kosten ab mit der Begründung, eine Hebamme sei nur für die ersten 6 Tage nach der Geburt zuständig. Danach müsse ein Arzt die Notwendigkeit bescheinigen. Das Sozialgericht entschied gegen die Krankenkasse und verurteilte diese zur Zahlung.
> ▼

Bescheinigung der Hebamme über die Notwendigkeit einer Haushaltshilfe nach § 199 RVO

Einer Versicherten steht nach § 199 RVO Haushaltshilfe zu, wenn sie wegen Schwangerschaft oder Entbindung ihren Haushalt nicht weiterführen kann und eine andere im Haushalt lebende Person den Haushalt auch nicht führen kann.

Im Haushalt von Frau . . . . lebt ein weiteres Kind im Alter von . . . . Jahren.

Frau . . . . ist nicht in der Lage, ihren Haushalt zu führen, da . . . .

Aus diesem Grund wurde ihr Bettruhe verordnet.

Eine andere im Haushalt lebende Person kann den Haushalt nicht führen, weil . . . .
. . . .

Ich halte eine Haushaltshilfe . . . . Stunden täglich werktags für erforderlich.
Die Gesamtdauer der Unterstützung wird . . . . Wochen betragen.

. . . .
(Ort, Datum)   (Stempel und Unterschrift der Hebamme)

▶ **Muster 16.1** Bescheinigung der Hebamme über die Notwendigkeit einer Haushaltshilfe nach § 199 RVO (Quelle: DHV)

Aus den Gründen:
Der Anspruch der Versicherten ergibt sich aus den §§ 195 Abs. 1 Nr. 5 199 RVO, 38 Abs. 4 SGB V analog. Danach erhält die Versicherte Haushaltshilfe bzw. Kostenerstattung für eine selbst beschaffte Haushaltshilfe, soweit ihr wegen Schwangerschaft oder Entbindung die Weiterführung des Haushalts nicht möglich ist und eine andere im Haushalt lebende Person den Haushalt nicht weiterführen kann. Eine zeitliche Begrenzung der Haushaltshilfen ist nach § 199 RVO nicht vorgesehen (Krauskopf § 199 Rdnr. 7). Nach einer vertretenen Meinung wird § 199 RVO von § 38 SGB V dadurch abgegrenzt, dass eine Krankheit, die als Folge der Entbindung oder unabhängig davon auftritt, nach Ablauf der in § 197 festgelegten Frist von 6 Tagen ausschließlich nach § 38 SGB V zu beurteilen ist. Zum 1. April 2007 wurde indes ohne Änderung der betroffenen Vorschriften im Übrigen die 6-Tage-Frist in § 197 RVO gestrichen. Damit kann zwar § 197 neue Fassung RVO für den vorliegenden Zeitraum direkt noch nicht zur Anwendung gelangen, darum geht es jedoch im vorliegenden Rechtsstreit auch nicht. Das erkennende Gericht vertritt vielmehr die Auffassung, dass durch die Streichung der 6-Tage-Frist in § 197 RVO eine Auslegungshilfe für § 199 RVO auch vor Änderung des § 197 RVO nicht gerechtfertigt ist. Dies ergibt sich aus dem Wortlaut des § 199 RVO, der grundsätzlich zeitlich unbefristet ist und dies auch im hier relevanten Zeitraum war. Damit entfällt zwar nicht die Notwendigkeit der Abgrenzung zu § 38 SGB V, sie ist jedoch nach dem Wortlaut des § 199 RVO zu treffen und nicht durch eine schon immer nicht unproblematische zeitliche Frist aus einem anderen Leistungsbereich (Anspruch auf Unterkunft, Pflege und Verpflegung im Krankenhaus oder anderen Geburtseinrichtungen) begrenzbar.
§ 199 RVO liegt eine kausale Verknüpfung zwischen Schwangerschaft bzw. Entbindung und Unmöglichkeit der Weiterführung des Haushalts zugrunde. Die Schwangerschaft ist mit der Entbindung beendet, sodass nur noch die kausale Verknüpfung zwischen Entbindung und der Unmöglichkeit der Haushaltsführung in Betracht kam. Diesbezüglich gelangt das Gericht zu der Auffassung, dass die Unmöglichkeit der Haushaltsführung – deren Voraussetzungen im Übrigen vorliegend unstreitig sind – für die geltend gemachten 2 Wochen noch in unmittelbarem Zusammenhang mit der Entbindung steht, denn im Attest vom 30. Mai 2005 wird deutlich von einer „allgemeinen Schwäche im Wochenbett" gesprochen. Dies deutet nicht auf eine von der Entbindung unabhängige Krankheit hin – die beiden anderen Diagnosen, „verzögerte Rückbildung" und „Verdacht auf Mastitis bei Stillproblematik" stellen keinen für die Haushaltsführung kausal relevanten Krankheitswert dar – entscheidend ist vielmehr die allgemeine Schwäche infolge der Entbindung. Auf die Frage, ob und ab wann der Anspruch nach § 199 RVO durch zeitliche Entfernung von der Entbindung wegen sich abschwächendem Kausalzusammenhang zu begrenzen ist, musste vorliegend nicht entschieden werden, da jedenfalls die vorliegende zeitliche Entfernung zur Entbindung noch nicht per se gegen einen Kausalzusammenhang spricht. Da die weiteren Voraussetzungen des § 199 RVO unstreitig erfüllt sind, war der Klage stattzugeben."

Der **Justiziar des Deutschen Hebammenverbandes** Harald Horschitz bemerkt hierzu: „Damit ist klargestellt, dass einerseits eine Hebamme die Notwendigkeit einer Haushaltshilfe bescheinigen kann. Es ist weiterhin klargestellt, dass der Anspruch auf Haushaltshilfe nach § 199 RVO nicht durch eine 6-Tage-Frist, die in völlig anderem Zusammenhang einmal aufgestellt war (Begrenzung auf stationären Aufenthalt), begrenzt ist.

Wie lange die Zuständigkeit der Hebamme dauert, konnte das Gericht im vorliegenden Fall unentschieden lassen, da der beantragte Zeitraum nicht länger war als 3 Wochen nach der Geburt. Es ist jedoch davon auszugehen, dass die Hebamme zumindest so lange zuständig ist, wie der regelmäßige Anspruch auf Wochenbettbesuche dauert. Gemäß § 4 Hebammengesetz ist für die Überwachung des Wochenbetts allein der Arzt und die Hebamme zuständig. In der Gebührenvereinbarung ist (wie auch schon früher in der Hebammengebührenverordnung) ein regelmäßiger Anspruch auf Hebammenhilfe im Wochenbett für den Zeitraum **bis zu 8 Wochen** nach der Geburt festgelegt worden. Dieselbe Frist findet sich in den Mutterschafts-Richtlinien. Bis zu diesem Zeitraum kann also auf jeden Fall eine Zuständigkeit der Hebamme angenommen

▼
werden, die Notwendigkeit einer Haushaltshilfe zu attestieren.
Nur wenn die Haushaltshilfe **wegen pathologischer Zustände** erforderlich ist, springt die Anspruchsgrundlage von § 199 RVO auf § 38 SGB V über, sodass eine ärztliche Bescheinigung erforderlich ist.
Entsprechend dem Urteil des Landessozialgerichts Niedersachsen-Bremen (1) ist zudem erforderlich, dass die Hebamme sich **regelmäßig** (nach Ansicht des Landessozialgerichts zumindest alle 14 Tage) **davon überzeugt,** dass eine Haushaltshilfe nach wie vor notwendig ist."
(Hebammenforum 7/2008, S. 536)

16.2
Fragen zur Abrechnung von Leistungen

Die Frauenärztin möchte gerne eine Hebamme in der Praxis aufnehmen, sie hat jedoch Bedenken, ob sie ihre Quartalspauschale noch abrechnen kann, wenn sie nicht alle Vorsorgeuntersuchungen selbst durchführt.

Der Arzt erhält von der Krankenkasse für die Betreuung in der Schwangerschaft eine quartalsbezogene Pauschale. Die Formulierung in der ärztlichen Gebührenordnung führt immer wieder zu den unterschiedlichen – berufspolitisch motivierten – Interpretationen des Textes. Das Bundesministerium für Gesundheit und Soziales unterstützt ausdrücklich die gemeinsame Vorsorge (im Wechsel). Es betont, dass diese Kooperation **keineswegs** dazu führt, dass der Arzt seine Pauschale nicht mehr abrechnen könne. Die Schwangere hat die freie Wahl, sie entscheidet, ob sie lieber zu einer Hebamme geht oder zu einer Ärztin.

Der folgende Auszug aus einem Beitrag im „Hebammenforum" 5/2007 enthält auch eine Stellungnahme der Kassenärztlichen Vereinigung Baden-Württemberg zu dieser Frage.

Vorsorge durch Arzt und Hebamme

In Baden-Württemberg hatte sich nun eine Ärztin sogar geweigert, Ultraschalluntersuchungen durchzuführen, da die Schwangere ansonsten die Vorsorgeleistungen durch eine Hebamme durchführen ließ. Die Schwangere schrieb ein Beschwerdeschreiben an die Rechtsstelle des DHV. Da der DHV solche Vorgänge mit der Kassenärztlichen Vereinigung Baden-Württemberg bereits einmal grundsätzlich in einem Gespräch geklärt hatte, bat er die KV Baden-Württemberg darum, der Ärztin die bestehende Rechtslage sozusagen amtlicherseits zu erläutern. Dieser Bitte ist die KV Baden-Württemberg nachgekommen. Sie hat der Rechtsstelle eine Kopie ihres an die Ärztin gerichteten Schreibens übersandt. Da dieses Schreiben die bestehende Rechtslage in ganz hervorragender Weise wiedergibt, soll das Schreiben der KV an dieser Stelle (natürlich unter Weglassen sämtlicher Namen) veröffentlicht werden:

▼

▶ Horschitz, H. Vorsorge durch Arzt und Hebamme, Hebammenforum 5/2007, S. 373 (Auszug)

„Aus vertrags- und haftungsrechtlicher Sicht stellt sich der Sachverhalt im Hinblick auf **Ultraschalluntersuchungen**, die von Hebammen im Rahmen der Mutterschaftsvorsorge veranlasst wurden, folgendermaßen dar:

Aus den Mutterschaftsrichtlinien, wonach u. a. Ärzte und Hebammen zusammenwirken sollen, erwächst der Schwangeren ein Recht auf Ultraschalluntersuchungen entsprechend der Richtlinien zu Lasten ihrer Krankenkasse. Insoweit kann die Hebamme Ultraschalluntersuchungen beim Vertragsarzt veranlassen. Entsprechendes ist auch in der Hebammenberufsordnung geregelt, wonach Hebammen und Entbindungspfleger in eigener Verantwortung Untersuchungen zu veranlassen haben, die für eine möglichst frühzeitige Feststellung einer Risikoschwangerschaft notwendig sind.

Zwar ist das Behandeln regelwidriger Vorgänge bei Schwangeren, Gebärenden, Wöchnerinnen und Neugeborenen grundsätzlich dem Arzt vorbehalten, doch können aufgrund der baden-württembergischen Hebammengebührenordnung die Hebammen eine Gebühr auch bei pathologischem Schwangerschaftsverlauf berechnen, wenn die Hebamme oder der Entbindungspfleger die Vorsorgeuntersuchung auf ärztliche Anordnung vornimmt oder wenn die Schwangere bei pathologischem Schwangerschaftsverlauf ärztliche Betreuung trotz Empfehlung der Hebamme oder des Entbindungspflegers nicht in Anspruch nehmen möchte. Auch die für die GKV-Versicherten bundesweit gültige Hebammengebührenordnung enthält einen entsprechenden Passus.

In diesem Zusammenhang erhebt sich die Frage nach der **Haftung für eine ärztliche Untersuchungsleistung, die von der Hebamme veranlasst wurde.** Herr Dr. Baumgärtner, der Vorsitzende der ehemaligen KV Nordwürttemberg, hatte deshalb die damalige Sozialministerin Frau Tanja Gönner angeschrieben. Diese teilte daraufhin Folgendes schriftlich mit:

„Im Rahmen der gesetzlichen Regelungen ist es der Schwangeren überlassen, ob sie die Vorsorgeuntersuchung von einer Hebamme/einem Entbindungspfleger oder von einer Frauenärztin/einem Frauenarzt durchführen lassen möchte. Dementsprechend werden separate Behandlungsverträge abgeschlossen. Die Ergebnisse der Untersuchung sind in erster Linie der Schwangeren bzw. Patientin mitzuteilen und mit ihr zu besprechen. Auf ihren Wunsch können die Ergebnisse auch an die Hebamme oder den Entbindungspfleger übermittelt werden.

Es bleibt jedoch immer der Schwangeren vorbehalten, ob sie den Empfehlungen der Frauenärztin/des Frauenarztes folgt oder sich für eine andere Art der Vorsorge entscheidet. Die Frauenärztin/der Frauenarzt trägt dann nur ein haftungsrechtliches Risiko für ihr/sein Verhalten. Für Handlungen der Hebamme/des Entbindungspflegers resultierende Risiken braucht die Frauenärztin/der Frauenarzt nicht einzustehen. Entscheidet sich die Schwangere, den Empfehlungen der Frauenärztin/des Frauenarztes keine Folge zu leisten, haftet der Arzt nicht."

▶ Artikel Horschitz, Fortsetzung.

Die Hebamme hat dann einen Anspruch auf Honorierung ihrer Leistung, wenn sie die Leistungen eines Vorsorgetermins vollständig erbracht hat; dabei hat sie diese Leistung im Mutterpass als ihre Leistung zu dokumentieren.

In welchen Fällen der **Arzt**/die **Ärztin** einen Anspruch auf Abrechnung ihrer quartalsbezogenen Leistung hat, sollte diese(r) mit der Kassenärztlichen Vereinigung klären.

Die Ärztin möchte, dass ich bei allen Schwangeren die Vorsorge durchführe. Die Frauen sollen jedoch bei jedem Termin noch von ihr zusätzlich vaginal untersucht werden. Kann ich meine Leistungen als Vorsorge nach der HebVV abrechnen?

Abrechnungsfähig ist eine Vorsorgeuntersuchung immer dann, wenn der Leistungsinhalt vollständig erbracht wurde.

Haben Arzt und Hebamme vereinbart, dass die Hebamme nur den Teil der Vorsorge durchführt, den sonst eine Medizinische Fachangestellte übernehmen würde, wie Messen des Blutdrucks, des Gewichts und die Urinuntersuchung, und der Arzt führt die weiteren Untersuchungen aus, kann die Hebamme **keine Vorsorge nach Ziffer 0300** abrechnen. Sie kann jedoch mit dem Arzt ein **Honorar** für die Leistung, die sie erbringt, vereinbaren.

Außerdem kann sie ggf. eine **Beratung nach Nummer 0100** abrechnen, da bei nahezu jedem Kontakt von der Schwangeren Fragen gestellt werden. Keine Beratung sind bloße Auskünfte über Geburtsvorbereitungskurse. Häufig werden aber bei solchen Gesprächen bereits Beratungen durchgeführt. In diesen Fällen ist es besonders wichtig, sich den Beratungsgegenstand in den eigenen Dokumentationsunterlagen zu notieren, damit später kein Streit über die Berechtigung der Gebühr entstehen kann.

Eine Krankenkasse will 2 von mir durchgeführte Vorsorgetermine nicht bezahlen, weil sie der Auffassung ist, dass die Untersuchungen nur in den Abständen abgerechnet werden können, die in den Mutterschaftsrichtlinien vorgegeben sind. Ist das korrekt?

Manchmal wollen Krankenkassen häufigere Vorsorgeuntersuchungen nicht erstatten. Die vorgegebenen Abstände in den Mutterschaftsrichtlinien gelten auch für die Abrechnungsfähigkeit nach HebVV Nr. 0300. Sie beziehen sich aber nur auf die Vorsorgehäufigkeit bis zum Zeitpunkt des errechneten Termins.

Finden die Vorsorgeuntersuchungen vor dem errechneten Termin statt, ist zu überlegen, ob hier nicht „**Hilfe bei Beschwerden**" erbracht wird, z.B. wenn die Frau wegen Ängsten häufiger kommen möchte.

Bei einer **Überschreitung des Termins** gibt es keine Regelung in der HebVV. Wollen Krankenkassen die Vorsorgen nach dem ET streichen, weist die Hebamme auf die Empfehlungen der Fachgesellschaften (Empfehlung der DGGG AWMF-Leitlinie 015/065) und die Empfehlungen der Hebammenverbände (2011) hin, in denen die notwendigen Untersuchungen beschrieben werden.

Wenn die Ärztin die Vorsorge selbst abrechnen möchte, kann ich dann eine Blutuntersuchung selbst abrechnen?

Die Gebühr nach der Nummer 0400 HebVV kann nur abgerechnet werden, wenn die Hebamme neben der Entnahme sowohl für den Versand als auch für die Weitergabe des Ergebnisses an die Frau verantwortlich ist. Führt die Hebamme nur die Entnahme durch, die Überweisung trägt jedoch den Namen des Arztes, der auch dann die Befunde an die Frau weitergibt, ist dies keine Leistung der Hebamme, die mit den Kassen abgerechnet werden kann. Die Hebamme nimmt damit eine Position wie eine Medizinische Fachangestellte ein, die Körpermaterial im Auftrag des Arztes als seine Assistentin oder Gehilfin entnimmt.

Die Hebamme kann mit dem Arzt aber eine Vereinbarung treffen, in der geregelt ist, dass sie für ihre Leistung von ihm ein Honorar erhält.

Die Ärztin möchte, dass bei jeder Schwangeren ab der 24. SSW ein CTG geschrieben wird. Kann ich dieses abrechnen?

! Ein Routine-CTG ist in den Mutterschafts-Richtlinien nicht vorgesehen. Für das Schreiben eines CTGs braucht es eine Indikation. Nur dann ist es auch tatsächlich abrechnungsfähig.

Bei einer Rechnungsprüfung kann die Krankenkasse eine **Begründung** für das Schreiben des CTGs verlangen. Kann die Hebamme keine Indikation nach den Mutterschafts-Richtlinien angeben, muss die Krankenkasse diese CTGs nicht bezahlen. Ohne Indikation ist das von ihr geschriebene CTG nur dann abrechnungsfähig, wenn der Arzt das CTG anordnet. Bei der Abrechnung wird dann die Verordnung des Arztes beigelegt.

Der Justiziar des Deutschen Hebammenverbandes vertritt die Auffassung, dass ein CTG, unabhängig davon, ob es eine Indikation dafür gibt oder es vom Arzt angeordnet ist, sowohl von der Hebamme als auch vom Arzt abgerechnet werden kann. Der Hebamme stehe die Gebühr zu für das Anlegen des CTGs, die Überwachung für das korrekte Schreiben und die Grobauswertung. Dem Arzt stehe seine Gebühr für die Feinauswertung zu.

Die **unreflektierte Ausführung einer ärztlichen Anordnung** ist nicht empfehlenswert. In der Schwangerenvorsorge, bei einer normalen Schwangerschaft, trägt die Hebamme die gleiche Verantwortung wie der Arzt und braucht deshalb keine Anordnung und, wenn keine Besonderheit vorliegt, auch keine „Feinauswertung" des Arztes. Außerdem verstößt das Routine-CTG gegen das Gebot der Wirtschaftlichkeit (§ 70 SGB V), an das die Hebamme genauso gebunden ist wie der Arzt.

Ist das von der Hebamme geschriebene **CTG auffällig**, ist es sinnvoll, es dem Arzt zur Kontrolle vorzulegen. Dann ist die Abrechnung sowohl von der Hebamme als auch vom Arzt gerechtfertigt.

Eine Privatversicherte hat mich angerufen und berichtet, dass ihre Krankenkasse meine Hebammenleistungen nicht übernehmen will. Kann die Frau darauf bestehen, weil jeder Frau Hebammenhilfe zusteht?

Hebammenhilfe steht jeder **gesetzlich** Versicherten zu. Privatversicherte können individuelle Verträge abschließen. Bei Privatpatientinnen empfiehlt es sich, darauf hinzuweisen, dass manche Privatkassen bestimmte Leistungen (etwa die Geburtsvorbereitung) nicht oder nur den einfachen Satz bezahlen. Manchen Frauen ist gar nicht bewusst, welche Leistungen der Vertrag mit ihrer Privatkasse beinhaltet. Da bei den Verträgen der Privatkassen Gestaltungsfreiheit herrscht, kann es auch möglich sein, dass Hebammenhilfe ganz ausgeschlossen wurde. Die Frauen haben dann die Möglichkeit, sich bei ihrer Kasse zu erkundigen, bevor die Hebamme tätig wurde und eine Rechnung geschrieben hat, die nicht bezahlt wird.

Unabhängig davon, ob die Frau die Kosten von ihrer Privatkasse erstattet bekommt, stehen der Hebamme die **Gebühren** für ihre Leistungen **nach der jeweiligen Privatgebührenordnung** zu.

Eine Schwangere ist gesetzlich versichert, hat jedoch eine private Zusatzversicherung für das Krankenhaus. Kann ich die Beleggeburt nach der Privatgebührenordnung abrechnen?

Die meisten Zusatzversicherungen beziehen sich nur auf die Chefarztbehandlung und das Ein- oder Zweibettzimmer, nicht jedoch auf die Betreuung durch eine Beleghebamme. Für die Beleghebamme ist die Frau gesetzlich versichert. Die Hebamme rechnet die Geburt also mit der gesetzlichen Versicherung der Frau ab.

Manche Zusatzversicherungen erstatten den erhöhten Satz jedoch kulanzhalber. Die Hebamme kann deshalb eine Vereinbarung mit der Frau treffen, dass sie ihr für die Zusatzversicherung eine Rechnung mit dem maximal 0,8- oder 1-fachen Satz (je nach Privatgebührenordnung des Bundeslandes) stellt, den die Frau bei ihrer Zusatzversicherung einreicht. Erstattet die Zusatzversicherung den zusätzlichen Betrag nicht, kann die Hebamme den Betrag nach der Rechtslage jedoch nicht einfordern.

Ob Sie eine solche Vereinbarung, die vor Gericht Bestand hätte, treffen wollen, sollten Sie gut abwägen.

Kann ich eine zusätzliche Gebühr, etwa eine Anmeldegebühr für den Geburtsvorbereitungskurs, von der Schwangeren verlangen?

Für alle Leistungen, die die Hebamme mit der Krankenkasse abrechnen kann, ist es nicht möglich, von der Frau eine zusätzliche Gebühr zu erheben. Für die Geburtsvorbereitung kann deshalb keine zusätzliche Gebühr verlangt werden.

Nur wenn die Hebamme mehr Stunden anbietet, können diese den Frauen zusätzlich in Rechnung gestellt werden.

Die Krankenkasse hat mir eine Rechnung zurückgeschickt, weil die betreute Frau angeblich nicht dort versichert sei. Die Frau hatte mir jedoch ihr Versichertenkärtchen vorgelegt. Wie kann das sein?

Die Krankenkasse ist immer dann, wenn die Versicherte der Hebamme eine gültige Versicherungskarte vorlegt, auch leistungspflichtig.

Trotz des Vorliegens einer entsprechenden Entscheidung des Bundessozialgerichts (die allerdings im Verhältnis zu einer Krankengymnastin ergangen war) weigerten sich manche Krankenkassen, ihre Leistungspflicht anzuerkennen. Sie begründeten dies damit, das Urteil sei gegenüber einer Krankengymnastin und nicht gegenüber einer Hebamme ergangen. Es sei daher auf die Leistungsbeziehung zwischen Hebammen und Krankenkassen nicht anwendbar.

Mit dem Urteil des Sozialgerichts München vom 31.8.2000 – S 19 Kr 503/98 ist klargestellt, dass die Rechtsprechung des Bundessozialgerichts auch auf das Verhältnis zu den Hebammen zu übertragen ist.

Deshalb sollte sich die Hebamme immer **vor der Aufnahme einer Leistung** die Versichertenkarte vorlegen lassen und sich neben der Versichertennummer auch die Geltungsdauer notieren und das Datum in der Gebührenrechnung angeben. Bei Betreuungen, die über einen längeren Zeitraum gehen, kann es auch sinnvoll sein, sich beim Abschluss noch einmal das Versichertenkärtchen vorlegen zu lassen. Manchmal vergessen die Frauen einfach mitzuteilen, dass sie durch Änderung ihres Arbeitsverhältnisses oder Heirat ihre Versicherung gewechselt haben.

Ich ärgere mich, weil manche Krankenkassen oft erst nach 4 Wochen oder noch später bezahlen. Was kann ich tun?

Immer wieder sind Zahlungen der Kassen auch nach 4 Wochen noch nicht auf dem Konto der Hebamme eingegangen. Die einzige Möglichkeit, den Krankenkassen beizubringen, innerhalb der 3-Wochen-Frist zu bezahlen, ist die **Geltendmachung von Verzugszinsen**. Diese fallen an, wenn die Krankenkasse die Rechnung nicht innerhalb von 3 Wochen nach Eingang der vollständigen Abrechnungsunterlagen bezahlt hat. Vollständige Abrechnungsunterlagen sind die elektronisch erstellte Rechnung (oder auch Papierrechnung) mit allen erforderlichen Angaben (z. B. Uhrzeiten) und die Versichertenbestätigung, ggf. auch ärztliche Verordnungen.

Die Krankenkasse kommt in Verzug am Tag, nachdem die **3-Wochen-Frist** abgelaufen ist. Sie hat Verzugszinsen in Höhe von 8 % (nach § 288 BGB) plus dem jeweils aktuellen Basiszinssatz der Deutschen Bundesbank zu tragen. Dieser Basiszinssatz der Deutschen Bundesbank wird mindestens 2-mal jährlich überprüft und erforderlichenfalls geändert. Zum 1.1.2011 wurde der Basiszinssatz auf 0,12 % festgelegt. Der Verzugszins beträgt demnach für die Krankenkassenrechnungen 8,12 % (Stand März 2011).

Fallbeispiel

Am Freitag, dem 1.1.2010, schreibt die Hebamme eine Rechnung über 1 000 Euro und wirft die Rechnung mitsamt den rechnungsbegründenden Unterlagen in den nächsten Briefkasten. Am Tag nach dem Rechnungseingang beginnt die Zahlungsfrist. Da der nächste Arbeitstag Montag, der 4.1.2010 ist, trägt die Rechnung wahrscheinlich den Eingangsstempel vom 4.1.2010. Die 3-wöchige Zahlungsfrist beginnt dann am 5.1.2010 und endet am 25.1.2010.
Die Krankenkasse ist dann ab dem 27.1.2010 im Verzug. Zahlt sie nun am 6.2.2010, sind das insgesamt 10 Verzugstage (27.1. bis 5.2.). Als Zahlung der Krankenkasse ist der Tag des Auftrags an die Bank der Krankenkasse und nicht der Eingang auf Ihrem Konto entscheidend.

26.01.2010	Fälligkeit
27.01.2010	
Erster Tag im Verzug	(Voller Zinstag)
28.01.2010	(Voller Zinstag)
29.01.2010	(Voller Zinstag)
30.01.2010	(Voller Zinstag)
31.01.2010	(Voller Zinstag)
01.02.2010	(Voller Zinstag)
02.02.2010	(Voller Zinstag)
03.02.2010	(Voller Zinstag)
04.02.2010	(Voller Zinstag)
05.02.2010	
Verzugsbeendigung =	
Letzter Tag im Verzug	(Voller Zinstag)
06.02.2010	
Geld wurde zur Zahlung angewiesen	
Verzugszeitraum:	27.01.2010 - 05.02.2010
	(10 Tage)

Bei dem Rechnungsbetrag von 1 000 Euro und 10 Verzugstagen ergibt sich nach dem ab dem 1.1.2010 gültigen Zinssatz von 8,12 % insgesamt Verzugszinsen in Höhe von 2,2247 Euro.

Praxistipp

Ganz einfach geht das Berechnen der Zinsen mit dem Zinsrechner unter www.basiszinssatz.info.

Praktische Vorgehensweise: Die Hebamme mahnt die Kasse an und formuliert etwa so: „Bis heute sind ... Euro Verzugszinsen angefallen. Dieser Betrag wird sich bis zur Ausführung der Überweisung erhöhen. Bitte berechnen Sie die weiteren anfallenden Verzugszinsen bis zum Tag der Überweisung selbst."

! Wurden die Verzugszinsen nicht mit überwiesen, kann die Hebamme diese dann der Kasse extra in Rechnung stellen.

Zusätzliche Gebühren wie eine **Mahngebühr** können nur sehr begrenzt erhoben werden. Nicht möglich ist es, einfach eine Mahngebühr von 5 Euro festzusetzen. Die Krankenkassen müssen dies nicht bezahlen. Nach Entscheidungen von verschiedenen Sozialgerichten können nur die Kosten zusätzlich erhoben werden, die der Hebamme ab dem Eingang der Rechnung an Fremdkosten entstanden sind, also letztlich nur Porto, Telefon und Kopierkosten.

Ob es sinnvoll ist, **Beträge einzuklagen,** muss man sich gut überlegen, allein der Aufwand für das Anfertigen der Fotokopien und das Porto kann teurer sein, als die Beträge, die man vor dem Sozialgericht einklagen kann. Der DHV empfiehlt, sich eine Geringfügigkeitsgrenze zu setzen, bis zu deren Höhe der Aufwand einer Klageerhebung gegenüber dem Ertrag abgewogen werden sollte. Die Hebamme kann sich auch an die Rechtsstelle ihres Berufsverbandes wenden.

Wenn in berechtigten Fällen ein Schreiben der Rechtsstelle an die Krankenkasse nicht ausreicht, kann nach Absprache mit der Rechtsstelle Klage vor dem Sozialgericht erhoben werden. Diese Kosten werden bei Mitgliedern des DHV von der mit der Mitgliedschaft zusammen abgeschlossenen Rechtsschutzversicherung übernommen.

Eine privat versicherte Frau hat meine Rechnung auch nach 6 Wochen noch nicht bezahlt, obwohl ich ihr bereits eine Mahnung geschickt habe. Was ist jetzt zu tun?

Nach dem Gesetz zur Beschleunigung fälliger Zahlungen (§ 284 Satz 3 BGB) ist die Schuldnerin 30 Tage nach Rechnungseingang automatisch und ohne Mahnung in Verzug und muss **ab dem 31. Tag Verzugszinsen** bezahlen.

> **!** Auf der Rechnung muss auf diesen automatischen Verzug jedoch hingewiesen werden. Fehlt dieser Hinweis in der Rechnung, tritt der Verzug nicht automatisch ein, sondern erst ab Zugang der ersten Mahnung.

Für das Versenden einer 1. oder 2. Mahnung gibt es keine bestimmten Fristen. Es ist aber üblich, der Frau die Gelegenheit zu geben, die Rechnung zunächst bei ihrer Privatkasse und Beihilfestelle einzureichen und eine Bezahlung erst nach Erstattung des Rechnungsbetrags vorzunehmen.

Wenn nach 30 Tagen die Rechnung noch nicht beglichen wurde, schreibt die Hebamme eine Mahnung mit dem Hinweis, dass die Schuldnerin sich jetzt in Verzug befinde, den Rechnungsbetrag zu verzinsen habe und für alle kommenden Kosten einschließlich eventuell erforderliche Gerichts- und Anwaltskosten automatisch aufzukommen habe.

Die Verzugszinsen betragen nach § 288 BGB 5 Prozentpunkte über dem Basiszinssatz der Deutschen Bundesbank. Dieser Basiszinssatz der Deutschen Bundesbank wird mindestens 2-mal jährlich überprüft und erforderlichenfalls geändert. Seit dem 1.1.2010 gilt ein Basiszinssatz von 0,12 %. Der Verzugszins beträgt demnach 5,12 %. Im oben genannten Beispiel bei einem Rechnungsbetrag von 1 000 Euro und einem Verzug von 10 Tagen ergibt dies 1,40 Euro.

Eine **2. Mahnung** ist nicht erforderlich. Sie kann jedoch aus Gefälligkeit noch einmal ausgesprochen werden.

Wenn die Frau nicht bezahlt, ist folgende Vorgehensweise empfehlenswert:
- Die Hebamme kauft in einer Papierwarenhandlung ein Formular für einen sogenannten **Mahnbescheid**.
- Mit diesem Formular und ihrer Rechnung geht sie zum nächstgelegenen **Amtsgericht**. Bei jedem Amtsgericht gibt es eine mit einem Rechtspfleger besetzte Rechtsantragsstelle, die Rechtsuchenden behilflich sein soll. Zu deren Aufgaben gehört auch die Hilfestellung beim Ausfüllen des Formulars für den Mahnbescheid.

> **P Praxistipp**
> Einfacher geht es übers Internet. Der Antrag auf Erlass eines Mahnbescheids kann ganz leicht unter www.online-mahnantrag.de ausgefüllt werden.
> Diese Internetseite wird von der Justiz der Bundesländer zur Verfügung gestellt. Die Nutzung ist kostenlos. Das ausgefüllte Formular kann danach an das zuständige Mahngericht entweder verschlüsselt und signiert über das Internet versendet oder auf Papier ausgedruckt und per Post an das nächste Amtsgericht übersandt werden.

Das vollständig ausgefüllte Formular wird der Gebührenschuldnerin dann vom Amtsgericht zugestellt. Es enthält die Aufforderung, den Rechnungsbetrag einschließlich der Zinsen und ggf. Mahngebühren an die Hebamme zu bezahlen. Ist die Empfängerin der Ansicht, die Rechnung sei nicht korrekt erhoben, kann sie Einspruch gegen den Mahnbescheid erheben.

Reagiert die Gebührenschuldnerin auf die Übersendung des Mahnbescheides nicht, wird dieser Mahnbescheid vom Gericht für vollstreckbar erklärt und der Hebamme wieder zurückgesandt. Das bedeutet, dass das Gericht einen **Gerichtsvollzieher** beauftragen kann, das Geld einzuziehen. Sollte die Schuldnerin derzeit nicht in der Lage sein, die im Mahnbescheid geltend gemachte Forderung zu begleichen, verjährt diese Forderung erst nach 30 Jahren.

Erhebt die Gebührenschuldnerin **Einspruch** gegen den Mahnbescheid, so geht das Verfahren in ein normales Klageverfahren vor dem Amtsgericht über. Es wird dann vor Gericht über die Forderung entschieden.

> **!** Bestreitet die Frau, einzelne Leistungen erhalten zu haben, muss die Hebamme beweisen, dass sie die Leistungen tatsächlich erbracht hat.

Hier hat die Dokumentation eine wichtige Beweiskraft. Sie ist jedoch nicht das einzige Entscheidungskriterium. Das Gericht entscheidet nach der Glaubwürdigkeit der Vortragenden und der Beweismittel.

⚠ **Behauptet die Frau, dass die Hebamme die einzelnen Leistungen nicht in der erforderlichen Qualität erbracht habe, wäre die Frau für diese Behauptung beweispflichtig.**

Kommt es zu einem Gerichtsverfahren, wird die Angemessenheit der Gebühr vom Gericht geprüft (§ 315 BGB). Dabei ist zu beachten, dass nach den meisten Privatgebührenordnungen der Länder eine Gebühr **bis zum 2-fachen** der Krankenkassenvergütungsvereinbarung (HebVV) abgerechnet werden kann.

Dies stellt also einen Gebührenrahmen dar, den die Hebamme nach „billigem Ermessen" ausfüllen kann, wobei sie den Zeitaufwand und den Schwierigkeitsgrad sowie im Einzelfall etwa örtliche Verhältnisse zu berücksichtigen hat.

Der **Höchstsatz ist gerechtfertigt**, wenn die Hebamme einen erheblichen Mehraufwand hatte als üblich. Gründe könnten u. a. sein:
- wenn die Frau besondere Stillprobleme hat
- wenn das Kind krank oder behindert ist
- wenn für die Betreuung der Frau aufgrund ihrer psychischen Verfassung besonders viel Zeit gebraucht wurde
- wenn die Frau kein Deutsch spricht und die Hebamme sich immer danach richten musste, wann die Dolmetscherin der Frau zur Verfügung stand
- wenn die Hebamme besonders lange Fahrzeiten hatte (z. B. aufgrund von Straßenbaumaßnahmen)

Gibt es keine besondere Begründung für das Ausschöpfen der Höchstgebühr, würde das Gericht die Gebührenfestsetzung als „unbillig" bezeichnen und der Hebamme als Klägerin nicht den vollen Betrag zusprechen. Es würde die Gebühr auf eine mittlere Höhe zwischen dem Kassen- und dem Höchstsatz reduzieren.

Wenn die Hebamme davon ausgeht, dass die Frau sich gegen einen Mahnbescheid nicht aktiv zur Wehr setzt, ist der Mahnbescheid das Mittel der Wahl, da er eine **Vollstreckbarkeit für die nächsten 30 Jahre** sichert.

Für die Übermittlung des Mahnbescheides erhebt das Gericht eine (geringe) Gebühr. Für die **Gerichtsgebühren** und, im Vollstreckungsfalle auch für die Gebühren des Gerichtsvollziehers, ist die Hebamme als Gläubigerin zunächst **vorleistungspflichtig**. Diese Gebühren werden dann zusammen mit der Hauptforderung fällig. Falls die Frau jedoch wahrscheinlich längere Zeit nicht bezahlen wird, bzw. zahlungsunfähig ist, ist zu überlegen, ob der Aufwand und die zusätzlichen Kosten aufgewendet werden sollten.

Schaltet die Hebamme einen **Rechtsanwalt** ein, der die Gebühren für sie eintreiben soll, wird sie zunächst die Kosten für den Rechtsanwalt übernehmen müssen. Da die Schuldnerin die durch den Mahnbescheid entstandenen Kosten mit übernehmen muss (wenn sie zahlen kann), ist in der Regel ein Versicherungsschutz für solche Mahnungen entbehrlich.

Ich habe eine Frau betreut, die Sozialhilfeempfängerin ist. Jetzt will das Sozialamt die Kosten nicht übernehmen. Kann sich das Sozialamt weigern?

Für Leistungen, die die Hebamme für Sozialhilfeempfängerinnen und Asylbewerberinnen erbringt, muss stets vor der Inanspruchnahme ein **Kostenübernahmeantrag beim Sozialamt** gestellt werden.

Lediglich in Eilfällen, in denen ein solcher Kostenübernahmeantrag nicht (auch nicht telefonisch) vorher gestellt werden kann, ist es möglich, gemäß § 121 BSHG, die Leistung nachträglich dem Sozialamt in Rechnung zu stellen. Wird also eine Hebamme nachts zu einer Schwangeren gerufen, die Sozialhilfeempfängerin ist, dann kann diese Leistung nach § 121 BSHG abgerechnet werden. Bereits die nächste Leistung aber muss, sofern das Sozialamt jetzt erreichbar ist, per Kostenübernahmeantrag mit dem Sozialamt abgeklärt werden.

Ist die von der Hebamme betreute Frau, aus welchen Gründen auch immer, nicht in der Lage, diesen Antrag beim Sozialamt selbst zu stellen, kann die Hebamme als Vertreterin der Sozialhilfeempfängerin diese Kostenübernahme beim Sozialamt beantragen. So hat die Hebamme auch die Gewissheit, dass der Antrag beim Sozialamt tatsächlich gestellt wurde. In der Regel soll dieser Antrag schriftlich erfolgen. Ist jedoch aus Zeitgründen ein telefonischer Antrag notwendig, notiert sich die Hebamme den Zeitpunkt der Antragstellung und die Gesprächspartnerin im Sozialamt und reicht eine Bestätigung des gestellten Antrags schriftlich nach.

>
> Die Frau ist nicht zu Hause, als ich zur vereinbarten Zeit vor ihrer Haustür stehe. Als ich sie später telefonisch erreiche, entschuldigt sie sich, sie habe den Termin vergessen. Eine andere Frau sagt eine Stunde kurz vor dem vereinbarten Termin ab. Kann ich den Frauen eine Privatrechnung stellen, immerhin fiel Wegegeld an und ich hatte einen Ausfall von geplanten Einnahmen?

Ob die Hebamme einen Ersatzanspruch für einen **vergessenen oder kurzfristig abgesagten Behandlungstermin** hat, lässt sich nicht eindeutig vorhersagen. Es gibt zwar eine Fülle von Urteilen zu dieser Frage, die sich jedoch zu großen Teilen widersprechen. Aufgrund des geringen Streitwerts in erster und letzter Instanz entscheidet der Amtsrichter. Da das Urteil eines Amtsgerichts keine bindende Wirkung für andere Gerichte hat, ist es bislang noch nicht zu einer einheitlichen Rechtsprechung gekommen.

Anspruchsgrundlage für einen solchen Anspruch könnte die Vorschrift des §615 BGB sein, wonach grundsätzlich ein Anspruch auf Ersatz des Schadens besteht, wenn die Dienstleistung nicht erbracht werden konnte, weil sich der Patient „mit der Annahme der Leistung in Verzug" befindet. Ein Teil der Rechtsprechung lehnt jedoch in solchen Fällen einen Anspruch aus §615 BGB ab, da die jeweiligen Richter der Auffassung sind, die Vereinbarung eines Behandlungstermins stelle im Zweifelsfall nur die Sicherung eines zeitlich geordneten Behandlungsablaufs dar, beinhalte aber nicht die „kalendermäßige Bestimmung einer Leistungszeit, die für den sogenannten Annahmeverzug notwendig sei."

Dagegen haben einige Amtsgerichte den Anspruch aus §615 BGB bejaht, wenn ein fester Behandlungstermin vereinbart worden ist, die Praxis nach einem Bestellsystem arbeitet und der Patient den Termin nicht wahrgenommen und nicht rechtzeitig abgesagt hat.

Bei einer **telefonischen Terminvereinbarung** hat die Hebamme meist keine Möglichkeit, das Zustandekommen eines fixen Termins nachzuweisen. Streitet die Frau ab, dass es einen festen Termin gegeben habe, trägt die Hebamme die Beweislast für das Zustandekommen des Termins und die Hebamme hätte das Nachsehen. Hat die Hebamme eine Praxishelferin, die auch Termine für die Hebamme vereinbart, hat sie eine Zeugin für die Vereinbarung des Termins und damit gute Chancen, einen Prozess zu gewinnen.

Allerdings kann die **Negativwerbung**, die ein vor Gericht erstrittener Ersatzanspruch nach sich zöge, evtl. größeren Schaden bewirken als der finanzielle Verlust eines abgesagten Termins. Wer hier vorbauen möchte, sollte in seinen **schriftlichen Behandlungsvertrag** eine Klausel aufnehmen:

> „Meine Hausbesuche führe ich nach einer festgelegten Tour durch. Deshalb bitte ich Sie, zu der vereinbarten Zeit zu Hause zu sein.
> Wenn wir einen Termin in der Hebammenpraxis vereinbart haben, bitten wir den Termin pünktlich einzuhalten.
> Für Termine, die nicht eingehalten werden oder die später als 24 Stunden zuvor abgesagt werden, behalte ich mir (nach §615 BGB) vor, diese nach den jeweiligen Gebührensätzen Ihrer Krankenkasse Ihnen persönlich in Rechnung zu stellen."

▶ **Muster 16.2** Schriftlicher Behandlungsvertrag

16.3 Fragen zu komplementärmedizinischen Methoden

Die Ausbildungsstätte für Akupunktur weist mich darauf hin, dass ich regelmäßige Fortbildungsstunden in Akupunktur nehmen soll, da ich sonst keine Erlaubnis mehr hätte, Akupunktur anzubieten. Ist das nicht nur Geldmacherei?

Wenn die Vorgaben der Ausbildungsstätten und die Empfehlungen des DHV nicht eingehalten werden, sind 2 Aspekte zu beachten, der zivilrechtliche (Haftung für Schadenersatz und Schmerzensgeld) und der strafrechtliche Aspekt (z. B. Körperverletzung).

Der DHV hat 1998 **Empfehlungen für die Akupunkturausbildung** herausgegeben, die 2005 überarbeitet wurden. Sie sind nachzulesen auf der Homepage des DHV (www.hebammenverband.de) unter Service & Fortbildung > Empfehlungen > Akupunktur. Die Grundausbildung beträgt seit diesem Zeitpunkt 80 Stunden, der DHV empfiehlt darüber hinaus die kontinuierliche Fortbildung im Bereich Akupunktur und Chinesischer Medizin. Außerdem ist „zum Erhalt der Anwendungserlaubnis der Nachweis von 16 Fortbildungsstunden (entspricht 20 mal 45 Minuten) innerhalb von 4 Jahren in Form von Kursen, Seminaren, Fallbesprechungen/Supervisionen, Kongress- oder Qualitätszirkelteilnahme möglich".

Ein **Zertifikat** berechtigt die Hebamme zur Ausübung der Akupunktur im Rahmen ihrer Hebammentätigkeit. Das Zertifikat kann der Hebamme nicht entzogen werden. Jedoch kann es haftungs- und strafrechtliche Konsequenzen mit sich bringen, wenn sie nicht die Vorgaben der Zertifizierer (also der Aus- und Fortbildungsstätten) erfüllt.

Zivilrechtliche Aspekte
Die Hebamme sollte bei ihrer **Haftpflichtversicherung** nachfragen, ob an den Versicherungsschutz für die Durchführung der Akupunktur Bedingungen wie eine bestimmte Ausbildungszeit geknüpft sind.

In einem Schadenfall müsste die Hebamme das **sichere Beherrschen der durchgeführten Therapie** dem Gericht nachweisen. Ein solcher Nachweis geschieht in der Regel durch das Zertifikat der Ausbildungsanbieter. Kann die Hebamme nicht belegen, dass sie sich nach den Empfehlungen fortgebildet hat, kann es schwierig werden, ein „sicheres Beherrschen" nachzuweisen.

Als Leistungserbringer im Gesundheitswesen ist die Hebamme verpflichtet, für eine gute Qualität ihrer Tätigkeit zu sorgen. Geregelt ist dies in §135a Absatz 1 SGB V und in §6 Absatz 6 des Vertrags über die Versorgung mit Hebammenhilfe nach §134a SGB V. Für eine gute Qualität ist eine konsequente Fortbildung, um sich kontinuierlich auf dem neuesten Stand der wissenschaftlichen Erkenntnis zu halten, erforderlich.

Nicht nur bestimmte Firmen, die Akupunkturausbildungen anbieten, können durch das ausgestellte Zertifikat bestätigen, dass die Hebamme eine hinreichende Kenntnis für die Anwendung der Akupunktur besitzt. Der Nachweis könnte auch geführt werden, wenn ein Arzt, mit dem die Hebamme permanent in der Akupunktur zusammenarbeitet, bestätigt, dass sie die Akupunktur einschließlich aller Nebenwirkungen beherrscht.

Strafrechtliche Aspekte
Harald Horschitz, Justiziar des DHV, hat zu den strafrechtlichen Konsequenzen Folgendes ausgeführt:

„Jeder körperliche Eingriff und somit auch die Akupunktur sind rein tatbestandsmäßig eine Körperverletzung. Diese Körperverletzung ist nur dann gerechtfertigt, wenn die entsprechende Person einwilligt. Diese **Einwilligung** (von Fällen, in denen die Personen bewusstlos sind abgesehen) ist ausdrücklich einzuholen. Dabei ist erforderlich, dass derjenige, der in eine Körperverletzung einwilligen soll, umfassend aufgeklärt wird. Willigt die jeweilige Person unter falschen Voraussetzungen ein, dann ist die Einwilligung unbeachtlich, sodass nach wie vor eine Körperverletzung vorliegt.

Es gehört daher auch zu einer ordnungsgemäßen Aufklärung, dass dargestellt wird, über welche Kenntnisse der jeweilige Behandler verfügt. Da die Person, die einwilligt, grundsätzlich davon ausgehen kann, dass der Behandler über hinreichende Kenntnisse verfügt, muss dies ausdrücklich dargestellt werden, falls diese Kenntnisse nicht vorhanden sind. Hat also jemand **keine hinreichende Ausbildung in der Akupunktur**, dann muss er dies bei der Einholung der Einwilligung in die Akupunktur offenbaren.

So kommt es beispielsweise vor, dass bei den Kursen (während der Ausbildung) bestimmte Punkte besprochen werden und die Hebammen sollen bis zur nächsten Stunde diese Punkte nadeln. Hier ist jeweils Voraussetzung, dass eine Einwilligung der zu nadelnden Personen eingeholt und dabei auch offengelegt wird, dass es sich um Akupunkturleistung im Rahmen der Ausbildung handelt. Möchte eine Frau dies nicht, dann muss sie ihre Einwilligung natürlich verweigern können. Dies bedingt aber, dass ihr in vollem Umfang offenbart wird, in welchem Stadium der Ausbildung sich die jeweilige Hebamme befindet.

Weitere Probleme sehe ich nicht. Tatsächlich ist dies aber ein strafrechtliches Problem, das durchaus relevant werden könnte."

Entsprechend muss auch offengelegt werden, wenn bestimmte Empfehlungen des DHV zur Aus- und Fortbildung der Akupunktur **nicht** eingehalten werden.

Gelten diese Regelungen auch für die Anwendung von Homöopathie?

Auch für die Ausbildung in Klassischer Homöopathie hat der DHV Empfehlungen herausgegeben. Sie können auf der Homepage des DHV unter Service & Fortbildung > Empfehlungen > Klassische Homöopathie nachgelesen werden. Die für die Anwendung von Akupunktur genannten Folgen gelten grundsätzlich auch für die Anwendung von Homöopathie, auch wenn hier kein körperlicher Eingriff vorliegt.

„Die Etablierung von Arbeits- bzw. Supervisionsgruppen sowie weiterer Fortbildungsangebote nach abgeschlossener Ausbildung sind wichtiger Bestandteil der Qualitätssicherung und unterschreiten bei kontinuierlicher Berufstätigkeit 10 Stunden im Jahr nicht. Bei einem Wiedereinstieg in den Beruf nach längerer Pause findet eine Auffrischung der Kenntnisse statt." (aus den Empfehlungen zur Homöopathieausbildung des DHV).

Warum kontinuierliche Fortbildung für eine gute Qualität wichtig ist, zeigt das folgende **Beispiel**: Die Anwendung einer niederen Potenz des Mittels Phytolacca zur Reduzierung der Milchmenge war bis vor wenigen Jahren gang und gäbe. Seit kurzem ist die Anwendung sowohl in der früher üblichen Potenz als auch die Indikation für dieses Mittel obsolet. Die Anwendung, wie sie früher empfohlen wurde, wäre nun, nach neuester Erkenntnis, ein Behandlungsfehler.

16.4
Fragen zur Werbung für die freiberufliche Hebammenarbeit

Ich plane, eine eigene Webseite zu erstellen. Welche Angaben müssen in das Impressum?

Bei der Erstellung einer Homepage sind nach § 5 des Telemediengesetzes bestimmte Angaben in einem Impressum erforderlich. Hierfür dient das folgende **Beispiel**. Die *kursiv* gesetzten Teile sind optional.

Impressum
Angaben nach § 5 Telemediengesetz (TMG) (Stand Januar 2011):

Miranda Maier
Hebamme
Rosengarten 5
12534 Niederstein
Fon 03579- 2468
Fax: 03579- 2460
kontakt(a)miranda-maier.de
www.miranda-maier.de
Mobile Hebammenpraxis
Kurse finden statt in den Räumen der Praxis für Physiotherapie Anastasia Apfel,
Asternstr. 34, 13245 Oberstein
Hebamme Bundesrepublik Deutschland
Aufsichtsbehörde: Gesundheitsamt Oberstein
Mitgliedschaft im Deutschen Hebammenverband
www.hebammenverband.de

Relevante gesetzliche Regelungen:
Gesetz über den Beruf der Hebamme und des Entbindungspflegers
www.gesetze-im-internet.de
Berufsordnung des Landes Brandenburg
www.bravors.brandenburg.de
Vertrag über die Versorgung mit Hebammenhilfe nach § 134 a SGB V
www.vdek.com

Die Hebammentätigkeit ist kein Gewerbe. Umsatzsteuerbefreiung nach § 4, Nr. 14 USTG

Haftungsausschluss (Disclaimer) ■

Das Telemediengesetz (§ 7) regelt auch die Verantwortlichkeit für die Bereitstellung von Inhalten. Für die eigenen Inhalte auf Ihrer Webseite sind Sie uneingeschränkt verantwortlich. Doch auch für die auf Ihrer Webseite angebotenen **Fremdinhalte** (z. B. Einträge in ein Gästebuch) und **Links** können Sie verantwortlich gemacht werden. Bei eindeutig rechtswidrigen Inhalten der verlinkten Seite können auch Sie in Haftung genommen werden. Es empfiehlt sich deshalb, einen so genannten Disclaimer – ein rechtlicher Hinweis auf der Webseite zum Zwecke eines Haftungsausschlusses – auf Ihre Homepage aufzunehmen.

Die Formulierungshilfen (▶ Muster 16.3) für Haftungsausschlüsse (Disclaimer) sollten immer an die Inhalte der eigenen Webseite angepasst und evtl. durch einen auf Internetrecht spezialisierten Rechtsanwalt geprüft werden.

Ich würde gerne ein Foto auf meine Homepage stellen, das ich mir von einer anderen Website heruntergeladen habe. Darf ich das?

Fotos sind leicht im Internet zu finden und verleiten dazu, diese Elemente für die eigene Internetseite zu benutzen. Die Ersteller von Fotos und Texten besitzen jedoch Urheberrechte, die durch eine unerlaubte Nutzung verletzt werden. Auch eine unbeabsichtigte Verletzung der Urheberrechte kann Klagen auf Schadenersatz oder sogar eine strafrechtliche Verfolgung nach sich ziehen.

❗ **Im Zweifelsfall sollte zur Vermeidung von Rechtsstreitigkeiten die Genehmigung zur Veröffentlichung eines Werkes beim Urheber eingeholt werden.**

Es gibt verschiedene Anbieter, bei denen gute Fotos für wenig Geld zu finden sind, z. B. unter www.deutsch.istockphoto.com, www.de.fotolia.com oder www.polylooks.de.

Möchte die Hebamme **Texte, die die Hebammenverbände erstellt haben**, für ihre Zwecke verwenden, muss auch hier eine Genehmigung eingeholt und der Urheber benannt werden. Mitgliedern des DHV entstehen keine Kosten, wenn sie Texte des DHV für ihre Homepage oder Faltblätter verwenden.

Gestern kam der Vertreter einer Firma bei mir zu Hause vorbei, der mir einen Eintrag in ein Branchenverzeichnis verkaufen wollte. Der Vertreter war sehr eloquent und hat mich davon überzeugt, dass der Eintrag in das Branchenbuch eine wirksame Werbemaßnahme ist. Da ich etwas unter Zeitdruck war, habe ich gleich unterschrieben. Erst im Nachhinein habe ich beim Durchlesen des Kleingedruckten gesehen, dass der Vertrag über 2 Jahre geht und mich im Jahr 900 Euro kosten soll. Ich möchte vom Vertrag zurücktreten!

Der **Widerruf** eines solchen Vertrags ist rechtlich gesehen sehr schwierig. Die Hebamme unterliegt als Freiberuflerin nicht dem Verbraucherschutz, der für private Geschäfte gesetzlich festgelegt ist. Als Freiberuflerin kann sie nicht von einem Rücktrittsrecht Gebrauch machen.

❗ **Deshalb ist bei allen Verträgen, die gleich unterschrieben werden sollen, höchste Vorsicht geboten.**

Sie sollten sich keinesfalls unter Druck setzen lassen, sofort eine Unterschrift unter den Vertrag zu setzen. Ein seriöser Anbieter lässt die Unterlagen da, damit die Bedingungen in Ruhe durchgelesen werden können.

Haftungsausschluss

Haftung für Inhalte
Die Inhalte unserer Seiten wurden mit größter Sorgfalt erstellt. Für die Richtigkeit, Vollständigkeit und Aktualität der Inhalte können wir jedoch keine Gewähr übernehmen. Wir sind ständig bemüht, genaue und aktuelle Informationen bereit zu stellen. Miranda Maier kann jedoch keinerlei Gewähr und Haftung für die Aktualität, Korrektheit, Vollständigkeit oder Qualität der hierin gemachten Angaben oder der bereit gestellten Informationen, auch derer, auf die verwiesen wird, übernehmen. Jeder Zugriff auf die hierin enthaltenen Angaben oder auf die Informationen, auf die verwiesen wird sowie deren Nutzung und Inhalt geschieht auf eigene Verantwortung der Nutzer.

Keine Haftung für Links
Die Webseite enthält Links auf andere Webseiten. Diese Webseiten können Informationen enthalten, die nur für das betreffende Ursprungsland zutreffen. Soweit einzelne Beiträge die Rechte Dritter verletzen oder aus anderen Gründen rechtswidrige Inhalte enthalten, ist für den Rechtsverstoß der jeweils genannte Verfasser verantwortlich. Eine inhaltliche Verantwortung – gleich welcher Art – übernehmen wir nicht.

Urheberrecht
Die durch die Seitenbetreiber erstellten Inhalte unterliegen dem deutschen Urheberrecht. Beiträge Dritter sind als solche gekennzeichnet. Die Vervielfältigung, Bearbeitung, Verbreitung und jede Art der Verwertung außerhalb der Grenzen des Urheberrechtes bedürfen der schriftlichen Zustimmung des jeweiligen Autors bzw. Erstellers. Downloads und Kopien dieser Seite sind nur für den privaten, nicht für den kommerziellen Gebrauch gestattet.

Markennamen und Warenzeichen
Die Nennung von Markennamen oder Warenzeichen erfolgt unter Anerkennung aller Rechte der jeweiligen Rechtsinhaber, auch wenn dies nicht ausdrücklich gekennzeichnet sein sollte.

Datenschutz
Soweit auf unseren Seiten personenbezogene Daten (z. B. Name, Anschrift oder E-Mail-Adressen) erhoben werden, erfolgt dies, soweit möglich, stets auf freiwilliger Basis. Die Nutzung der Angebote und Dienste ist, soweit möglich, stets ohne Angabe personenbezogener Daten möglich. Daten, die uns bekannt gegeben werden, wie Name, Postanschrift, E-Mail-Adresse, Telefonnummer und andere persönliche Angaben, werden im Rahmen der gesetzlichen Bestimmungen erfasst und gespeichert. Daten, die wir im Rahmen von Registrierungen erhalten, werden jedoch nicht an Dritte weitergeleitet oder offengelegt
Wir weisen darauf hin, dass die Datenübertragung im Internet (z. B. bei der Kommunikation per E-Mail) Sicherheitslücken aufweisen kann. Ein lückenloser Schutz der Daten vor dem Zugriff durch Dritte ist nicht möglich.
Der Nutzung von im Rahmen der Impressumspflicht veröffentlichten Kontaktdaten durch Dritte zur Übersendung von nicht ausdrücklich angeforderter Werbung und Informationsmaterialien wird hiermit ausdrücklich widersprochen. Die Betreiber der Seiten behalten sich ausdrücklich rechtliche Schritte im Falle der unverlangten Zusendung von Werbeinformationen, etwa durch Spam-Mails, vor. Wenn Sie irgendwelche Mitteilungen an uns senden, sind Sie selbst für deren Inhalt und Informationsgehalt verantwortlich wie auch für deren Genauigkeit und Richtigkeit.

▶ **Muster 16.3** Haftungsausschluss für die eigene Webseite

Sehr trickreich gehen auch Firmen vor, deren Mitarbeiter telefonisch Kontakt aufnehmen. Sie geben vor, bereits **bestehende Angaben aus einem Verzeichnis** prüfen zu wollen und die Hebamme wird gebeten, die Angaben zu bestätigen. Erst wenn eine horrend hohe Rechnung ins Haus geschickt wird, wird mancher Hebamme klar, wozu sie ihr Einverständnis gegeben hat.

> **P Praxistipp**
> Führen Sie keine Gespräche am Telefon mit Firmen, deren Anruf Sie nicht erbeten haben. Bestätigen Sie nichts am Telefon, sondern verlangen Sie grundsätzlich schriftliche Unterlagen. Eine seriöse Firma ist dazu immer bereit.

Eine weitere kriminelle Variante ist die Zusendung eines Schreibens mit **Daten in einer Suchmaschine, die korrigiert zurückgesendet werden sollen.** Wer das Kleingedruckte dabei nicht liest, bezahlt für die angebliche Korrektur mal gleich für die nächsten 3 Jahre 1 000 Euro oder gar 1 700 Euro pro Jahr. Solche Schreiben sollten Sie sofort im Papierkorb entsorgen.

Werbeeinträge im Internet in einer x-beliebigen Suchmaschine sind für Hebammen wenig sinnvoll.

>
> Wenn ich meinen Namen in eine Suchmaschine eingebe, finde ich Einträge in Branchenverzeichnissen, die ich nie beantragt habe. Wie kommen solche Firmen an meine Adresse?

Wer einmal seinen Namen in eine Suchmaschine im Internet eingibt, staunt nicht schlecht, auf welchen Seiten der eigene Name auftaucht. Auf zahlreichen Branchenseiten sind der Name, Beruf und Adresse zu finden, ohne dass die Hebamme hierin zugestimmt hätte, geschweige denn überhaupt gefragt worden wäre, ob sie darin aufgenommen werden möchte. Dagegen lässt sich rechtlich nichts machen. Die Hebamme kann jedoch mit dem jeweiligen Betreiber der Seite Kontakt aufnehmen und den Eintrag löschen lassen.

> **P Praxistipp**
> Wer wissen möchte, welche Informationen im Netz über die eigene Person zu finden sind, findet auf der Website www.netzausglas.de eine sehr gute Übersicht über die Themen „Was findet man über mich im Internet? Worin liegt das Problem gefunden zu werden? Datenspuren vermeiden und löschen."

16.5 Fragen zum Behandlungsvertrag

>
> Wann sollte ich einen Behandlungsvertrag mit der Frau abschließen?

Einen Behandlungsvertrag (s. ▶ Kap. 6.4) abzuschließen, empfiehlt sich grundsätzlich, sowohl mit Privatversicherten als auch mit gesetzlich Versicherten. Der Behandlungsvertrag sorgt für die Klarheit des Angebots und bietet Gelegenheit, über das eigene Leistungsspektrum zu informieren. Die Frau kann so das Angebot der Hebamme einschätzen und weiß, worauf sie sich einlässt. Neben der Darstellung der Angebote und der evtl. anfallenden Kosten gibt die Hebamme der Frau darin auch Informationen über ihre Erreichbarkeit.

>
> Ich möchte mit der Frau Rufbereitschaft vereinbaren. Was gibt es dabei zu beachten?

Hebammen können mit Frauen, die sich eine persönliche Betreuung durch eine bestimmte Hebamme oder ein Hebammenteam wünschen, eine Vereinbarung über die Rufbereitschaft rund um den Geburtstermin treffen. Hebammen die Haus-, Geburtshaus oder Beleggeburten betreuen, vereinbaren die Bereitschaft, rund um die Uhr erreichbar zu sein und in dem jeweils erforderlichen Zeitrahmen zu kommen, in der Regel in dem Zeitraum 3 Wochen vor dem errechneten Termin bis 2 Wochen nach dem errechneten Termin.

In einen **Behandlungsvertrag** mit der Frau kann dann folgender Satz eingefügt werden:

> Für die Rufbereitschaft zwischen der
> 37. und der 42. Schwangerschaftswoche ist eine Pauschale von .... zu entrichten.
> Die Pauschale ist bis .... fällig.

▶ **Muster 16.4** Behandlungsvertrag: Pauschale für Rufbereitschaft

Soll das Geld überwiesen werden, ist die Angabe einer **Kontonummer** erforderlich.

Sinnvoll kann auch die Aufnahme einer Regelung sein, wie bei einer **vorzeitigen Kündigung** zu verfahren ist. In einem Vertrag kann eine vorzeitige Kündigung zwar grundsätzlich ausgeschlossen werden, aber nicht jeder Fall hätte vor Gericht Bestand. Die besondere Situation ist hier, dass es Umstände geben kann, nach denen eine Frau sagt, sie könne ihr Kind nicht mit dieser Hebamme bekommen. Die Hebamme sollte dann den Betrag für die noch nicht in Anspruch genommene Zeit der Frau wieder zurückbezahlen.

> **Fallbeispiel**
> Die Pauschale von 300 Euro wird geteilt durch 5 Wochen mal 7 Tage = 35 Tage. 300 Euro geteilt durch 35 Tage entspricht 8,57 Euro pro Tag. Kündigt die Frau den Vertrag 10 Tage nach Beginn der Rufbereitschaft, behält die Hebamme 85,70 ein und bezahlt 214,30 zurück.

Wenn die Gebühr für die Rufbereitschaft nicht schon Wochen vor, sondern erst zum Beginn des Bereitschafts-Zeitraums bezahlt werden muss, ist die Wahrscheinlichkeit nicht sehr groß, dass es zu einer Kündigung kommt. Selbst wenn es rechtlich durchsetzbar wäre, stellt sich die Frage, ob die Hebamme dies tatsächlich vor Gericht durchsetzen sollte. Eine Frau, die kündigen will, zeigt damit an, dass sie das Vertrauen in eine stabile Hebamme-Frau-Beziehung verloren hat. Diese ist jedoch die Basis einer zufriedenstellenden Betreuung.

?
Kann ich zusätzliche Leistungen mit einer gesetzlich versicherten Frau privat vereinbaren?

Die HebVV enthält zum Teil Einschränkungen in den Leistungen, die Hebammen erbringen, zum Teil enthält sie auch gar keine Gebühr für diese Leistungen.
Beispiele:
Nach der Nr. 0100 HebVV braucht die Krankenkasse während der Schwangerschaft insgesamt höchstens 12-mal eine Beratung zu bezahlen. Die Schwangere ist jedoch nicht daran gehindert, häufiger Fragen an die Hebamme zu stellen. Weitere Fragen muss die Hebamme nicht kostenlos beantworten.

Sinnvoll ist hier die Aufnahme eines Passus in den Behandlungsvertrag, dass die Krankenkasse 12 Beratungen in der Schwangerschaft übernimmt. Möchte die Frau weitere Beratungen in Anspruch nehmen, muss sie diese selbst bezahlen.

Literatur

[1] **Horschitz H.** Haushaltshilfe. In: Hebammenforum 2007; 6: 466-467

[2] **Horschitz, H.** Haushaltshilfe. In: Hebammenforum 2008; 7: 536

[3] **Deutscher Hebammenverband:** Empfehlungen zur Ausbildung in Akupunktur und Klassischer Homöopathie http://www.hebammenverband.de/index.php?id=787

[4] Haushaltshilfe nach §38 SGB V http://www.gesetze-im-internet.de/sgb_5/__38.html

[5] Haushaltshilfe nach §199 RVO http://www.gesetze-im-internet.de/rvo/__199.html

[6] Mutterschaftsgeld nach §200 RVO http://www.gesetze-im-internet.de/rvo/__200.html

[7] Mutterschutzgesetz http://www.bmfsfj.de/BMFSFJ/gesetze,did=3264.html

[8] AWMF-Leitlinien Register Nr. 015/030 „Empfehlungen zu Zusammenarbeit von Arzt und Hebamme" http://www.uni-duesseldorf.de/awmf/ll/015-030.htm

[9] AWMF-Leitlinien Register Nr. 015/065 Vorgehen bei Terminüberschreitung und Übertragung http://www.uni-duesseldorf.de/AWMF/ll/015-065.htm

[10] **DGHWi:** Empfehlungen zur Überschreitung des Geburtstermins, 2011

[11] **Deutscher Hebammenverband:** Empfehlungen zur Schwangerenvorsorge durch Hebammen 2005/2011

[12] §70 SGB V, Qualität, Humanität und Wirtschaftlichkeit http://www.gesetze-im-internet.de/sgb_5/__70.html

[13] §135a SGB V, Absatz 1, Verpflichtung zur Qualitätssicherung http://www.gesetze-im-internet.de/sgb_5/__135a.html

[14] §6 Leistungserbringung; Absatz 6 des Vertrags über die Versorgung mit Hebammenhilfe nach §134a SGB V http://www.vdek.com/vertragspartner/sonstige vertragspartner/hebammenhilfe/Versorgung_Hebammenhilfe/Rahmenvertrag_24_07_07.pdf

[15] Rechner für den Basiszinssatz bei Mahnungen www.basiszinssatz.info

[16] §286 Satz (3) BGB Verzug des Schuldners http://www.gesetze-im-internet.de/bgb/__286.html

[17] §288 BGB Verzugszinsen http://www.gesetze-im-internet.de/bgb/__288.html

[18] Mahnantrag der deutschen Mahngerichte, der online ausgefüllt und versendet werden kann www.online-mahnantrag.de

[19] Angemessenheit der Gebühr, §315 Bestimmung der Leistung durch eine Partei http://www.gesetze-im-internet.de/bgb/__315.html §315 BGB

[20] §121 BSHG Erstattung von Aufwendungen anderer http://www.sozialgesetzbuch.de/gesetze/13/index.php?norm_ID=1312100

[21] §§7-10 Telemediengesetz (TMG), Allgemeine Informationspflichten http://www.gesetze-im-internet.de/tmg/

[22] Impressum-Generator http://www.e-recht24.de/impressum-generator.html? Oder http://www.juraforum.de/disclaimer_muster/

17 Gesetzliche Regelungen

Regine Knobloch

Für eine freiberuflich arbeitende Hebamme ist es unerlässlich, die relevanten gesetzlichen Regelungen zu kennen.

Die **EU-Richtlinie** und das **Hebammengesetz** beschreiben die Ausbildungsinhalte und das alleinige Tätigkeitsfeld der Hebamme. Die **Berufsordnungen** der Länder benennen neben den Tätigkeitsfeldern die Berufspflichten der Hebamme, z. B. Dokumentations- und Meldepflichten.

In der **Reichsversicherungsordnung** (RVO) ist der Leistungsanspruch der gesetzlich Versicherten bei Schwangerschaft und Mutterschaft geregelt. Dazu gehört auch der Anspruch auf Hebammenhilfe.

Um Hebammenleistungen mit den **Krankenkassen** abrechnen zu können, haben die Hebammenverbände mit den Spitzenverbänden der gesetzlichen Krankenkassen einen Vertrag abgeschlossen. Im Vertrag nach § 134a SGB V (Sozialgesetzbuch) zur Versorgung mit Hebammenhilfe werden neben den allgemeinen Vertragsvereinbarungen die Ziele der Hebammenhilfe und die Qualitätsanforderungen, die an die erbrachten Leistungen für die Versicherten gestellt werden, beschrieben.

17.1 EU-Recht

Die Richtlinie des Rates der Europäischen Gemeinschaften (80/155/EWG) vom 21.1.1980 zur Koordinierung der Rechts- und Verwaltungsvorschriften betrifft die Aufnahme und Ausübung der Tätigkeiten der Hebamme. In Artikel 4 werden die Tätigkeiten und Aufgaben der Hebamme beschrieben. Diese Richtlinie ist Grundlage der Berufsordnungen der einzelnen Bundesländer.

> **Artikel 4**
> Mitgliedstaaten tragen dafür Sorge, daß Hebammen im Sinne dieser Richtlinie mindestens befugt sind, die folgenden Tätigkeiten und Aufgaben in eigener Verantwortung durchzuführen:
> ▼
>
> 1. Angemessene Aufklärung und Beratung in Fragen der Familienplanung;
> 2. Feststellung der Schwangerschaft und Beobachtung der normal verlaufenden Schwangerschaft, Durchführung der zur Beobachtung des Verlaufs einer normalen Schwangerschaft notwendigen Untersuchungen;
> 3. Verschreibung der Untersuchungen, die für eine möglichst frühzeitige Feststellung einer Risikoschwangerschaft notwendig sind, oder Aufklärung über diese Untersuchungen;
> 4. Vorbereitung auf die Elternschaft, umfassende Vorbereitung auf die Niederkunft einschließlich Beratung in Fragen der Hygiene und Ernährung;
> 5. Betreuung der Gebärenden während der Geburt und Überwachung des Fötus in der Gebärmutter mit Hilfe geeigneter klinischer und technischer Mittel;
> 6. Durchführung von Normalgeburten bei Kopflage einschließlich – sofern erforderlich – des Scheidendammschnitts sowie im Dringlichkeitsfall von Steißgeburten;
> 7. Erkennen der Anzeichen von Anomalien bei der Mutter oder beim Kind, die das Eingreifen eines Arztes erforderlich machen, sowie Hilfeleistung bei etwaigen ärztlichen Maßnahmen; Ergreifen der notwendigen Maßnahmen bei Abwesenheit des Arztes, insbesondere manuelle Ablösung der Plazenta, woran sich gegebenenfalls eine manuelle Nachuntersuchung der Gebärmutter anschließt;
> 8. Untersuchung und Pflege des Neugeborenen; Einleitung und Durchführung der erforderlichen Maßnahmen in Notfällen und, wenn erforderlich, Durchführung der sofortigen Wiederbelebung des Neugeborenen;
> 9. Pflege der Wöchnerin, Überwachung des Zustandes der Mutter nach der Niederkunft und Erteilung zweckdienlicher Ratschläge für die bestmögliche Pflege des Neugeborenen;
> 10. Durchführung der vom Arzt verordneten Behandlung;
> 11. Abfassen der erforderlichen schriftlichen Berichte.

Die **Hebammen-Berufsordnung** bzw. die Hebammengesetze der Länder sind in den einzelnen Bundesländern geregelt. Zugrunde liegt die EU-Berufsordnung der Hebammen. Sie sind nachzulesen auf den Webseiten der einzelnen Hebammen-Landesverbände.

Relevant für Hebammen ist auch die **Richtlinie 80/154/EWG** vom 21.1. 1980 über die gegenseitige Anerkennung der Diplome, Prüfungszeugnisse und sonstigen Befähigungsnachweise für Hebammen innerhalb der Europäischen Gemeinschaft, um der Hebamme die Ausübung ihrer Tätigkeit innerhalb der EU zu erleichtern.

17.2
Hebammengesetz

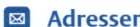 **Adressen**

www.bundesrecht.juris.de/hebg_1985/index.html

Auszug aus dem Gesetz über den Beruf der Hebamme und des Entbindungspflegers (Hebammengesetz – HebG)
II. Abschnitt

Vorbehaltene Tätigkeiten
§ 4 Zur Leistung von Geburtshilfe sind, abgesehen von Notfällen, außer Ärztinnen und Ärzten nur Personen mit einer Erlaubnis zur Führung der Berufsbezeichnung „Hebamme" oder „Entbindungspfleger" sowie Dienstleistungserbringer im Sinne des § 1 Abs. 2 berechtigt. Die Ärztin und der Arzt sind verpflichtet, dafür Sorge zu tragen, dass bei einer Entbindung eine Hebamme oder ein Entbindungspfleger zugezogen wird.
(2) Geburtshilfe im Sinne des Absatzes 1 umfasst Überwachung des Geburtsvorgangs von Beginn der Wehen an, Hilfe bei der Geburt und Überwachung des Wochenbettverlaufs.
▼

▼
III. Abschnitt

Ausbildung
§ 5 Die Ausbildung soll insbesondere dazu befähigen, Frauen während der Schwangerschaft, der Geburt und dem Wochenbett Rat zu erteilen und die notwendige Fürsorge zu gewähren, normale Geburten zu leiten, Komplikationen des Geburtsverlaufs frühzeitig zu erkennen, Neugeborene zu versorgen, den Wochenbettverlauf zu überwachen und eine Dokumentation über den Geburtsverlauf anzufertigen (Ausbildungsziel).

17.3
Reichsversicherungsordnung

Die gesetzlichen Rahmenbedingungen für die **Versorgung während einer normalen Schwangerschaft und Geburt** sind nicht im Sozialgesetzbuch (SGB V) festgeschrieben, sondern noch immer in der veralteten Reichsversicherungsordnung (RVO) aus dem Jahr 1911. Das hat zur Folge, dass im SGB V Schwangerschaft und Geburt als gesunde, physiologische Prozesse nicht benannt sind und deshalb bei Gesetzesänderungen und neuen Gesetzen wie dem Präventionsgesetz oft keine Berücksichtigung finden.

Die Hebammenverbände kämpfen seit Jahren um die Überführung der Regelungen des RVO in das SGB V, mit dem Ziel, dass sich die Maßnahmen bei Familienplanung, Schwangerschaft, Geburt und Mutterschaft wesentlich von der Krankheitsbehandlung unterscheiden müssen.

Insbesondere der § 199 führt immer wieder dazu, dass **Anträge auf Haushaltshilfe** von den Kassen abgelehnt werden, wenn Hebammen den Antrag unterschreiben. In § 38 SGB V ist geregelt, dass bei einer Krankenhausbehandlung und einer Erkrankung Haushaltshilfe gewährt werden kann. Eine solche Bescheinigung kann momentan nur ein Arzt ausstellen.

Auch **Bescheinigungen über den mutmaßlichen Entbindungstermin** werden manchmal zunächst nicht akzeptiert, wenn die Hebamme die Bescheinigung ausgefüllt hat. In § 200 ist jedoch ausdrücklich auch die Hebamme erwähnt.

§ 195

(1) Die Leistungen bei Schwangerschaft und Mutterschaft umfassen
1. ärztliche Betreuung und Hebammenhilfe,
2. Versorgung mit Arznei-, Verband- und Heilmitteln,
3. stationäre Entbindung,
4. häusliche Pflege,
5. Haushaltshilfe,
6. Mutterschaftsgeld.

(2) Für die Leistungen nach Absatz 1 gelten die für die Leistungen nach dem Fünften Buch Sozialgesetzbuch geltenden Vorschriften entsprechend, soweit nichts Abweichendes bestimmt ist. § 16 Abs. 1 des Fünften Buches Sozialgesetzbuch gilt nicht für den Anspruch auf Mutterschaftsgeld. Bei Anwendung des § 65 Abs. 2 des Fünften Buches Sozialgesetzbuch bleiben die Leistungen nach Absatz 1 unberücksichtigt.

§ 196

(1) Die Versicherte hat während der Schwangerschaft, bei und nach der Entbindung Anspruch auf ärztliche Betreuung einschließlich der Untersuchungen zur Feststellung der Schwangerschaft und zur Schwangerenvorsorge sowie auf Hebammenhilfe. Die ärztliche Betreuung umfasst auch die Beratung der Schwangeren zur Bedeutung der Mundgesundheit für Mutter und Kind einschließlich des Zusammenhangs zwischen Ernährung und Krankheitsrisiko sowie die Einschätzung oder Bestimmung des Übertragungsrisikos von Karies.

(2) Bei Schwangerschaftsbeschwerden und im Zusammenhang mit der Entbindung gelten die § 31 Abs. 3, § 32 Abs. 2, § 33 Abs. 8 und § 127 Abs. 4 des Fünften Buches Sozialgesetzbuch nicht.

§ 197

Wird die Versicherte zur Entbindung in ein Krankenhaus oder eine andere Einrichtung aufgenommen, hat sie für sich und das Neugeborene auch Anspruch auf Unterkunft, Pflege und Verpflegung. Für diese Zeit besteht kein Anspruch auf Krankenhausbehandlung. § 39 Abs. 2 des Fünften Buches Sozialgesetzbuch gilt entsprechend.

§ 198

Die Versicherte hat Anspruch auf häusliche Pflege, soweit diese wegen Schwangerschaft oder Entbindung erforderlich ist. § 37 Abs. 3 und 4 des Fünften Buches Sozialgesetzbuch gilt entsprechend.

▼

§ 199

Die Versicherte erhält Haushaltshilfe, soweit ihr wegen Schwangerschaft oder Entbindung die Weiterführung des Haushalts nicht möglich ist und eine andere im Haushalt lebende Person den Haushalt nicht weiterführen kann. § 38 Abs. 4 des Fünften Buches Sozialgesetzbuch gilt entsprechend.

§ 200

(1) Weibliche Mitglieder, die bei Arbeitsunfähigkeit Anspruch auf Krankengeld haben oder denen wegen der Schutzfristen nach § 3 Abs. 2 und § 6 Abs. 1 des Mutterschutzgesetzes kein Arbeitsentgelt gezahlt wird, erhalten Mutterschaftsgeld.

(2) Für Mitglieder, die bei Beginn der Schutzfrist nach § 3 Abs. 2 des Mutterschutzgesetzes in einem Arbeitsverhältnis stehen oder in Heimarbeit beschäftigt sind oder deren Arbeitsverhältnis während ihrer Schwangerschaft oder der Schutzfrist nach § 6 Abs. 1 des Mutterschutzgesetzes nach Maßgabe von § 9 Abs. 3 des Mutterschutzgesetzes aufgelöst worden ist, wird als Mutterschaftsgeld das um die gesetzlichen Abzüge verminderte durchschnittliche kalendertägliche Arbeitsentgelt der letzten drei abgerechneten Kalendermonate vor Beginn der Schutzfrist nach § 3 Abs. 2 des Mutterschutzgesetzes gezahlt. Es beträgt höchstens 13 Euro für den Kalendertag. Einmalig gezahltes Arbeitsentgelt (§ 23a des Vierten Buches Sozialgesetzbuch) sowie Tage, an denen infolge von Kurzarbeit, Arbeitsausfällen oder unverschuldeter Arbeitsversäumnis kein oder ein vermindertes Arbeitsentgelt erzielt wurde, bleiben außer Betracht. Ist danach eine Berechnung nicht möglich, ist das durchschnittliche kalendertägliche Arbeitsentgelt einer gleichartig Beschäftigten zugrunde zu legen. Für Mitglieder, deren Arbeitsverhältnis während der Mutterschutzfristen vor oder nach der Geburt beginnt, wird das Mutterschaftsgeld von Beginn des Arbeitsverhältnisses an gezahlt. Übersteigt das Arbeitsentgelt 13 Euro kalendertäglich, wird der übersteigende Betrag vom Arbeitgeber oder von der für die Zahlung des Mutterschaftsgeldes zuständigen Stelle nach den Vorschriften des Mutterschutzgesetzes gezahlt. Für andere Mitglieder wird das Mutterschaftsgeld in Höhe des Krankengeldes gezahlt.

▼

▼
(3) Das Mutterschaftsgeld wird für die letzten sechs Wochen vor der Entbindung, den Entbindungstag und für die ersten acht Wochen, bei Mehrlings- und Frühgeburten für die ersten zwölf Wochen nach der Entbindung gezahlt. Bei Frühgeburten und sonstigen vorzeitigen Entbindungen verlängert sich die Bezugsdauer um den Zeitraum, der nach § 3 Abs. 2 des Mutterschutzgesetzes nicht in Anspruch genommen werden konnte. Für die Zahlung des Mutterschaftsgeldes vor der Entbindung ist das Zeugnis eines Arztes oder einer Hebamme maßgebend, in dem der mutmaßliche Tag der Entbindung angegeben ist. Das Zeugnis darf nicht früher als eine Woche vor Beginn der Schutzfrist nach § 3 Abs. 2 des Mutterschutzgesetzes ausgestellt sein. Bei Geburten nach dem mutmaßlichen Tag der Entbindung verlängert sich die Bezugsdauer vor der Geburt entsprechend.
(4) Der Anspruch auf Mutterschaftsgeld ruht, soweit und solange das Mitglied beitragspflichtiges Arbeitsentgelt oder Arbeitseinkommen erhält. Dies gilt nicht für einmalig gezahltes Arbeitsentgelt.

17.4 Versorgung mit Hebammenhilfe

Um die Hebammenleistungen mit den Krankenkassen abrechnen zu können, müssen Sie dem Vertrag nach § 134 a SGB V beitreten. Sind Sie **Mitglied in einem der Hebammenverbände**, treten Sie automatisch dem Vertrag bei. Es ist jedoch erforderlich, dass Sie die Anlage 4.2 (Abfrageformular für die Vertragspartnerliste) ausfüllen und an Ihren Hebammenverband senden.

Sind Sie **nicht Mitglied** eines Hebammenverbandes, können Sie dem Vertrag mit dem Ausfüllen der Anlage 4.1 (Beitrittsformular zum Vertrag) beitreten. Dieses Formular müssen Sie dann an den Spitzenverband der gesetzlichen Krankenkassen (GKV-Spitzenverband) direkt senden. (Siehe auch Kap. 6).

„Sozialgesetzbuch (SGB) Fünftes Buch (V) § 134 a Versorgung mit Hebammenhilfe
(1) Der Spitzenverband Bund der Krankenkassen schließt mit den für die Wahrnehmung der wirtschaftlichen Interessen gebildeten maßgeblichen Berufsverbänden der Hebammen und den Verbänden der von Hebammen geleiteten Einrichtungen auf Bundesebene mit bindender Wirkung für die Krankenkassen Verträge über die Versorgung mit Hebammenhilfe, die abrechnungsfähigen Leistungen unter Einschluss einer Betriebskostenpauschale bei ambulanten Entbindungen in von Hebammen geleiteten Einrichtungen und der Anforderungen an die Qualitätssicherung in diesen Einrichtungen sowie über die Höhe der Vergütung und die Einzelheiten der Vergütungsabrechnung durch die Krankenkassen. Die Vertragspartner haben dabei den Bedarf der Versicherten an Hebammenhilfe und deren Qualität, den Grundsatz der Beitragssatzstabilität sowie die berechtigten wirtschaftlichen Interessen der freiberuflich tätigen Hebammen zu berücksichtigen.

(2) Die Verträge nach Absatz 1 haben Rechtswirkung für freiberuflich tätige Hebammen, wenn sie
1. einem Verband nach Absatz 1 Satz 1 auf Bundes- oder Landesebene angehören und die Satzung des Verbandes vorsieht, dass die von dem Verband nach Absatz 1 abgeschlossenen Verträge Rechtswirkung für die dem Verband angehörenden Hebammen haben, oder
2. einem nach Absatz 1 geschlossenen Vertrag beitreten.
Hebammen, für die die Verträge nach Absatz 1 keine Rechtswirkung haben, sind nicht als Leistungserbringer zugelassen. Das Nähere über Form und Verfahren des Nachweises der Mitgliedschaft in einem Verband nach Satz 1 Nr. 1 sowie des Beitritts nach Satz 1 Nr. 2 regelt der Spitzenverband Bund der Krankenkassen.

(3) Kommt ein Vertrag nach Absatz 1 ganz oder teilweise nicht bis zum Ablauf
1. der nach Absatz 1 Satz 1 bestimmten Frist oder
2. einer von den Vertragspartnern vereinbarten Vertragslaufzeit zu Stande, wird der Vertragsinhalt durch die Schiedsstelle nach Absatz 4 festgesetzt. Im Falle des Satzes 1 Buchstabe b gilt der bisherige Vertrag bis zur Entscheidung der Schiedsstelle weiter.
▼

(4) Der Spitzenverband Bund der Krankenkassen und die für die Wahrnehmung der wirtschaftlichen Interessen gebildeten maßgeblichen Berufsverbände der Hebammen sowie die Verbände der von Hebammen geleiteten Einrichtungen auf Bundesebene bilden eine gemeinsame Schiedsstelle. Sie besteht aus Vertretern der Krankenkassen und der Hebammen in gleicher Zahl sowie aus einem unparteiischen Vorsitzenden und zwei weiteren unparteiischen Mitgliedern. Die Amtsdauer beträgt vier Jahre. Über den Vorsitzenden und die zwei weiteren unparteiischen Mitglieder sowie deren Stellvertreter sollen sich die Vertragspartner einigen. Kommt eine Einigung nicht zu Stande, gilt § 89 Abs. 3 Satz 5 und 6 entsprechend. Im Übrigen gilt § 129 Abs. 9 und 10 entsprechend.
(5) Als Hebammen im Sinne dieser Vorschrift gelten auch Entbindungspfleger.

Vertrag über die Versorgung mit Hebammenhilfe nach § 134a SGB V

Gültig ab 01.08.2007.

Präambel
Die Spitzenverbände der Krankenkassen und die für die Wahrnehmung der wirtschaftlichen Interessen gebildeten, maßgeblichen Berufsverbände der Hebammen schließen einen Vertrag auf der Grundlage des § 134a SGB V. Ziel ist es, bundesweit eine einheitliche, qualitativ hochwertige und wirtschaftliche Versorgung mit Leistungen der Hebammenhilfe zu gewährleisten.

§ 1 Gegenstand des Vertrages
Der Vertrag regelt insbesondere:
1. die Einzelheiten der Versorgung der Versicherten mit abrechnungsfähigen Leistungen der Hebammenhilfe durch freiberuflich tätige Hebammen gemäß § 134a Abs. 1 SGB V,
2. die Vergütung der Hebammenleistungen (Hebammen-Vergütungsvereinbarung, Anlage 1),
3. die Abrechnung von Hebammenleistungen (Anlage 2),
4. Vereinbarung über den Einsatz und die Vergütung von Materialien und Arzneimitteln (Anlage 3),
5. die Teilnahme der Hebammen an diesem Vertrag (Anlage 4).

§ 2 Grundlagen
Neben § 134a SGB V sind bei der Umsetzung dieses Vertrages und der Leistungserbringung die rechtlichen Grundlagen in der jeweils gültigen Fassung zu beachten.
Dies sind insbesondere:
- §§ 195 - 196 RVO (§§ 22, 23 KVLG),
- §§ 12, 70 SGB V, § 301 a i. V. m. § 302 SGB V,
- Hebammengesetz,
- Berufsordnungen der Länder,
- die Mutterschafts-Richtlinien des Bundesausschusses nach § 92 SGB V.

§ 3 Ziele der Hebammenhilfe
(1) Ziel der Hebammenhilfe ist die Förderung des regelrechten Verlaufs von Schwangerschaft, Geburt und Mutterschaft durch
- Beratung und Hilfe bei Schwangerschaft und deren Beschwerden,
- Vorbereitung auf Geburt und Mutterschaft einschließlich der Aufklärung über mögliche Abweichungen vom normalen Verlauf,
- Hilfe bei Wehen und der Geburt,
- Beratung, Hilfe und Untersuchung bei Überwachung des Wochenbettverlaufs und der Entwicklung des Säuglings,
- Stillförderung und Unterstützung bei Stillschwierigkeiten und Ernährungsproblemen des Säuglings.
(2) Hebammen und Krankenkassen wirken darauf hin, dass die Versicherten eigenverantwortlich und durch gesundheitsbewusste Lebensführung und aktive Mitwirkung dazu beitragen, den Verlauf der Schwangerschaft, der Geburt und des Wochenbettes optimal zu unterstützen.

§ 4 Geltungsbereich des Vertrages
(1) Dieser Vertrag entfaltet Rechtswirkung für freiberuflich tätige Hebammen, soweit sie einem der oben genannten Berufsverbände angehören und die Satzung der Berufsverbände (DHV/BfHD) der Hebammen eine Rechtswirkung dieses Vertrages für die angehörenden Hebammen vorsieht. Dieser Vertrag gilt auch für diejenigen Hebammen, die diesem Vertrag beigetreten sind.
(2) Als Hebammen im Sinne dieses Vertrages gelten auch Entbindungspfleger.
(3) Hebammen sind dann freiberuflich tätig, wenn sie insbesondere frei über ihre Arbeitskraft verfügen können, Tätigkeitszeit und -ort bestimmen und das unternehmerische Risiko tragen.

(4) Die Berufsverbände stellen dem federführenden Spitzenverband VdAK monatlich eine Liste der Vertragshebammen zur Verfügung. Diese enthält mindestens Namen und Anschrift der Hebammen, die IK der Hebamme zuzüglich IK, Name und Anschrift der Hebammeninstitutionen. Das Nähere regelt Anlage 4.
(5) Der Beitritt der nicht in den vertragsschließenden Berufsverbänden organisierten Hebammen zu diesem Vertrag ist dem VdAK mittels Beitrittserklärung gemäß Anlage 4 schriftlich mitzuteilen.

§ 5 Information und Werbung

(1) Die Vertragspartner können Informationen nach § 4 Abs. 4 über die nächsterreichbaren Hebammen bekannt geben, die an der Versorgung mit Hebammenhilfe auf der Basis dieses Vertrages mitwirken.
(2) Die Vertragspartner verpflichten sich im Hinblick auf die in diesem Rahmen zu erbringenden Leistungen zur Einhaltung der Vorschriften zur Werbung, die sich aus dem Wettbewerbsrecht oder dem Heilmittelwerbegesetz ergeben.

§ 6 Leistungserbringung

(1) Die Hebamme meldet sich vor der erstmaligen Leistungserbringung nach diesem Vertrag bei dem für sie zuständigen Gesundheitsamt gemäß der jeweiligen Landesberufsordnung an und führt die vorgeschriebenen Dokumentationen.
(2) Die Hebamme erbringt Leistungen persönlich. Die persönliche Leistungserbringung kann auch in einer Hebammengemeinschaft freiberuflicher Hebammen erfolgen. Als persönliche Leistungen gelten auch Leistungen von Hebammen, die in der Gemeinschaft bzw. bei einer einzelnen Hebamme angestellt sind.
(3) Die Haftung für die Tätigkeit sämtlicher Angestellter erfolgt nach den gesetzlichen Vorschriften.
(4) Die Hebamme schließt eine ausreichende leistungsbezogene Haftpflichtversicherung ab, die in begründeten Einzelfällen auf Verlangen der leistungspflichtigen Krankenkasse nachzuweisen ist.
(5) Die Quittierung der von der Hebamme erbrachten Leistungen sowie der Auslagen durch die Versicherte wird in Anlage 1 geregelt.

(6) Die Hebamme erbringt im Rahmen ihrer gegenüber dem Gesundheitsamt gemeldeten Tätigkeitsfelder sowie unter Berücksichtigung der vorhandenen Infrastruktur qualitativ hochwertige Leistungen im Rahmen des Leistungskataloges der GKV. Zu dessen Bestimmung und Ausfüllung dient das Leistungsverzeichnis der Hebammen-Vergütungsvereinbarung. Bei der Versorgung mit Hebammenhilfe orientiert sich die Hebamme am aktuellen Stand des Hebammenwissens. Sie stellt sicher, dass die für die Leistungserbringung nötigen organisatorischen, räumlichen und sächlichen Voraussetzungen erfüllt sind.
(7) Das Behandeln pathologischer Vorgänge bei Schwangeren, Gebärenden und Wöchnerinnen sowie Neugeborenen ist Ärzten vorbehalten. Daneben besteht Anspruch auf die vertraglich vereinbarten Hebammenleistungen, um die Ziele der Hebammenhilfe i. S. d. § 3 dieses Vertrages zu erreichen. Die Hebamme hat die Versicherte bei pathologischem Verlauf auf die Notwendigkeit der Weiterbehandlung durch einen Arzt hinzuweisen und dies zu dokumentieren. Dies gilt insbesondere, wenn die Versicherte der Empfehlung der Hebamme nicht folgt.
(8) Die Hebammen gewährleisten, dass die Versicherten der Krankenkassen bei der Versorgung mit Hebammenhilfe nach gleichen Grundsätzen behandelt werden.
(9) Die Abgabe von Hilfsmitteln ist nicht Gegenstand dieses Vertrages.

§ 7 Maßnahmen zur Qualitätssicherung

(1) Die Hebamme ist gemäß der jeweiligen Berufsordnung der Hebammen verpflichtet, an Qualitätssicherungsmaßnahmen und an Fortbildungsmaßnahmen teilzunehmen.
(2) Die Landesverbände der Krankenkassen bzw. die Verbände der Ersatzkassen sind berechtigt, im Rahmen der Qualitätssicherung die Erfüllung der sich aus diesem Vertrag ergebenden Pflichten zu überprüfen.

§ 8 Strukturqualität

(1) Die Vorschriften des Medizinproduktegesetzes (MPG) sowie der nach dem MPG relevanten Verordnungen (z. B. Betreiberverordnung und Medizingeräteverordnung) und der Hygiene- sowie Unfallverhütungsvorschriften sind von den Hebammen im Zusammenhang mit der Versorgung der Versicherten mit Hebammenhilfe zu beachten.

▼

(2) Materialien und Arzneimittel sind vor dem Zugriff von Unbefugten geschützt zu lagern. Die Qualität der Materialien und Arzneimittel darf durch die Art und Weise der Lagerung nicht nachhaltig beeinflusst werden. Materialien und Arzneimittel sind so zu lagern, dass insbesondere Verwechslungen ausgeschlossen werden. Die Vorschriften der Gefahrstoffverordnungen über die Lagerung von Stoffen oder Zubereitungen sind zu beachten.

§ 9 Prozessqualität

(1) Die Prozessqualität beschreibt die Güte der ablaufenden Prozesse im Zusammenhang mit der Versorgung der Versicherten mit Hebammenhilfe. Die Hebamme klärt die Versicherte über die ihr zustehenden Leistungen nach diesem Vertrag auf. Dies gilt insbesondere vor dem Abschluss von Verträgen über private Zusatzleistungen.

(2) Zur Sicherung der Prozessqualität bei der Versorgung der Versicherten mit Hebammenhilfe haben die Hebammen insbesondere folgendes zu gewährleisten:
- Hinzuziehung von Kinderärzten, Gynäkologen, Krankenhäusern und Krankenkassen im Bedarfsfall,
- Dokumentation des Versorgungsverlaufs,
- Erreichbarkeit.

(3) Die Hebamme ist darüber hinaus verpflichtet, zur Sicherstellung einer ggf. erforderlichen Mit- oder Weiterversorgung durch andere Leistungserbringer (z. B. andere Hebammen, Kliniken, Gynäkologen, Kinderärzte) die zur Weiterversorgung notwendigen Angaben des Versorgungsverlaufes zu dokumentieren und der Versicherten zuzuleiten.

§ 10 Ergebnisqualität

Die Ergebnisqualität zeichnet sich in erster Linie durch die Erreichung der unter § 3 genannten Ziele aus.

§ 11 Wirtschaftlichkeit

Hinsichtlich der Wirtschaftlichkeit, Qualität, Humanität gelten §§ 12 Abs. 1, 70 SGB V entsprechend.

§ 12 Vergütung

Die Vergütung der nach diesem Vertrag abrechnungsfähigen Leistungen der Hebammenhilfe erfolgen gemäß der Vergütungsvereinbarung (Anlage 1) in der jeweils geltenden Fassung.

▼

▼

§ 13 Abrechnungsmodalitäten

Die Verwendung des Institutionskennzeichens sowie das Abrechnungsverfahren sind in Anlage 2 geregelt.

§ 14 Datenschutz

(1) Die Hebamme verpflichtet sich, die Bestimmungen über den Schutz der Sozialdaten (§§ 35, 37 SGB I, § 284 SGB V sowie §§ 67 bis 85 SGB X) zu beachten, personenbezogene Daten nur zur Erfüllung der sich aus dem Vertrag ergebenden Aufgaben zu erheben, verarbeiten, bekannt zu geben, zugänglich zu machen oder sonst zu nutzen.

(2) Die Hebamme unterliegt hinsichtlich der Person und dem Zustand der Versicherten der Schweigepflicht. Ausgenommen hiervon sind Angaben gegenüber
der leistungspflichtigen Krankenkasse zur Geltendmachung und Durchsetzung der Ansprüche sowie – mit Zustimmung der Versicherten
– gegenüber den behandelnden Ärzten und Kliniken.

(3) Die Hebamme und Hebammengemeinschaften verpflichten ihre Mitarbeiterinnen zur Beachtung der Schweigepflicht sowie der Datenschutzbestimmungen.

(4) Die gem. § 4 Abs. 4 dieses Vertrages zur Verfügung gestellten Daten der Hebammen dürfen nur zu vertraglichen Zwecken verwendet werden.

§ 15 Vertragspartnerschaft

(1) Die Vertragspartner gehen vom Grundsatz vertrauensvoller Zusammenarbeit aus.

(2) Die Vertragspartner verpflichten sich, mit allen ihnen zur Verfügung stehenden Mitteln für eine gewissenhafte Durchführung dieses Vertrages Sorge zu tragen. Zweifelsfragen, die sich aus diesem Vertrag ergeben, werden von den Vertragspartnern einvernehmlich geklärt.

§ 16 Vertragsausschuss

Zur Klärung von nicht nach § 15 Abs. 2 einvernehmlich geklärten Meinungsverschiedenheiten zwischen den Vertragspartnern sowie zur Klärung von Vertragsverstößen im Sinne des § 17 kann auf Antrag eines Vertragspartners ein Vertragsausschuss gebildet werden. Dieser setzt sich aus jeweils drei Vertretern der Spitzenverbände einerseits und Vertretern der Berufsverbände andererseits paritätisch zusammen.

▼

§17 Vertragsverstöße/Regressverfahren

(1) Die Krankenkassen sind berechtigt, bei Erbringung von Hebammenleistungen, insbesondere zur Prüfung von Voraussetzungen, Art und Umfang der Leistung, sowie bei Auffälligkeiten zur Prüfung der ordnungsgemäßen Abrechnung, eine gutachtliche Stellungnahme des Medizinischen Dienstes der Krankenversicherung (Medizinischer Dienst) oder einer durch die Kassen autorisierten Person einzuholen.
(2) Erfüllt eine Hebamme die ihr obliegenden Pflichten nicht vertragsgemäß, so kann sie durch die Spitzenverbände der Krankenkassen schriftlich verwarnt werden; die Spitzenverbände setzen eine angemessene Frist für die Beseitigung des Vertragsverstoßes durch die Hebamme fest.
(3) Bei schwer wiegenden oder wiederholten Vertragsverstößen erfolgt eine Anhörung der Hebamme im Vertragsausschuss. Im Einvernehmen mit dem Vertragsausschuss können die Spitzenverbände der Krankenkassen sodann eine angemessene Vertragsstrafe bis zu 10 000 Euro festsetzen. Der Vertragsausschuss kann auf Antrag die Vertragsstrafe analog §76 Abs. 2 Nr. 1 SGB IV stunden.
(4) Schwer wiegende oder wiederholte Vertragsverstöße rechtfertigen den sofortigen Vertragsausschluss durch die Spitzenverbände der Krankenkassen. Unabhängig davon ist der entstandene Schaden zu ersetzen.
(5) Bestehen Zweifel an der freiberuflichen Tätigkeit, so kann die leistungspflichtige Kasse entsprechende Nachweise fordern.

§18 Inkrafttreten

(1) Dieser Vertrag tritt am 01.08.2007 in Kraft. Er wird auf unbestimmte Zeit geschlossen und kann unter Einhaltung einer Frist von 6 Monaten zum Jahresende, erstmals zum 31.12.2009 schriftlich gekündigt werden.
(2) Die Hebammen-Vergütungsvereinbarung (Anlage 1) wird angewendet auf alle Abrechnungen, die ab dem 15.09.2007 bei den Krankenkassen eingehen für Leistungen, die ab dem 01.08.2007 erbracht wurden. §4 der Anlage 1 tritt am 15.09.2007 in Kraft. Bis zu diesem Zeitpunkt wird das Nähere über die Form der Versichertenbestätigung und das Verfahren einer ggf. elektronischen Übermittlung der Versichertenbestätigung an die Krankenkasse vereinbart.

(3) Für die Kündigung der Hebammen-Vergütungsvereinbarung (Anlage 1) gelten die Fristen aus Absatz 1 ebenso. Zum 01.01.2008 wird §2 der Hebammen-Vergütungsvereinbarung in Anlage 3 (Vereinbarung über Materialien und Arzneimittel) überführt; die hieraus resultierenden Anpassungen der Anlage 1 bedürfen keiner separaten Kündigung.
(4) Der Vertrag bzw. seine Anlagen gelten bis zum Inkrafttreten eines neuen Vertrages bzw. seiner Anlagen weiter.

§19 Salvatorische Klausel

Sollten einzelne Bestimmungen dieses Vertrages nichtig sein oder durch gesetzliche Neuregelungen ganz oder teilweise unwirksam werden bzw. neue hinzukommen, so wird hierdurch die Wirksamkeit dieses Vertrages im Übrigen nicht berührt. Tritt ein solcher Fall ein, verständigen sich die Vertragspartner unverzüglich über notwendige Neuregelungen.

Anlagen

Anlage 1: Hebammen–Vergütungsvereinbarung
Anlage 2: Abrechnung von Hebammenleistungen
Anlage 3: noch offen
Anlage 4.1: Beitrittserklärung
Anlage 4.2: Abfrageformular für die Vertragspartnerliste Hebammen

✉ Adressen

http://www.vdek.com/vertragspartner/
sonstige-vertragspartner/hebammenhilfe/
Versorgung_Hebammenhilfe/
Rahmenvertrag_24_07_07.pdf

Ergänzungsvertrag nach §134a SGB V „Geburtshausvertrag"

Dieser Vertrag regelt die Voraussetzungen, unter denen Hebammengeleitete Einrichtungen (HgE) Geburten betreuen dürfen, wenn sie die Betriebskostenpauschale mit den Krankenkassen abrechnen wollen. Neben der Verpflichtung zur Einrichtung eines Qualitätsmanagementsystems werden Ausschlusskriterien für eine außerklinische Geburt, der Behandlungsvertrag, die Inhalte der Aufklärung vor der außerklinischen Geburt und die Erfassung von Statistischen Daten vorgegeben.

> **✉ Adressen**
> www.vdek.com/vertragspartner/
> sonstige-vertragspartner/hebammenhilfe/
> betriebskostenpauschale/index.htm

Die „**Checkliste** Aufklärung zum Geburtsort einer von Hebammen geleiteten Einrichtung, Möglichkeiten und Grenzen" ist auch gut geeignet für die Aufklärung anlässlich einer geplanten Hausgeburt. Sie kann aus der Internetdatei herauskopiert und für die Hausgeburt angepasst werden. Die Aufklärung bestätigt die Frau mit ihrer Unterschrift. (▶ Checkliste 15.1).

17.5

Arzneimittelgesetz

Im **Arzneimittelgesetz (AMG) § 48 Verschreibungspflicht** ist die Verschreibungspflicht und deren Ausnahmen geregelt.

Ausnahmen der Abgabe von verschreibungspflichtigen Medikamenten, die die Hebamme ohne Rezept in der Apotheke besorgen kann, um sie bei Bedarf vorrätig zu haben, werden vom Bundesinstitut für Arzneimittel und Medizinprodukte beschrieben. Vorgegeben ist auch die Dosierung und der Anwendungsbereich für folgende **verschreibungspflichtige Wirkstoffe**:
- Fenoterol
- Lokalanästhetika (Lidocain)
- Methylergometrin
- Oxytocin

Fenoterol
„ausgenommen zur Notfalltokolyse in Zubereitungen von 25 μg zur Auflösung in 4 ml Infusionslösung zur langsamen (über 2-3 Minuten) Bolusinjektion in einer Packungsgröße von bis zu 5 Ampullen zur Abgabe an Hebammen und Entbindungspfleger für den Praxisbedarf."

Lokalanästhetika
„ausgenommen Lidocain zur subkutanen und intramuskulären Infiltrationsanästhesie zur Durchführung von Dammschnitten und Dammrissen im Rahmen der Geburt in einer Konzentration bis 1%, einer Einzeldosis von bis zu 10 ml und einer Menge von bis zu 10 ml je Ampulle zur Abgabe an Hebammen und Entbindungspfleger im Rahmen ihrer Berufsausübung."

Methylergometrin
„ausgenommen zur Anwendung bei Nachgeburtsblutungen in einer Konzentration bis zu 0,3 mg/ml und einer Einzeldosis bis zu 1 ml zur Abgabe an Hebammen und Entbindungspfleger für den Praxisbedarf."

Oxytocin
„ausgenommen zur Anwendung bei Nachgeburtsblutungen in einer Konzentration bis zu 3 I.E./ml und einer Einzeldosis bis zu 1 ml zur Abgabe an Hebammen und Entbindungspfleger für den Praxisbedarf."

> **✉ Adressen**
> Nachzulesen unter: Bundesinstitut für Arzneimittel und Medizinprodukte
> www.bfarm.de > Pharmakovigilanz > Sachverständigenausschuss Verschreibungspflicht > Liste der Stoffe und Zubereitungen

17.6

Schweigepflicht

> **Strafgesetzbuch (StGB)**
> **§ 203 Verletzung von Privatgeheimnissen**
> (1) Wer unbefugt ein fremdes Geheimnis, namentlich ein zum persönlichen Lebensbereich gehörendes Geheimnis oder ein Betriebs- oder Geschäftsgeheimnis, offenbart, das ihm als
> 1.
> Arzt, Zahnarzt, Tierarzt, Apotheker oder Angehörigen eines anderen Heilberufs, der für die Berufsausübung oder die Führung der Berufsbezeichnung eine staatlich geregelte Ausbildung erfordert,
> ...
> anvertraut worden oder sonst bekanntgeworden ist, wird mit Freiheitsstrafe bis zu einem Jahr oder mit Geldstrafe bestraft.
> (4) Die Absätze 1 bis 3 sind auch anzuwenden, wenn der Täter das fremde Geheimnis nach dem Tod des Betroffenen unbefugt offenbart.

17.6 Schweigepflicht

> **!** Die Hebamme unterliegt ebenso wie einige andere Berufsgruppen (z. B. Ärzte, Rechtsanwälte, Steuerberater) der Pflicht zur Verschwiegenheit gegenüber Dritten über alle Geheimnisse, die ihr im Rahmen ihrer Berufsausübung anvertraut oder bekannt wurden.

Die Schweigepflicht umfasst sowohl Umstände, die sich direkt aus der Betreuung ergeben als auch alle Umstände aus dem persönlichen Bereich der Frau, die der Hebamme erzählt werden oder die sie beobachtet. Schon die Tatsache, dass sich eine Frau überhaupt in ihrer Betreuung befindet, fällt schon unter die Schweigepflicht.

Ein **Verstoß gegen die Schweigepflicht** wird mit einer Freiheitsstrafe bis zu einem Jahr oder mit Geldstrafe bestraft, wenn die Offenbarung der Geheimnisse unbefugt erfolgt (§ 203 StGB).

Die Schweigepflicht hat eine hohe Bedeutung, da auf ihr das Vertrauen beruht, das die Frau der Hebamme entgegen bringt. Die Schweigepflicht der Hebamme **gilt auch gegenüber:**

- der behandelnden Ärztin
- anderen Kolleginnen innerhalb einer Praxisgemeinschaft und bei Vertretung
- Familienangehörigen
- anderen Kursteilnehmerinnen
- den Eltern einer minderjährigen Schwangeren
- neuen Partnern der Frau oder des Mannes in Bezug auf vorangegangene Betreuungen
- Polizei und Gericht
- Ämtern und Behörden

> **!** In den folgenden Situationen ist die Hebamme von der Schweigepflicht rechtmäßig entbunden:
> Die Frau willigt ein.
> Es besteht eine gesetzliche Pflicht oder das Recht auf Einsicht.
> Es besteht ein rechtfertigender Notstand.

Die Frau willigt ein

Die Hebamme darf Informationen weitergeben, wenn die betreffende Person einwilligt. Will die Hebamme mit einem Kinderarzt über das Kind oder mit dem betreuenden Gynäkologen über die Frau sprechen, dann stellt dies zunächst einmal eine Verletzung der Schweigepflicht dar. Das bloße „wohlverstandene Interesse" reicht nach der Rechtsprechung nicht aus, um eine „mutmaßliche Einwilligung" daraus abzuleiten.

Das Einverständnis der betreuten Frau holt die Hebamme **möglichst schriftlich** ein. Idealerweise beschreibt der Behandlungsvertrag, den die Hebamme mit der Frau eingeht, in welchen Situationen bzw. zu welchem Zweck die Hebamme Informationen über die Frau weitergeben darf. Eine Formulierung könnte so lauten:

> Ich .... bin damit einverstanden, dass Hebamme ....
> .... im Bedarfsfall, z. B. bei Krankheit, Urlaub, bei fachlichen Fragestellungen oder im Notfall eine Vertretung beauftragen, sich einen Rat einholen darf bei (Ärztin/Hebamme) .... oder im Notfall den Rettungsdienst und das Krankenhaus informieren darf.

▶ **Muster 17.1** Einverständnis zur Weitergabe von Informationen

Die Frau erklärt ihr Einverständnis mit ihrer Unterschrift.

Ist eine schriftliche Einwilligungserklärung im Einzelfall nicht möglich, sollte sich die Hebamme die **Einwilligung telefonisch** geben lassen und in der Akte vermerken. Beispiel: „Möchte Saugproblem mit Kinderarzt besprechen, Frau ist einverstanden".

Gesetzliche Offenbarungspflichten und -rechte

Für die **Abrechnung mit den Krankenkassen** ist für die Datenweitergabe kein spezielles Einverständnis erforderlich, da die Abrechnung von Hebammenleistungen gesetzlich geregelt ist (Vertrag nach § 134 a SGB V, § 301a SGB V). Für die Abrechnung mit den Krankenkassen dürfen aber nur solche Daten weitergegeben werden, die die Kasse dafür benötigt.

Will die Krankenkasse eine Abrechnung überprüfen, weil Zweifel an ihrer Richtigkeit bestehen, muss die Krankenkasse eine **gutachterliche Stel-**

lungnahme, meist des medizinischen Dienstes der Krankenkassen, einholen. Der Gutachter benötigt das Einverständnis der Frau, um die erforderliche Akte einsehen zu können und teilt dann der Krankenkasse das Ergebnis der Begutachtung mit (BSG-Urteil vom 23.7.2002-B3, KR 64/01 R, Hebammenforum 5/2003).

Nutzt die Hebamme eine **Abrechnungszentrale**, darf sie die Daten der Versicherten nicht ohne deren schriftliche Einwilligung weitergeben. Einverständniserklärungen zur Weitergabe von Abrechnungsdaten gibt es bei den jeweiligen Abrechnungszentralen.

Im Rahmen der **Einkommenssteuererklärung** kann die Hebamme der Finanzbehörde Auskünfte erteilen, die nach §93 und §200 der Abgabeordnung zur Erstellung des Steuerbescheids erforderlich sind. Führt die Hebamme ein Fahrtenbuch, ist sie verpflichtet, sämtliche Fahrten nachzuweisen. Dazu trägt sie die Namen und Anschrift der Frauen in das Fahrtenbuch ein. Dieser Nachweis gegenüber der Steuerbehörde stellt keinen Verstoß gegen die Schweigepflicht dar.

Welche Angaben gegenüber dem Amtsarzt erlaubt bzw. Pflicht sind, regelt die jeweilige **Berufsordnung** bzw. Landeshebammengesetz. In NRW beispielsweise dürfen die Gesundheitsbehörden die Dokumentation für medizinal-statistische Zwecke nur in anonymisierter Form einsehen. Andere Berufsordnungen sehen vor, dass die Hebamme dem Gesundheitsamt zur Ausübung seiner Aufsicht auf Verlangen Auskünfte erteilen und Einsicht in die Aufzeichnungen gewähren muss. Die Gesundheitsbehörde unterliegt ebenfalls der Schweigepflicht.

Die betreute Frau kann von der Hebamme verlangen, **Einsicht in die Akte** zu nehmen (§810 BGB, Einsicht in Urkunden). Die Hebamme hat der Frau also Einsicht in die Originaldokumentation zu gewähren. Die Einsicht in die Originalakten muss nach §811 BGB an dem Ort stattfinden, an dem sich die Akte befindet, also in der Klinik, im Geburtshaus, in der Hebammenpraxis oder bei der Hebamme zu Hause. Die Frau muss dafür keine Gründe angeben. Dieses Einsichtsrecht ist eine Nebenpflicht, die sich aus dem Behandlungsvertrag den die Frau mit der Hebamme eingeht, ergibt. Das Einsichtsrecht der Betreuten ist außerdem auch in manchen Berufsordnungen der Hebammen geregelt. In der Regel fordert die Frau eine Kopie der vollständigen Akte an. Die Kosten für die Kopien und den Versand kann die Hebamme der Frau in Rechnung stellen.

Nach der Rechtsprechung erstreckt sich das Einsichtsrecht der betreuten Frauen auf **alle objektiven Befunde**. Rein subjektive Eindrücke und Wahrnehmungen der Hebamme müssen der Frau nicht ausgehändigt werden. Einzelne Sätze können geschwärzt werden.

Die Frau kann auch eine Person ihres Vertrauens, z.B. einen Rechtsanwalt oder eine andere Hebamme, damit beauftragen, die Akte anzufordern. Hierfür muss die Frau der anderen Person eine **Vollmacht für das Recht auf Einsicht** ausstellen und eine „Erklärung zur Entbindung von der Schweigepflicht" abgeben.

Der sogenannte rechtfertigende Notstand

> **!** Ein rechtfertigender Notstand gemäß §34 StGB liegt vor, wenn die Hebamme eine Gefährdung der Mutter oder des Kindes erkennt.

Ein rechtfertigender Notstand kann vorliegen, wenn während einer Geburt ein Notfall eintritt und die Frau nicht mehr gefragt werden kann, ob sie damit einverstanden ist, dass die Hebamme den Rettungsdienst ruft oder das Krankenhaus über die Situation informiert. In diesem Fall ist die Situation klar: Die **Einleitung lebensrettender Maßnahmen** rechtfertigt ein Handeln ohne eine vorherige formelle Einverständniserklärung der Frau, auch wenn dies im Behandlungsvertrag nicht extra aufgenommen wurde.

Wann eine Gefährdung im Einzelfall vorliegt, ist nicht immer leicht zu entscheiden. Besonders häufig werden Familienhebammen mit dieser Fragestellung konfrontiert. Jedoch kann jede Hebamme in ihrer Tätigkeit in die Situation geraten, wo sie abwägen muss, ob ein rechtfertigender Notstand vorliegt, der eine Meldung beim Jugendamt oder der Polizei ermöglicht bzw. erforderlich macht.

In Rheinland-Pfalz ist am 21.3.2008 ein Landesgesetz zum **Schutz von Kindeswohl und Kindergesundheit** in Kraft getreten. Dieses Gesetz, zeigt die verschiedenen Abstufungen für die Verletzung der Schweigepflicht auf.

17.6 Schweigepflicht

§ 12 Schweige- und Geheimhaltungspflichten, Befugnis zur Unterrichtung des Jugendamts

Werden Personen, die Schweige- oder Geheimhaltungspflichten im Sinne des § 203 des Strafgesetzbuchs unterliegen, gewichtige Anhaltspunkte für eine Gefährdung des Wohls eines Kindes oder einer oder eines Jugendlichen bekannt und reichen die eigenen fachlichen Mittel nicht aus, die Gefährdung abzuwenden, sollen sie bei den Personensorge- oder Erziehungsberechtigten auf die Inanspruchnahme der erforderlichen weitergehenden Hilfen hinwirken. Ist ein Tätigwerden dringend erforderlich, um die Gefährdung abzuwenden und sind die Personensorge- oder Erziehungsberechtigten nicht bereit oder in der Lage, hieran mitzuwirken, sind die in Satz 1 genannten Personen befugt, dem Jugendamt die vorliegenden Erkenntnisse mitzuteilen; hierauf sind die Betroffenen vorab hinzuweisen, es sei denn, damit wird der wirksame Schutz des Kindes oder der oder des Jugendlichen in Frage gestellt.

In § 17 wird das Landeshebammengesetzes um den § 1 a ergänzt.

§ 1a

Hebammen und Entbindungspfleger sollen im Rahmen der Wahrnehmung der in § 1 Abs. 1 Satz 2 genannten Aufgaben auch als Ansprechpersonen für Fragestellungen in den Bereichen Familie, Elternschaft und Partnerschaft zur Verfügung stehen, über entsprechende Unterstützungsangebote informieren und bei der Vermittlung der im Einzelfall erforderlichen Hilfen mitwirken. Bei erkennbaren Risiken für Vernachlässigungen oder Misshandlungen von Kindern wirken sie darauf hin, dass die notwendigen Schutz- und Unterstützungsmaßnahmen erfolgen. Sie arbeiten hierzu insbesondere mit den Einrichtungen und Diensten der öffentlichen und freien Jugendhilfe und dem öffentlichen Gesundheitsdienst zusammen und beteiligen sich an den lokalen Netzwerken nach § 3 des Landesgesetzes zum Schutz von Kindeswohl und Kindergesundheit.

Harald Horschitz, der Justiziar des Deutschen Hebammenverbandes, führt hierzu aus: „Für die **Familienhebammen** ergibt sich aus diesem Gesetz eine Hilfe bei der Frage der Beachtung der Schweigepflicht. Sind die Familienhebammen nicht von der Schweigepflicht entbunden, dann können sie die Träger der lokalen Netzwerke, mit denen sie zusammenarbeiten, nicht routinemäßig über ihre Wahrnehmungen informieren. Sie haben vielmehr (selbstverständlich) die Schweigepflicht des § 203 StGB zu beachten."

Für eine **Verletzung der Schweigepflicht** sieht das Gesetz folgende Abstufung vor:

- Zunächst einmal braucht die Hebamme nur „gewichtige Anhaltspunkte für eine Gefährdung des Kindeswohls" wahrzunehmen. Entsprechen die Zustände bei den Eltern nicht den Vorstellungen der Hebamme, dann muss sie dies hinnehmen, wenn sich daraus nicht solche gewichtigen Anhaltspunkte für eine Gefährdung des Kindes ergeben.
- Liegen solche **gewichtigen Anhaltspunkte für eine Kindeswohlgefährdung** vor, dann hat die Hebamme zunächst einmal die Pflicht, die Eltern darauf hinzuweisen und ihnen eigene Ratschläge zum Abstellen dieser Kindeswohlgefährdung zu geben.
- Reicht dies nicht aus, dann soll sie den Eltern **Anlaufstellen benennen**, die den Eltern eine Hilfe für das jeweilige Problem erteilen könnten und sie sollte sich auch darum kümmern, dass die Eltern diese Hilfen in Anspruch nehmen. Da die Hebamme die Eltern vorab darauf hinzuweisen hat, dass sie andernfalls das Jugendamt informieren müsse, sollte sie diesen Hinweis unterstützend anbringen, es sei denn, dass gerade dadurch der Schutz des Kindes in Frage gestellt würde.
- Sind die Eltern nicht bereit oder in der Lage, die angebotenen Hilfen wahrzunehmen oder anderweitig die massive Kindeswohlgefährdung abzustellen, dann hat die Hebamme, wenn gewichtige Anhaltspunkte für eine Kindeswohlgefährdung weiterhin vorliegen, das Jugendamt zu informieren und dem **Jugendamt** die ihr vorliegenden Erkenntnisse mitzuteilen." (2)

Ist die **Frau von häuslicher Gewalt betroffen**, sollte möglichst mit der Frau abgestimmt werden, was zu tun ist.

Die Polizei unterhält Beratungsstellen, in denen sich die Hebamme erst einmal einen Rat über die Vorgehensweise einholen kann, ohne den Namen der Frau zu nennen.

> ✉ **Adressen**
> Unter www.polizei-beratung.de können Polizeiliche Beratungsstellen in Wohnortnähe gefunden werden.

17.7 Datenschutzgesetz

Datenschutzbestimmungen reglementieren ausführlich die Erhebung, Speicherung und Weitergabe personenbezogener Daten. Aus dieser Reglementierung ergibt sich ebenfalls eine Schweigepflicht von Hebammen.

> **Bundesdatenschutzgesetz (BDSG)**
> **§ 1 Zweck und Anwendungsbereich des Gesetzes**
> Abs. 1: Zweck dieses Gesetzes ist es, den Einzelnen davor zu schützen, dass er durch den Umgang mit seinen personenbezogenen Daten in seinem Persönlichkeitsrecht beeinträchtigt wird.

Ein wesentlicher Grundsatz des Gesetzes ist das sogenannte **Verbotsprinzip mit Befreiungsvorbehalt**. Dieses besagt, dass die Erhebung, Verarbeitung und Nutzung von personenbezogenen Daten im Prinzip verboten ist. Sie ist nur dann erlaubt, wenn entweder eine klare Rechtsgrundlage gegeben ist (das heißt, das Gesetz erlaubt die Datenverarbeitung in diesem Fall) oder wenn die betroffene Personen ausdrücklich (meist schriftlich) ihre Zustimmung zur Erhebung, Verarbeitung und Nutzung gegeben hat.

Ebenfalls gilt der in § 3a definierte **Grundsatz der Datenvermeidung und Datensparsamkeit:** So sollen sich alle Datenverarbeitungssysteme an dem Ziel ausrichten, keine oder so wenig personenbezogene Daten wie möglich zu verwenden und insbesondere von den Möglichkeiten der Anonymisierung und Pseudonymisierung Gebrauch zu machen.

> 🅿 **Lesetipp**
> Eine hilfreiche Pflichtlektüre ist die Broschüre „Datenschutz bei Frühen Hilfen" des Deutschen Instituts für Jugendhilfe und Familienrecht e. V.
> Darin werden die Grundlagen von Datenschutz und Schweigepflicht anschaulich erklärt und in die Praxis übertragen. Die Broschüre beleuchtet die Anforderungen an den Informationsfluss in der Zusammenarbeit mit Jugend- und Gesundheitsämtern, mitbetreuenden Ärzten und Kliniken. Sie erhöht die Handlungssicherheit und gehört griffbereit auf jeden Hebammenschreibtisch.
> Kostenlos als Download unter www.fruehehilfen.de oder www.bzga.de

> ✉ **Adressen**
> **Bezugsadresse für die gedruckte Ausgabe:**
> Bundeszentrale für gesundheitliche Aufklärung
> 51101 Köln
> Fax: 0221-8 992 257
> E-Mail: order@bzga.de

📖 Literatur

[1] **Geist Chr, Harder U, Stiefel A.** Hebammenkunde. 4. Aufl. Stuttgart: Hippokrates; 2007

[2] **Horschitz H.** Vorbildliches Landesgesetz in Rheinland-Pfalz. Hebammenforum 2008; 5: 376

18 Zeitmanagement in der freiberuflichen Hebammenarbeit

Lisa Fehrenbach

> Frage: Wo entscheidet sich das Schicksal des Menschen?
> Antwort: Zwischen Ausatem und Einatem
> (China)

18.1
Zeit ist Leben

Zeit ist ein hohes Gut, denn sie ist begrenzt. Zeit ist Lebenszeit. Sie verrinnt unwiderruflich. Die meisten Menschen haben die Freiheit, für sich zu entscheiden, wie sie ihre Zeit verbringen. Im Abwägen von Vorlieben, Fähigkeiten, Sachzwängen, Verantwortlichkeiten und Notwendigkeiten kristallisieren sich Ziele heraus. Daraus entstehen Prioritäten.

Im Laufe des Lebens wandeln sich unsere Ziele. Deshalb braucht jeder Mensch in seinem Leben immer wieder Sollbruchstellen, Zeiten des Innehaltens und Überprüfens. Wenn wir uns die Zeit dafür nicht nehmen, dann zwingen uns die Umstände, gesundheitliche Einbrüche, Schicksalsschläge und Grenzerfahrungen dazu, innezuhalten und unser Leben zu betrachten. Oft gelingt es erst durch existenzielle Erfahrungen, wie Krankheit oder Burnout, unsere Zeit als kostbares Gut wahrzunehmen und unsere Lebensgewohnheiten zu überprüfen.

Den eigenen Umgang mit Zeit anders zu gestalten ist ein mühsamer Umlernprozess. Denn unsere Aktionen und Reaktionen sind tief verwurzelte Strukturen im Gehirn und müssen regelrecht umtrainiert werden. Deshalb ist eine Sammlung von Tipps und Ratschlägen eine zweifelhafte Methode, den Umgang mit Zeit zu verbessern. Es geht, wie beim Abnehmen oder bei der Raucherentwöhnung, um eine langfristige Verhaltensänderung mit dem Ziel, die Lebensqualität zu verbessern.

18.2
Die Sucht, gebraucht zu werden

Sich selbst zu überlasten und der Eigendynamik des Gebrauchtwerdens zum Opfer zu fallen, hat Suchtcharakter. Genau wie Alkoholsucht oder Esssucht schafft auch sie die Illusion, dass wir unser Leben und unsere Gefühle kontrollieren können. Auf diese Weise gelingt es uns, Schmerzen, Konflikte und unangenehme Gefühle zu verdrängen und zu übertönen.

> Im Arbeitsalltag der freiberuflichen Hebamme geschieht es beinahe zwangsläufig, dass wir zum Opfer der von außen an uns herangetragenen Anforderungen werden.

Wir geraten in ein Hamsterrad, in dem wir nur noch funktionieren. Es gibt immer etwas zu tun und niemals sind wir fertig.

Wer hat es nicht schon erlebt: Auf einer Party die Frage „Was machst du denn so?" und dann ein Aufleuchten in den Augen der Fragestellerin: „Oh! Du bist Hebamme, das ist ja ein toller Beruf!" **Ja, es ist ein schöner Beruf**, denn er versorgt mit vielem, was ein Mensch braucht: Gesellschaft, Unterhaltung, Zugehörigkeit, Bedeutung, Sinn, intensiven Gefühlen, Abenteuer, Abwechslung und dazu noch mit dem Lebensunterhalt. Und das alles so, dass Frau beinahe auf ein privates Leben verzichten könnte.

Das jedoch ist ein Trugschluss. Denn als Hebamme ist man nur eine Trittbrettfahrerin auf den Emotionen anderer Frauen und fremder Familien. Das ersetzt nicht die Notwendigkeit, **eigene persönliche Beziehungen** zu entwickeln, mit Erfahrungen von Nähe, Gefühl und Intimität. Mehr noch, gute Freunde, ein eigenes, wie auch immer geartetes Familienleben, interessante Hobbys und Interessen, die uns mit ganz anderen Welten in Kontakt bringen, schützen uns vor den Fallen des Helfersyndroms: der Überidentifikation, des Überbeschützens, der Überarbeitung und last but not least, des Burnout. Deshalb ist das Ziel des Nachdenkens über die Zeiteinteilung nicht nur, dass Sie mehr in kürzerer Zeit schaffen. Denken Sie daran, die Menge der Arbeit auf der Welt ist unendlich und niemals zu schaffen.

> Zeitmanagement dient dem Zweck, ein gesundes Gleichgewicht zu finden zwischen Arbeit und Freizeit, Anspannung und Entspannung, Beruf und Privatleben.

> „Guten Tag", sagte der kleine Prinz. „Guten Tag", sagte der Händler. Er handelte mit höchst wirksamen, durststillenden Pillen. Man schluckt jede Woche eine und spürt überhaupt kein Bedürfnis mehr, zu trinken. „Warum verkaufst du das?", sagte der kleine Prinz.
> „Das ist eine große Zeitersparnis", sagte der Händler. „Die Sachverständigen haben Berechnungen angestellt. Man erspart dreiundfünfzig Minuten in der Woche."
> „Und was macht man mit diesen dreiundfünfzig Minuten?"
> „Man macht damit, was man will ..."
> „Wenn ich dreiundfünfzig Minuten übrig hätte", sagte der kleine Prinz, „würde ich ganz gemächlich zu einem Brunnen laufen ..."
> *(Aus: Antoine de Saint-Exupéry, Der kleine Prinz)*

18.3 Das Zeitparadox

Zeit ist relativ. Sie hat qualitative und quantitative Aspekte. Jede Hebamme weiß, wie lang eine Minute sein kann, wenn der Kopf geboren ist und die nächste Wehe auf sich warten lässt und wie schnell andererseits die Zeit verfliegt, wenn das Kind reanimiert werden muss.

Wenn wir zu einer Geburt gerufen werden, verliert der Alltag sofort jede Bedeutung. Wir wenden uns kompromisslos unserer Aufgabe zu und sagen ohne Gewissensbisse alles andere, Kurse, Wochenbettbesuche, Verabredungen und Verpflichtungen mit gutem Grund ab. Wir sind dem „Rattenrennen" für ein paar zeitlose Stunden entflohen. Jetzt heben der Rhythmus der Wehen und das Voranschreiten der Geburt das Zeitgefühl auf.

Flow – Im Einklang mit sich und der Welt

1975 beschrieb Mihaly Csikszentmihalyi dieses **Gefühl des Einsseins** als Flow-Erlebnis. Die Zeit steht still und wir fühlen uns eins mit dem, was wir tun. Wenn wir eine Frau in den Wehen begleiten, wissen wir, dass es jetzt nichts anderes zu tun gibt und wir lassen uns vom Rhythmus ihrer Wehen und ihres Atems mitnehmen, vollkommen konzentriert, fokussiert, involviert. Das ist der gleiche Zustand, den das kleine Kind erlebt, das selbstvergessen stundenlang spielt. Die äußere Realität verschwindet.

Wir wissen genau, was zu tun ist und dass es gut geht. Wir sind uns unserer Kompetenz bewusst und sicher. Das Maß an Herausforderung entspricht genau unserem Können, wir sind weder überfordert noch gelangweilt. Wir empfinden unser Tun als sinnvoll. Alles, was uns in den Flow bringt, trägt seine Belohnung in sich selber.

Zeit und Kultur

Jede Kultur nimmt von sich an, dass ihr Zeitbegriff der einzig gültige und richtige ist. Dabei hat jede Kultur ein anderes Verständnis von Zeit. Weil die kulturellen Normen einer Gesellschaft allgemein anerkannt und verinnerlicht sind, vergessen die Menschen, die in ihr leben, dass es sich um **gesellschaftliche Regeln und Vereinbarungen** handelt.

In **weiten Teilen der Erde** gelten neben unserem gregorianischen Kalender ältere Modelle der Zeitberechnung. Im Hinduismus gilt eine Kombination von Sonne und Mondkalender. Alle 4 Jahre gibt es einen Schaltmonat, um die Zeitrechnung wieder an die Jahreszeiten anzupassen. In der arabischen Welt zählt ein reiner Mondkalender. Wie im Christentum richten sich auch in den anderen Religionen alle religiösen Feste nach wie vor nach den althergebrachten Kalendern. Hochangesehene muslimische Geistliche bestimmen im Islam jedes Jahr neu den Beginn des Fastenmonats Ramadan. Er beginnt, wenn zum ersten Mal nach dem Neumond die haarfeine Sichel des Mondes sichtbar wird. In diesem Monat darf nur nach Sonnenuntergang gegessen werden. Dieser Zeitpunkt ist gekommen, „wenn das Licht so ist, dass man einen weißen und einen schwarzen Faden nicht mehr voneinander unterscheiden kann".

Nicht in allen Kulturen ist die Uhr ein so bestimmender Faktor wie in unserer Industriegesellschaft. Für viele Menschen aus anderen Kulturen wäre ein Leben nach der Uhr, so wie wir es gewohnt sind, genau so verwirrend, wie für uns ein Leben ohne festen Zeitplan. Menschen anderer Kulturen leben in einer „**Ereigniskultur**". Hier sind nicht Stunden und Minuten das Zeitmaß, sondern die Dauer eines Ereignisses oder einer Aktivität: „Die Zeit, die man zum Reis kochen braucht."

Das **Konzept der Zeitnutzung** und der **Gedanke der Zeitverschwendung** erscheinen Menschen anderer Kulturen absurd. In Australien betrachten sich die Aborigines und die weiße Bevölkerung gegenseitig mit Unverständnis: die Weißen finden, dass die Aborigines ihr Leben verschwenden, weil sie nur mit ihren Freunden abhängen. Die Aborigines finden, dass die Weißen ihre Zeit verschwenden, weil sie nur arbeiten und keine Zeit haben, um mit Freunden und Familie zusammen zu sein und um die Natur mit ihren Schönheiten zu genießen.

Als Hebamme haben wir häufig Kontakt zu Frauen aus anderen Kulturen. Das bedeutet nicht nur, dass wir andere religiöse Feiertage beachten müssen, sondern auch **andere kulturelle Zeitbegriffe**. Wenn der Wochenbettbesuch für unsere Begriffe schon lange gedauert hat, dann dürfen wir dennoch die Wohnung nicht verlassen, ohne etwas gegessen und getrunken zu haben. Das wird in muslimischen Familien häufig erst zum Ende eines Besuches serviert, also dann, wenn die mitteleuropäische Hebamme auf die Uhr schaut und feststellt, dass sie in Kürze von der nächsten Wöchnerin erwartet wird.

18.4
Der gute und der böse Stress

Momente der Zeitlosigkeit, des Einseins mit uns selbst und der Welt sind notwendig für unsere geistige, körperliche und seelische Gesundheit. Wenn sie fehlen oder wenn wir nicht ausreichend Gelegenheit haben, solche Zeiten zu erleben, dann nimmt der Stress in seiner ungesunden Form überhand.

Das englische Wort **Stress** bedeutet so viel wie Anspannung, Belastung. 1936 definierte der österreichische Wissenschaftler Hans Selye mit diesem Wort die Reaktion des Körpers auf jegliche Art von Anforderung. Anforderungen sind nichts schädliches, im Gegenteil, es ist schön, gefordert zu werden und zu zeigen, was man kann.

❗ **Stress ist also erst einmal nichts Negatives, sondern eine hormonelle Reaktion, die uns befähigt, konzentriert und schnell zu reagieren.**

Die Ausschüttung der Stresshormone Adrenalin, Noradrenalin und Dopamin versetzt den Körper in Alarmbereitschaft. In der Nebennierenrinde wird die Cortisolproduktion angekurbelt. Wir sind hellwach, der Kreislauf arbeitet auf Hochtouren, Verdauung, Stoffwechsel und Immunsystem werden heruntergefahren.

Jetzt können wir schnell und angemessen entscheiden: Was ist zu tun? Kampf oder Flucht? Die aufgebaute Energie wird in Handlung umgesetzt und dadurch werden die Stresshormone wieder abgebaut.

Die Forschung unterscheidet zwischen Eustress, dem guten Stress, und Distress, dem schädlichen Stress. Eustress ist die notwendige Grundspannung, die wir brauchen, um unser Leben und unseren Alltag zu gestalten. Eustress gibt uns Energie und sagt: Das schaffst Du! Das kannst Du!

❗ **Distress ist die „stressige" Variante. Die Anforderung ist eine Überforderung.**

Bei Distress bleiben die Stresshormone im Körper und entfalten ihre ungesunden Aktivitäten. Das schneller schlagende Herz strapaziert die Blutgefäße, das reduzierte Immunsystem macht uns anfällig für Krankheiten. Wenn diese Stressreaktion häufig auftritt, ohne dass wir uns abreagieren, kann Stress **chronische Folgen für die Gesundheit** haben. Das geschieht z. B. bei ständigem Schlafmangel, Nachtdiensten, Überarbeitung, Mobbing, aber auch nach traumatisierenden Lebensereignissen, wie schwerer Erkrankung oder Tod eines geliebten Menschen.

Im Hebammenleben kann eine schwierige Geburt, Schädigung oder Tod einer Mutter oder eines Kindes, Ärger im Team und finanzieller Druck dazu beitragen, dass der Stress „im Körper bleibt". Symptome wie Panikgefühle, Schlafstörungen, Herzrasen, hoher Blutdruck, Rückenschmerzen, Burnout und Depression können durch andauernden Distress ausgelöst werden und krank machen.

18 – Zeitmanagement in der freiberuflichen Hebammenarbeit

Berufsrisiko Überlastung

Die Arbeit als Hebamme in der Selbstständigkeit birgt, wie jede freiberufliche Tätigkeit, eine gefährliche Eigendynamik. Sie ufert aus. Oft ist niemand da, der Stopp sagt. Oft werden kleine Signale aus dem eigenen Unbewussten, auf körperlicher Ebene oder von Familie und Freunden gerne überhört. Die Aufgaben brauchen wir uns gar nicht selbst zu stellen, sondern sie werden von außen per Telefon an uns heran getragen. Es gibt immer noch etwas Dringendes zu erledigen. Es gibt immer eine Frau, die uns braucht.

Das Gefühl, hilfreich und nützlich zu sein, trägt seinen Lohn in sich selber. Geburtshilfe ist spannend. Eine Geburt transportiert große Gefühle. Die Flow-Erlebnisse im Beruf können dazu verführen, persönliche Lebensinhalte und den eigenen Gefühlshaushalt zu vernachlässigen. Und im Büro türmen sich Papierstapel, wenn sie nicht in Schubladen und Schuhkartons unsichtbar werden.

18.5 Sich Zeit nehmen

> **!** Die einzige Zeit, die wir haben, ist die Zeit, die wir uns nehmen.

Als menschliche Wesen haben wir die einzigartige Fähigkeit entwickelt, **überlegt und planend** zu handeln. Wir sind den Umständen nicht hilflos ausgeliefert. Wir können innerlich einen Schritt zurücktreten und nachdenken, bevor wir reagieren. Das Argument „Ich habe keine Zeit" ist eine schwache Ausrede. Seine Aussage ist eigentlich „Ich nehme mir keine Zeit".

Zeitmanagement beschäftigt sich vor allem mit dem quantitativen Aspekt der Zeit. Die Uhr läuft, der Tag hat 24 Stunden und die sollen so eingeteilt werden, dass für alles, was Ihnen wichtig ist, genügend Zeit ist. Zeitmanagement ist ein nützliches Werkzeug, um sich selber vor Burnout, Unzufriedenheit und Überarbeitung zu schützen. Langfristig Kräfte zu schonen, um arbeitsfähig und gesund zu bleiben, ist ein wichtiges Ziel und erfordert überlegtes Handeln.

> **!** Zeitmanagement ist der nützliche Versuch, ein Gleichgewicht zwischen Notwendigkeit und Lustprinzip zu schaffen.

Besonders in einem komplexen Arbeitsleben mit vielfältigen Herausforderungen, wie dem Arbeitsleben der Hebamme in einer freiberuflichen Praxis, ist es wichtig, sich nicht vom Ansturm der unterschiedlichen Aufgaben überrollen zu lassen, sondern die **vorhandene Kräfte und Ressourcen** mithilfe von Planung und Struktur gezielt zu nutzen. Das garantiert den langen Atem, den die Hebamme braucht, um bei mäßiger Bezahlung und anstrengender Arbeit gesund und zufrieden zu bleiben.

Um die Zeit zu strukturieren, brauchen Sie Disziplin und Zeit. Dem gegenüber steht das Lustprinzip, das sich immerwährend nach sinnloser Verschwendung von unstrukturierter Zeit sehnt. Dem gegenüber steht aber auch unsere tiefe Sehnsucht nach einem erfüllten und sinnvollen Leben. All diesen Aspekten sollte in der persönlichen Zeitplanung unbedingt Raum gegeben werden.

Denn gerade wenn wir uns keine **Freiräume im Zeitplan** gönnen, schlägt uns unser Unterbewusstes gerne ein Schnippchen: Wir vergessen Dinge oder Termine einfach oder wir verbringen endlose Zeit mit unwichtigen „Zeiträubern" und schieben Wichtiges vor uns her.

Zeitmanagement ist die Balancierstange, die uns hilft zu tun, was wir uns vornehmen und dabei nicht vom Seil unserer inneren Ausgeglichenheit zu fallen.

18.6 Analyse der eigenen Zeiteinteilung

> **P** Praxistipp
> Eine Analyse Ihrer bestehenden Zeitstruktur ist die Voraussetzung dafür, Ihren Zeithaushalt realistisch zu betrachten und Möglichkeiten der Optimierung zu entdecken. Finden Sie heraus, wo Ihre Zeit bleibt und wie Sie Ihre Zeit effektiver nutzen und gestalten können.

Zeitprotokoll und Zeitkuchen

Wenn Sie sich fragen, wo Ihre Zeit bleibt, können Sie für etwa 2 Wochen ein Zeitprotokoll führen. Protokollieren Sie alles, was Sie tun. Zum Beispiel so:

18.6 Analyse der eigenen Zeiteinteilung

Datum	Uhrzeit	Dauer (Min.)	Bereich	Tätigkeit	Arbeitsgebiet
10.5.	0.00 – 9.05	545	1	Schlafen, Frühstücken, etc.	privat
	9.05 – 9.55	50	2	Telefonate	Hebamme
	9.55 – 10.15	20	3	Fahrzeit Wochenbett	„
	10.15 – 11.05	50	2	Hausbesuch Wochenbett	„
	11.05 – 11.10	5	3	Telefonat Terminänderung	„
	etc.				

Nach 14 Tagen werten Sie Ihr Zeitprotokoll mithilfe des **Zeitkuchens** aus (s. ▶ Abb. 18.1). Rechnen Sie alle Posten zusammen:
1. Schlafen, Essen, Körperpflege
2. Bezahlte Arbeit und Weiterbildung
3. Unbezahlte Arbeit
4. Geselligkeit und Veranstaltungen
5. Sport, Hobbys und Mediennutzung

Verschaffen Sie sich einen Überblick darüber, womit Ihre Tage gefüllt sind. Mithilfe des Zeitkuchens können Sie sehen, wie viel Zeit Sie für welchen Bereich verwenden.

> **? Betrachten Sie das Ergebnis Ihrer Auswertung kritisch:**
> - Ist alles so gelaufen, wie Sie es sich wünschen und wie Sie es sich vorstellen?
> - Oder ist irgendein Bereich in Ihrem Leben zu kurz gekommen?
> - Haben Sie z. B. zu viel Zeit für die Arbeit gebraucht?
> - Haben Sie das Gefühl, dass etwas oder jemand zu kurz gekommen ist?

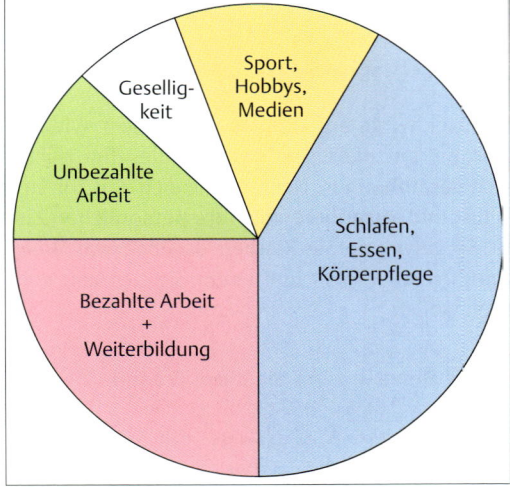

▶ Abb. 18.1 Zeitkuchen, Fallbeispiel.
Der durchschnittliche Vollzeitbeschäftigte verbringt 10:31 Stunden des Durchschnittswochentages (Montag bis Sonntag) mit Schlafen, Essen und Körperpflege.
Bezahlte Arbeit und Weiterbildung verbrauchen 5:40 Stunden, unbezahlte Arbeit 2:36 Stunden, Geselligkeit und Veranstaltungen 1:56 Stunden und Sport, Hobbys und Mediennutzung 3:17 Stunden [1].

Das Gefühl, zu wenig Zeit zu haben, entsteht immer dann, wenn unsere inneren Ansprüche nicht mit unseren äußeren Anforderungen übereinstimmen. Deshalb ist es nützlich, wenn Sie sich **Ihre Ziele** und damit das, was Ihnen wichtig ist, bewusst machen und mit der Realität abgleichen.

> **P Praxistipp**
> Große Veränderungen können schon entstehen, wenn Sie sich vornehmen, für bestimmte Tätigkeiten immer 3 Minuten weniger als bisher zu brauchen. Eine einfache Rechnung: Wenn Sie z. B. 20 Wochenbettbesuche in der Woche machen und jeder nur 3 Minuten weniger Zeit in Anspruch nimmt, dann haben Sie pro Tag (5 Arbeitstage) 12 Minuten, in der Woche eine ganze Stunde gewonnen, die Sie bewusst und gezielt für Bereiche Ihres Lebens, die bisher zu kurz gekommen sind, verwenden können. Bei guter Arbeitsorganisation ist dies ohne Qualitätsverlust möglich.

18.7 Zielorientierung

Ein Ziel wirkt auf unsere Handlungen wie der Nordpol auf die Eisenfeilspäne, alles Tun richtet sich daraufhin aus. Nehmen Sie sich Zeit für sich selbst und **formulieren Sie Ihre persönlichen Ziele**. So gewinnen Sie Klarheit darüber, was Ihnen wirklich wichtig ist und wofür Sie sich Zeit nehmen wollen.

> **? Beantworten Sie diese Fragen:**
> - Was sind Ihre Ziele?
> - Welche Menschen, Dinge, Erfahrungen sind Ihnen in Ihrem Leben wichtig?
> - Wofür gehen Sie durchs Feuer?
> - Wofür würden Sie alles andere aufgeben?
> - Was möchten Sie für sich selber erreichen?
> - Welche Aspekte sind Ihnen ganz persönlich besonders wichtig?
> - Was wollen Sie in Ihrem Leben auf keinen Fall vermissen?

Schlechtes Gewissen und Schuldgefühle tauchen als Signal immer dann auf, wenn wir uns selber nicht treu geblieben sind, wenn wir uns selber etwas schuldig bleiben. Das Grummeln im Bauch ist Ihr Schutzengel, Ihr wichtigster und zuverlässigster Assistent: Er sagt Ihnen präzise, wenn Ihr Handeln nicht mit Ihren Zielen übereinstimmt.

Jede weiß aus eigener Erfahrung, dass die Dinge, die mit den eigenen Zielen, Bedürfnissen und Interessen in Einklang stehen, viel schneller und mit mehr Freude getan werden als Arbeit, auf die man keine Lust hat. Ohne innere Motivation fehlt der Sinn und man arbeitet lustlos gegen innere Widerstände. Die dabei entstehenden Reibungsverluste sind ein Risiko für Burnout und andere berufsbedingte Krankheiten. Auch die viel gerühmte Selbstdisziplin hilft hier nur bedingt.

> **! Wichtig ist die Überlegung, ob Sie diese Arbeit, die Sie so ungebührlich viel Zeit und Kraft kostet, wirklich tun wollen!**

Familie

Wie wichtig ist für Sie die Familie und wie viel Zeit möchten Sie für Ihr Familienleben reservieren? Welche Möglichkeiten sehen Sie für sich, Beruf und Familie zu vereinbaren? Finden Sie in der Familie Rückhalt, Unterstützung, Entlastung für andere Aktivitäten?

Beruf

Welche Wünsche haben Sie für Ihre berufliche Entwicklung? Welche Aspekte der Hebammenarbeit machen Ihnen besonders viel Spaß? Als Hebamme haben Sie die Möglichkeit, in viele Rollen zu schlüpfen und unterschiedliche Schwerpunkte zu setzen. Hebammen sind nicht nur Geburtshelferinnen, sondern auch Pädagoginnen, Ernährungsberaterinnen, Familienberaterinnen und mehr. Der Beruf der Hebamme ist kein „Sackgassenberuf" mehr. Seit 2009 gibt es in Deutschland auch einen Studiengang Hebammenwissenschaften. Es ist möglich, als Hebamme wissenschaftlich zu arbeiten. Damit eröffnen sich neue Welten und Möglichkeiten der beruflichen Entfaltung, in Deutschland und auf internationaler Ebene.

Finanzen

Wie viel Geld brauchen Sie, um Ihre Ziele zu verwirklichen? Wo haben Sie finanzielle Ressourcen? Seien Sie hier realistisch und überfordern sich nicht selbst! Sicher hätten Sie einen finanziell vielversprechenderen Beruf gewählt, wenn Reichtum ein wichtiges Ziel in Ihrem Leben wäre. Wenn Sie entdecken, dass Sie diesen Punkt bisher unterbewertet haben, dann überdenken Sie Ihre Karriereplanung.

18.7 Zielorientierung

▶ **Checkliste 18.1** Wohin im Leben?

Fragen Sie sich zu jedem dieser 5 Bereiche: Was wünsche ich mir? Was will ich erreichen? Was macht mich glücklich? Was ist mir wichtig?

Was ist mir wichtig? Was wünsche ich mir? Was brauche ich?	Heute	In 1 Jahr	In 5 Jahren
Familie			
Beruf			
Finanzen			
Gesellschaft			
Freunde			
Ich für mich			

Der Beruf der Hebamme ist ein **Frauenberuf**. Frauen werden in Deutschland nach wie vor 23 % schlechter bezahlt als Männer in vergleichbaren Positionen [2]. Nach der Veröffentlichung des Statistischen Bundesamtes [3] vom 12. November 2009 haben Frauen in Deutschland im Jahr 2008 mit durchschnittlich 14,51 Euro pro Stunde 4,39 Euro weniger als ihre männlichen Kollegen verdient. Damit lag der Gender Pay Gap, das heißt der prozentuale Unterschied im durchschnittlichen Bruttostundenverdienst von Frauen und Männern, wie bereits in den Vorjahren konstant bei 23 %. Ganz praktisch gesehen müssen Frauen deshalb 60 Tage länger arbeiten, um auf den gleichen Jahresverdienst wie Männer zu kommen. Im europäischen Vergleich ist Deutschland nach der letzten Veröffentlichung der Europäischen Kommission im Jahresvergleich 2007 an siebtletzter Stelle und damit eines der Schlusslichter.

Gesellschaft

Außer in der Familie und im Freundeskreis bewegen wir uns auch in größeren gesellschaftlichen Zusammenhängen wie Schule, Kirchengemeinde, in politischen Gremien oder in Vereinen: Was ist Ihr Ziel, was wollen Sie erreichen?

Freunde

Freunde sind wichtig, manchmal wichtiger als die Familie. Was für eine Freundin wollen Sie sein? Und: Was für Freunde möchten Sie haben? Wie viel Raum möchten Sie Aktivitäten mit Freunden einräumen?

Ich für mich

In dieses Kapitel gehört alles, was zu Ihrem Wohlergehen und zu Ihrer persönlichen Entwicklung beiträgt, alles, was Ihnen hilft, fit und gesund zu sein, zu regenerieren, zu wachsen und mit sich selbst in Einklang zu sein: Kümmern Sie sich liebevoll um den wichtigsten Menschen in Ihrem Leben? – Sie fragen, wer das sein könnte? **Das sind Sie selber!** Sorgen Sie auf allen Ebenen des Seins gut für sich: körperlich, emotional und sozial, geistig und spirituell. Stephen Covey nennt dies: „Das Schärfen der Säge" [4] und meint damit, sich selbst und die eigene Persönlichkeit wie ein Werkzeug zu schärfen und zu verbessern.

18.8

Zeiträuber und andere Diebe von A bis Z

Selbst wenn die Ziele klar sind, handeln wir nicht zielstrebig und lassen uns von allen möglichen Anforderungen die Zeit stehlen. Wissen Sie, wo Ihre Zeiträuber stecken? Hier sind die wichtigsten aufgelistet, zusammen mit ein paar Tipps, wie Sie ihnen das Handwerk legen können:

Zeiträuber Ablenkung

Etwa alle 2 bis 3 Sekunden sucht das Gehirn nach neuen Reizen. Wenn in diesem Moment nicht eine bewusste Konzentration auf das, was gerade dran ist, stattfindet, hat die Ablenkung gewonnen. Das kann jede bestätigen, die schon einmal versucht hat, sich auf den Atem zu konzentrieren: Schwubs, erwischt! Schon wieder denken die Gedanken: Essen muss gekocht werden, Küche muss aufgeräumt werden, Hund muss raus, ach Frau Meier wollte ich gestern schon zurückrufen … Und schon wird zum Telefon gegriffen …

> **P Praxistipps**
> - Gewöhnen Sie sich an, erst eine Aufgabe zu beenden und dann die nächste in Angriff zu nehmen.
> - Wenn die Aufgabe viel Zeit erfordert, dann unterteilen Sie sie in Häppchen: Täglich 2 Stunden im Büro, so bekommen Sie auch den Jahresabschluss in den Griff.

Zeiträuber Büroarbeit

Büroarbeit muss sein. Jedoch ohne eine gute Struktur kann sie sich zum Zeiträuber auswachsen.
- Sorgen Sie für einen leeren Schreibtisch.
- Schreiben Sie die Dokumentation während des Hausbesuchs.
- Führen Sie Ihr Fahrtenbuch täglich.
- Geben Sie die getane Arbeit täglich in das Abrechnungsprogramm ein.
- Heften Sie Belege einmal in der Woche nach Datum ab.
- Heften Sie Bankauszüge monatlich mit den dazugehörigen Belegen ab.
- Wenn Sie Büroarbeit verabscheuen, dann beschränken Sie sich darauf, alle Quittungen, Belege und Unterlagen an einem sicheren Platz zu lagern und delegieren Sie (siehe unten).

Der Weg zum aufgeräumten Schreibtisch

> ❗ „Geben Sie allen Dingen eine Heimat, dann kann nichts herumliegen."
> *(Jürgen Kurz)*

Nach Expertenmeinung sorgt ein leerer Schreibtisch für 20 % mehr Effizienz im Beruf. Nichts ist so zeitraubend wie das Suchen nach Unterlagen in wachsenden Stapeln von Papier.

> **P Praxistipps**
> - Darum **sortieren** Sie alle Post, alle Papiere **sofort in 3 Kategorien:**
>   - Abheften
>   - Antworten
>   - Papierkorb
> - Alles, was sich **in 5 Minuten** erledigen lässt, erledigen Sie gleich.
> - Wenn Ihr Büro chaotisch ist, **fangen Sie an irgendeiner Ecke an!** Sie müssen nicht alles sofort und auf einmal schaffen. Nach und nach durchforsten Sie alle Papiere, werfen Sie weg oder heften Sie ab. Viele Unterlagen, die man irgendwann mal lesen möchte, liest man doch nie mehr.
> - Wenn Sie Zweifel haben, ob Sie diese Papiere nochmal brauchen werden, dann werfen Sie sie „auf Probe" weg. Packen Sie alles in einen Karton und heben Sie den Karton auf. Nach einiger Zeit entscheiden Sie neu.

Es ist verwirrend, 10 **Ablagekörbchen** zu haben, die meist auch noch uneindeutig beschriftet sind. Behalten Sie nur ein einziges, in das Sie alles legen, was neu hereinkommt. Wenn Sie Ihre Bürozeit haben, gehen Sie alles durch, was in dem Körbchen liegt.

Zeiträuber Fahrzeit

Fahrzeit lohnt sich nicht! Das in der Gebührenvereinbarung mit den Krankenkassen ausgehandelte Kilometergeld für Hebammen deckt nicht die Kosten für einen Kleinwagen. Fahrzeit ist unbezahlte Arbeitszeit. Achten Sie darauf, dass Sie Fahrzeiten gering halten.

Zeiträuber Hilfsbereitschaft

Sie sind endlich in Ihrem Büro angekommen, um die Belege der letzten 6 Monate zu sortieren. Die Nachbarin klingelt und bittet Sie um eine helfende Hand beim Montieren der Vorhangstange.

Was sagen Sie? „Ich kann jetzt nicht, aber in 2 Stunden." Richtig! Noch besser: Reagieren Sie weder auf die Haustürklingel noch auf das Telefon. Wofür gibt es Anrufbeantworter?

Zeiträuber Multitasking

Ja, das berühmte, besonders bei Frauen beliebte gleichzeitige Erledigen mehrerer Aufgaben ist ein Zeiträuber. Denn das Gehirn ist nicht in der Lage, sich auf 2 Dinge gleichzeitig zu konzentrieren. So wird am Ende nichts richtig getan. Multitasking ist nur möglich, wenn eine Aufgabe keine nennenswerte Aufmerksamkeit erfordert. Zum Beispiel kann man Zug fahren und am Laptop arbeiten. Man kann auch im Kochtopf rühren und telefonieren, an der roten Ampel den Beckenboden trainieren und beim Autofahren eine Sprachlernkassette hören.

> **P Praxistipps**
> - Erledigen Sie Aufgaben, die Konzentration und Aufmerksamkeit erfordern, nacheinander.
> - Wenn Sie fürchten, den Geistesblitz, der Sie ablenkt, wieder zu vergessen, machen Sie sich eine Notiz.
> - Gehen Sie gezielt vor, z. B.: Ich werde 1 Stunde lang an meiner Abrechnung arbeiten.

Zeiträuber Plaudern

Plaudern Sie gerne mit den Frauen über Dinge, die nicht zur Arbeit gehören? – Seien Sie zurückhaltend und bleiben Sie professionell. Hier steht die Frau im Mittelpunkt. Sie braucht Ihre Unterstützung, muss aber nicht wissen, welche Probleme Sie gerade bewegen.

> **P Praxistipps**
> - Sparen Sie die Zeit und verabreden sich zum Plaudern mit einer Freundin.
> - Treffen Sie sich regelmäßig mit Kolleginnen, um berufliche Erlebnisse aufzuarbeiten.

Zeiträuber Perfektionismus

Der letzte Schliff, das Tüpfelchen auf dem i, das sind Zeitfresser, die von den anderen oft gar nicht wahrgenommen werden, aber ungeheuer viel Zeit kosten können. Dabei steht der **Aufwand für den letzten Schliff** oft in keinem Verhältnis zum Ergebnis. Das Einladungsschreiben zum Geburtsvorbereitungskurs haben Sie in 10 Minuten geschrieben. Dann verbringen Sie aber noch eine halbe Stunde damit, die Formulierungen zu verbessern, das Briefpapier zu verschönern und damit eine vergleichsweise kleine Verbesserung zu schaffen, die von den Empfängern wahrscheinlich nicht wahrgenommen und gewürdigt wird, aber unangemessen viel Zeit kostet.

> **P Praxistipps**
> - Finden Sie einen Kompromiss zwischen Zeitaufwand und Qualität.
> - Passen Sie das Ergebnis an die Erwartung der Adressaten an.
> - Finden Sie heraus, ob Sie für eine Arbeit lange brauchen, weil Sie zu perfekt sein wollen oder weil Sie ungeübt sind.
> - Im letzteren Fall gibt es 2 Möglichkeiten: Trainieren oder delegieren.

Glücksfaktoren

Längst hat die Wissenschaft bewiesen, dass Gesellschaften mit wachsendem Reichtum nicht unbedingt glücklicher werden [6]. Zum Glück gehören andere Dinge als Reichtum. Aus der Glücksforschung wissen wir, dass **materielle Dinge** als Glücksfaktoren nur eine kurze Halbwertzeit haben.

> **!** Nachhaltiger auf das persönliche Glück wirken Selbstachtung, Einfühlungsvermögen, Freundschaft, Liebe, Spiritualität, Humor und Optimismus.

Diese **glücksbringenden Fähigkeiten** kann man im eigenen Leben kultivieren. Vor allen Dingen tragen gelingende Beziehungen zu anderen Menschen, Familie, Freunde, Nachbarn, Arbeitskollegen zum Glück bei. An zweiter Stelle steht das Gefühl, etwas Nützliches zu tun und so zum Gemeinwohl beizutragen. Zum Glücklichsein gehört außerdem Gesundheit und das Gefühl von Freiheit. Geld und materielle Dinge machen nicht nachhaltig glücklich. Wenn die Grundbedürfnisse abgesichert sind, wird man durch mehr Geld nicht glücklicher.

18.9 Werkzeuge des Zeitmanagements

To-do-Liste

> **!** Die Liste ist das einfachste Werkzeug des überlasteten Hirns. Einfach alles aufschreiben, was auf seine Erledigung wartet.

Das reicht von „Milch einkaufen" über „Hund zum Tierarzt" bis zu „Kursteilnehmerinnen anschreiben". Was erledigt ist, wird durchgestrichen. Das bringt jedes Mal ein kleines Erfolgserlebnis. Der **Vorteil** der Liste ist, dass man alles notiert hat und nichts vergisst. Außerdem erfordert diese Methode kein tiefergehendes Nachdenken.

Der **Nachteil** ist, dass die Liste sich automatisch immer verlängert und dass man niemals fertig wird. Eine ewige unbefriedigende Tretmühle eröffnet sich der Listenschreiberin. Sisyphos vermittelt das dazugehörige Lebensgefühl. Die Götter hatten Sisyphos dazu verurteilt, unablässig einen Felsblock einen Berg hinauf zu wälzen, der immer kurz vor Erreichen des Gipfels wieder hinunter rollte. Ein weiterer Nachteil ist, dass auf der Liste Unwichtiges unterschiedslos unter Wichtigem steht. Das kann beim „Abarbeiten" der Liste dazu führen, dass wichtige Dinge zu lange liegen bleiben.

Das Eisenhower-Prinzip

Dieses Schema (s. ▶ Abb. 18.2) stammt von dem amerikanischen Präsidenten Eisenhower, der ein Meister darin war, das Richtige zur richtigen Zeit zu tun. Es kann eine Hilfe sein, Zeit sinnvoll zu strukturieren. Es bietet gegenüber der simplen To-do-Liste den Vorteil, dass **Prioritäten** offensichtlich werden.

Verteilen Sie alles, was gerade anliegt, in die 4 Kästchen.
1. **Dringend und wichtig:** Sie haben keine Wahl, hier steht alles, was sofort erledigt werden muss. Zum Beispiel sich um Frau Meier zu kümmern, die seit einigen Stunden Wehen hat.
2. **Nicht dringend und wichtig:** Alles, was hier aufgelistet ist, erhöht Ihre Lebensqualität, Ihre Handlungskompetenz und langfristig Ihre Lebenszufriedenheit. Hier sind Dinge aufgelistet wie: Fortbildung, Kultur, Beziehungspflege und Planung. Es ist riskant, den Inhalt dieses Quadranten zugunsten des ersten zu vernachlässigen, denn das erhöht langfristig den Stress in Ihrem Leben. Zum Beispiel ist es wichtig und nicht dringend, Zeit mit dem Partner zu verbringen. Wenn man allerdings zu viel Zeit mit Frauen in den Wehen verbracht hat, dann wird es wichtig **und** dringend, Zeit mit dem Partner zu verbringen. Nehmen Sie die Inhalte dieses Quadranten in Ihre Zeitplanung mit auf.
3. **Dringend und nicht wichtig:** Dies sind viele Tätigkeiten, auf die man mit Gewinn verzichten kann. Überlegen Sie, was Sie einfach lassen und was Sie delegieren können.
4. **Nicht dringend und nicht wichtig:** Diese Aufgaben können sie getrost entsorgen: Ab in den

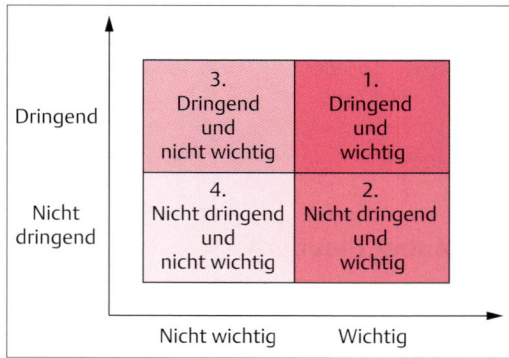

▶ **Abb. 18.2** Das Eisenhower-Prinzip.

Papierkorb damit. Sie zögern? Dann bieten sich 3 Lösungsmöglichkeiten: aufschieben, delegieren oder das bekannte Zauberwort „Nein".

Prokrastination

Dies ist das neudeutsche Fremdwort für das **systematische Hinausschieben** von Aufgaben und Pflichten, nach dem Motto: „Nach Weihnachten werde ich alle anrufen".
   Beispiele:
- Manche Aufgaben erledigen sich von selbst, wenn man sie lange genug aufschiebt: Im Herbst braucht man die Balkonkästen nicht mehr zu bepflanzen.
- Prokrastination kann den Druck wirkungsvoll erhöhen. Wenn der Druck ausreicht (z. B. der Dispokredit ist ausgelastet, die Bank ist nicht bereit, ihn zu vergrößern), dann wächst die Energie, Rechnungen zu schreiben automatisch so weit, dass das Unausweichliche endlich in Angriff genommen wird.
- Manche Menschen schieben Dinge vor sich her, weil danach die große Leere, das Unbekannte oder eine noch unangenehmere Aufgabe drohen.

Delegieren Sie

Fällt es Ihnen schwer zu delegieren? Oft hindern uns Gedanken wie: „Bis ich das jemand erklärt habe, habe ich es auch selber gemacht". „Niemand macht das so gründlich wie ich".
   Aber außer Ihrer originären Arbeit als Hebamme können Sie alles delegieren: Büro, Haushalt, Autopflege, Kind und Hund Bespaßung. Und es gibt Zeiten, in denen Delegieren den Seelenfrieden retten kann.

> **P Praxistipps**
> - Fragen Sie sich, was Sie bisher daran gehindert hat, Dinge zu delegieren.
> - Überwinden Sie die vor allem bei Frauen weitverbreitete Scheu, Arbeit abzugeben.
> - Leisten Sie sich eine Bürohilfe und eine Putzfrau. Der Stundenlohn für eine Bürohilfe oder eine Hilfe im Haushalt ist niedriger als der Stundenlohn, den Sie als Hebamme erzielen, und kann von der Steuer abgesetzt werden.
> ▼

> - Jugendliche können gegen Aufbesserung des Taschengeldes auch mal einen Fachartikel lesen und Ihnen referieren.
> - Überwinden Sie Ihren Perfektionismus: Besser nicht ganz perfekt geputzt als überhaupt nicht geputzt.
> - Wenn es Punkte gibt, die Sie an der Arbeit Ihrer Helfer sehr stören, besprechen Sie sie.

„Nein" sagen

An der richtigen Stelle Nein zu sagen, fällt vielen hilfsbereiten Menschen schwer. Und Hebammen sind von Berufs wegen hilfsbereit.

> **P Praxistipps**
> - Sie sagen Ja, obwohl Sie sich entschlossen haben, Nein zu sagen? Räumen Sie sich eine Bedenkzeit ein und vermeiden Sie das automatische Ja: „Da muss ich erst in meinen Kalender schauen, ich rufe in einer Stunde zurück." Dann sammeln Sie Ihre Widerstandskraft, rufen zurück und sagen „Leider kann ich Sie nicht betreuen, ich bin bis Dezember völlig ausgebucht."
> - Sie sagen Ja, weil Sie sich gerne von Ihren eigentlichen Aufgaben ablenken lassen? Machen Sie sich bewusst, dass Ihr Ja eine Vermeidungsstrategie ist und dass Sie sich vor Ihren eigentlichen Aufgaben drücken.
> - Sie sagen Ja, weil sich ja sonst niemand bereit erklärt? Alle haben sich schon daran gewöhnt, dass Sie während der Teamsitzung Protokoll schreiben? Üben Sie sich darin, zu schweigen und auf keinen Fall die Hand zu heben, wenn eine Freiwillige gesucht wird.
> - Üben Sie, „Nein" zu sagen, wenn eine Bitte Ihren Zeitplan durcheinander bringt.
> - Räumen Sie sich Zeiten ein, in denen Sie weder die Tür öffnen noch das Telefon beantworten.

Prioritäten setzen

Das vom Lateinischen „prior" (der Vordere) stammende Wort Priorität bezeichnet das, was zuerst kommt. Und das, was zuerst kommt, das bestimmen Sie!

18 – Zeitmanagement in der freiberuflichen Hebammenarbeit

! Wenn Sie Ihre Ziele kennen, dann können Sie Prioritäten setzen. Und das ist zweifellos das wichtigste Werkzeug des Zeitmanagements.

Wer Prioritäten setzen kann, hat schon gewonnen und verbringt keine Zeit mehr mit unwichtigen Aktivitäten, mit denen man leicht den ganzen Tag verbringen kann, ohne seinen Zielen näher gekommen zu sein. Das gilt sowohl für die kleinen Stunden und Tage als auch für die Wochen, Monate und für das Jahr. Ja, das ganze Leben kann unter einer Priorität stehen, die Ihrem Leben Richtung verleiht, wie der Polarstern dem Steuermann.

Verlieren Sie **Ihre Ziele** nicht aus den Augen in der Vielfalt Ihrer beruflichen und privaten Rollen. Frauen werden heute zerrissen zwischen den vielen Anforderungen, die die Gesellschaft und sie selber an sich stellen: Sie sind Hebamme, Hausfrau, Mutter, Partnerin, Geliebte, Freundin: kommunikationsfreudig, fit, schlank, schön, sportlich, gesundheitsbewusst und nicht gestresst.

Schauen Sie sich erfolgreiche Menschen an. Wie gelingt es ihnen, all das zu tun und dabei gut auszusehen? Hier können wir vor allem **von berufstätigen Männern lernen**. Wenn Männer ein Ziel verfolgen, dann lassen sie häufig alles andere dafür liegen. Fürsorge für andere? Kochen? Putzen? Aufräumen? Alles unwichtig. Die 15 Minuten, die Frauen morgens die Küche aufräumen, verbringen die meisten Männer schon am Schreibtisch.

Frauen sagen dagegen: „Das halte ich nicht aus, dass die Küche unaufgeräumt bleibt, wenn ich das Haus verlasse!" und „Wenn ich das nicht mache, wer macht es denn dann?" Überlegen Sie sich das gut!

P Praxistipps
Wenn Sie jeden Tag 5 Minuten weniger perfekt aufräumen, dann haben Sie in der Woche eine halbe Stunde Zeit gewonnen, in der Sie genüsslich eine Zeitung lesen oder mit Ihrer Freundin telefonieren oder einfach nichts tun können.

Tagesplan

Schauen Sie sich an, was Sie alles heute erledigen wollen. Manchmal reichen 1 oder 2 Telefonate aus, um den Tag zu entschärfen. Es ist zu viel für einen Tag? Dann priorisieren Sie:

?
- Was muss heute unbedingt getan werden?
- Was kann ich verschieben?
- Was kann delegiert werden?
- Was ist nicht notwendig?

Wochenplan

Vielleicht haben Sie für manche Dinge nicht jeden Tag Zeit, aber einmal in der Woche sollten bestimmte Themen auftauchen. Ganz wichtig: Räumen Sie sich einen halben, besser einen ganzen **freien Tag** ein. Das muss nicht der Sonntag sein, aber ein Tag sollte Ihnen heilig sein. Selbst Geburtsbereitschaft könnte in Kooperation mit einer Kollegin so organisiert sein, dass Sie freie Tage haben.

Monatsplan

Planen Sie Zeit für Ihre Buchhaltung ein. Und wenn die Wochen arbeitsreich sind, dann überlegen Sie sich, wann Sie Zeit für andere Dinge, für sich, für Ihre Gesundheit und für Ihre persönliche Entwicklung einbauen. Gibt es ein **freies Wochenende** im Monat?

Jahresplan

Überprüfen Sie Ihren Jahresplan. Ist alles drin, was Ihnen wichtig ist?

- Welche wichtigen Termine stehen in diesem Jahr in Ihrem privaten Leben an? Haben Sie dafür Zeit eingeplant?
- Wie sieht Ihre berufliche Perspektive aus? Haben Sie Zeit für Fortbildung eingeplant?
- Zeit für die Steuererklärung und den Jahresabschluss wird durch den Abgabetermin beim Finanzamt bestimmt.
- Sie wollen in diesem Jahr einen richtigen Sommerurlaub am Meer verbringen.

Organisieren Sie frühzeitig eine **Vertretung** und bereiten Sie alle Frauen, die das betreffen könnte, positiv darauf vor, z. B. so: „Ich bin im Juli nicht da, aber meine Kollegin, die genau in meinem Sinne arbeitet und mit der ich mich zuverlässig vertrete, wird Sie besuchen." Auf diese Weise können Sie Frauen annehmen, deren errechneter Termin nah an dem Zeitfenster liegt, in dem Sie nicht da sind.

Verabreden Sie mit Ihrer Kollegin genau, wie Sie die **Übergabe** gestalten und machen Sie Ihrer Kollegin rechtzeitig Ihre gesamte Dokumentation zugänglich.

Klären Sie vorab folgende **Möglichkeiten der Vertretung** und informieren Sie die betroffenen Frauen über die vereinbarte Regelung:

- Ihre Kollegin übernimmt Betreuungen ab dem Tag Ihrer Abwesenheit und beendet sie, wenn Sie wieder da und einsatzbereit sind.
  Oder
- Um einen Wechsel in der Betreuung zu vermeiden, übernimmt Ihre Kollegin auch die Betreuung der Frauen, die kurz vor Ihrem Urlaub geboren haben.
- Wenn Ihre Kollegin in Ihrem Urlaub eine Betreuung begonnen hat, dann führt sie diese fort, auch wenn Sie wieder da sind.

Überlegen Sie auch, wie Sie damit umgehen, wenn eine Frau den Wunsch äußert, von der vertretenden Kollegin weiter betreut zu werden.

Wenn Sie eine Vertretungsregelung mit einer Kollegin treffen, ist jede Form der Absprache möglich. Sie muss nur kommuniziert werden und für alle Beteiligten klar sein.

> **P Praxistipps**
>
> Für Hebammen, die in der Regel starke, selbstbewusste Alpha-Frauen sind, Königinnen in ihrem Reich, ist es oft schwer, Frauen „abzugeben". Überlegen Sie, was hier **Priorität** hat:
> - Ihre Freiheit, Ihre Freizeit und Ihre Unabhängigkeit?
> - Ihr Besitzanspruch auf eine von Ihnen betreute Frau?
> - Ihr Konkurrenzgefühl?
> - Die Befürchtung, dass die Kollegin schlechter oder besser arbeiten könnte als Sie?
>
> Freuen Sie sich, wenn Ihre Kollegin besser ist als Sie! Sie haben eine phantastische Vertretung gefunden! Sie können alle Frauen beruhigt übergeben: sie werden sehr gut betreut werden. Und: Von einer Kollegin, die mehr weiß und geschickter ist, können Sie lernen!

Nutzen Sie diese Chance für Ihre persönliche Entwicklung!
Wenn Sie wissen, dass Ihre Kollegin in manchen Dingen nachlässiger ist als Sie, dann legen Sie ihr im Gespräch nahe, was Ihnen besonders wichtig ist und fragen Sie, ob sie sich darauf einstellen kann.
Manchmal ist ein **großzügiger Kompromiss** der konstruktive Ansatz: Der berühmte englische Psychoanalytiker Winnicott prägte den Begriff von der „genügend guten Mutter". Genau so können wir in diesem Kontext von der „genügend guten Hebamme" sprechen.

18.10 Zeitmanagement im Team

Die Teamsitzung

Teamsitzungen sind unverzichtbar und ufern gerne aus. Vereinbaren Sie **gemeinsame Regeln**, damit Sie effizient arbeiten können:

1. **Zeitrahmen festlegen**. Wenn die Sitzung länger als 90 Minuten dauern soll, Pausen einplanen.
2. **Tagesordnung festlegen** und spätestens am Vortag allen mitteilen.
3. **Moderatorin bestimmen**. Die Moderatorin hat die Aufgabe, den Rahmen im Auge zu behalten, das heißt, den Raum vor und nach der Sitzung zu richten, auf den Zeitplan, die Gesprächsführung und einen zielgerichteten Ablauf und bei Diskussionen bei Bedarf auf die Reihenfolge der Rednerinnen zu achten.
4. **Protokollantin bestimmen**. Bei Diskussionen reicht ein Ergebnisprotokoll. Das Protokoll sollte kurzfristig allen zur Kontrolle vorgelegt werden und wenn alle einverstanden sind, innerhalb von Tagen allen vorliegen. Möglich ist auch ein Protokollbuch, das alle einsehen können.
5. **Essen Sie in der Pause**. Während der Sitzung sollte es nur Getränke geben.
6. **Pünktlich anfangen**, auch wenn die Runde nicht komplett ist.
7. **Pünktlich aufhören**, auch wenn nicht alle Punkte abgearbeitet sind.

8. Am Anfang die Tagesordnung vorstellen und **Zeit pro Tagesordnungspunkt** (Top) festlegen (Flipchart).
9. Nur in unaufschiebbaren Fällen **nicht geplante Tops** aufnehmen!
10. Die Moderatorin achtet auf den Zeitplan. Hilfreich, um ausufernde Redebeiträge zu begrenzen, ist ein Redestein oder eine **begrenzte Redezeit**. Die Moderatorin kann das Ende der Redezeit z. B. mit einer gelben und endgültig mit einer roten Karte anzeigen.
11. **Regeln der Kommunikation** (s. Kasten) gemeinsam vereinbaren und sichtbar aufhängen.
12. Neuen Mitarbeitern diese Regeln zugänglich machen (**Handbuch „Teamsitzung"** erstellen).
13. **Aufgaben, die erledigt werden müssen**, in die Verantwortung einer Kollegin geben, mit einem Datum, zu dem die Aufgabe erledigt werden soll. Beim Erreichen des Datums überprüfen, was daraus geworden ist.
14. Am Ende der Sitzung die Themen und den Termin für die **nächste Sitzung** festlegen.

Früher fertig mit der Teambesprechung als geplant? Belohnen Sie sich mit einer geselligen Pause oder gehen Sie einfach früher nach Hause!

> **Regeln der Kommunikation**
> - **Vorbereitet zum Treffen kommen** (Tagesordnung vorher lesen)
> - **Zuhören**
> - **Ausreden lassen**
> - **Erst verstehen, dann reden**
> - **Beim Thema bleiben (zielgerichtet)**
> - **Vereinbarte Redezeit einhalten**
> - **Nur kritisieren, wenn man gleichzeitig einen Verbesserungsvorschlag macht (konstruktiv)**

Kurze Arbeitstreffen

Wenn es etwas Wichtiges zu besprechen gibt, verabreden Sie kurzfristig ein Treffen. Tagen Sie **im Stehen**. Das unterstützt Sie darin, Dinge effizient und zielgerichtet zu besprechen. Wenn die Zeit zu kurz ist, verabreden Sie einfach einen neuen Termin.

Telefonkonferenz

Eine gute Möglichkeit, Zeit zu sparen, ist die Telefonkonferenz. Im Internet finden Sie zahlreiche, preisgünstige Anbieter von Telefonkonferenzen. So können Sie ohne Anfahrtswege, z. B. frühmorgens, eine Teambesprechung einberufen.

18.11

Zeitmanagement für Hausbesuche

Brauchen Sie für einen Hausbesuch öfter länger als geplant? Kommen Sie regelmäßig zu spät? Hat sich am Ende des Tages häufig eine nicht geplante Verspätung von mehr als 20 Minuten angesammelt? Wenn ja, dann sollten Sie Ihre Arbeitsweise anhand folgender Tipps überprüfen:

Zielorientiert arbeiten

Ein Ziel zu haben und dieses Ziel zu verfolgen, lässt Handeln effektiver werden. Das gilt nicht nur für die großen Lebenspläne und die kleinen Teambesprechungen, sondern vor allem für das Zeitmanagement im Alltag.

> **P Praxistipps**
> Vor dem Hausbesuch:
> - In vielen Haushalten wird man gebeten, die **Schuhe** auszuziehen. Tragen Sie bequeme Schuhe, in die Sie schnell hineinschlüpfen können. Das spart pro Hausbesuch 3 Minuten Zeit, bei 500 Hausbesuchen im Jahr summiert sich das auf 25 Stunden!
> - **Wie viel Zeit** wollen Sie sich für den Hausbesuch nehmen? Treffen Sie eine Vereinbarung mit sich selber: „Ich betrete jetzt das Haus und in 50 Minuten verlasse ich es wieder."

Formulieren Sie Ihr Ziel für diesen Termin:
- Welche Fragen wollen Sie besprechen?
- Welche Themen sind dran?
- Welche Probleme sind ungelöst?
- Welche Informationen sollte die Frau/die Familie zu diesem Zeitpunkt bekommen?

Zielvereinbarung treffen

Zu Beginn des Hausbesuchs treffen Sie eine Zielvereinbarung mit der Frau: Klären Sie Zeitrahmen und Ziele:
- Legen Sie den **Zeitrahmen** fest: „Frau Schmitt, ich habe jetzt 45 Minuten Zeit für Sie."
- Fragen Sie nach den **Wünschen Ihrer Klientin**: „Wie geht es Ihnen?" „Was brauchen Sie heute?" „Was kann ich für Sie tun?" Diese Fragen, dienen als Türöffner, sind „offen" formuliert und ermuntern die Frau, etwas von sich zu erzählen.
- Vereinbaren Sie mit der Frau, **was Sie tun** werden.
- Erkennen Sie **Prioritäten** und verändern Sie bei Bedarf Ihre Ziele. Vielleicht hatten Sie beim letzten Besuch vereinbart, das Baby zu baden, aber heute klagt die Frau über Schmerzen beim Stillen. Verschieben Sie das Baden und zeigen Sie ihr nochmal, worauf sie beim Anlegen des Kindes achten sollte.
- Arbeiten Sie **kundenfreundlich**. Alles, was sofort getan werden kann, schieben Sie nicht auf. Beantworten Sie Fragen gleich. Erfüllen Sie Wünsche sofort. Sie werden sehen, dass Sie in der vereinbarten Zeit alles erreichen, alles besprechen können, was Sie mit Ihrer Klientin vereinbart hatten und was Sie sich vorgenommen haben.

❗ **Wir brauchen immer so viel Zeit, wie uns zur Verfügung steht.**

Es gibt ein ungeschriebenes Gesetz der Zeit, das lautet: Wir nehmen uns immer so viel Zeit, wie wir haben. Wenn wir keine Zielvereinbarung, sei es mit uns selbst, sei es mit unserem Gegenüber treffen, dann werden wir einfach so lange für unsere Hausbesuche brauchen, bis der Geburtsvorbereitungskurs beginnt.

Wenn wir eine Zielvereinbarung getroffen haben, werden wir, wie gewünscht, Zeit haben, um zu Abend zu essen oder auszuruhen, bevor der nächste Termin beginnt.

Dieses Phänomen kann man überall beobachten: Die gestresste Mutter von 2 Kleinkindern springt auf dem Weg zum Kinderladen aus dem Auto in den Schreibwarenladen, kauft eine Geburtstagskarte, schreibt sie an Ort und Stelle, hat eine Briefmarke im Portemonnaie und wirft die Karte gleich in den Kasten. Zeitaufwand: 7 Minuten. Die Rentnerin geht in den Schreibwarenladen, sucht langwierig eine Karte aus, trägt sie nach Hause, schreibt ausführliche und wohlüberlegte Worte und macht einen Spaziergang zur Post, wo sie eine Briefmarke ersteht und die Karte einwirft. Zeitaufwand: 3 Stunden.

„Kundenorientierung"

Für Hebammen ist es ungewöhnlich, die von ihnen betreuten Frauen als „Kundinnen" zu betrachten. Diese Sichtweise, die dem Marketing zugeordnet ist, erscheint auf den ersten Blick unmenschlich und merkantil. Genauso ungewohnt ist es für Hebammen, die eigene Tätigkeit als **Dienstleistung** zu verstehen. Dennoch ist dies ein wichtiger und notwendiger Aspekt einer zielgerichteten und zeitökonomischen Arbeitsweise.

❗ **Sie sind einzigartig, Ihre „Kundin" ist es auch.**

Neben den allgemeinen Grundlagen des professionellen Wissens, die Sie in der Hebammenausbildung erhalten haben, gibt es zahlreiche Möglichkeiten der Vertiefung einzelner Tätigkeitsbereiche. Je nachdem, wie und wo Sie arbeiten, welche Anforderungen an Sie gestellt werden, je nachdem, wo Ihre Stärken und Schwächen liegen werden Sie Ihre Kenntnisse erweitern. Das kann von Akupunktur über Ernährungsberatung, Familienbegleitung, Gesprächsführung, Rückbildungsgymnastik bis zum Angebot einer Fremdsprache reichen. Vielleicht sind Sie weit und breit die einzige Hebamme, die Stillberatung für Mütter von Kindern mit Spaltbildung anbietet.

❗ **Mit speziellen Kenntnissen erschließen Sie sich neue Arbeitsmöglichkeiten und zeigen ein berufliches Profil, das Sie einzigartig und unverwechselbar werden lässt.**

Aber das ist nur die eine Seite der Kundenorientierung. Für das Zeitmanagement Ihrer Hebammenarbeit bedeutet Kundenorientierung eine Ausrichtung aller Tätigkeiten auf die individuellen Bedürfnisse, Wünsche und Ansprüche der von Ihnen betreuten Frau, des Babys, der Familie. Das öffnet Ihnen einen anderen Blickwinkel und führt zu einem Paradigmenwechsel in Ihrer Arbeitsweise. Es kommt nicht darauf an, dass Sie allen Frauen alles angedeihen lassen, was Sie in Ihrem Schatzkästchen an Fähigkeiten und Angeboten mitbringen (s. ▶ Abb. 18.3).

Schauen Sie genau hin. Hören Sie zu. Fragen Sie nach. Versetzen Sie sich in die Schuhe der von Ihnen Betreuten und betrachten Sie die Welt aus ihren Augen. Wie sieht Frau Meier die Hebamme, die ihr da ins Haus schneit? Was erwartet, wünscht und braucht sie? Hier beginnt die hohe Kunst des Zeitmanagements. Es hat ein minimales Routineprogramm, das das Notwendige abdeckt, als Rahmen dient und Raum lässt für das, was gerade gefragt ist.

> Ihre Dienstleistung an den individuellen Bedürfnissen der betreuten Frauen, Kindern und Familien auszurichten, führt zu mehr Effizienz, zu größerer Arbeitszufriedenheit, zu Anerkennung und Erfolg.

18.12 Zeitressourcen in der Betreuung effektiv nutzen

Seien Sie eine zuverlässige Ansprechpartnerin

Treffen Sie **klare Absprachen**. Erklären Sie der Frau, was Sie anbieten und leisten und wo Ihre Grenzen sind. Verweisen Sie auf andere Angebote, die, wenn Sie nicht erreichbar sind, zur Verfügung stehen. Sie müssen nicht pausenlos und unbegrenzt zur Verfügung stehen.

Wichtig ist, dass Sie **verlässlichen Ersatz** anbieten: „Sie erreichen mich telefonisch immer von 8.00 bis 20.00 Uhr. Davor und danach wenden Sie sich bitte an die Klinik." „Wenn ich nicht gleich ans Telefon gehe, hinterlassen Sie mir eine Nachricht. Ich rufe Sie so schnell wie möglich zurück". „Vom 10. bis 12. Mai bin ich auf einer Tagung. In dieser Zeit können Sie sich an meine Kollegin wenden". „Am Sonntag bin ich nicht zu erreichen. Meine Vertretung hat die Telefonnummer … und ist jederzeit für Sie da".

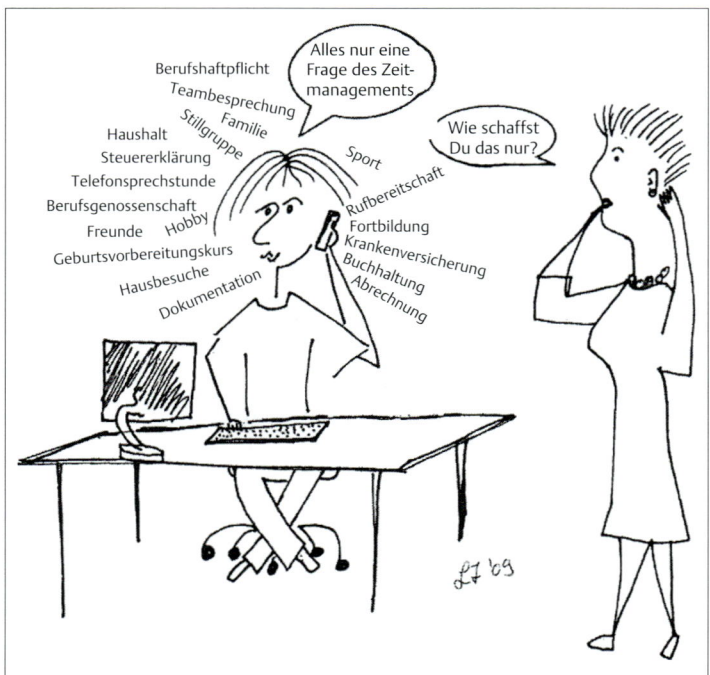

▶ **Abb. 18.3** Alles eine Frage des Zeitmanagements.

Reagieren Sie auf Anfragen und Wünsche sofort

Die von Ihnen betreute Frau wendet sich mit einer Frage an Sie. Beantworten Sie die Frage sofort. Bieten Sie einen Hausbesuch an. Vereinbaren Sie einen Termin am gleichen Tag, am folgenden Tag bzw. so bald, wie es Ihnen möglich ist.

Qualität statt Quantität

Betreuen Sie weniger Frauen, diese dafür umfassend und gut. Es schadet der Qualität und Ihrem Ruf, wenn Sie viele Frauen betreuen. Nehmen Sie Ihre Rolle als Coach der Frau auf dem Weg ins Familienleben ernst. Für Ihre Finanzen ist es gleich, ob Sie 20 Frauen 4-mal besuchen oder 4 Frauen 20-mal. Für die Qualität und das Ergebnis Ihrer Arbeit ist der Unterschied gewaltig.

Pünktlichkeit

Pünktlich zu sein zeigt in unserer Kultur, dass man die Anderen wertschätzt und ernst nimmt. Wenn Sie regelmäßig zu spät kommen, dann stimmt Ihr Zeitplan nicht. Überprüfen Sie folgende Punkte:

> **P Praxistipps**
> - Ist Ihr **Zeitplan** realistisch oder einfach zu knapp bemessen?
> - Planen Sie **Pufferzeiten** ein! Stricken Sie Ihren Zeitplan nicht zu eng. Wenn Sie wirklich zu viel Zeit eingeplant haben, können Sie zwischendurch Einkäufe erledigen oder eine Pause für sich machen.
> - Verabreden Sie **Zeiträume**: „Ich werde zwischen 10.00 und 11.00 Uhr bei Ihnen sein."
> - Wenn Sie absehen können, dass Sie mehr als 15 Minuten **Verspätung** haben oder zu früh sind, rufen Sie an und informieren die Frau, die auf Sie wartet. Alles ist möglich, wenn es kommuniziert wird.

Netzwerke bilden und Brücken bauen

Informieren Sie sich über Angebote für junge Familien in Ihrem Arbeitsgebiet. Es ist ein Qualitätsmerkmal Ihrer Arbeit, wenn Sie wissen, wohin die Frau, die Familie sich mit speziellen Fragen und Problemen wenden kann (s. auch ▶ Kap. 11).

Wenn Sie merken, dass Sie an **Grenzen Ihrer Kompetenz** stoßen, seien Sie hemmungslos und ziehen andere Berater hinzu. Auf diese Weise erweitern Sie Ihr Wissen und Ihren Horizont, verbessern Ihre Kontakte und stärken Ihr Netzwerk. Die von Ihnen betreuten Frauen fühlen sich gut aufgehoben, weil sie merken, dass Sie ein kompetentes Netzwerk bieten.

Schnelle, aufsuchende Hilfe

Hebammen sind die einzigen, die für Hausbesuche bei jungen Familien bezahlt werden, und das vom ersten Tag der Schwangerschaft bis zum Ende der Stillzeit. Das bedeutet im besten Fall jahrelangen Kontakt zu Frauen und Familien. Wenn Sie im Telefongespräch merken, dass die Frau verunsichert ist oder viele Fragen hat, sollten Sie Ihr zeitnah einen Hausbesuch anbieten.

> ❗ „Kleine Wünsche werden sofort erfüllt, Wunder dauern etwas länger."

Wenn Sie sofort etwas erledigen oder in die Wege leiten können, tun Sie es und greifen noch vor Ort zum Telefonhörer oder schauen mit der betreuten Frau zusammen ins Internet.

Konsequent umgesetzt führt **Orientierung an den Bedürfnissen der Frau** nicht nur zu einer besseren Kommunikation und zu einer besseren Beziehung, sondern auch zu einer effizienteren, zeitökonomischeren Arbeitsweise. Frauen, die sich verstanden fühlen, die merken, dass sie gut und zuverlässig betreut werden, fühlen sich insgesamt sicherer, vertrauen sich und der Hebamme mehr. Das erleichtert die Zusammenarbeit sehr. In dem Moment, in dem Sie beginnen, aus Sicht der Frau zu denken und alles, was Sie tun, auf den Prüfstand zu stellen, fallen viele Umwege, Schleifen weg, die keinen Nutzen für die Frau haben.

Als Hebamme ist es gut, wenn man viele Dinge kann und über ein breites Methodenspektrum verfügt. Aber niemand kann in allem gut sein. Zu viele Methoden zu praktizieren, führt schnell zur Verflachung und kann einen Qualitätsmangel zur Folge haben. Zwar fühlen sich einige Frauen kurzfristig damit wohl, aber Sie zahlen einen hohen Preis: Sie verlieren Ihr unverwechselbares individuelles Profil.

„Die Ohren der Menschen sind selten offen und wenn, dann nur für kurze Dauer." (Jürgen Nimzs)

Wann ist die „sensible Phase" für eine Information? In der 20. Schwangerschaftswoche ist es sinnlos, über wunde Brustwarzen durch fehlerhafte Anlegetechnik zu sprechen. Die Frage: „Haben Sie schon einmal darüber nachgedacht, wie Sie Ihr Kind ernähren wollen?" ist jedoch vollkommen zeitgerecht.

Geben Sie das, was jetzt an Information und Wissen wichtig ist, das was Ihr Gegenüber aufnehmen und verarbeiten kann. Zu viele Informationen zur gleichen Zeit kommen nicht an und belasten Ihre Ressourcen.

Oft geht es nur darum, gelassen nichts zu tun. **Teilnehmende Aufmerksamkeit** ist ein anerkanntes therapeutisches Werkzeug, das ohne offensichtliche Aktivität die Ressourcen und das Lösungspotenzial der Klientin aktivieren kann.

18.13

Technische Unterstützung in der Zeitplanung

Der Waschmaschinenreparaturservicemitarbeiter erscheint mit einem kleinen Köfferchen, in dem sich ein Laptop nebst Drucker befindet und druckt die Rechnung für die Reparatur sofort aus, die ich bar oder per EC-Karte bezahlen kann. Das ist das mobile Büro in seiner Bestform. Aber wie viel und was brauchen Hebammen davon? Was spricht für BlackBerry, Palm, iPhone, Psion und Outlook? Und was spricht für Papier?

Abrechnungen mit den Krankenkassen sind heute nur noch elektronisch sinnvoll. Auch Dinge wie Adressverwaltung, Serienbriefe und Mails klappen elektronisch besser. Das heißt, ein Computer und ein Abrechnungsprogramm sind unverzichtbar.

Aber als Hebamme ist man darauf angewiesen, sich häufig **Notizen** zu machen. Da ist man mit Papier nach wie vor sehr viel besser beraten. Auf dem Papier bietet zudem das eigene Schriftbild für Wiedererkennung und Gedächtnis sehr viele Vorteile. Durch Kürzel, Groß- oder Kleinschreibung, unterschiedliche Farben und Unterstreichungen kann man auf Papier leichter etwas betonen und hervorheben.

Gut ist eine **Kombination** aus elektronischen Medien und einem Zeitplaner auf Papier. Inzwischen gibt es Komplettsysteme, die für beides Platz bieten.

Zeitplaner auf Papier

Ein Zeitplaner auf Papier ist mehr als ein Kalender. Für ein freiberufliches Hebammenleben sollte er folgende **Kriterien** erfüllen:
- Er sollte nicht kleiner als DIN A5 sein.
- Eine Jahresübersicht für das laufende sowie für das vergangene und das kommende Jahr ist unverzichtbar.
- Für das kommende Jahr sollte eine Monatsübersicht, in die man schon Termine eintragen kann, vorhanden sein.
- Eine Übersicht der Schulferientermine für das laufende und das kommende Jahr darf nicht fehlen.
- Ein Adressenteil, in den man die wichtigsten und meistgebrauchten Adressen eintragen kann, ist wichtig.
- Mehrere Seiten für Notizen, auf denen man nach Monaten geordnet Name, Adresse, Telefonnummer und Entbindungstermin aller betreuten Frauen einträgt.
- Eine Wochenübersicht sollte eine Doppelseite einnehmen, mit einer Spalte pro Tag.
- Auf jeder Doppelseite mit einer Wochenübersicht sollte ein freies Feld für Notizen und eine kleine Drei-Monats-Übersicht Platz haben.
- Der Zeitplaner braucht eine robuste Schutzhülle, sonst sieht er, noch bevor es Sommer wird, ziemlich angeknabbert aus.
- Ob Sie ein Ringbuch oder ein fest gebundenes Buch bevorzugen, ist Geschmackssache. Für ein Ringbuch spricht, dass man sich die Blätter selbst zusammenstellen kann und nicht die Messetermine, die Entfernungstabelle und eine Weltkarte mit sich tragen muss. Das Buch hat andere Vorteile: Da der Zeitplaner ein Teil des Dokumentationssystems ist, muss er, wie alle anderen Unterlagen für das Finanzamt, 10 Jahre aufgehoben werden.

Das Fahrtenbuch

Sicher empfiehlt Ihnen Ihr Steuerberater das Führen eines Fahrtenbuchs. Dabei muss jede einzelne Fahrt mit dem Auto akribisch dokumentiert werden. Der Steuerberater warnt: Sobald ein einziger Fehler auftritt, wird das Fahrtenbuch sofort von der Finanzverwaltung verworfen. Das **papierne Fahrtenbuch** ist umständlich und lästig. Hier lohnt es sich, nach technischen Neuerungen Ausschau zu halten.

Inzwischen gibt es bezahlbare **elektronische Alternativen**, die mit GPS arbeiten. Sie bieten eine zuverlässige – und zeitsparende – Alternative. Die aufgezeichneten Daten sind unveränderbar und werden deshalb auch nicht vom Finanzamt in Frage gestellt. Und: private und berufliche Fahrten lassen sich einfach, mit einem Knopfdruck, unterscheiden.

18.14 Planung von größeren Projekten

Sie planen ein großes Projekt? Vielleicht wollen Sie eine Hebammenpraxis oder ein Geburtshaus gründen? Vielleicht wollen Sie ein Studium aufnehmen oder ein Buch schreiben? Sie gehen schwanger mit einer Idee?

Eine Schwangerschaft lässt ein Wesen aus dem Nichts heraus wachsen und bringt es durch den Akt der Geburt in die Welt. **Gedanken und Ideen** sind die Keimzellen für Projekte. Leider wachsen sie nach der Befruchtung nicht von alleine, wie das Kindchen im Bauch der Mutter. Wie kann die Idee sich zu einer Sache auswachsen? Wie gelangt die Vorstellung aus der immateriellen Welt in die Materie? Der Schlüssel liegt in der Zeit, die Sie für dieses Projekt gedanklich und praktisch einräumen. Wenn Sie ein großes Projekt, eine umfangreiche Arbeit planen, scheint der Weg zu Beginn unendlich lang und nicht zu schaffen.

> ❗ **Unterteilen Sie den Weg in kleine Abschnitte.** Jeder Schritt, den Sie tun, bringt Sie Ihrem Ziel näher.

> 🅿 **Praxistipps**
> - Nehmen Sie sich **regelmäßig**, einmal am Tag oder einmal in der Woche, ein paar Stunden Zeit für Ihr Projekt. Das ist die wichtige und unverzichtbare Zeit des „Schwangergehens".
> - Sprechen Sie **mit anderen Menschen** über Ihre Idee.
> - Suchen Sie **Gleichgesinnte und Mitstreiterinnen**.
> - Suchen Sie sich einen **Coach**, das kann eine außenstehende Kollegin oder eine Freundin sein, mit der Sie regelmäßig den Stand der Dinge und die Fortschritte Ihres Projektes besprechen.
> - Machen Sie sich klar, dass ein großes neues Thema **viel Zeit** in Ihrem Leben beanspruchen wird. Das bedeutet auch, dass Sie andere Inhalte vorübergehend oder dauerhaft reduzieren oder aufgeben müssen. Wovon sind Sie bereit sich zu verabschieden?
> - Setzen Sie sich **Etappenziele**.
> - **Bleiben Sie dran!** Nicht das Beginnen wird belohnt, sondern einzig und allein das Durchhalten.

18.15 Burnoutprophylaxe

> 🅿 **10 Tipps gegen Überarbeitung und Burnout:**
> 1. **Seien Sie unperfekt.** Unperfekt zu sein, ist lebendig und spart unendlich viel Zeit!
> 2. **Schieben Sie Dinge auf.**
> 3. **Arbeiten Sie mit Ihren Stärken.** Tun Sie das, was Sie gerne tun. Trennen Sie sich von Aktivitäten, die Sie stressen und die Ihnen unangenehm sind.
> 4. **Sagen Sie „Nein".** Es ist in Ordnung, wenn man nicht noch einen Kuchen für das Kindergartenfest backt. Es ist erlaubt, Arbeit abzulehnen, wenn der Stundenplan schon überfüllt ist.
> 5. **Trennen Sie Arbeit und Privatleben.** Schützen Sie Ihr Privatleben.
> ▼

▼
6. **Schaffen Sie sich ein Netzwerk.** Wenn Sie Zeit für sich brauchen, lassen Sie sich für Stunden, Tage oder Wochen vertreten.
7. **Ernähren Sie sich gesund und regelmäßig**: Gemüse, Vollkornprodukte, Obst, wenig Fleisch und tierische Fette, hochwertige Pflanzenöle, wenig Zucker, wenig Alkohol, kein Nikotin.
8. **Bewegen Sie sich täglich mindestens 10 Minuten an der frischen Luft.** (Damit ist nicht der Weg von der Haustür zum Parkplatz gemeint!)
9. **Meditieren Sie täglich 20 Minuten.** Meditation ist einer der Schlüssel zu einem ausgeglichenen Geisteszustand.
10. **Pflegen Sie Freundschaften.**

Siehe auch ▶ Kap. 19.

Alle Pläne, die wir machen, sind nicht mehr und nicht weniger als Gelegenheiten, uns mit dem Thema Zeit auseinanderzusetzen.

❗ **Indem wir über die Zeit nachdenken, verändern wir unser Verhältnis zu ihr.**

Wir bekommen mehr Ideen, und sind dem Ansturm der Aufgaben nicht hilflos ausgeliefert. Das ist eine Chance, dem Rattenrennen zu entkommen und das Gesetz des Handelns wieder in die eigenen Hände zu nehmen.

Immer sollten wir uns der Tatsache bewusst sein, dass alle hier genannten Hilfsmittel nur Denkmodelle sind und dass das wirkliche Raum-Zeit-Gefüge nicht mit der Uhr zu fassen ist. Die Idee, dass man die Zeit mit der Uhr organisieren könnte, gleicht dem Gedanken, den Raum mit dem Zentimetermaß zu ermessen. Die Welt, das Leben, die Wirklichkeit sind vielfältiger. Letztlich bleiben **alle Modelle der Zeitplanung** grobe, zweidimensionale Vereinfachungen unserer komplexen Realität. Sie sind bestenfalls strategische Werkzeuge. Das sollten wir nicht vergessen.

Der abgehetzte Mensch tut so, als gäbe es die Biologie nicht, als könnte er mit Willenskraft alles bewältigen, ohne Rücksicht auf individuelle, auf jahreszeitliche und biologische Rhythmen. Die Lösung des Dilemmas lautet:

❗ **Definiere dein eigenes Pensum! Formuliere deine persönliche Vision! Wirf Ballast ab! Konzentriere dich aufs Wesentliche! Jeden Tag aufs Neue. Wenn das gelingt, dann ist Zeitmanagement erfolgreich.**

✉ **Adressen**

Zeit im worldwide web
- Deutsche Gesellschaft für Zeitpolitik e. V. (DGfZ) initiiert und etabliert zukunftsfähige Projekte, die praktische Perspektiven aufzeigen zu größerem Zeitwohlstand, zu einer Zeitkultur der Toleranz und Vielfalt, zur Berücksichtigung der Naturverträglichkeit in gesellschaftlichen Zeitordnungen: www.zeitpolitik.de
- Evangelische Akademie Tutzing (Deutschland): Das an der Evangelischen Akademie Tutzing beheimatete interdisziplinäre Projekt «Ökologie der Zeit» forscht seit Jahren nach den empirischen und praktischen Grundlagen einer neuen Zeitkultur: www.ev-akademie-tutzing.de
- Institut für nachhaltige Effektivität, Zach Davis: www.peoplebuilding.de
- Institut für Zeitwirtschaft und Zeitökologie: www.zeitmensch.ch
  International Society for the Study of Time (ISST): Die Dachorganisation aller ZeitforscherInnen, gegründet 1966 von J. T. Fraser, widmet sich der interdisziplinären Erforschung der Zeit: www.studyoftime.org
- Vereinigung bewusster Genießer und Konsumenten: www.slowfood.de
- Vereinigung der lebenswerten Städte: www.cittaslow-deutschland.de
- Verein zur Verzögerung der Zeit e. V., angegliedert an die Fakultät für interdisziplinäre Forschung & Fortbildung (IFF) der Alpen-Adria Universität Klagenfurt: www.zeitverein.com
  Zentrales Netzwerk von Zeitinteressierten und Zeitexperten im deutschsprachigen Raum, das sich „für eine humane Zeitkultur im individuellen und im gesamtgesellschaftlichen Bezug einsetzt, Deutsche Partnerseite der ISST: www.zeitkultur.de

Literatur

[1] **Süddeutsche Zeitung Wissen.** Januar-Februar 2009. Zeitfabrik Gehirn 2009; 28

[2] **Deutscher Dachverband der Business and Professional Women:** http://www.bpw-germany.de. Siehe auch „Equal pay day": http://www.equalpayday.de/ und Aktion Rote Tasche: www.rotetasche.de

[3] **Statistisches Bundesamt Deutschland** http://www.destatis.de Pressemitteilung Nr. 428 vom 12.11.2009

[4] **Covey SR.** Die 7 Wege zur Effektivität – Prinzipien für persönlichen und beruflichen Erfolg. Offenbach: Gabal Verlag, 2005

[5] **Kurz J.** Für immer aufgeräumt. Offenbach: Gabal Verlag, 2008.

[6] **Covey SR.** Der Weg zum Wesentlichen. Frankfurt: Campus; 2007

[7] **Krogerus M.** Tschäppeler Roman: 50 Erfolgsmodelle. Kein & Aber; 2009

[8] **Saint-Exupéry, A.** Der kleine Prinz, Karl Rauch Verlag, 2000

[9] **Nussbaum C.** 300 Tipps für mehr Zeit. München: Gräfe & Unzer; 2007

[10] **Passig K, Lobo S.** Dinge geregelt kriegen – ohne einen Funken Selbstdisziplin. Berlin: Rowohlt; 2008

[11] **Seiwert LJ.:** Das neue 1×1 des Zeitmanagement München: Gräfe & Unzer; 2007

[12] **Seiwert LJ,** Wöltje H. 30 Minuten Zeitmanagement mit Blackberry. Gabal Verlag; 2009

[13] **Seiwert LJ,** Wöltje H, Maison W. 30 Minuten Zeitmanagement mit iPhone. Gabal Verlag; 2009

[14] **PRO:FEM (Hrsg.):** Auf der Suche nach der vergeudeten Zeit, Argument Verlag, Hamburg, 2009

19 Was kann ich zur Burnoutprophylaxe tun?

Simone Kirchner

> ❗ „Ich rate lieber, mehr zu können als man macht, als mehr zu machen als man kann."
> (Berthold Brecht)

Wie andere Mitglieder helfender Berufe sind Hebammen gefährdet, in den Strudel eines Burnouts zu geraten. Das Burnout hat eine gesundheitsgefährdende Dynamik, die lebensbedrohlich verlaufen kann. Bestimmte Persönlichkeitsfaktoren – das sogenannte Helfersyndrom – begünstigen den Einstieg in die Dynamik. Bei Hebammen verläuft das **energetische Ausbrennen** jedoch spezifisch für diesen Beruf und noch einmal typisch je nach Aufgabenbereich. Dies gilt insbesondere für freiberuflich arbeitende Hebammen.

19.1 Burnout als wissenschaftlicher Begriff

Im Bereich der Psychologie hat der US-amerikanische Psychoanalytiker Herbert L. Freudenberger 1974 erstmals das Burnout mit einem Zeitschriftenartikel der Fachwelt zur Diskussion vorgestellt. Er beschrieb hier den **Endzustand von aufopferungsvollen wie pflichtbewussten MitarbeiterInnen** einer Beratungseinrichtung, in der er selbst arbeitete. Er hatte an sich und seinen KollegInnen beobachtet, dass die anfängliche Begeisterung einer zunehmenden Gereiztheit und einem auch den Klienten gegenüber gezeigten Zynismus gewichen war. Die aufgetretene Ermüdung und Frustration führte Freudenberger auf eine typischen Verarbeitung zurück, wenn Ideale mit der Wirklichkeit konfrontieren. Menschen, die zum Burnout kommen, beharren in Hinsicht auf die Möglichkeiten und Wirkkraft ihrer Arbeit auf der Erfüllung ihrer Erwartungen, obwohl die Realität dem deutlich entgegen steht [3].

Anfangs beschäftigten sich Wissenschaftler und Autoren noch mit der Beschreibung der Endsymptomatik. Beispielsweise fasste Emener das Burnout zusammen als einen **„Zustand physischer und seelischer Erschöpfung**, der als Auswirkung langanhaltender negativer Gefühle entsteht, die sich in Arbeit und Selbstbild niederschlagen." [4]

Inzwischen haben sich verschiedene Wissenschaftsrichtungen dem Thema angenommen. Aus unterschiedlichen Richtungen heraus wurden **gefährdete Berufsgruppen oder Persönlichkeitstypen** identifiziert, bestimmte Arbeitsbedingungen ausfindig gemacht und der Verlauf wurde in mehreren Phasenmodellen in 3 [5] bis 12 Stufen [2] beschrieben. Es gibt zahlreiche Publikationen zum Thema, beim deutschen Google sind über 34 Millionen (!) Beiträge gelistet. Der Begriff scheint somit etabliert.

Trotz dieser Anerkennung und Beachtung ist Burnout noch **keine** im Sinne einer medizinischen Definition **anerkannte eigenständige Erkrankung**. Es gibt keine Krankheitsziffer, in dem alle medizinischen Erkrankungen definierenden Codierkatalog ICD10.

> ❗ Eine Krankschreibung oder Rehabilitationsmaßnahme mit der alleinigen Diagnose „Burnout" ist deshalb trotz eindeutiger Symptomatik auch in mittlerer Zukunft nicht möglich.

19.2 Merkmale und Symptome

Viele der AutorInnen, die über Burnout geschrieben haben, zielen auf die Auflistung von Symptomen des Burnouts. Eine gelungene Schematisierung findet sich bei Schaufeli [6], der die Merkmale in **5 Kategorien** einteilt (s. ▶ Tab. 19.1). Er beschreibt die Symptome des psychischen wie physischen Bereichs, findet Symptome auf der Verhaltensebene sowie typische Merkmale im sozialen Befinden. Als 5. Kategorie beschreibt er Merkmale der inneren Einstellung, die auf ein Burnout hinweisen. Diese Auflistung kann dazu dienen, sich selbst einmal kritisch nach den genannten Symptomen zu beleuchten, um sich ggf. als von einem Burnout gefährdet zu identifizieren.

▶ **Tab. 19.1** Burnoutsymptome (5 Kategorien nach Schaufeli).

Kategorie	Symptome
1. Psychische Symptome	**kognitiv** • Konzentrationsstörungen, Vergesslichkeit • Rigidität (Starrheit) im Denken und Widerstand gegen Veränderungen **emotional** • Frustration • Entmutigung und Gleichgültigkeit • Schuldgefühle • Gefühle des Versagens, der Angst und des Widerwillens • großer gespürter Widerstand bei Gedanken an die Arbeit **motorisch** • Nervosität, Ticks • Verspannungen
2. Physische Symptome	**Physiologische Reaktionen** • erhöhter Blutdruck • erhöhter Puls • erhöhtes Cholesterin **Psychosomatische Reaktionen** • starkes Gefühl von Müdigkeit und Erschöpfung • große Müdigkeit beim Arbeiten • Schlafstörungen • sexuelle Störungen
3. Symptome auf der Verhaltensebene	• exzessiver Gebrauch von Tabak, Kaffee, Alkohol, Schlafmittel und Drogen • Aggressivität • Fehlen am Arbeitsplatz • verminderte Effizienz
4. Soziale Symptome	**privat** • Partnerschafts- und Familienprobleme • Isolierung und Rückzug • Einsamkeit **im Umgang mit Klienten** • Unfähigkeit, sich auf Klienten zu konzentrieren oder ihnen richtig zuzuhören • Widerstand gegen Anrufe und Besuche • Verschieben von Terminen und Klientenkontakten • Verlust der positiven Gefühle für die Klienten
5. Problematische Einstellung	• Zynismus • verminderte Empathie • Stereotypisierung der Klienten • Demonstration von Machtlosigkeit • Verlust von Idealismus • negative Arbeitseinstellung

19 – Was kann ich zur Burnoutprophylaxe tun?

Fallbeispiel

Angelika hatte nach ihrer Ausbildung zunächst einige Jahre in der Klinik gearbeitet, bevor sie voll Enthusiasmus als Geburtshaushebamme in einer neuen Stadt begann. Die Arbeit mit den Frauen machte Spaß, und sie leitete gern mit hohem Verantwortungsbewusstsein die Geburten in der gemütlichen Einrichtung. Schwierig war zunächst, den Bereitschaftsdienst mit all den anderen Aufgaben zu koordinieren. Die anfängliche Einkommensknappheit verleitete sie zudem dazu, viel zu viele Frauen zur Schwangerschafts- und Wochenbettbetreuung anzunehmen.

Die Kurse, die sie als sichere Einkommensquelle erachtete, kollidierten dann manchmal mit den übrigen Aufgaben. An den Kurstagen war Angelika besonders gehetzt, weil sie pünktlich erscheinen wollte. An vielen anderen Tagen arbeitete sie sich von Termin zu Termin, kämpfte mit dem Verkehr und merkte häufig erst am Abend, dass sie keine Pause hatte und außer ein paar ungesunden Snacks nicht zum Essen gekommen war. Trotzdem war sie recht glücklich, den hohen Anforderungen der Aufgaben und den Bedürfnissen der Frauen und Paare gewachsen zu sein. Häufig konnte sie nachts nicht gleich einschlafen, da ihr viel zu viele Erlebnisse durch den Kopf spukten. Dazu kam, dass einige der betreuten Frauen gern auf das Angebot der Hebamme zurückgriffen, auch spät am Abend und manchmal mitten in der Nacht anzurufen, um Fragen zur Säuglingsversorgung oder beginnenden Wehen zu klären. So verging das 1. halbe Jahr, in dem Angelika ohne freie Tage durcharbeitete.

Nach der vollkommenen Begeisterung am Anfang machten sich als erstes die späten Anrufe als Last bemerkbar. Die Hebamme empfand die immer gleichen Nachfragen als Zumutung, die Anliegen als weder so dringlich noch relevant, dass sie nicht bis zum nächsten Tag hätten warten können. Es gelang ihr zwar, den Frauen oder Vätern gegenüber freundlich und zugewandt zu klingen, innerlich machte sich jedoch ein nagender Unwille breit.

Durch einen Zufall kam es zu dieser Zeit dazu, dass Angelika an mehreren Tagen hintereinander Geburten neben ihren anderen Aufgaben zu betreuen hatte. Sie kam in dieser Woche nicht zu ausreichendem Schlaf. Erstmals stellten sich Missmut und eine stark belastende Müdigkeit ein, mit denen sie sich durch die Tage quälte.

▼

▼

Besonders in den Kursen empfand sich die Hebamme als unkonzentriert.

Die Kolleginnen kommentierten Angelikas Zustand als typisch für die Anfangszeit. Man müsse sich erst einmal an die Herausforderungen gewöhnen und lernen, wie viele der Aufgaben man sich tatsächlich aufhalsen kann. Angelika war zu diesem Zeitpunkt recht froh, dass sie außer den Kolleginnen und den betreuten Familien niemanden kannte. So konnte sie wenigstens ihre gesamte Zeit den Ausruhphasen zur Verfügung stellen und war niemandem gegenüber sonst verpflichtet.

Die äußere Situation veränderte sich auch in den nächsten Monaten nicht. Die Arbeit im Geburtshaus war schön, die Arbeit stand im Mittelpunkt allen Handelns. Bekannte oder Freunde hatte Angelika noch nicht gefunden, da es keine geregelte Freizeit gab und sie an den meisten Abenden einfach froh war, ihre Ruhe zu haben. Inzwischen kannte sie sich aber in ihrer neuen Stadt aus und fühlte sich in ihrer Wohnung und ihrem Stadtteil zuhause.

Immer schien jedoch das Einkommen ein wenig knapp. Die Versicherungssummen und Steuerzahlungen fraßen zunächst immer den Etat, den sie mühsam abgerechnet hatte. Es gab am Ende des 1. Jahres noch keine Rücklagen oder Ersparnisse. Die permanente Existenzangst führte dazu, dass Angelika weiterhin über ihre Kapazitäten hinaus zu viele Frauen und Aufgaben übernahm. Entschied sich eine Frau einmal für eine andere Betreuungsform oder kam ein Kurs nicht zustande, löste dieses sogleich Panik in der Hebamme aus. Manchmal wachte sie dann nachts vor Schrecken auf und grübelte. Tagsüber sah die Welt dann wieder geordneter aus, bei genauer Betrachtung ihrer Finanzlage gab es keinen Grund zur Besorgnis.

Im Geburtshaus war es inzwischen zu einigen brenzligen Betreuungssituationen gekommen, die aber ohne Schäden gemeistert wurden. Einmal hatte Angelika auch zu spät bemerkt, dass ein Neugeborenes zu stark abgenommen hatte. Die Kinderklinik sprach von einem unverantwortlichen Vorgehen. Etwa zur gleichen Zeit hatten sich 2 Frauen in einem Rückbildungskurs beschwert, dass das Niveau der Übungen nicht angemessen war. Die Beschwerde wurde in der Dienstbesprechung verhandelt. Beide Vorfälle

▼

▼

hinterließen bei Angelika ein nagendes Gefühl der Unzugänglichkeit.
Die Auseinandersetzungen im Team zerstörten bei Angelika darüber hinaus den Eindruck, vorbehaltlos von den Kolleginnen angenommen zu sein. Zwar hatte die Arbeit im Team in den letzten Monaten so organisiert werden können, dass die einzelnen Hebammen mal einen Tag oder sogar Wochenende frei nehmen konnten. Trotzdem fühlte sich Angelika erschöpft und hoffte auf eine Erholung in ihrem Jahresurlaub. Sie wollte endlich mal wieder ausschlafen und einfach in den Tag hinein leben, ohne dass irgendein Anruf sie um Rat bitten oder zur Geburt rufen könnte. Auch wollte sie mal wieder die Familie und alte Freunde besuchen, in der neuen Stadt fühlte sie sich besonders abends sehr einsam.
Dann erkrankte eine der Kolleginnen und eine andere war wegen eines Trauerfalls in der Familie nicht in der Lage, ihre Dienste weiter zu führen. Für das Team schien es nicht anders möglich, als dass Angelika ihren Urlaub um einige Wochen oder Monate verschieben musste. Der nächste mögliche Urlaubsantritt wurde dadurch vereitelt, dass eine der Kolleginnen nun endlich doch den ersehnten Studienplatz in einer anderen Stadt bekommen hatte. Die Personalknappheit führte dazu, dass Angelika statt Urlaub zu nehmen mehr Bereitschaftsdienste belegen musste, damit der Dienstplan überhaupt abgedeckt werden konnte.
Zu diesem Zeitpunkt fühlte sich die Hebamme permanent erschöpft und gehetzt. Sie litt an Schlafstörungen, wachte oft in der Nacht auf und grübelte dann manchmal stundenlang ängstlich darüber, was sie tags zuvor vergessen hatte. Die Freizeit war gestrichen. Die wenigen ruhigen Stunden verbrachte sie zuhause meist mithilfe von Wein in einem abgestumpften Zustand vor dem Fernseher, in ständiger Befürchtung, im nächsten Augenblick von einer Frau oder Kollegin gerufen zu werden. Mit ihren Freunden und Familienmitgliedern hatte sie nur sporadisch Kontakt. Einerseits fühlte sie sich einsam, anderseits empfand sie die Anrufe der Angehörigen als Last, da diese darauf drängten, sie bald einmal wieder zu sehen.
Trotz des steigenden Alkoholkonsums gelang es Angelika nicht mehr, sich entspannt zu fühlen.

▼

▼

Tagsüber versuchte sie, die Müdigkeit mit großen Mengen von Kaffee und Nikotin zu bekämpfen. Abends war sie dann erneut wie aufgedreht und gleichzeitig völlig erschöpft. Sie hatte nun auch immer häufiger Kopfschmerzen.
Allmählich driftete sie in eine Stimmung der Apathie, nichts machte ihr mehr Spaß, ihr Humor und ihr Lachen schien vollkommen verloren gegangen zu sein. Vieles strengte sie zu sehr an, schon die normalen Anforderungen der Betreuungen zerrten absolut an den Nerven. Langsam fragte Angelika sich, was aus der großen Idee geworden war: ihrem Traumberuf und ihrem Traumarbeitsplatz. So hatte sie sich das nicht vorgestellt, aber es schien keine Alternative zu geben. Sie hätte weinen können, wenn sie nur die Kraft dazu hätte.
Beim Autofahren erschreckte sie nun manchmal der Gedanke, dass der Freitod am Baum eine Lösung sei. Es war ihr nun ganz deutlich, dass mit ihr etwas nicht stimmte. Sie war aus der Balance geraten. Sie fühlte sich permanent niedergeschlagen, kraftlos und ohne Hoffnung. Auf die Idee, dass aus ihr einmal eine sehr gute Hebamme werden würde, auf die sich die Menschen verlassen könnten, blickte sie in sarkastischer Verachtung.
Dann, scheinbar unvermittelt, erlitt sie beim Transport von Wasserkästen einen Bandscheibenvorfall. Der Schmerz hatte in Rücken und Beinen begonnen. Es dauerte noch etliche Tage, bis sie aufgrund der fortschreitenden Lähmungserscheinungen den Weg zum Arzt fand. In der Zwangspause nach der Operation hatte sie dann endlich Zeit, eine Bilanz zu ziehen. Neben dem Bandscheibenvorfall war sie seelisch lebensgefährlich erkrankt.

19.3

Phasen des Burnoutverlaufs bei freiberuflichen Hebammen

Ein Burnout verläuft **schleichend** und ist deshalb besonders heimtückisch. Es führt zu einer schweren ganzheitlichen Störung, die sich sowohl auf der seelisch-psychischen, auf der physiologischen als auch auf der sozialen Ebene manifestiert. Durch langwierige Arbeitsausfälle und nachhaltige Krankheitsbehandlungskosten entstehen der Gesellschaft hohe wirtschaftliche Schäden. Die Gesundung ist langwierig und dauert oft viele Monate, manchmal Jahre. Für die Betroffenen ist das Burnout im Endzustand ein lebensbedrohlicher Zustand, aus dem sie sich nicht mehr aus eigener Kraft befreien können.

> ❗ Je früher eine Betroffene geeignete Maßnahmen ergreift, um sich von den Verführungen des Berufs abzugrenzen oder aus dem Verlauf auszusteigen, um so unwahrscheinlicher wird es, ein Burnout zu erleiden.

Im Folgenden wird ein **8-stufiges Phasenmodell** vorgestellt, das sich an die Erklärungen von Freudenberger & North [2] anlehnt und von mir für die Arbeits- und Lebensbedingungen freiberuflich arbeitender Hebammen modifiziert wurde (s. ▶ Abb. 19.1). Die Beschreibung beruht auf intensiven und langen Beobachtungen aus meiner Arbeit als Supervisorin. In der Praxis sind die Phasen – anders als in diesem Modell – nicht scharf von einander getrennt. Die Befindlichkeiten fluktuieren und einzelne Phänomene können auch früher oder später auftreten als hier zugeordnet.

Phase 1: Hohes Engagement für die Arbeit

Der Einstieg ins Burnout ist durch ein hohes Engagement gekennzeichnet. Nur wer für seinen Beruf bzw. seine Tätigkeit brennt, kann später ausbrennen. Mit großer Lust stellt man sich den Herausforderungen. Hohes Engagement führt zu ersten Erfolgen, die mit Anerkennung und Dankbarkeit belohnt werden. Der Gefühlszustand ist positiv. Man erlebt eine tiefe Befriedigung und Momente des Glücks. Eine Abgrenzung zwischen Arbeit und Privat findet nicht statt, die Bedürfnisse von Familie und Freunden werden hinten angestellt.

Phase 2: Verstärkung des Einsatzes

Es entsteht das Gefühl der Unabkömmlichkeit. Die Herausforderungen des Berufs werden als überaus wichtig erachtet. Die Anliegen der betreuten Fälle erhalten eine unaufschiebbare Dringlichkeit und bestimmen den Tagesablauf. Eigene Aktivitäten lassen sich nur unzuverlässig planen. Es kommt zur Versetzung von Angehörigen des sozialen Umfeldes. Aufgaben werden nicht delegiert. Es gibt keine Vertretung, die in Anspruch genommen wird.

Die Gefühlslage ist aber immer noch positiv. Man fühlt sich wichtig und im Recht, die Bedürfnisse des privaten Umfeldes den Anforderungen des Berufs unterzuordnen.

Phase 3: Erste Erschöpfung

Die lange Zeit der hohen Beanspruchung führt zu Erschöpfungssymptomen. Abends sinkt man aufs Sofa oder ins Bett, ohne Elan, noch andere Aktivitäten zu beginnen. Die Anforderungen der Familie nach Gesprächen und Umgang werden zur Last. Der Fernsehkonsum steigt, zur Entspannung werden Genussmittel wie Alkohol eingesetzt.

Der Sinn für Leichtigkeit geht verloren, der Humor verändert sich und wird schwärzer und zynischer. Über sich selbst kann man nur noch selten lachen. Freunde und Familie beklagen sich über den Rückzug. Man selbst reagiert ärgerlich auf diese Vorwürfe. Der Alltag wird zunehmend als lästig empfunden, eigene Hobbys kommen zu kurz.

Phase 4: Erste körperliche Symptome

Der Körper reagiert mit **Verspannung**. In den unterschiedlichsten Bereichen kann es zu Symptomen kommen: Rückenschmerzen, Kopfschmerzen, Magen-Darm-Beschwerden, Blutdruckerhöhung, Ohrengeräusche, Schwindel.

Das dominierende Gefühl ist nun das **Gehetztsein** und die **Gereiztheit**. Oft ist man mit den Gedanken schon weit im Voraus dessen, was gerade geschieht. Es kommt zu Einschlafschwierigkeiten und Angst, nicht genug Schlaf zu bekommen. Der Gebrauch von beruhigenden Suchtmitteln wie Alkohol wird regelmäßig.

Bekannte und Freunde ziehen sich resigniert zurück, die Familie reagiert aggressiv und bringt kein Verständnis mehr für die Vernachlässigung auf.

19.3 Phasen des Burnoutverlaufs bei freiberuflichen Hebammen

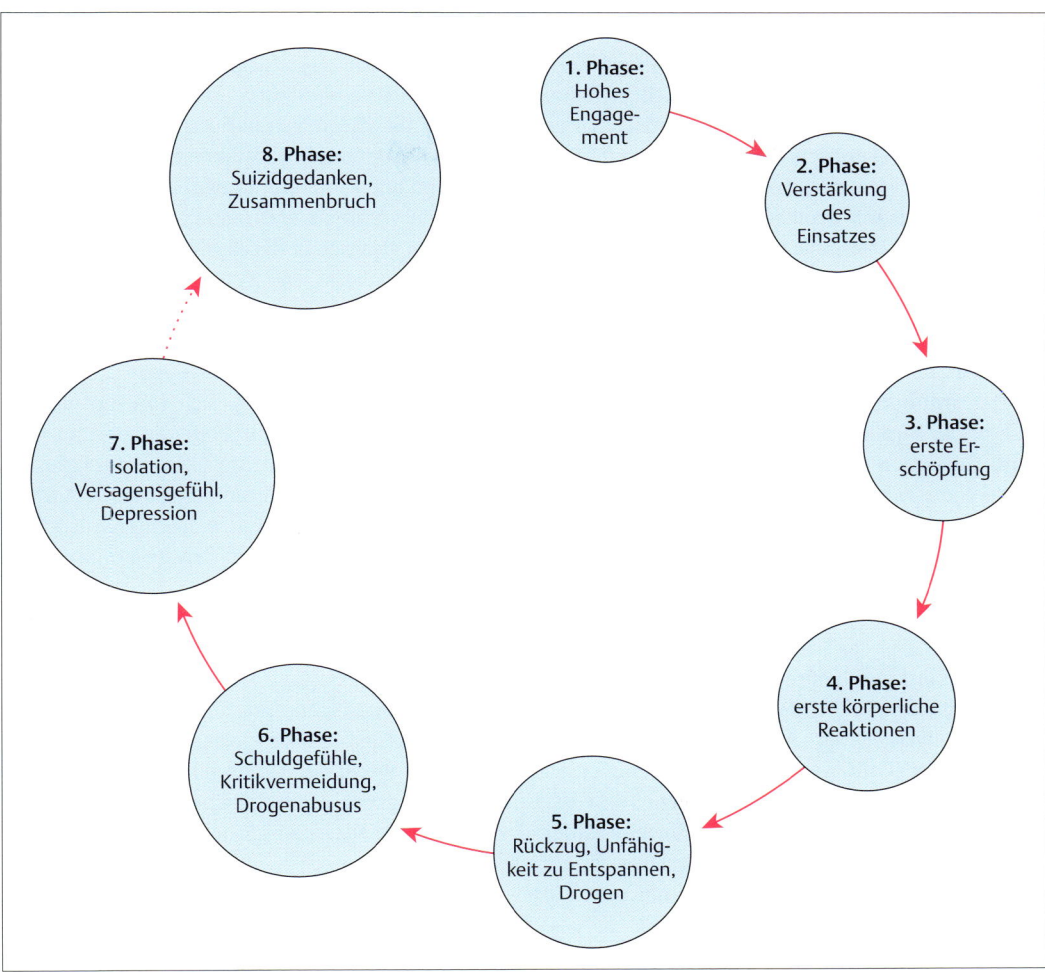

▶ Abb. 19.1 Achtstufiges Phasenmodell

Im **Kolleginnenkreis** soll niemand von dem eigenen Schwachzustand erfahren. Die Beschwerden werden – häufig auch gemeinsam im Kolleginnenkreis – bagatellisiert, trotz Erkrankung wird weiter gearbeitet.

Phase 5: Unfähigkeit, zu entspannen

Es kommt zu einer **Veränderung im Denken**: die betreuten Frauen und Familien werden als lästig erlebt; ihre Anliegen werden als unwichtig abgewertet. Die Wünsche und Vorstellungen sind kaum zu ertragen, man reagiert aggressiver mit bestimmenden Argumentationen.

Typisch für diese Phase ist, dass die verbitterte Frage auftaucht, wer sich eigentlich um einen selbst kümmert. Es kommt zu einer Abwägung, dass das hohe Engagement, das man für andere zeigt, von niemandem für einen selbst aufgebracht wird. Diese Bilanz verläuft jedoch ins Leere, da die Betroffene nicht auf die Idee kommt, dass sie es zunächst selber ist, die etwas für sich tun muss. Eine aktive Abgrenzung gegen die übergroßen Ansprüche der Betreuungen geschieht nicht. Stattdessen werden Pflegewünsche an die Partner gestellt, die manchmal jedoch nicht bereit sind, das zu hohe Engagement für die Arbeit mitzutragen.

Die Arbeit wird jetzt lustlos erlebt, man fühlt sich **permanent gestresst**. Auch nach einem freien Wochenende oder kurzen Ferien stellt sich dieses Gefühl rasch wieder ein. Die Zeitstrukturen des Tages gehen verloren, Termine sind kaum einzuhalten oder werden vergessen. Es besteht keine Zeit mehr, sich um dringende persönliche Angelegenheiten zu kümmern. Briefe werden nicht mehr geöffnet, Anrufbeantworter nicht rechtzeitig abgehört. Die Wohnung gerät in den Zustand der leichten Verwahrlosung, für Einkauf und Herstellung gesunder Ernährung ist keine Zeit.

Der **Freundeskreis** hat sich deutlich verkleinert. In der Familie kommt es zu Krisen und Brüchen. Die eigenen Kinder reagieren mit Erkrankungen oder mit sozial auffälligem Verhalten.

Durchschlafstörungen nehmen mit Panikattacken und Grübelzwängen zu. Der Gebrauch von Suchtmitteln steigt. Die Selbstzweifel verstärken sich. Man fühlt sich **ausgelaugt** und am Ende ohne eine Möglichkeit der Tröstung und Entspannung.

Infektionskrankheiten nehmen zu und werden verschleppt. Man hat das Gefühl, auch bei stärkeren Erkrankungen den Anforderungen noch gerecht werden zu müssen. Die Kolleginnen werden nicht um Vertretung gebeten. In manchen Arbeitszusammenhängen geht es gleich mehreren Kolleginnen ähnlich, was dazu führt, dass Überlastung als kollegialer Normalzustand gesehen und auf Dauer akzeptiert wird.

Phase 6: Es ereignen sich Fehler

Aufgrund der zunehmenden Unzuverlässigkeit und Unkonzentriertheit passieren Fehler. Sie ziehen starke Schuldgefühle nach sich. Das **Gefühl der Unzulänglichkeit** verstärkt sich. Man ist in keiner Weise mehr kritikfähig. Die kleinsten kritischen Bemerkungen führen zu Tränen oder Wutausbrüchen und enden in der Drohung der Aufkündigung von Betreuungsverhältnis, Arbeitsverhältnis oder Freundschaft. Man fühlt sich unverstanden und falsch behandelt. Verhaltenskorrekturen durch Kolleginnen oder Partner werden dadurch fast unmöglich.

Das Gefühl des Versagens verstärkt sich, man stellt sich die Sinnfrage, wozu man dieses alles macht. Gleichzeitig zeigt sich jedoch keine Alternative.

Die **körperlichen Symptome** gehen auf eine ernste Ebene (Hörsturz, Bandscheibenvorfall, Bluthochdruck, überstarke Menstruationsblutungen, Schilddrüsendysfunktion, ernste und lang anhaltende Infektionskrankheiten, Unfälle). Eventuell sind alle Familienmitglieder und Freunde inzwischen vergrault und man erlebt sich tatsächlich allein gelassen in der Erkrankung.

Phase 7: Isolation, Versagensgefühle, Depression

Man ist nicht mehr fähig, sich um die eigenen Freunde oder Familienmitglieder zu kümmern. Es kommt zur Vermeidung von Telefonkontakten. Zu diesem Zeitpunkt haben sich meist der Freundeskreis, die Kolleginnen und Bekannten zurückgezogen. Man hat kaum noch private Kontakte, die Isolation nimmt zu.

Antriebslosigkeit und **Emotionslosigkeit** bestimmen das Empfinden. Man hat das Gefühl, vollkommen versagt zu haben. Es stellt sich eine vollkommene Erschöpfung ein, Alltag und Zukunft werden aus dem Denken gelöscht. Die umfassende Müdigkeit weckt den Wunsch nach ewigen Schlaf. Erste Suizidgedanken schleichen sich immer öfter ein. Eine andere innere Stimme versucht, weiter das Durchhalten zu propagieren.

Phase 8: Zusammenbruch

Die **Suizidgedanken** haben sich dahingehend etabliert, dass über die konkrete Durchführung des Freitods nachgedacht wird. Oft bewahrt die Kraftlosigkeit noch einige Zeit vor einer Selbstmordhandlung.

> ❗ An dieser Stelle sei ausdrücklich davor gewarnt, Menschen in tiefen Erschöpfungszuständen mit Selbstmordgedanken Mittel zu verabreichen, die den Energiepegel anheben. Der Energieschub könnte dazu führen, dass die Betroffene die Kraft findet, ihre Suizidgedanken zu verwirklichen. Zuallererst muss vielmehr dafür gesorgt werden, dass diese Menschen **wieder Hoffnung schöpfen** und sich das emotionale Dunkel aufhebt; erst dann darf an der Antriebsstärke gearbeitet werden.

Der **Körper kollabiert** mit einer ernsthaften Erkrankung, die dazu führt, dass Hilfe in Anspruch genommen werden muss (Kreislaufzusammenbruch, Nervenzusammenbruch, Hörsturz, rheumatischer Schub, Herzinfarkt).

19.4 Faktoren, die bei Hebammen ein Burnout begünstigen

Die Ursachen, die das Burnout begünstigen, liegen auf **4 Ebenen**. Bestimmte Persönlichkeitsmerkmale (Ebene 1) prädestinieren bestimmte Menschen, in die Dynamik des Ausbrennens zu geraten. Die Bedingungen der Arbeit und des Arbeitsumfeldes (Ebene 2) tragen wesentlich ihren Anteil bei. Gesellschaftliche Faktoren (Ebene 3) können den Druck bedingen, der objektiv durch vorhandene Stressoren (Ebene 4) verstärkt wird.

> ❗ Es ist wichtig, dass Betroffene die jeweiligen Faktoren für sich und ihre individuelle Situation identifizieren. Denn hiervon lassen sich in einem 2. Schritt die maßgeschneiderten Präventionsansätze ermitteln. Auch ein persönlicher Lösungsansatz zum Ausstieg aus einem bereits begonnenen Burnout lässt sich so finden.

Ebene 1: Persönliche Faktoren

- Hohe Leistungsanforderung an sich selbst, übertriebener Ehrgeiz und Perfektionismus.
- Helferidentität, narzisstisches Streben nach Anerkennung über das Helfen und Retten.
- Priorität der Selbstverwirklichung in der beruflichen Tätigkeit.
- Fehlende oder irreale Grenzsetzungen, nicht Nein-Sagen-Können.
- Mangelnde Delegierkompetenz.
- Idealismus, Weltverbesserungsgedanken gepaart mit hohen moralischen Zielen zur Verbesserung des Menschseins.
- Konfliktunfähigkeit, fehlende Kompetenz, sich unter Gleichrangigen produktiv auseinanderzusetzen.
- Stress im Privatleben. Zu hohe Anforderungen an die Angehörigen, sie mögen die Betroffene

in diesem Persönlichkeitsprofil und ihren Anliegen vorbehaltlos respektieren und unterstützen.

Lösungsansätze auf der Ebene der persönlichen Faktoren

Oft erscheint es den Betroffenen am schwierigsten, auf der Ebene des persönlichen Bereichs die **eigene Einstellung und die Lebensgestaltung** so umzugestalten, dass sie nachhaltig gesund und leistungsfähig bleiben. Tatsächlich ist eine persönliche Entwicklung immer mit hohen Willensanstrengungen verbunden. Am einfachsten im persönlichen Bereich sind die Maßnahmen, die man einüben und lernen kann, an 2. Stelle stehen die Einstellungsveränderungen und am schwierigsten ist die Entwicklung des Persönlichkeitsprofils.

Lernen kann man das **Einhalten von Grenzen** und einen **produktiven Umgang mit Konflikten**. Grenzsetzungen beginnen in der Strukturierung des Arbeitsalltags und in den Konzepten davon, was die Betreuung leisten soll und kann.

> **ⓟ Praxistipp**
> Auf der praktischen Ebene beginnt die professionelle Abgrenzung mit der **Verhinderung einer dauernden und unkontrollierten Erreichbarkeit** für alle, die Anliegen haben. Feste telefonische Beratungszeiten, ein spezielles Bereitschaftshandy, das nur für die Rufbereitschaft zur Geburt oder die Arbeit als Familienhebamme genutzt wird, Vereinbarungen zur betreuungsfreien Wochenendnutzung sind erste Maßnahmen in diese Richtung.

Einstellungsveränderungen betreffen die Priorisierung des Berufs vor den Belangen des Privatlebens. Hier muss die Hebamme lernen, dass sie mehr ist und sein darf, als immer nur Hebamme. Viel vom Stress des Privatlebens lässt sich so minimieren, denn dieser entsteht größtenteils aus einem Verteilungskampf um die körperlichen und mentalen Anwesenheitszeiten.

Wichtig ist, dass Hebammen ihre **Freunde und Familie als eine der wichtigen Ressourcen** begreifen lernen, die einerseits gepflegt werden müssen, um anderseits in Zeiten der Bedürftigkeit auch zur Seite zu stehen. Dieser Teil des Lebens darf nicht vernachlässigt oder gegenüber den Belangen des Berufs übervorteilt werden.

In einem anderen Teil der Privatnutzung ihrer Zeit kann die Betroffene erfahren, dass es sich auch lohnt, **etwas für sich selbst zu tun.**

> ❗ **Durch Hobbys, Sport und Entspannung kommt es zu einem höheren Maß an Wohlbefinden, das letztendlich auch der Qualität der zu erbringenden Arbeit zugute kommt.**

Langwieriger sind die Bemühungen, die **Grundstrukturen der eigenen Persönlichkeit zu verändern.** Sehr hilfreich ist es hier, sich einen Coach oder Therapeuten an die Seite zu stellen, der die Entwicklung stützt. Die Persönlichkeit ist ein recht festes, komplexes Arrangement aus Wünschen, Bestrebungen und Ängsten. Eine **Helferidentität** entsteht beispielsweise meist aus dem Streben heraus, für sich in einem Beziehungsgeflecht, in dem man selbst die Gebende und Rettende ist, für Anerkennung durch Dankbarkeit zu sorgen. Im Grunde genommen handeln Helfer also höchst egoistisch, ohne dass es der andere oder sie selbst merken.

Die **Kunst des Nein-Sagens** ist bei Burnout-Betroffenen zu gering entwickelt. In speziellen Seminaren, die einerseits die Hintergründe des Fehlverhaltens beleuchten und andererseits eine anwendbare Rhetorik vermitteln, kann Nein-Sagen gelernt werden.

Um diese Struktur verlassen zu können, muss der betroffene Mensch zunächst einmal lernen, wie er sich außerhalb des Helferdaseins mit Anerkennung versorgt. Dieser Weg ist nicht einfach, da sich der Betroffene meist in ein Lebensumfeld eingewebt hat, das mit Anerkennung geizig umgeht. Das heißt, oft wird es nötig, nicht nur das eigene Verhalten, sondern **ganze Lebenszusammenhänge** zu verändern. Dabei werden nicht selten bis dahin im Verborgenen schlummernde Qualitäten und Kompetenzen entwickelt, die im bisherigen Lebensumfeld nicht ans Licht kommen konnten. Mit dem Eintritt in eine neue Lebenswelt, die diese Kompetenzen würdigt und als wertvoll anerkennt, wird die Entwicklung einer kompetenteren Persönlichkeit gestützt und gefestigt.

Eine ähnlich schwierige Herausforderung an die Selbstentwicklung stellt die **Bearbeitung des eigenen Perfektionismus** dar. Auch hier liegt dem Persönlichkeitsanteil ein Anerkennungsdefizit zugrunde, das durch fehlerfreie Erfüllung von Aufgaben weit über das Maß der externen Erwartungen hinaus ausgeglichen werden soll.

> ❗ **Lernziel bei der Veränderung des eigenen Perfektionismus ist es nun, Erfahrungen mit der eigenen Unzulänglichkeit zu sammeln und eine eigene Akzeptanz dafür zu entwickeln, dass der Mensch an sich liebenswert und zu respektieren ist und bleibt, auch wenn er Fehler macht.**

Für diese Erfahrung ist es hilfreich, über ein „fehlerfreundliches" Umfeld zu verfügen, sich also mit Menschen zu umgeben, die Anerkennung und Liebe trotz Unzulänglichkeiten geben können.

Der erweiterte Lernschritt für die Betroffenen geht in die Richtung des **differenzierteren Sehens und Beurteilens.** Hier kann gelernt werden, dass es nicht nur 2 Kategorien von Aufgabenerfüllung gibt: „zur vollsten Zufriedenheit" und „ungenügend". Im alltäglichen Leben reicht es sehr oft aus, „gute", „befriedigende" oder auch mal „ausreichende" Resultate zu erzielen. Mit diesem verinnerlichten Grundsatz lässt es sich grundsätzlich entspannter leben und (Leistungs-)Grenzen werden nicht nur akzeptabel, sondern selbstverständlich.

Ebene 2: Faktoren der Arbeit und des Arbeitsumfeldes

- Überforderung: Vielfalt der Aufgaben, Zeitdruck.
- Ungenügende Freizeit, Bereitschaftsdienst.
- Unregelmäßige Arbeitszeiten.
- Unplanbarkeit der privaten Aktivitäten oder von regelmäßigen Freizeitveranstaltungen.
- Lange Wege.
- Nicht vorhandene Netzwerke.
- Nicht funktionierende Kooperationen.
- Hohe Verantwortung.
- Angst vor Fehlern oder Misserfolgen.
- Missstimmung und Leistungsdruck im Team, auch durch allgemeine Überforderung bedingt.
- Existenzangst.
- Konkurrenzdruck.
- Unklare, unkonkrete Zielvorgaben.

- Ein Klientel, das sich selbst als hilfsbedürftig und unselbständig präsentiert und damit die Helferrolle bedient.
- Ein Klientel, das vollkommen überhöhte Ansprüche an die Betreuungsleistungen und die Möglichkeiten der Hebamme stellt.
- Ein Klientel, das in seinen Wertvorstellungen den Vorstellungen der Hebamme nicht entspricht.
- Arbeitsgebiete, deren Realität weit von den Idealen und Möglichkeiten der Hebamme entfernt liegen.
- Kränkungen.
- Lang ausbleibende Anerkennung.

Lösungsansätze auf der Ebene der Arbeitsfaktoren

Einige der Arbeitsfaktoren lassen sich einfacher ändern, manche Veränderungen sind mit einem höheren Aufwand verbunden, und es gibt Arbeitsfaktoren, auf die die betroffene Hebamme keinen Einfluss hat.

Am einfachsten kann Einfluss auf die **Gestaltung der Betreuungsarbeit** genommen werden. Hier ist es möglich und nötig, die **eigenen Ziele** der Betreuung zu klären. Ziele sind dann immer gut und zu verfolgen, wenn sie konkret und zu erreichen sind. Irreale und unkonkrete Zielsetzungen, wie beispielsweise die Herstellung einer Bindungsfähigkeit aller Mütter zu ihren Kindern oder eine beglückende Gebärerfahrung für alle Mütter und ihre Partner, führen zu ineffektiven Verausgabungen von wertvollen Betreuungsenergien sowie zur Verzweiflung der betreuenden Hebamme, ohne dass die Betreuungsqualität hierdurch an Qualität zunimmt.

> ❗ Hebammen müssen daher im Sinne ihrer eigenen Gesunderhaltung lernen, ihre Arbeitsziele realistisch einzuschätzen.

Die 2. Form der Zieldefinition bezieht sich auf den konkreten Betreuungsdurchlauf. Gemeinsam mit der Frau und ihrem Partner wird zu Beginn der Betreuung und in den verschiedenen Betreuungsabschnitten eine **Zielvereinbarung** vorgenommen. Die Wünsche und Vorstellungen der werdenden Eltern werden erfasst und auf das realistische Maß des zu Erreichenden eingeschätzt. Die betreuten Familien werden über Möglichkeiten und Grenzen der Hebammenarbeit aufgeklärt.

Dieses Vorgehen schafft mehrere Entlastungen: die geleistete Hebammenarbeit wird begreifbarer und bewertbar. Die Hebamme erfährt Entlastung in dem Gefühl, allein die Verantwortung für einen Verlauf tragen zu müssen, den sie nicht zur Gänze beeinflussen kann.

Gleichzeitig kann den Betreuten auch verdeutlicht werden, welchen Verantwortungsbereich im Betreuungsfeld sie selbst zu übernehmen haben. Die Vorstellungen und Ansprüche an die Hebammenbetreuung werden so auf ein realistisches Maß gebracht, und die Betreuten kommen zu der Einsicht, dass nicht die gesamte Verantwortung für den Verlauf bei der Hebamme liegen kann.

> ❗ Die Gestaltung der Arbeit nach dem Leitbild einer Betreuungszielvereinbarung bringt mit sich, dass sowohl die Betreuten als auch die Hebamme die Arbeit **anhand der gesteckten Ziele** bewerten können. Die Leistungen werden so sichtbar und fassbarer.

Am Ende des Betreuungsdurchlaufs sollte in einem **gemeinsamen Abschlussgespräch** auf den gesamten Verlauf zurückgeblickt werden. Die Interventionen (Besuche, Gespräche, Maßnahmen) werden nach ihrer Angemessenheit und ihrem Betreuungseffekt beurteilt. Neben einem hohen Lerneffekt füllt sich so das Konto für Anerkennung der geleisteten Arbeit auf eine professionelle Weise. Zufriedenheit auf beiden Seiten ist das Resultat.

Relativ einfach ist die Abschaffung des Stressoren, die sich dadurch ergeben, dass **Netzwerke** entweder nicht vorhanden sind oder nicht funktionieren. Hier kommt es darauf an, zunächst einmal geeignete Adressen von Institutionen und Stellen zu finden und gezielt zu sammeln, mit denen man in den speziellen Fällen zusammenarbeiten muss oder denen man Betreuungsfälle überweisen möchte (siehe auch Kapitel 11).

Wenn diese Adressenbank erstellt ist, wird es nötig, mit den einzelnen Anbietern **in Kontakt zu treten**. Dieses kann in Form eines kurzen Briefes, eines Telefonats oder eines persönlichen Besuchs geschehen, mit dem man sich selbst, die eigenen Aufgabengebiete und den Kooperationsgedanken vorstellt. Im Bedarfsfall kann dann rasch und unkompliziert auf den entstandenen Kontakt zurück gegriffen werden. Die betreute Frau und man selbst erhält das Gefühl, dass es ein weit gesponnenes Helfernetz gibt, das bei speziellen Fragen und Problemen greift und für Hilfe sorgt.

Schon schwieriger ist die **Einführung einer Arbeitsstruktur, die auf regelmäßige Freizeiten und Entlastungen** setzt. Ohne Teamarbeit geht es hier nicht. Es muss die Idee aufgegeben werden, dass den betreuten Frauen und Familien keine anderen Hebammen außer einem selbst zugemutet werden können. Als Team ist es dann notwendig, gemeinsam über den Gedanken der Konkurrenz zu reflektieren. Ebenfalls ist zu thematisieren, wenn sich Atmosphären des Leistungsdrucks oder der Missstimmungen entwickeln oder bereits bestehen.

> **! Konkurrenz- und Leistungsdruck sind für Stress maßgebende Faktoren der Teamarbeit, die unbedingt minimiert werden müssen, damit ein Team auf Dauer arbeitsfähig bleibt.**

Mithilfe des Schutzes von **Supervision** können diese Stimmungen analysiert werden und es lassen sich produktive Lösungen finden, die wieder **mehr Arbeitsfreude** für alle mit sich bringen. Es ist bekannt, dass zufriedene Mitarbeiterinnen auch eine höhere Qualität von Arbeit erbringen, und somit steigert die Inanspruchnahme von Supervision nachhaltig auch die Qualität einer Institution und trägt zu ihrem Überleben im Wettbewerb auf dem Gesundheitsmarkt bei. Das Gefühl des Wohlergehens und die Entlastung durch Kolleginnen oder das Vorhandensein von kollegialem Druck und Dissonanzen ist sehr entscheidend für die Entwicklung der Gesundheit von Arbeitnehmern.

Die **Angst um die eigene Existenz** lässt sich in einem gewissen Maße dadurch eindämmen, dass man die Arbeitsgebiete strategisch zusammenstellt. Hier sollte es ein gesundes Mischverhältnis aus 3 der 4 Bereiche geben:
1. Erwerbsarbeit, die Spaß macht und Geld einbringt,
2. Erwerbsarbeit, die wenig oder keinen Spaß macht, aber Geld einbringt sowie
3. Erwerbsarbeit, die zwar Spaß macht, aber nur wenig oder kein Geld einbringt.
4. Erwerbsarbeit, die weder Spaß macht noch Geld einbringt. Der 4. Bereich sollte, falls vorhanden, ausfindig gemacht und unterlassen bleiben.

> **P Praxistipp**
> Im Sinne eines Selbstcoachings kann jede Hebamme ihr Gesamtarbeitsgebiet nach diesen 4 Kategorien ordnen und sich für die nächste Zeitspanne (2–5 Jahre) anhand des dann vorhandenen Finanzbedarfs jeweils ein angemessenes Arbeitsgebiet neu zusammenstellen.

Ebene 3: Gesellschaftliche Faktoren

- Druck durch Forensik.
- Steigerung des Anspruchsdenken der betreuten Frauen/Familien.
- Unzureichende Honorierung der Arbeit.
- Status des Berufs, spürbar im Zusammentreffen mit Mitgliedern anderer Berufsgruppen.
- Demografische Entwicklung, sinkende Geburtenraten, Konkurrenzdruck innerhalb der Berufsgruppe.
- Konkurrenzdruck zu konkurrierenden Berufsgruppen.
- Unzureichende Ausbildung der Hebammen auf den Gebieten der Zielsetzung, des gesunderhaltenden Managements und der Betriebsführung.

Lösungsansätze auf der Ebene der gesellschaftlichen Faktoren

Auf viele der gesellschaftlichen Faktoren hat eine einzelne Hebamme keinen unmittelbaren Einfluss. In spezifischen Bereichen kann und muss sie jedoch Einfluss durch ihr **berufspolitisches Engagement** nehmen.

Die **Ausbildungsinhalte** müssen so verändert werden, dass Hebammen auf ihr tatsächliches Arbeitsgebiet vorbereitet werden. Selbstmanagement und Betriebsführung sind als Ausbildungsziele aufzunehmen. Ebenso kann und muss dafür gesorgt werden, dass Hebammen durch ihre Berufsarbeit ohne Existenznöte leben können. Beide Anliegen sind Aufgaben des Berufsverbandes, der sich aus dem Engagement der einzelnen Hebammen speist.

> **!** Ein Teil der Arbeitskraft und der Zeitressource sollte daher immer auch für berufspolitische Arbeit eingerechnet und zur Verfügung gestellt werden, da nur hierdurch die Zukunft gesichert wird.

Ebene 4: Vorhandene Stressoren

- Zeit: fehlende Pausen, unzureichende ungestörte Ruhezeiten, zu hohes Arbeitspensum, fehlende Zeitstrukturen.
- Existenzielle Bedrohung: mangelhafte finanzielle Absicherung, hohe Verantwortung bei der Geburtsbetreuung, Angst vor forensischen Konsequenzen bei Fehlern, Miterleben von traumatisierenden Situationen.
- Kontakte: zu viele fremde Menschen und Beziehungen, immer wiederkehrendes Neueinlassen, intensiver Kontakt durch Hausbesuche, Aushalten von Ekel, Gefühlsarbeit.
- Mobilität: gefährliche oder lange Fahrwege, Neuorientierung bei neuen Strecken.
- Körperliche Belastung, Sinne: Geräusche, Gerüche, sichtbare Objekte, unterschiedliche Temperaturen. Lebensrhythmus: Schichtarbeit, Bereitschaftsdienst, Schlafentzug, unregelmäßige Versorgung.
- Kompensation: Koffein, Alkohol, Nikotin, Medikamente, Drogen, Fernsehkonsum.
- Fehlende Zeiträume für private soziale Kontakte: Schwierigkeiten bei der Partnersuche, problematische Partnerschaftsstrukturen, Stress im Familienalltag durch Abwesenheit.

Lösungsansätze auf der Ebene der objektiven Stressoren

Hebammenarbeit ist anstrengende Arbeit. Viele der Stressoren gehören zu der Arbeit dazu, wie z. B. der intensive Kontakt mit sehr vielen Menschen und die Gefühlsarbeit, die Lautstärke bei Geburten oder der unmittelbare Kontakt mit Körpern und fremden Lebensräumen. Diese **fordernden Faktoren** sollten **benannt** und das Anstrengende am Beruf darf nicht tabuisiert werden. Hebammen sind auch nur Menschen und daher nicht unbegrenzt belastbar.

Es ist ratsam, für spezielle Räume zu sorgen, um über die belastenden Situationen zu sprechen und für die Herausforderungen wie Überforderungen gute Lösungen zu suchen.

> **!** Die seelische Gesundheit und die weitere Qualität der Arbeit hängt entscheidend von der Verarbeitung der Heraus- und Überforderungen des Berufs ab. Regelmäßige Supervisionen schaffen diese Möglichkeiten.

Des Weiteren ist es notwendig, sich rechtzeitig **kürzere und längere Pausen** zu gönnen, in denen man ganz und gar von der Arbeitswelt abschalten kann, um sich um sich selbst zu kümmern. Der Besuch von Konzerten oder Theateraufführungen ist für viele eine kurze Erholung, für andere bietet der regelmäßige Sport Regeneration. Urlaube sollten nicht erst genommen werden, wenn die Kraft zu Ende geht. Eine Kraftquelle ist auch ein Kuraufenthalt mit Anwendungen und stützenden Gesprächen.

19.5 Die fünf Säulen der Gesundheit

H. Petzold, ein integrativ arbeitender Professor für Psychologie aus den Niederlanden, hat ein **Modell der Identität** entwickelt, das heute in Beratungen und Therapie genutzt wird, um den Status von Gesundheit und die Ressourcen eines Menschen zu ermitteln. Ich möchte die Anwendung dieses Modells hier vorstellen, damit sich jede Hebamme selbst ein Bild über ihren Gesundheitsstand und den Ressourcenverlauf machen kann.

Zunächst wird in fünf Lebensbereichen ein **Status quo ermittelt**. Hieraus ergibt sich eine Übersicht über den Gesamtgesundheitsstand. Es wird ersichtlich, in welchen Bereichen wie viel positive Lebenskraft vorhanden ist und welche Bereiche derzeit einen Mangel aufweisen. Anhand der Erhebung lässt sich sofort erkennen, wo es notwendig oder möglich ist, für ein höheres Niveau an Gesundheitsvorsorge zu sorgen.

Für diese einzelnen Lebensbereiche sind dann sehr **konkrete und maßgeschneiderte Maßnahmen** ableitbar. Diese Beschlüsse sollten schriftlich fixiert und mit einem Termin versehen werden.

19 – Was kann ich zur Burnoutprophylaxe tun?

Nach einer gewissen Zeit wiederholt man die Erhebung um zu schauen, ob sich der Allgemeinzustand verbessert hat.

> ❗ Im Sinne einer Inventur sollte man auch bei einem guten Selbstbefinden **einmal jährlich den Status erheben**, um sich selbst genauer bzw. kritischer reflektieren zu können und um ggf. rechtzeitig Maßnahmen einzuleiten.

Ziel muss es nicht sein, alle Lebensbereiche auf einem sehr hohen Niveau zu halten. Es kommt darauf an, dass es genügend ressourcenreiche Areale in der Lebensgestaltung gibt, die einzelne schlechter gestellte Bereiche ausgleichen, so dass sich ein **insgesamt befriedigendes Gesamtbild** ergibt.

Die fünf Lebensbereiche, die insgesamt das **Maß an Lebensqualität** abbilden, werden als Säulen dargestellt. Es sind: körperlich-psychische Gesundheit, soziales Umfeld, Sicherheit, Sinn, Arbeit/Beschäftigung.

- Für jede der fünf Gebiete wird eine Säule auf ein Papier gemalt. Die Säulen sind gleich groß und zunächst leer.
- Nun bearbeitet man Säule für Säule in zwei Schritten. Zunächst schätzt man ein, wie hoch sie gefüllt ist. Wird subjektiv eingeschätzt, dass in diesem Gebiet nichts vorhanden ist, so bleibt die Säule leer. Ist man mit dem Gebiet vollkommen zufrieden und es fühlt sich gesättigt an, zeichnet man am oberen Rand einen Strich. (Üblicherweise wird sich die Markierung irgendwo zwischen ganz unten und dem oberen Rand befinden).
- Man bleibt bei dieser eingeschätzten Säule und geht nun ins Detail. Es wird folgende Frage beantwortet: Was genau führt dazu, dass die Säule in diesem Lebensbereich gefüllt ist? Hier kommt es darauf an, all das aufzuzählen, was an **positiven Ressourcen** vorhanden ist. Die positiven Ressourcen werden in den unteren Füllzustand geschrieben. Im Bereich des sozialen Umfeldes etwa lohnt es sich, alle Menschen aufzulisten, die tatsächlich für einen da sind.
- Als Letztes benennt man sehr detailliert die **Faktoren**, die dazu führen, **dass die Säule nicht ganz gefüllt ist**. Diese Faktoren werden in die Fläche der Säule oberhalb des Füllzustandes geschrieben. **Leitfrage** kann hier sein:

Was fehlt mir ganz konkret, damit ich in diesem Bereich voll zufrieden bin?
- Abschließend sollte noch einmal der Füllzustand der Säule überprüft werden. Manchmal ergibt die konkrete Übersicht einen Korrekturbedarf der spontanen Ersteinschätzung (▶ **Abb. 19.2**).

Säule Gesundheit

Die Säule Gesundheit erfasst die Ressourcen und Faktoren, die auf der seelisch-leiblichen Ebene für das Maß der Gesundheit sorgen. In diesem Bereich ergeben sich viele Möglichkeiten, durch aktives Einwirken den Füllzustand der Säule zu verbessern. Auf einzelne Faktoren wie chronische Erkrankungen hat man jedoch weniger Einfluss, auch sie müssen aufgelistet werden.

Mögliche Faktoren:
- Körperliche Gesundheit
- Seelische/Psychische Gesundheit
- Schlaf
- Sexualität
- Ernährung
- Bewegung
- Wohlbefinden
- Freude
- Erkrankungen
- Schmerz/Leid
- Sorgen

Säule Soziales Umfeld

Das soziale Umfeld ist eine der Stützen der menschlichen Gesundheit. Wohlgesonnene Mitmenschen verleihen Halt und Geborgenheit und fördern die Entwicklung. In Notzuständen fangen sie den Notleidenden auf und spenden Trost und Zuversicht. Menschen können aber auch einen negativen Effekt auf ihre Mitmenschen ausüben, wenn sie diesen unter Stress setzen oder ihm Gewalt antun. Deshalb ist nicht jeder Mitmensch eine Ressource. Auch ist das Maß an sozialen Kontakten zu beachten. Ein Zuviel an Kontakten zu an sich liebenswerten Menschen wirkt sich negativ auf das Wohlbefinden aus.

Neben den Menschen können auch Tiere oder Pflanzen und sogar geliebte Gegenstände zum so-

19.5 Die fünf Säulen der Gesundheit

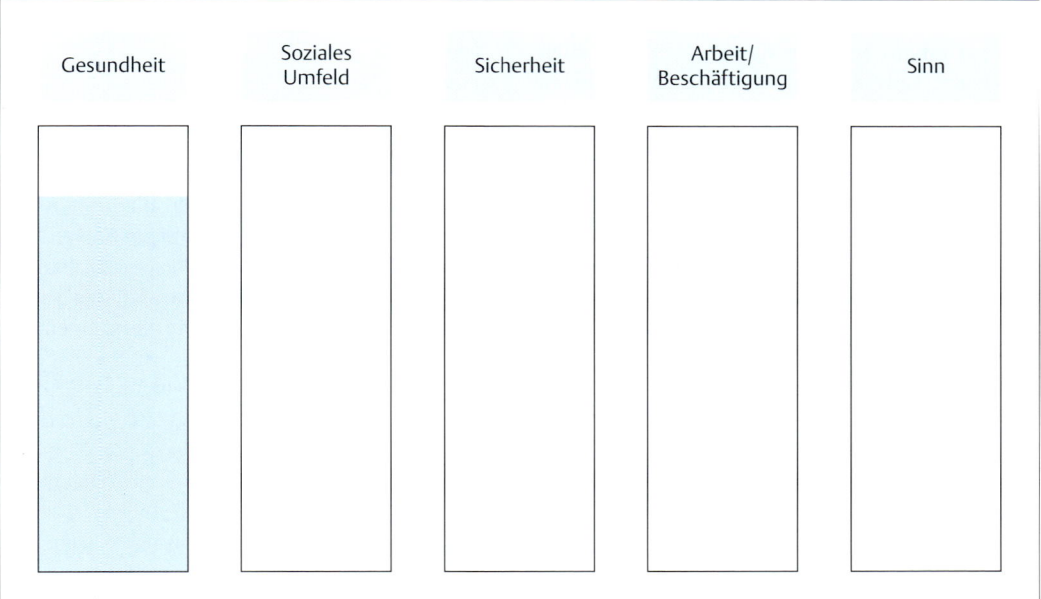

▶ **Abb. 19.2** Fünf-Säulen-Modell nach Petzold (1993) im praktischen Einsatz. Bitte eigene Füllzustände selbst eintragen.

zialen Umfeld gerechnet werden, wenn sie eine wichtige Bedeutung haben. Der Bereich fasst im weiten Sinn all das, zu dem der Mensch eine Beziehung aufbaut.

Mögliche Faktoren:
- Familie
- Partnerschaft
- Freunde
- Bekannte
- Arbeitskolleginnen
- Gemeinde
- Interessengruppen
- Vereinsleben
- Haustiere, Garten, Wohnumfeld
- Feinde, Aggressoren

Säule Sicherheit

Sicherheit ist eine Voraussetzung von Gesundheit. Ein Leben in Angst oder großer Sorge macht seelisch und körperlich krank. Einige Faktoren aus dem Bereich der Sicherheit scheinen für uns Menschen in der Ersten Welt selbstverständlich, wie z. B. das Vorhandensein von Wasser und Nahrung. Sie sind aber tatsächlich Ressourcen, die zur Verfügung stehen, und erst auffallen, wenn sie bedroht wären.

Mögliche Faktoren:
- Finanzielle Absicherung
- Sicherheit für Leib und Seele
- Kleidung
- Nahrung
- Wohnung/Wärme
- Finanzielle Mittel zur Selbstverwirklichung
- Finanzielle Mittel für Regeneration und Gesunderhaltung/Heilung
- Bedrohung durch Verlust von Gütern, Wohnung, Arbeitsplatz, Arbeitsmöglichkeit
- Bedrohung der seelischen Integrität (Mobbing, Erpressung, entfremdete Lebensumstände)
- Bedrohung der körperlichen Unversehrtheit oder des Lebens

Säule Arbeit/Beschäftigung

Über Arbeit und Beschäftigung erhält der Mensch einen Selbstwert und Selbstkompetenzen gespiegelt. Arbeit und Beschäftigungen tragen immer dann zum Gesundheitserhalt bei, wenn sie Spaß machen, einem Sinn unterliegen und den arbeitenden Menschen fördern, ohne zu überfordern. Darüber hinaus tritt der Mensch über die Arbeit mit seiner Umwelt und seinen Mitmenschen in Kontakt und erhält bestenfalls Anerkennung für das, was er tut.

Negativ kann sich Arbeit und Beschäftigung auf die Gesundheit auswirken, wenn sie zu körperlichen Schäden führt oder auf Dauer über- oder unterfordert. Auch der Umgang mit den Kolleginnen oder ggf. auch mit den KlientInnen kann schädigende Wirkungen haben.

Mögliche Faktoren:
- Sinnhaftigkeit der Tätigkeit
- Eingebundensein
- Unabhängigkeit
- Selbstverwirklichung
- Anerkennung
- Stress
- Überforderung/Unterforderung
- Schädigungen der körperlichen Gesundheit durch die Arbeitsbedingungen
- Mobbing/üble Nachrede/Übervorteilung
- Fehlender Austausch

Säule Sinn

Menschen leben dann gesund, wenn sie sich in ihre Lebenszusammenhänge eingebunden fühlen. Das Gefühl der Eingebundenheit kann ganz unterschiedlich entstehen; für manche Menschen ist es der Zugang zu Religion und Spiritualität, für andere ein Engagement für eine Sache, die ihnen am Herzen liegt. Negativ für die Gesundheit wirkt sich aus, wenn es zu Brüchen kommt (Verlust des Glaubens an eine Sache oder an Gott) oder wenn der Mensch gegen die innere Überzeugung handelt und lebt.

Mögliche Faktoren:
- Sinn des Lebens, des Tuns und Strebens
- Glaube
- Spiritualität
- Gelebte Ethik
- Verlust von Sinnhaftigkeit
- Zweifel an der bisherigen Weltsicht
- Verlust der Orientierung

- Widerspruch im Denken/Glauben und Handeln

Das Fünf-Säulen-Instrument zur Vorbeugung eines Burnouts

Ein Burnout verläuft schleichend über einen längeren Zeitraum. Mit der regelmäßigen Anwendung des Fünf-Säulen-Modells zur Bestandsaufnahme des Gesundheitszustandes lässt sich nachhaltig verhindern, unbemerkt in ein Burnout zu geraten.

> **P Praxistipps**
>
> Am Ende der ersten Erhebung ergibt sich ein **Gesamtbild**, das die Betreffende kritisch betrachten sollte:
> - Welches Gesamtbild ergibt sich?
> - Bildet es die gefühlte Realität angemessen ab?
> - Wo liegen meine derzeitigen Stärken und Schwächen?
> - Bin ich mit dem Resultat zufrieden?
> - Wo wird ein Veränderungsbedarf erkennbar?
> - Welche Maßnahmen kann ich ergreifen, um einen niedrig gefüllten Status aufzufüllen?
> - Bis wann kann ich mit dieser Maßnahme beginnen?
> - Durch welches Engagement in einer anderen Säule kann ich eine niedrig gefüllte Säule ausgleichen, an deren Füllzustand ich derzeit nichts ändern kann?
> - Ist die Gesamtfüllmenge besorgniserregend?

Es wird nun ein **Plan** gemacht, der die angestrebten Maßnahmen mit Terminen auflistet. Des Weiteren wird das Fünf-Säulen-Verfahren auf einen neuen Termin gelegt, etwa 6 bis 12 Monate nach der ersten Erhebung.

Für die **langfristige Vermeidung eines Burnouts** muss beachtet werden, dass sich der Gesamtfüllzustand des Modells nicht nachhaltig ständig verringert und nicht unter das halbe Maß gerät. Sollte dieses nicht im Selbstmanagement gelingen, ist es sehr zu empfehlen, sich vorübergehend einen Coach, Supervisor oder Therapeuten zur Seite zu stellen, der dazu beiträgt, dass die Gesundheitsbilanz sich wieder in den positiven Bereich hinein entwickelt.

Literatur

[1] **Baumgartl A.** Auftanken statt Ausbrennen. Elf effektive Strategien gegen den Burnout. Eigenverlag; 2008

[2] **Freudenberger H, Gail North.** Burn-out bei Frauen. Über cas Gefühl des Ausgebranntseins. Frankfurt: Fischer; 1992

[3] **Freudenberger H.-J. und North, G.** Burnout bei Frauen. Frankfurt am Main: Fischer Taschenbuch; 1994

[4] **Emener W.G. et al:** A theoretical investigation of the construct burnout. In: Journal of Rehabilitation Administration, 6 (4), 188–196, 1982

[5] **Freudenberger, H.-J.** Staff Burn-Out. Journal of Social Issues, Volume 30, Issue 1, S. 159–165; 1974

[6] **Schaufeli, W. B., Buunk, B. P.** Professional Burnout. In M. J. Schabracq, J. A. M. Winnbust & C. L. Cooper (Hrsg.), Handbook of work and health psychology, Chichester: Wiley; 1996

Anhang

Abbildungsnachweis 308
Sachverzeichnis 309
Die Autorinnen 313

Abbildungsnachweise

Abb. 15.1   Deutscher HebammenVerband e. V.
Abb. 15.2   Heinz Neubehler, Karlsruhe
Abb. 18.3   Lisa Fehrenbach

Alle anderen Grafiken: Heike Hübner, Berlin

Sachverzeichnis

A

Ablenkung 276
Abrechnung 76ff, 89, 240
Abrechnungsmethoden im Vergleich 89
Abrechnungssoftware 89
Abrechnungszentrale 89
Abschreibungen 105
Akupunktur 91
Altersvorsorge, zusätzliche 73
Analyse, finanzielle 144
Anamneseerhebung 219
Anlageverzeichnis 104
Anmeldungen bei einer Praxiseröffnung 158
Apotheke, Kooperation 55
Arbeitsanleitungen 198
Arbeitskleidung 113
Arbeitslosenversicherung 74
– freiwillige 72, 155
Arbeitstreffen 282
Arbeitsumfeld 298
Archivierung 219
Arzneimittel 79, 108
Arzneimittelgesetz 264
Assessment-Instrumente 233
Auditorin 209
Aufbewahrung 219
Aufklärungspflicht 214, 222
Auseinzellung 80
Ausnahmeregelung für Hebammen 80

B

Babymassagekurs 10
Bachelor für Hebammen 211
Bankgebühren 109
Basisrente 74
Beckenbodentraining 9
Behandlungsraum 56
Behandlungsvertrag 20, 248, 253
Behördengänge 154
Beleghebamme 7, 20
Beleghebammenvertrag 22
Beratung 81, 228
– kostenlose 152
– telefonische 234
Beratungskompetenz 147
Berufs-Anerkennungsurkunde 156
Berufsgenossenschaft 109
Berufshaftpflichtversicherung 68, 154
Berufsordnungen 204
Berufspflichten 205

Berufsunfähigkeitsversicherung 72, 74
Bescheinigungen, Ausstellen 237
Beschwerdemanagement 190
Betriebskostenpauschale 86
Betriebsversicherung 73f
Bewirtung 113
Bildungsprämie 212
Bildungsscheck 212
BKK Securvita, Zusatzvereinbarung 9
Bonität 131
Branchenbuch 251
Brandschutzvorschriften 56
Break-even-Point 120
Buchführung 98
Buchführungskosten 113
Bundesagentur für Arbeit 136
Burnout, begünstigende Faktoren 297
Burnoutprophylaxe 287, 290ff
Burnoutsymptome 291
Burnoutverlauf, Phasen 294
Büroarbeit 276
Büroausstattung 53
Bürobedarf 108
Businessplan 45, 132

C

Cash Ratio 128
Checkliste Existenzgründung 37
Checklisten 198
CIRS 191
CTG 81, 243

D

Darlehen 130
Darlehensraten 109
Datenschutzgesetz 268
Deckungsbeitrag 120
Delegieren 279
Deming-Kreis 189
Depression 296
Distress 271
Dokumentenarten 197
Dokumentation 199
– typische Fehler 234
– unvollständige 235
– vereinfachte 233
Dokumentationspflicht 214

E

EFQM-Modell 201f
Eigenkapitalrentabilität 124
Eigenkapital 131
Einkommen, Ermittlung 101

Einkommensbedarf 116f
Einkommenserwartung 118
Einkommensteuervorauszahlung 97
Einnahmen 99, 104
– Ausfall, geplanter 248
– durch Geburten 122
–– Kliniken 96
– sonstige 96
Einnahmenüberschussrechnung (EÜR) 101f
Einrichtung, hebammengeleitete 6
– Kosten 52
Einstiegsgeld 162
Einverständnis zur Weitergabe von Informationen 265
Einzelunternehmerin 11, 42f
Eisenhower-Prinzip 278
Entscheidung, informierte 222
Ergebnisqualität 188
ERP-Regionalförderprogramm 137
Erreichbarkeit 148
EU-Recht 256
Europäischer Masterstudiengang für Hebammenwissenschaft 211
Europäischer Sozialfond für Deutschland 138, 163
Existenzgründung 136
Existenzgründungshilfen 163

F

Fachgesellschaften 198
Fachliteratur 109
Fahrtenbuch 112, 287
Fahrzeit 277
Familienhebamme 10, 209
Fehlerkette 191
Fehlermanagement 190
Fehlermeldesysteme, anonyme 191
Fehlgeburt 83
Fenoterol 264
Finanzamt 156
Finanzplanung 135
Finanzquellen 45
Fixkosten 119, 121
Flyer 180
Fördergelder 135
Fördermöglichkeiten 135
Förderung, regionale 138
Formalitäten 45
– vor dem Start 154
Formulare 198, 214
Fortbildung 109, 205
Fortbildungspflicht, Voraussetzungen, fachliche 204

Fragebogen zur Anamnese 220
Freiberuflichkeit, Pro und Kontra 37
- Qualität 165
Fünf-Säulen-Instrument 304

G

Geburt, ambulante 227
- außerklinische 178
-- Aufklärung vor 223
-- Verlegung 232
- Dokumentation 230
Geburtshaus 6, 27, 83, 136
- Betriebsstättenrisiko 70
- Organisationsrisiko 70
Geburtshaus-GmbH 28
Geburtshausvertrag 263
Geburtshilfe 5, 83
Geburtsklinik 176
Geburtsort, Aufklärung zum 224
Geburtsräume 50, 56
Geburtsvorbereitungskurs 81, 82
- Selbstzahlerinnen 94
- Partnergebühr 91
Geburtszimmer, Ausstattung 57
Geheimhaltungspflicht 267
GEMA 161
Gemeindevertretung 170
Gemeinschaftspraxis 21, 32, 156
- mit anderen Hebammen 13
Gesamtkosten 119
Geschäftsidee 42
Geschenke 113
Gesellschaft bürgerlichen Rechts 28, 43
- mit beschränkter Haftung (GmbH) 44
Gesellschaftsvertrag 14
Gesetz gegen unlauteren Wettbewerb 181
Gesetzliche Regelungen 256ff
Gesundheit 302
- Säulen 301
Gesundheitsamt 170
- Anmeldung beim 155
Gewerbebetrieb, Anmeldung 11
Gewinn, zu wenig 142, 149
Gewinnfeststellung 19
Gewinnschwelle 120
GEZ 161
GLS 130
Glücksfaktoren 277
GmbH light 29, 44
GmbH-Variante, Unternehmergesellschaft 44
Gründungscoaching 137

Gründungskapital 45
Gründungsschritte, zehn 42
Gründungszuschuss 162
Gruppenhaftpflichtversicherung des DHV 69
Güter, immaterielle 40

H

Haftungsausschluss 251f
Handy 54
Hausbesuche 282
Hausgeburt 6, 200
- geplante 59
- verlegte 232
Haushaltshilfe 238
Hebamme, Tätigkeitsbereiche 1
Hebammen an Schulen 210
- Studiengänge 210
Hebammenarbeit, Formen der freiberuflichen 1
- Wiedereinstieg 206
Hebammendichte 134
Hebammengemeinschaft, einheitliche Feststellung bei einer 114
Hebammengesetz 257
Hebammen-Kompetenzprofil 207
Hebammenliste 180
Hebammensuchmaschinen 184f
Hebammenverbände 157
- Rechtsstellen 72
Heilmittelwerbegesetz 182
Hilfe, aufsuchende 285
Hilfsbereitschaft 277
Hilfsmittel 79
Homepage s. Webseite

I

IGEL 91
IK-Nummer 77
Institutionskennzeichen 157
Internet und Telefon 53
- Werbeeinträge 253
Investitionsabzugsbetrag 107
Ishikawa-Diagramm 191ff
Isolation 296
Iso-Modell 201

J

Jahresplan 280
Jugendamt 170
- Unterrichtung 267

K

Kapazitätsgrenze, eigene 148
Kapitalbedarf 131
KfW-Bankengruppe 137
KfW-Startgeld 137
KfW-Unternehmerkredit 137
Kfz-Kosten 110
Kfz-Nutzung, berufliche 111
Kinderbetreuung, Kosten 114
Kindeswohlgefährdung 267
Kleinunternehmer 115
Kommunikation, Verbesserung 147
Komplementärmedizinische Methoden 249
Kontaktaufnahme 164, 180
Kontaktpflege 177
Konzepte 199
Kooperation 168
- mit anderen 149
-- einem Arzt/Ärztin 30
-- Frauenarzt/-ärztin 171
-- Geburtsklinik 176
-- Kinderarzt/-ärztin 176
Kooperationspartner 169
Kooperationsvertrag zwischen Arzt und Hebamme 31
Körpermaterial, Entnahme 83
Kosten, Aufklärung 228
- fixe 119, 121
- laufende 119
- variable 100, 119, 121
Krankengeld 65
Krankenkassen, Abrechnung 157
Krankentagegeld 66
Krankenversicherung 64, 154
- gesetzliche 67
- private 66f
Kreditanstalt für Wiederaufbau 130
Kreditbedarf 131
Kredite 137
Kreditmarktplatz 130
Kundenbindung 148
Kundenorientierung 283
Kursangebote 8, 228
Kursarbeit, Material 55
Kursgebühr 9, 124
Kursräume 46

L

Lebenshaltungskosten 116, 128, 131
Leistungen, zusätzliche 254
Leistungsangebot je betreuter Frau 123
Leistungsumfang 81

Leitbild 180, 196
Liquidität 127
Liquiditätsplan 128f
Liquiditätsreserven 129
Logo 180
Lokalanästhetika 264

M

Marketing s. Werbung
Marktanalyse 134
Maßnahmenplan 193
Materialien 79, 108
Medikamente 54, 58
Merkblätter 199
Methylergometrin 264
Midwifery (Master of Science) 211
Mietvertrag 159f
Mikrokreditfonds Deutschland 138
Milchpumpen 93
Mindestversicherungszeit 62
Minimalkosten ohne Praxis 121
Mitgliedsbeiträge 109
Modell der freiberuflichen Arbeit 37ff
Monatsplan 280
Multitasking 277
Mundpropaganda 204

N

Nein sagen 279
Netzwerkbildung 168, 285
Neueröffnung einer Hebammenpraxis 173
Niederlassung als freiberufliche Hebamme, Information 172
Notstand, rechtfertigender 266

O

Offenbarungspflichten, gesetzliche 265
Optimierung der betriebswirtschaftlichen Situation 140ff
Organisation 196
Organisationsmängel 191

P

Papierrechnung 89
Partnerschaftsgesellschaft 28, 43
Partnerschaftsvertrag 18, 21
Partogramm 231
PDCA-Zyklus 189
Perfektionismus 277
Personalkosten 110
Personalmanagement 197
Personenschäden 68
Pflegeversicherung 68

Prävention 92
Praxisanleiterin 210
Praxisbedarf 79
Praxisbezeichnung 181
Praxisgemeinschaft 20, 30
– mit anderen Hebammen 12
Praxiskauf 40
Praxisräume 49
Praxisschild 180
Praxiswert 40
Prioritäten setzen 279
Privat Versicherte 93
Privatgebührenordnung 93, 243
Probleme, psychische 150
Projekte, größere, Planung 287
Prokrastination 279
Prozessbeschreibung 197, 199
Prozessqualität 188
Pünktlichkeit 285

Q

QM-Handbuch 195
Qualitätsbeauftragte 209
Qualitätsentwicklung 187
Qualitätsmanagement 186
Qualitätsmanagementbeauftragte 209
Qualitätsmanagementsysteme 201
Qualitätspolitik 196
Qualitätssicherung 187
Qualitätssiegel 202, 208
Qualitätsverbesserung 188
Qualitätsziele 189
Qualitätszirkel 202
Quartalspauschale 240

R

Räume 46
– Eigentum der Hebamme 50
– gemietete 46
Raumkosten 107
Rechnungserstellung 158
Rechtsberatung 113
Rechtsform 42
Rechtsfragen 237ff
Rechtsschutzversicherung, allgemeine 74
– des DHV 71, 74
Reichsversicherungsordnung 257
Rentabilität 124
Rentabilitätsvorschau 125f
Rentenversicherung 61, 154
Reparaturkosten 111
Riester-Rente 74
Risikomanagement 190, 197

Rückbildungsgymnastikkurs 84, 85
– für Selbstzahlerinnen 95
Rürup-Rente 74
Rufbereitschaft 253f
Rufbereitschaftspauschale 91, 148

S

Sammelposten 106
Schlüsselqualifikationen 207
Schwangerenvorsorge 2, 81, 230, 242
– Arzt 240
– gemeinsame, im Wechsel 175
– – von Anfang an 174
– Hebamme 240
Schwangerschaft, Beratung 3
Schwangerschaftsbeschwerden, Hilfe 229
– Wehen 4, 81
Schweigepflicht 264, 267
Selbstzahler 93
Sicherungsaufklärung 227
Situation, Analyse der eigenen 142
– wirtschaftlich unbefriedigende 142
– – Verbesserung 141
Sonderausgaben 114
Sozialhilfeempfängerin 247
Sozialstation 170
Spesen 110
Standesamt 164
Standortwahl 146
Steuerberatung 113
Steuererklärung 97, 113
Steuerungsprozesse 197
Stillschwierigkeiten, Beratung 84
Stipendien 212
Stress 271
Stressoren 301
Strukturqualität 188
Suchmaschine 253
Suizidgedanken 295
SWOT-Analyse 143

T

Tag der offenen Tür 166, 180
Tagesplan 280
Teamsitzung 281
Telefon 161
Telefonkonferenz 282
Terminvereinbarung, telefonische 248
Themenwochen 180
To-do-Liste 278
Turn-Around-Beratung 138

U

Übergewinn 41
Überlastung 171
Überschuldung 151
Umfeld, soziales 302
Umsatz 122
- zu wenig 142, 144
Umsatzberechnung je Versicherter 123
- nach Anzahl der Betreuungen 124
-- Stundensatz 122
Umsatzrentabilität 125
Umsatzsteigerung außerhalb der HebVV 145
- innerhalb der HebVV 145
Umsatzsteuer 115
Unfallversicherung, gesetzliche 63, 154
Untermietvertrag 48
Unternehmensorganisation 135
Unternehmerlohn 120, 128
- kalkulatorischer 118

V

Verbrauchsmaterialien 52, 58
Verdienstausfall, Entschädigung 148
Verdiensterwartungen 150
Vergütung, Verhältnismäßigkeit 148
Verkaufsgeschäfte, Widerrufsrecht 185
Verlegung von Mutter oder Neugeborenem 60
Verordnungen, ärztliche 86
Versagensgefühle 296
Versichertenbestätigung 78
Versicherungen 45, 61ff, 154
- betriebliche 109
Versorgung, integrierte 92
- mit Hebammenhilfe 76, 259ff
Vertrag mit den gesetzlichen Krankenkassen 76, 157
- nach dem Partnerschaftsgesellschaftsgesetz 32
Vertragspartnerschaft 77
Verzugszinsen 245
Vorgespräch 5, 81
Vorsorge nach der HebVV 242

W

Waren, Verkauf 159
Webseite 166, 180, 183, 251
- Impressum 250
Wegegeld 80, 110
Wehenbetreuung zuhause 227
Weiterbildung 138
Werbeaussage 181
Werbung 110, 134, 147, 166, 180ff, 250
- berufsunwürdige 180
- Rechtsfragen 185
Wettbewerb, Gesetz gegen unlauteren 181
Widerrufsrecht 185
Wirtschaftsgüter 104
- geringwertige 106
Wochenbettbetreuung 8, 83, 232
ambulante 176
aufsuchende 84
längere Dauer 93
Wochenbett-Starter-Set 54
Wochenplan 280

Z

Zeit nehmen 272
Zeiteinteilung, Analyse 272
Zeitkuchen 273
Zeitmanagement 188, 260ff
- im Team 281
- Werkzeuge 278
Zeitparadox 270
Zeitplanung 286
Zeitprotokoll 272
Zeiträuber 276
Zeitressourcen 284
Zertifizierung 201
Zielorientiertes Arbeiten 274, 282
Zielvereinbarung treffen 283
Zinsen 1098
Zusammenarbeit mit anderen Berufsgruppen 11
- Hebammen 11, 12
Zusatzentgelt, mit der Klinik vereinbartes 146
Zusatzleistungen 90
Zusatzverträge mit einzelnen Krankenkassen 92
Zuschüsse, Beantragung 162

Die Autorinnen

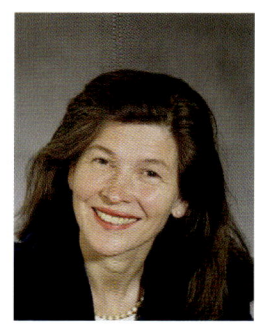

Lisa Fehrenbach

Hebamme, Lehrerin für Atem und Bewegung, Supervisorin, Still- und Laktationsberaterin IBCLC

1976	Hebammenexamen in Wuppertal
1977- 1979	Klinikhebamme in Köln
1980-1981	Hausgeburtshebamme in Köln
1983-1985	Ausbildung zur Lehrerin für Atem und Bewegung bei Frieda Goralewski, Berlin
Seit 1985	Als freiberufliche Hebamme in Berlin tätig
1986-1988	Vorsitzende des Berliner Hebammenverbandes (BHV) e.V.
1988-1997	Gastdozentin in der Hebammenschule Neukölln für Geburtsvorbereitung und Rückbildungsgymnastik
1990-1997	Fortbildungsbeauftragte des BHV
1992-1994	Supervisionsausbildung IHP Eschweiler
1995-1998	Ausbildung in Human Social Functioning (HSF) Gesprächsführung in Berlin
2006-2007	Fortbildung und Zertifizierung, Zusatzqualifikation Beraterin für Laktation und Stillen IBCLC, Ausbildungszentrum für Laktation und Stillen in Ottenstein
Seit 2007	Beauftragte für Stillen und Ernährung des Deutschen Hebammenverbandes (DHV)

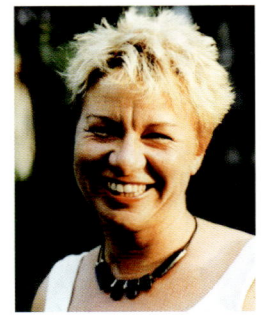

Simone Kirchner

Hebamme und Dipl.-Psychologin

1983	Hebammenexamen in Berlin-Neukölln
1983 – 1989	Hebammenarbeit in der Klinik
1989 – 1995	Freiberufliche Hebammenarbeit im Geburtshaus Berlin-Charlottenburg und in der Hausgeburtshilfe
1991	Weiterbildung zur Lehrerin für Hebammenwesen, danach Dozentin in der Aus- und Weiterbildung
1993 – 1999	Studium der Psychologie, Kulturwissenschaft und Kommunikationswissenschaften, Abschluss als Dipl.-Psychologin
seit 1999	Arbeit als Supervisorin und Mediatorin im geburtshilflichen Sektor und für Berufe im häuslichen Betreuungsbereich
2005	Wissenschaftliche Mitarbeiterin an der Fachhochschule Osnabrück, Forschungsprojekt Hebammenkreißsaal
seit 2006	Therapeutin und psychologische Beraterin in einer Beratungseinrichtung, insbesondere für Traumabearbeitung, Sexual- und Paartherapie, danach in eigener Praxis
seit 2007	Moderatorin für Organisations- und Teamentwicklung, Projektleitung und –beratung in Hebammeneinrichtungen und geburtshilflichen Kliniken
seit 2008	Krisenintervention und Notfallseelsorge für Hebammen in enger Zusammenarbeit mit den Sachverständigen im Hebammenwesen bei Schadensfällen des Deutschen Hebammenverbands

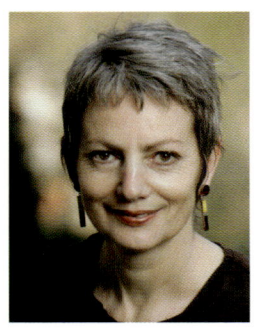

Regine Knobloch

Hebamme und unabhängige Sachverständige im Hebammenwesen

1979	Hebammenexamen in Karlsruhe
1979 – 1984	Klinikhebamme in Karlsruhe
ab 1982	Arbeit als freiberufliche Hebamme in Karlsruhe
ab 1992	auch Hausgeburten
1985 – 2001	Mitbegründerin und Mitarbeit in einer Hebammenpraxis und einem Elternverein
seit 2003	Beratende Hebamme in der Geschäftsstelle des Deutschen Hebammenverbands in Karlsruhe
seit 2008	Unabhängige Sachverständige im Hebammenwesen
seit 2010	Dozentin für Seminare zu den Themen Dokumentation und Schadensfälle

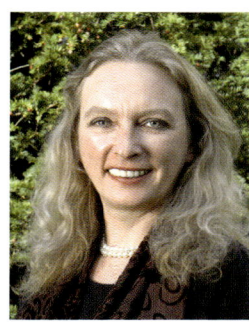

Monika Selow
Hebamme

1983	Hebammenexamen in Marburg
1983 - 1986	Klinikhebamme in Gelnhausen und Bedburg/Erft, Wochenbettbetreuung, Hausgeburten und Beleggeburten in 1-zu-1-Betreuung in Aachen, Vertretung in Belegkliniken mit Schichtdienst
1993 – 1999	2. Kreisvorsitzende Aachen
1997	Gründungsmitglied des Geburtshauses Aachen e.V.
1997 – 2001	Geschäftsführender Vorstand im Geburtshaus Aachen e.V.
1999 – 2001	Vorstand im Netzwerk der Geburtshäuser in Deutschland
1999 – 2005	Fortbildungen im Bereich Qualitätsmanagement, TQM-Auditorin
1989 – 1996	Selow & Partner GmbH, Lichtplanung
2000 – 2009	Gesellschaft für Unternehmensberatung und Internetdienste
2002 – 2011	Beirätin für den freiberuflichen Bereich im Präsidium des Deutschen Hebammenverbandes, Leitung des Referats Hebammenvergütung und der Gebührenverhandlungen, Projektleitung „Qualität in der Freiberuflichkeit", Erstellung von Empfehlungen für die freiberufliche Hebammentätigkeit
2002 – 2011	Vorstand der „Gesellschaft für Qualität in der außerklinischen Geburtshilfe" (QUAG e.V.)
Seit 2008	Studium Management im Gesundheitswesen (M.Sc.)
Seit 2008	Dozentin zu den Themen Dokumentation, Qualitätsmanagement, EDV, gesetzliche Grundlagen und Hebammengebühren

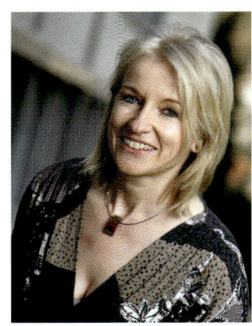

Henriette Thomas
Hebamme

1989	Hebammenexamen in Karlsruhe
1989 – 1990	Klinikhebamme in Karlsruhe
1990 – 1995	Klinikhebamme in Malsch sowie freiberufliche Schwangeren- und Wochenbettbetreuung
Seit 1995	Beratende Hebamme in der Geschäftsstelle des Deutschen Hebammenverbandes in Karlsruhe

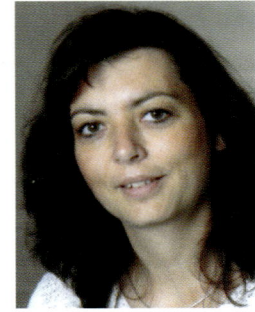

Anke Wiemer

Hebamme und unabhängige Sachverständige im Hebammenwesen

1985	Hebammenexamen in Brandenburg
1985 - 1993	Klinikhebamme in Potsdam und Gelnhausen
1992	Als stellvertretende Kreisvorsitzende des Hebammenlandesverbandes im Main-Kinzig-Kreis gewählt
1993	Eröffnung einer Hebammengemeinschaftspraxis in Steinau und Teilzeitarbeit in der Klinik Gelnhausen
1994 - 2001	Vorsitzende des Landesverbandes der hessischen Hebammen im BDH
seit 1995	Beschäftigung mit dem Thema Qualitätssicherung in der außerklinischen Geburtshilfe und Mitwirkung bei der Gründung der „Gesellschaft für Qualität in der außerklinischen Geburtshilfe" (QUAG e.V.)
1999	In den Vorstand der QUAG e.V. gewählt, seitdem Geschäftsführerin und mit inhaltlicher und organisatorischer Arbeit am Thema Qualitätssicherung/Qualitätsmanagement in der außerklinischen Geburtshilfe beauftragt
ab 1996	Arbeit als freiberufliche Hebamme in eigener Praxis mit Kursen, Schwangerenvorsorge und seit 2000 mit Hausgeburtshilfe in Freigericht
2000 - 2007	ständiges Mitglied im Fachausschuss „Qualitätssicherung in Geburtshilfe und Neonatologie" in Hessen (GQH)
2006 – 2009	Mitglied in der Gebührenkommission des Deutschen Hebammenverbands
seit 2007	Mitarbeit im Geburtshaus Wendisch-Rietz sowie Haus- und Beleggeburten
ab 2010	Fachberatung des Referats Hebammenvergütung, Vorträge zum Thema außerklinische Geburtshilfe

Schwangerenvorsorge: der sichere Weg.

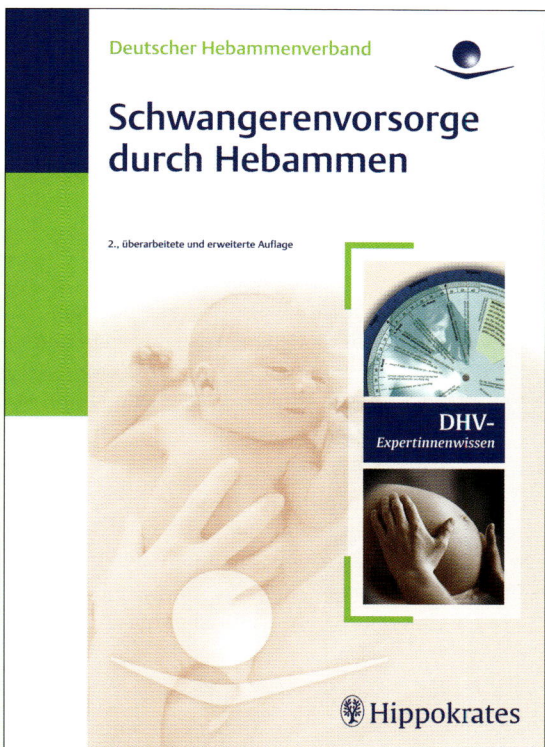

Deutscher HebammenVerband e.V. (Hrsg.)
Schwangerenvorsorge durch Hebammen
2., überarbeitete und erweiterte Auflage 2010
374 S., 97 Abb., 11 Tab., kt.
(DHV-Expertinnenwissen)
978-3-8304-5430-4
44,95 € [D]

Das Konzept des Berufsverbandes für die Schwangerenvorsorge durch Hebammen. Der sichere Weg für alle Hebammen, die eine echte Alternative zu der Schwangerenvorsorge durch Frauenärzte anbieten wollen.
Um mit der ärztlichen Schwangerenvorsorge konkurrieren zu können, ist ein umfassendes Fachwissen die unabdingbare Voraussetzung. Dieses Fachbuch liefert die verlässliche Basis:

> Erkenntnisse der evidenzbasierten Medizin
> Praktisch bewährtes Erfahrungswissen
> Berücksichtigung der psychosozialen Situation der Frau

Neu in der 2. Auflage:
Ein neues Kapitel zur Förderung der Kontaktaufnahme zwischen Mutter und Kind.

Tel. (0711) 8931-900   kundenservice@thieme.de
Fax (0711) 8931-901   www.hippokrates.de
MVS Medizinverlage Stuttgart GmbH & Co. KG
Oswald-Hesse-Straße 50, 70469 Stuttgart

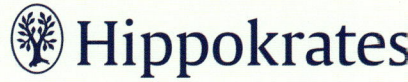

Umfassend, aktuell und wissenschaftlich fundiert.

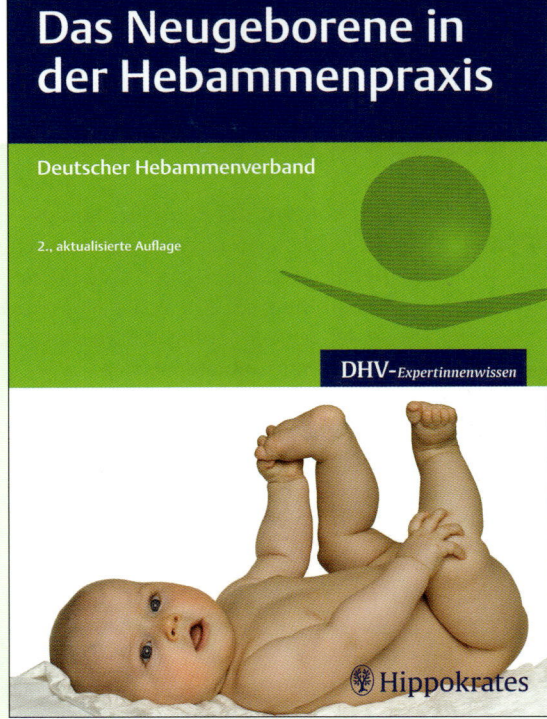

Deutscher HebammenVerband (Hrsg.)
Das Neugeborene in der Hebammenpraxis
2., aktualisierte Auflage 2010
399 S., 97 Abb., 20 Tab., kt.
(DHV-Expertinnenwissen)
ISBN 978-3-8304-5441-0
44,95 € [D]

Informationen zu allen Themen rund um das Neugeborene: von der perinatalen Psychologie über die erforderlichen Maßnahmen in den ersten Stunden nach der Geburt bis zur körperlichen und seelischen Entwicklung des gesunden Kindes im ersten Lebensjahr.

Mit speziellen Kapiteln zur Säuglingspflege, der Ernährung und den Vorsorgemaßnahmen. Alle Ratschläge entsprechen den Auffassungen des Deutschen HebammenVerbandes (DHV).

Neu in der 2. Auflage:
> Aktuelle Studienergebnisse,
> Gesetzesänderungen,
> Aspekte der neuen Gebührenverordnung,
> neue Leitlinien und offizielle Empfehlungen (WHO, STIKO, Prophylaxen)

Tel. (0711) 8931-900
Fax (0711) 8931-901
kundenservice@thieme.de
www.hippokrates.de

MVS Medizinverlage Stuttgart GmbH & Co. KG
Oswald-Hesse-Straße 50, 70469 Stuttgart

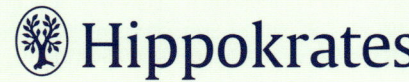